甘肃省肿瘤医院中西医结合肿瘤防治特色丛书

中西医结合

肿瘤特色医疗

（下册）

夏小军 主编

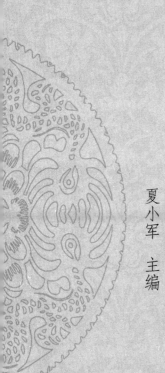

甘肃科学技术出版社

昔黄帝作内經十八卷靈樞九卷素問九卷乃其數焉世所奉行唯素問耳越人得其一二而為難經皇甫謐次而為甲乙諸家之說悉自此始咸自此始皆不可勝紀失末可為後世法則謂如南陽活人書也謹按靈樞經曰新穀氣入于胃腸日磽暴而並之則理可斷矣又如難經曰喉嚨也靈樞經曰所言節者神氣之所遊行出入也非是越人標指靈樞本輸之大略也或以筋骨也又曰神氣者正氣也神氣之所遊流注也井滎輸經合者本輸也此一而並見求之上下人經不同絡脉異所別也絡脉也比此十五絡者實則必見虛則必下

音釋

經脉第十

嘖 音千音幡 齊 骨早愜 音
督 音頓 次骨 髕 音葉 骨
燁燁 主輝 脱 音
焯焯 切

新刊黄帝內經靈樞卷第一

九針十二原第一 法天

黄帝問於歧伯曰余子萬民養百姓而收其租稅余哀其不給而屬有疾病余欲勿使被毒藥

黄帝內經靈樞卷第五

目　　录

下　　册

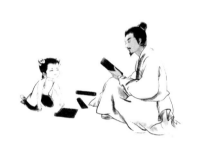

第十篇

肿瘤中药足疗

第一章
概　述

中医理论认为,人体是一个统一的整体,足是人体的组成部分,与脏腑、经络密切相连。《儒门事亲》曰:"肾主两足。"肾为先天之本、精气之源,精气聚集于足部,足亦可反映人体精气的盛衰,故有"脚为精气之根"之说。《灵枢·动输》曰:"夫四末阴阳之会者,此气之大络也。"《素问·厥论》又曰:"阳气起于足五指之表,阴脉者,集于足下而聚于足心。"说明足部经络与人体脏腑、精气、阴阳密切相关。人体的十二经脉中,有六条经脉循行到达足部,即足三阴经和足三阳经,这六条经脉均与足部有直接的联系,足三阳经分布于头面和下肢外侧,足三阴经分布于胸腹和下肢内侧,这六条经脉分别于头的前后部、胸腹、腰背部,到达足部。足部的这六条经脉又与十二经脉的另外六条经脉相联络,由于十二条经脉分布于全身各部,与各脏腑之间有着密切的联系。因此,此联络加强了足部与机体各部位及脏腑之间的联系,构成了足部与全身的统一性与整体性。为从足部入手防病祛疾奠定了理论依据。

中药足浴,是通过药液的温热刺激与药透效应而起作用的,药液对人体体表和经络、腧穴进行温热刺激,使足部皮肤孔穴及血管扩张,药物在热能的作用下,可通过扩张的皮肤孔穴及血管直接吸收,经过血液循环、淋巴循环等途径进入体内,到达靶器官以发挥作用。

从现代医学的角度看,脚部结构非常复杂灵巧,在人体的206块骨骼中,双脚就占有52块,还包括60个关节、40条肌肉和20多条韧带。人类的足弓可以保护大脑、脊椎和胸腔、腹腔内的器官,被称为"天然的减震器"。用热水泡脚,不但可以促进脚部血液循环,降低局部肌张力,增强新陈代谢,而且对消除疲劳、改善睡眠、养生美容,以及养心护脑大有裨益。研究发现,药浴浴液中药物离子可经皮肤、载膜等途径,通过吸收、辐射、扩散等方式进入体内血液循环系统,避免了肝脏的首过效应和胃肠载膜的不适反应,提高了病灶局部有效药物的浓度,可针对病位的靶标发挥治疗作用。同时也达到了减少药物损耗,增强药力作用的目的。

第一节　作用机制

一、促进血液循环,改善微循环

中药足浴能够促进血液和淋巴液的循环。中药足浴的温热刺激,不仅可以促使足部血管扩张,提高血液的流速和流量,降低血流阻力,减轻血细胞聚集,同时适当温度的药液对体表血管和淋巴管施加的压力能促进体液循环。足浴药物经皮肤黏膜吸收进入血液,能有效地加速流动缓慢的血流速度,降低血液黏稠度,增加血流量,从而促进血液循环,改善微循环。并能促进新陈代谢,加快代谢产物的清除。

二、调节脏腑功能

中药足浴时,在神经反射的作用机制下,药液及水温对机体表面的刺激产生反射信息,此信息可经痛、温觉感受器通过躯体传入神经,向中枢神经传送强烈的神经冲动。同时,由于水的压力,可使血管、淋巴管受挤压,血管壁和淋巴管壁的压力感受器也可通过内脏传入神经,向中枢神经传送神经冲动,中枢神经对这种强烈的刺激进行分析综合之后,通过反馈原理将信息经由传出神经传到效应器(相关的脏腑器官),使处于紊乱失衡状态的脏器恢复正常功能,从而达到治疗疾病的目的。

三、调节内分泌系统

人体内分泌系统是一个重要的调节系统, 参与调节人体各器官的新陈代谢、生长发育和生殖等活动,保持机体内环境的平衡和稳定。人体的双足分布了很多内分泌系统的反射区(如下丘脑、垂体、甲状腺、肾上腺、胰腺、胸腺、性腺等),中药足浴可通过对足部反射区的温热刺激,使药物经扩张的血管吸收,以促进人体激素正常分泌,调节内分泌腺,调整内分泌系统紊乱,使整体内分泌系统恢复平衡,从而达到治疗疾病的目的。

四、调节免疫功能

中药足浴不仅能促进全身血液循环,并且能改善淋巴液的循环。人体的淋巴细胞有抵抗病毒和细菌入侵的作用,淋巴循环加快,能使人体的免疫力得到提高。现代医学认为,中药足浴还有清除氧自由基的作用,能调节细胞能量代谢和机体免疫。

第二节　治疗方法

一、足部反射区示意图

足部是人体的"第二心脏",关联着人体的五脏六腑和各个器官。人体的三阴经和三阳经起止于足部。经络通于脏腑,与脏腑之间有着极为密切的联系。所以足底反射区通过经络与机体各组织器官有着一定联系。其主要作用机制是调节脏腑气血功能的紊乱和人体阴阳平衡失调,通过经络系统的传导达到舒经活血、行气逐瘀、驱除疾病的目的。祖国传统医学认为,足部跟全身阴阳、气血、经络关系密切,人体的五脏六腑在足底都有相应的投影,十二经脉脉气的散布,是以足部为"根"或"本",所以足是三阴经之始,三阳经之终。图 10-1-1,10-1-2,10-1-3。

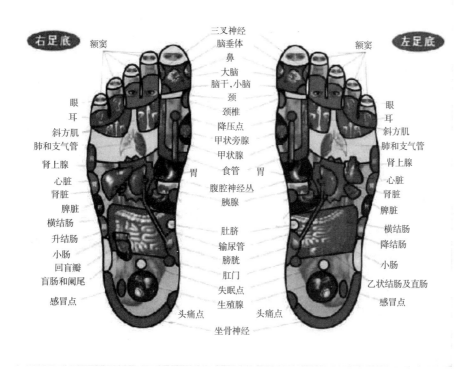

图 10-1-1　各脏器在足底投影区

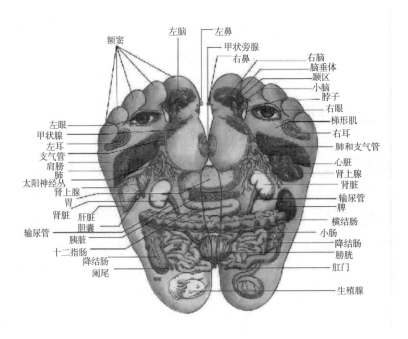

图 10-1-2　各脏器在足底投影区示意图

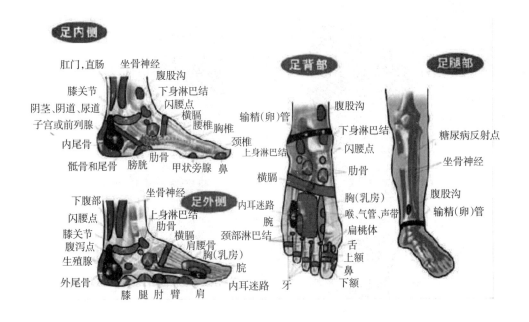

图 10-1-3　足内侧、足背部、足腿部按压反射区

【注释】

大脑:位于两足足底拇趾趾腹的下部,左、右侧大脑的反射区在足部呈交叉反射。适用于高血压病、脑血管病变、脑震荡、头晕、头痛、失眠、中枢性瘫痪、视觉受损

等病症。

额窦:位于两足拇趾靠尖端 1cm 的范围及其他八个足趾尖端,呈交叉反射。适用于脑中风、脑震荡、鼻窦炎、头痛、头晕、失眠、发热及眼、耳、鼻、口等病症。

小脑(脑干):位于大脑反射区的后外侧。左、右侧小脑在足底部呈交叉反射,适用于脑震荡、高血压病、头痛、失眠、头昏、头重等病症。

脑垂体:位于两足拇趾趾腹正中央,适用于脑垂体、甲状腺、甲状旁腺、肾上腺、性腺、脾、胰等内分泌系统病症。

三叉神经:位于两足拇趾趾腹的外侧约 45°处。呈交叉反射。适用于偏头痛、面瘫、腮腺炎、耳疾、鼻咽癌、失眠、头重等病症。

鼻:位于两足拇趾第一节趾腹底部内侧约 45°处,呈交叉反射。适用于急慢性鼻炎、鼻出血、过敏性鼻炎、鼻息肉、鼻窦炎等病症。

颈:位于两足拇趾根部,即小脑反射区下方。适用于颈部痠痛、颈部扭伤、落枕、高血压病等病症。

眼:位于两足底第二、三趾根部。适用于视神经炎、结膜炎、角膜炎、近视、远视、复视、斜视、散光、视网膜出血、白内障、青光眼等病症。

耳:位于两足底第四、五趾根部,呈交叉反射。适用于外耳道疖肿、中耳炎、耳鸣、重听等病症。

斜方肌(颈、肩部):位于两足底眼、耳反射区下方。适用于颈肩背痠痛、手无力、麻木、肩关节活动障碍等病症。

甲状腺:位于两足底第一趾骨和第二趾骨之间,呈带状。适用于甲状腺功能亢进、甲状腺功能减退、慢性甲状腺炎、亚急性甲状腺炎等病症。

甲状旁腺:位于两足底内缘第一趾骨与第一趾关节处,适用于甲状旁腺功能减退、甲状旁腺功能亢进等病症。

肺、支气管:位于两足斜方肌反射区外侧,自甲状腺反射区向外呈带状到足底外侧的肩反射区下方,前后宽约 1cm。适用于上呼吸道炎症、肺结核、肺气肿、胸闷等病症。

胃:位于两足底跖骨的中、下部。适用于胃痛、胃酸增多、胃溃疡、消化不良、急慢性胃炎、胃下垂等病症。

十二指肠:位于胃反射区的后方,第一趾骨的基底部。适用于腹部饱胀、消化不良、十二指肠球部溃疡等病症。

胰腺:位于两足足底胃反射区与十二指肠反射区连接处,适用于糖尿病、胰腺囊肿、胰腺炎等病症。

肝脏：位于右足底第四趾骨与第五趾骨间，在肺反射区下方。适用于肝炎、肝硬化等病症。

胆囊：位于右足底第三趾骨与第四趾骨间，在肝脏反射区之内。适用于胆结石、消化不良、胆囊炎等病症。

腹腔神经丛：位于两足底中心，分布在肾脏反射区及其周围。适用于胃肠神经官能症、腹泻、便秘等病症。

肾上腺：位于肾脏反射区上方，适用于生殖系统疾患、哮喘、关节炎等病症。

肾脏：位于两足底中央的深部，适用于肾盂肾炎、肾结石、动脉硬化、静脉曲张、风湿热、关节炎、湿疹、浮肿、尿毒症、肾功能不全等病症。

输尿管：位于足底胃反射区至膀胱反射区连成的一斜线型条状区域。适用于输尿管结石、输尿管炎、风湿热、关节炎、高血压病、动脉硬化、输尿管狭窄造成的肾盂积水等病症。

膀胱：位于两足足底内侧舟骨下方拇展肌之侧约45°处。适用于肾结石、输尿管结石、膀胱炎、尿道炎、高血压病、动脉硬化等病症。

盲肠（阑尾）：位于右足底眼骨前缘靠近外侧，与小肠、升结肠连接。适用于下腹部胀气、阑尾炎等病症。

回盲瓣：位于右足底跟骨前缘靠近外侧，在盲肠反射区的上方。适用于下腹部胀气、阑尾炎等病症。

升结肠：位于右足足底，小肠反射区之外侧带状区域。适用于便秘、腹泻、腹痛、急慢性肠炎等病症。

横结肠：位于两足底间，横越足掌之带状区域。适用于便秘、腹泻、腹痛、急慢性肠炎等病症。

降结肠：位于左足掌，小肠反射区之外侧带状区域。适用于便秘、腹泻、腹痛、急慢性肠炎等病症。

生殖腺（卵巢或睾丸）：位于两足底跟骨中央，另一部位在足跟骨外侧区。适用于性功能低下、男子不育、女子不孕（功能失调所致）、女性月经量少、经期紊乱、经闭、痛经、卵巢囊肿等病症。

小肠（空肠、回肠）：位于两足跗骨、楔骨至跟骨的凹下区域，为升结肠、横结肠、降结肠、直肠的反射区所包围。适用于胃肠胀气、腹泻、腹部闷痛等病症。

胸部淋巴：位于两足背第一跖骨与第二跖骨间缝处区域。适用于各种炎症、发热、囊肿、子宫肌瘤、胸痛、乳房或胸部肿瘤等病症。

　　喉：位于两足背第一跖趾关节的外侧缘。适用于喉炎、支气管炎、失音、嘶哑、声门水肿等病症。

　　上颌：位于两足拇趾第一趾间关节背侧近甲根部。适用于牙痛、上颌感染、上颌关节炎、牙周病、打鼾等病症。

　　下颌：位于两足拇趾第一趾间关节的背侧，与上颌反射区相接，适用于牙痛、下颌感染、下颌关节炎、牙周病、打鼾等病症。

二、常见的足疗手法

（一）足疗手法

1.食指扣拳法

单食指扣拳法是指施术者一手扶持受术者的足，另一手半握拳，中指、无名指、小指的第 1、2 指间关节屈曲。

【发力点】以食指中节近第 1 指间关节（近侧指间关节）背侧为施力点，作定点顶压。

【适用范围】肾上腺、肾、小脑和脑干、大脑、心、脾、胃、胰、小肠、大肠、生殖腺等反射区。

2.钳法

操作者的无名指、小指第 1、2 指关节各屈曲 90°紧扣于掌心，中指微屈后插入到被按摩足趾与另一足趾之间作为衬托，食指第 1 指关节屈曲 90°，第 2 指关节的尺侧面（靠小指侧）放在要准备按摩的反射区上，拇指指腹紧按在食指第 2 指关节的桡侧面上。

【发力点】靠拇指指关节的屈伸动作带动食指对反射区发力。中指不发力只辅助衬托作用。

【适用范围】颈椎反射区、甲状旁腺反射区。

3.拇指按压法

拇指按压法是指以拇指指腹为着力点进行按压。

【发力点】拇指指腹。

【适用范围】内肋骨、外肋骨、气管、腹股沟等反射区。

4.单食指钩掌法

操作者的中指、无名指、小指的第 1、2 指关节屈曲 90°紧扣于掌心，食指第 1 指关节屈曲，第 2 指关节屈曲 45°，食指末节指腹指向掌心，拇指指关节微屈，虎口开大,形成与食指对峙的架势,形似一镰刀状。

【发力点】食指第 1 指关节屈曲 90°后顶点的桡侧(靠拇指侧),或食指末节指腹的桡侧或食指第 2 指关节屈曲 45°后的顶点。

【适用范围】足底反射区、足内侧反射区、足外侧反射区。

5.拇指推掌法

操作者的食指、中指、无名指、小指的第 1、2 指关节微屈,拇指指腹与其他 4 指对掌,虎口开大。

【发力点】拇指指腹的桡侧。

【适用范围】足内侧反射区、足外侧反射区、足背反射区。

(二)足疗手法示意图

足疗手法示意图是将常见的足疗手法按照经络走向和人体体位状态进行合理组合,优化完成的一套完整的按压流程。图 10-1-4 至图 10-1-15。

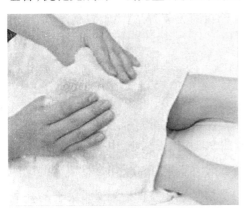

图 10-1-4　擦干脚涂抹润肤油

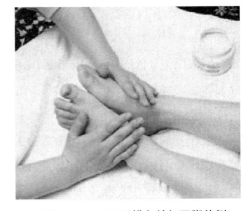

图 10-1-5　双手横向拍打双脚外侧

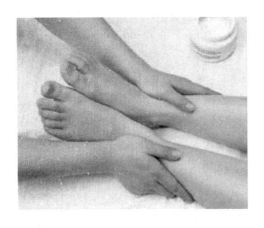

图 10-1-6　双手向内用力挤压

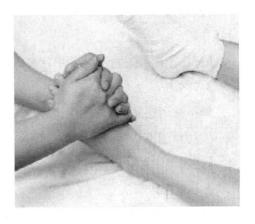

图 10-1-7　双手在脚背处上下搓

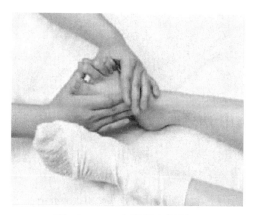

图 10-1-8　点住脚心轻压

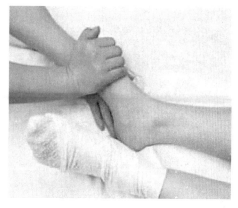

图 10-1-9　轻刮大脚趾

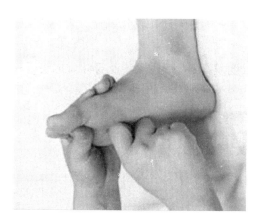

图 10-1-10　中指、食指关节按压脚底穴位

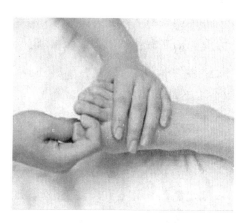

图 10-1-11　食指轻刮脚趾

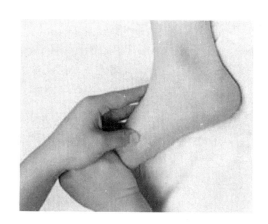

图 10-1-12　双手轻轻推压脚侧

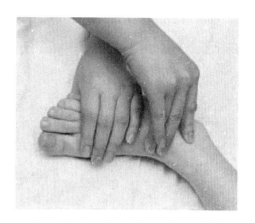

图 10-1-13　双手交错按压脚背与脚心

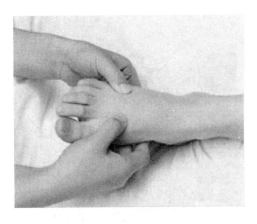

图 10-1-14　双手轻轻挤压脚背

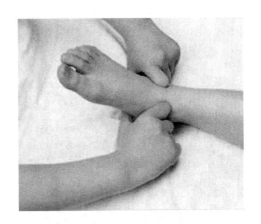

图 10-1-15　双手轻捏脚背穴位

三、中药足浴注意事项

1.足浴每日 1~2 次,每次 1~2 袋。

2.足浴水温 40℃~45℃,逐步加热。

3.足浴时间 30~40min,以确保药效最大限度发挥,心脏病患者及身体虚弱者,一般不超过 30min。

4.足浴结束后,洗净患处,拭干,30min 内须饮温开水。

5.足浴药为外治药物,不可口服。

6.饭前饭后 30min 内不宜足浴。

7.足浴后如有皮肤发红、瘙痒等现象,请及时告知主管医师。

8.糖尿病患者应特别留意水温,不可过高。

9.有严重出血、妊娠及月经期妇女,足部有外伤、水疱、疥疮、发炎、化脓、溃疡、水肿及静脉曲张较重的患者,不宜足浴。

（雷旭东　包晓玲）

第二章
应 用

中药足浴可调节气血阴阳、强身祛病、解除疲劳等作用。其使用方法简单易行，疗效显著，经济安全，因此越来越受到患者的青睐。随着对中药足浴疗法认识和实践的不断深入，其临床应用范围也在不断地扩大。目前，已逐渐应用于内、外、妇、儿、五官、皮肤等各科临床，在治疗或辅助治疗多种疾病方面发挥了重要作用。

针对恶性肿瘤及血液病病人，足浴既可以起到全身调理，又可以针对其并发症及治疗后的副作用进行调节。依据肿瘤及恶性血液病常见并发症，以及化疗后毒副反应，结合现代中医足浴疗法研究的新成果，选择相应方案。兹将夏小军教授中药系列足浴方介绍如下。

一、止吐方

中医学认为肿瘤放化疗相关恶心呕吐属于祖国医学"呕吐"范畴。主要是由于七情、化学药物等因素，损伤脾胃，中焦失和，胃气上逆所致。治当健脾和胃、降逆止呕。

【组成】干姜、陈皮、半夏、旋覆花、代赭石等。

【功效】健脾和胃，降逆止呕。

【适应证】用于肿瘤放化疗相关性恶心呕吐、不思饮食等。

【方解】方中干姜入五脏六腑，能开能降，入脏则化，入腑则顺，凡寒、热、虚、实之呕逆者，干姜皆可随证配伍而用之；陈皮长于理气健脾燥湿，调中快膈，止呕，与干姜配伍，理气散寒，降逆止呕。方中肉桂补火助阳，以助干姜温中散寒之功；党参、白术、茯苓、大枣、甘草健脾益气以安中土；半夏、旋覆花消痰行水，降气止呕；代赭石平肝镇逆，并防姜、桂辛温而引动肝火。全方共奏温中散寒、健脾和胃、降逆止呕之功。

【按压区】穴位：中脘、内关、足三里、太冲、公孙等。中脘：胃之募穴，八会穴之腑会，主治胃痛、呕吐、呃逆、反胃等；内关：内在之关要，可改善恶心呕吐、呃逆、腹泻等症状；足三里：足阳明胃经的主要穴位之一，是一个强壮身心的大穴，主治：胃痛、呕吐、腹胀、肠鸣、消化不良、泄泻、便秘、痢疾等,按摩足三里有调节机体免疫力、增强抗病能力、调理脾胃、补中益气、通经活络、疏风化湿、扶正祛邪等作用;太冲:足厥阴肝经上的重要穴道之一,可治疗腹胀、黄疸、呕逆等疾病;公孙:八脉交会穴,配中脘、内关可治疗胃酸过多、胃痛等。

二、安神方

肿瘤相关性睡眠障碍的主要临床表现有入睡困难,眠浅多梦,早醒易醒,睡眠时间短,日间残留症状。属于中医学"不寐"范畴。中医对失眠有多种分型,大体可概括为虚、实两大类。虚者以心脾血虚、心胆气虚为主;实者以肝郁化火、痰热内扰为主;此外还有阴虚火旺、肝郁脾虚等虚实夹杂证。因失眠病机复杂,故临床多虚实兼见,治疗上应采用"标本兼治"的原则。《内经》提出治疗失眠的总则是"补其不足,泻其有余,调其虚实,以通其道,而去其邪。"对于肿瘤患者的失眠常常是多种致病因素共同作用的结果,临床辨证复杂,虚实夹杂,寒热交错,加上各种治疗手段对患者影响,临床准确辨证很难。现依据文献研究及个人临床经验,认为应当以养血清心、镇静安神为治疗大法。

【组成】酸枣仁、远志、茯神、夜交藤、当归等。

【功效】养血清心,镇静安神。

【适应证】肿瘤相关性睡眠障碍症。

【方解】方中酸枣仁养心阴、益肝血而安神;柏子仁补心脾、滋肝肾而安神,共为君药。茯神健脾渗湿,宁心安神;五味子敛阴生津,补肾宁心,二者合而为用,一滋一渗,补而不腻,共为臣药;朱砂、龙骨镇心安神,并防心火亢盛、水火不济,小麦养心益肾、清热除烦,共为佐药;大枣补中益气,养血安神,炙甘草调和诸药,共为使药;全方共奏养血清热,镇心安神之效。切中本病病机,故可治疗本病。

【按压区】穴位:神门、心俞、三阴交(神门:手少阴心经的穴位之一,主治心病、心烦、惊悸、怔忡、健忘、失眠等疾病;心俞:属足太阳膀胱经,心之背俞穴,主治惊悸,健忘、心烦、失眠等疾病;三阴交:此穴为足太阴脾经、足少阴肾经、足厥阴肝经交会之处,因此应用广泛,除可健脾益血外,也可调肝补肾,亦有安神之效,可帮助睡眠)。

三、防治感冒方

肿瘤患者尤其是治疗后免疫力较差,加之药毒攻伐,或病后调理失当,致机体正气不足,卫外不固,易感外邪;外邪入内,与体内余毒相互助长,致感冒迁延不愈,或引发宿疾。故当益卫固表,祛风散邪以防外感。

【组成】黄芪、白术、防风、党参、女贞子等。

【功效】益卫固表,祛风散邪。

【适应证】用于肿瘤治疗后体质虚弱易感冒者。

【方解】黄芪补气扶正以益卫,白术培土生金以固表,防风祛风散寒以祛邪,三药合用强固卫气,疏风散邪,共为君药。党参健脾益气,助黄芪、白术以益卫固表,荆芥祛风解表,板蓝根清热解毒,共助防风祛邪,为臣药;女贞子、墨旱莲补益肝肾,助黄芪扶正,又防防风、荆芥辛散劫阴,为佐药。全方扶正与祛邪并用,使卫表固,风邪得以驱散。

【按压区】穴位:列缺、肺俞、风池、风府、合谷(列缺:具有止咳平喘的功效,可治疗咳嗽、感冒、气喘等疾病;肺俞:肺之背俞穴,可治疗肺脏疾病,如感冒、咳嗽、气喘等;风池:可治疗热病、感冒等;风府:按摩此穴道对于治疗多种颈部疾病、头部疾病都很有疗效,是人体督脉上重要的穴道之一;合谷:属于手阳明大肠经之原穴,有镇静止痛、通经活络、解表泄热的作用,临床上主要用于配合治疗头痛、发热等病症)。

四、升白方

肿瘤放化疗后骨髓抑制期易合并白细胞减少症,主要以困乏、头晕、易发感冒为临床表现,属于中医学“虚劳”“虚损”等范畴。现代医学所谓的“白细胞”在物质上讲,与中医学的“营血”相似;在功能上讲,与中医学的“卫气”相近。而肺、脾、肾三脏与其形成和作用发挥息息相关。谨遵“虚则补之,损者益之”之名训,治以健脾补肾,益气养血之法。

【组成】党参、白术、黄芪、当归、鸡血藤等。

【功效】益气养血,健脾温肾。

【适应证】用于肿瘤治疗后白细胞减少者。

【方解】黄芪补气健脾,以滋化源,当归养血和血,与黄芪为伍取益气生血之意,共为君药;党参、白术健脾益气,增强益气生血之效,鸡血藤补血化瘀,增强当归养血和血之效,共为臣药;鸡内金消积助运,防风、泽兰、泽泻散邪化浊,以使正复而邪不恋,共为佐药;菟丝子、巴戟天、枸杞、熟地黄温肾补血,以壮少火之气,为使药。全方共奏益气养血、健脾补肾之功。

【按压区】穴位:血海、涌泉、足三里等(血海:具有补血养肝的功效;涌泉:为肾经之源,可温肾健脑,改善血液循环等;足三里:足阳明胃经的主要穴位之一,是一个强壮身心的大穴,按摩足三里可调节机体免疫力,增强抗病能力)。

五、升血小板方

肿瘤放化疗后骨髓抑制期易合并血小板减少症,主要以困乏、头晕、自汗、盗汗、肌衄、鼻衄、齿衄等为临床表现,属于中医学"虚劳""血证"等范畴。中医学认为,化疗药物为攻伐之品,易损伤脏腑的功能,致脾肾亏虚,脾气亏虚,健运失职,则气血化生乏源;血又依赖肾精的化生,肾亏则精血生化无根,故出现乏力、头晕等血虚症状。另外,化疗药物其性燥热,易耗气伤阴,气虚不摄,或阴虚火旺,迫血妄行,致血不循常道,溢于脉外,故可见皮下或脏器出血。因此,治以健脾补肾,益气养阴。

【组成】党参、黄芪、当归、熟地、山药等。

【功效】健脾补肾,益气养阴。

【适应证】用于肿瘤治疗后血小板减少者。

【方解】太子参益气养阴,熟地滋阴补血,共为君药;党参、薏苡仁、山药益气健脾渗湿而无壅塞之弊,山茱萸、骨碎补、女贞子、旱莲草补益肝肾,意取精可化血,共为臣药;当归、鸡血藤养血活血,鸡内金消积助运,以防补摄太过而涩滞,共为佐药;藕节炭、侧柏叶、仙鹤草、紫珠草摄血止血,为使药。全方共奏健脾补肾、益气养阴之功。

【按压区】穴位:合谷、曲池、肝俞、脾俞等(合谷:具有镇静止痛、通经活络、解表泄热的作用,可治疗血热之出血;曲池:手阳明大肠经的合穴,现代研究发现其可升高血小板;肝俞:属足太阳膀胱经,肝之背俞穴,主治吐血、衄血等;脾俞:脾之背俞穴,本穴归属于足太阳膀胱经,按压此穴位可达到健脾的作用)。

六、生血方

肿瘤相关性贫血是恶性肿瘤尤其是晚期恶性肿瘤患者及接受放疗或化疗的患者常见症状之一,属于中医学"虚劳""血虚""亡血""血劳""血枯""髓劳"等范畴。由于癌毒或药毒内侵,损伤脾胃,气血生化乏源;或久病及肾,肾精亏虚,不能化血,以致气血亏损,机体失于濡养,则见乏力、头晕、面色无华等,多为一派气血不足、脾肾亏虚之见证。因脾虚津液不布,气虚推动无力,病程中常夹湿、夹瘀。故治以健脾补肾,益气养血。

【组成】黄芪、党参、当归、鸡血藤、熟地等。

【功效】益气养血,健脾补肾。

【适应证】用于肿瘤相关性贫血。

【方解】黄芪补气健脾,以滋化源,当归养血和血,与黄芪为伍取益气生血之意,共为君药;党参、白术、茯苓益气健脾渗湿,助黄芪补气而无壅塞之闭,鸡血藤补血化瘀,增强当归养血和血之效,共为臣药;砂仁、半夏、鸡内金行气散结,消积通滞以助脾运,白芍养血柔肝,与甘草为伍,酸甘化阴而使整方补而不燥,共为佐药;枸杞、肉苁蓉、补骨脂、菟丝子补肾填精,促进精血互生,为使药。全方共奏益气养血、健脾补肾之功。

【按压区】穴位:脾俞、关元、足三里等(脾俞:脾之背俞穴,适用于治疗相应的脏腑病症及有关的组织器官病症;关元:属任脉,足三阴、任脉之会,小肠募穴,主治肾虚、遗精、阳痿、疝气、遗尿、尿血、崩漏等;足三里:足阳明胃经的主要穴位之一,具有调理脾胃、补中益气、通经活络、扶正祛邪等作用,可治疗虚劳羸瘦等疾病)。

七、癌痛方(气虚血瘀)

晚期恶性肿瘤最常见的转移和受累部位为骨骼。疼痛是骨转移癌最常见、最早出现、最痛苦症状之一。中医认为,骨转移癌与多种因素致肾、肝、脾不足或功能失调有关。肾主骨,肝主筋,脾主四末;肝肾不足,筋骨失养,或脾虚失布,不达四旁,"不荣则痛";因寒致瘀,或因痰致瘀,或因虚致瘀,瘀阻血络,气血不通,"不通则痛"。故以活血化瘀为主,虚者,兼以补虚;实者,兼以泻实。

【组成】黄芪、熟地、山药、当归、白芍等。

【功效】益气扶正,活血止痛。

【适应证】用于气虚血瘀型癌痛。

【方解】牛膝补肝肾,强筋骨,化瘀血,为君药。熟地、补骨脂、骨碎补补肾,以助牛膝壮骨,当归、白芍养血柔肝,以助牛膝强筋,黄芪、山药健脾益气,以济四旁,共为臣药;桃仁、红花、川芎祛瘀通络,海藻、昆布软坚散结,一通一散以助血行,是为使药。全方共奏益气扶正、活血止痛之功。

八、癌痛方(寒凝血瘀)

【组成】乳香、没药、肉桂、生川乌、生草乌等。

【功效】温阳散寒,化瘀止痛。

【适应证】用于寒凝血瘀型癌痛。

【方解】方中肉桂、川乌、草乌温散阴寒,通络止痛,为君药;乳香、没药行气祛瘀,消肿止痛,蜈蚣、全虫、水蛭、白僵蚕入络搜风,祛瘀止痛,共为臣药;麻黄达卫散寒,元胡、川楝子行气止痛,共为佐药;伸筋草、透骨草、威灵仙、姜黄祛风除湿,疏通筋骨,半夏、天南星温化寒痰,补骨脂、骨碎补、桑寄生、怀牛膝补肾强壮筋骨,共为使药。全方共奏温阳散寒、化瘀止痛之功。

九、生发方

脱发是化疗常见的副作用,脱发与化疗药物的选用、剂量、联合用药、治疗周期的重复频率有关。属于中医学"斑秃""油风""鬼剃头"等范畴。化疗引起的脱发多发病迅速,可伴疲乏、纳少、面色欠华等症,其病机特点为邪风为标,血亏肾虚为本,系本虚标实之证。故凉血祛风治其标,补肾养血治其本。

【组成】桑叶、防风、蔓荆子、升麻、生地等。

【功效】凉血祛风,补肾养血。

【适应证】用于恶性肿瘤放化疗引起的脱发。

【方解】方中黄芪、当归、鸡血藤益气养血为君药;桑叶、防风、生地、蔓荆子、升麻凉血祛风,山萸肉、熟地滋肾补血,黑芝麻、制首乌益肝肾、乌须发,共为臣药;女贞子、旱莲草、桑椹养阴血、补肝肾,为佐药。全方共奏凉血祛风、补肾养血之功。

【按压区】穴位:百会、头维等(经常用手按压此穴位,可有助于生发)。

十、上肢水肿方

患侧上肢水肿是乳腺癌术后的常见并发症,其主要原因是乳腺癌传统根治术或改良根治术切除了患者全部乳腺、腋淋巴结、脂肪组织或大小胸肌,往往造成上肢淋巴或血液回流不畅。此外,术后放疗可能引起腋静脉内膜炎症、纤维化、管壁增厚、闭塞,从而加重其肿胀,严重影响手臂功能。乳腺癌术后上肢水肿,属于中医学"水肿""脉痹"范畴。中医学认为,乳腺癌患者体内正气不足,痰瘀毒邪结聚为患,手术和放化疗必损伤脉络,耗伤气血,气虚不能推动血行及运化水湿,水湿内停,瘀阻脉络而形成肿胀,本病主要病机为气血不足为本,水湿瘀阻为标,治宜补益气血,化瘀行水,兼顾解毒。

【组成】黄芪、白术、茯苓、猪苓、泽泻等。

【功效】补益气血,化瘀利水。

【适应证】用于乳腺癌术后及其他原因引起的上肢水肿。

【方解】黄芪、白术、猪苓、茯苓、薏苡仁、泽泻、车前子健脾益气行水为君药;桂枝、地龙活血通络,益母草、泽兰活血利水,三棱、莪术行气祛瘀,为臣药;路路通祛风通络,利水除湿,漏芦、半枝莲、白花蛇舌草、蒲公英清热解毒,共为佐药;甘草调和诸药为使药。全方共奏补益气血、化瘀利水之功。

十一、下肢水肿方

下肢水肿是恶性肿瘤常见并发症,多由肿瘤压迫、低蛋白血症、手术、放疗等所致。严重影响患者的生活质量及心理健康。晚期恶性肿瘤合并下肢水肿,属于中医学

"水肿"之范畴。《素问·调经论》曰："孙络水溢,则经有留血。"《金匮要略·水气病篇》曰："血不利则病水。"《血证论》曰："水为血之倡,气行则水行,水行则血行。"故气郁、血瘀既是水肿的致病因素之一,亦是其病理产物。故治当破血行气,利水消肿。

【组成】黄芪、丹参、当归、红花、桃仁等。

【功效】破血行气,利水消肿。

【适应证】用于恶性肿瘤及其他原因引起的下肢水肿。

【方解】方中黄芪健脾补气,乳香、没药、三棱、莪术破血行气,大腹皮、冬瓜皮利水消肿,共为君药;丹参、当归、红花、桃仁活血化瘀,川芎、地龙、路路通行气通络,共为臣药;海桐皮祛湿通络,滑石清热利水育阴,使水湿从下而走,无伤阴之弊,共为佐药;全方共奏破血行气、利水消肿之功。

【按压区】穴位:阴陵泉、水分等(阴陵泉:属足太阴脾经,主治腹胀、腹泻、水肿等;水分:具有通调水道、理气止痛的功效,可治疗水肿、腹泻、腹痛、反胃、吐食等病症)。

十二、下肢静脉曲张方

下肢静脉曲张是外科四大常见病之一,多见于长期从事站立工作及重体力劳动者。合并静脉曲张的恶性肿瘤患者,由于化疗药物对血管的刺激等多种因素,往往可致病情加重,严重影响了患者的生存质量和肿瘤后续治疗。本病属于中医学"恶脉""脉痹""血瘀"等范畴。中医认为,由于患者先天禀赋不足,脉道薄弱,或久行、久立、过度劳累,受风寒、湿痹侵袭,更伤脉道以致经脉失养,气滞血瘀,则脉道通运无力,张弛无度;血壅于下,则瘀血阻脉,壅胀过甚,则迂曲怒张。故治当补气行血,活血化瘀。

【组成】黄芪、桃仁、红花、苏木、鸡血藤、木通等。

【功效】补气行血,活血化瘀。

【适应证】用于下肢静脉曲张症。

【方解】方中重用黄芪大补元气,使气旺以促血行,为君药;三棱、莪术、桃仁、红花、苏木行气祛瘀消肿,为臣药;鸡血藤养血活血,汉防己、杏仁、冬瓜仁利水消肿,为佐药;怀牛膝活血,并引药下行,为使药。全方共奏补气行血、活血化瘀之功。

十三、周围神经病变方

化疗药物所致的周围神经病变,其发病率近年来逐渐升高,严重影响患者的生活和生存质量,常见的引起周围神经毒性的化疗药物主要有:铂衍生物制剂、长春碱类、紫杉类、烷化剂类等,临床表现主要以四肢末端麻木,感觉异常,感觉减退,疼痛,部分患者出现肌肉痉挛,肌肉无力,肌痛,甚至出现瘫痪等临床表现。本病可归属于中医学"血痹""麻木""痿证"等范畴。尤以"血痹"更符合本病特征。本病病机以阳气闭阻,营血虚滞为主,故治当温阳散寒,活血化瘀。

【组成】熟附子、桂枝、黄芪、当归、鸡血藤等。

【功效】温阳散寒,活血化瘀。

【适应证】用于放化疗所致的周围神经病变。

【方解】附子配合桂枝温通阳气,畅达经气,祛风散寒,走皮肤和营卫,入关节温精血,黄芪配桂枝益气补虚,温阳祛风,共为君药;当归、鸡血藤、红花、川芎,可补血活血行气,走窜一身上下,杜仲、桑寄生、川续断、淫羊藿益阴柔肝补肾,强筋骨,共为臣药;天麻、钩藤、白僵蚕搜风通络,透骨草、伸筋草祛风止痛,外洗可引药透入经络、血脉,共为佐药。全方共奏温阳散寒、活血化瘀之功。

【按压区】穴位:上肢:合谷、曲池等(合谷:具有镇静止痛,通经活络的作用;曲池:用于治疗肩肘关节疼痛、上肢瘫痪、麻木等;下肢:阳陵泉、悬钟等,阳陵泉:可治疗半身不遂;悬钟:属足少阳胆经,八会穴之髓会,主治落枕、偏头痛、半身不遂、腰腿疼痛、坐骨神经痛、下肢瘫痪等)。

十四、通便方

便秘是癌症化疗患者常见并发症之一。便秘不仅影响了药物剂量的提高和治疗计划如期完成,而且增加了患者的痛苦,降低了患者的生活质量。中医学认为,便秘的形成主要在于大肠传导失常。由于癌毒耗气伤血,或术后元气大伤,或放化疗灼伤阴津,或体虚久卧于床,致阴虚津枯,加之气虚推动无力,肠道传导失司,宿便秘结于内,便秘乃成。故治当滋阴益气、泻热通便之法。

【组成】肉苁蓉、当归、牛膝、厚朴、枳壳等。

【功效】滋阴益气,泻热通便。

【适应证】用于肿瘤相关的便秘症状。

【方解】方中肉苁蓉温肾益精,暖腰润肠,温而不燥,润而不寒,黄芪补气健脾,以助脾运,是为君药;当归养血和血,辛润通便,牛膝补肾强腰,厚朴、枳壳、香橼宽肠下气而助通便,大黄泻热通便,荡涤肠胃,共为臣药;鸡内金、焦山楂、焦神曲、炒麦芽消食化积,以助胃纳,少加升麻使清阳升而浊阴自降,为佐药。全方共奏滋阴补肾、补血润肠、健胃消食、泻热通便之功。

【按压区】穴位:天枢、大肠俞、上巨虚、支沟等(天枢:主治腹痛、腹胀、肠鸣、泄泻、痢疾、便秘等;大肠俞:属足太阳膀胱经,大肠之背俞穴,主治腹痛、腹胀、肠鸣、泄痢、便秘、肠梗阻等；上巨虚：属足阳明胃经，为大肠之下合穴，用于调肠和胃，可治疗胃肠病症；支沟：属三焦经，主治便秘、胁肋痛等）。

十五、止泻方

化疗相关性腹泻（chemotherapy-induced diarhea，CID）是肿瘤患者化疗中最为常见的并发症之一。CID 不仅会降低患者的体质和生活质量，严重者可导致患者水和电解质失衡，血容量减少，增加感染的发生率，甚至休克，危及生命；还增加患者的住院费用，或导致化疗被迫中断，从而影响疗效。CID 属于中医学"腹痛""泄泻"范畴。化疗药物耗伤人体正气，伤脾败胃，使脾失健运，胃失和降，水谷不归正化，生湿化热，水湿下趋大肠，大肠传导功能失常而发病。正如《景岳全书·泄泻》云："泄泻之本，无不由于脾胃。"故治当健脾益气，涩肠止泻。

【组成】党参、炒白术、茯苓、山药、炒扁豆等。

【功效】健脾益气，涩肠止泻。

【适应证】用于肿瘤相关腹泻。

【方解】党参、白术、茯苓、山药益气健脾，共为君药；扁豆、薏苡仁健脾除湿，五味子、赤石脂、诃子涩肠止泻，补骨脂、吴茱萸、肉豆蔻、干姜温中散寒止泻，共为臣药；木香理气化湿和中，车前子利小便以实大便，湿热分消，黄连清热燥湿，共为佐药。全方共奏健脾益气、涩肠止泻之功。

【按压区】穴位：中脘、天枢、足三里、阴陵泉等（中脘：主治胃痛、呕吐、呃逆、反胃、腹痛、腹胀、泄泻等病症；天枢：主治腹痛、腹胀、肠鸣、泄泻、痢疾等；足三里：足阳明胃经的主要穴位之一，按摩足三里可调节机体免疫力，增强抗病能力，调理脾胃，补中益气，主治胃痛、呕吐、腹胀、肠鸣、消化不良、泄泻、便秘、痢疾等病症；阴陵泉：属足太阴脾经，主治腹胀、腹泻、水肿、黄疸等病症）。

十六、肿瘤相关性发热

发热是中晚期肿瘤患者常见的症状之一，常贯穿于整个病程，严重影响患者的生活质量。肿瘤相关性发热属内伤或外感发热范畴。由于放化疗后机体正气亏虚，复感外邪，正气无力祛邪外出，郁于肌表；或余毒未清，入内化热，不得外发；或阴血亏虚，阴不敛阳，浮阳外越；或因虚致瘀，蕴而酿毒化热，乃发本病。其病机特点可概括为虚、毒、瘀三个方面。故治当清热解毒，凉血化瘀。

【组成】竹叶、石膏、知母、水牛角、生地等。

【功效】清热解毒，凉血化瘀。

【适应证】用于肿瘤相关发热症状。

【方解】竹叶配石膏甘寒清透气分余热,除烦止渴,知母、石膏清肺胃之热而除烦渴,此三味共为君药;水牛角、生地、赤芍、丹皮具有清热解毒,凉血散瘀的功效,清血分之热,大黄泻火逐瘀,通便解毒,与丹皮合用,共泻肠腑湿热瘀结,桃仁性善破血,助君药以通瘀滞,以上共为臣药;金银花、半枝莲、白花蛇舌草清热解毒,凉血化瘀,共为佐药。全方共奏清热解毒、凉血活血、通腑泻热之功。

【按压区】穴位:曲池、大椎等(曲池:手阳明大肠经的合穴,常用于治疗流行性感冒、扁桃体炎、甲状腺肿大、急性胃肠炎等;大椎:属督脉,主治发热、疟疾、中暑、感冒、骨蒸潮热等病症)。

十七、腹胀方

腹胀是以腹部胀满为主症,而各项检查未见其他器质性病变的一种疾病,又称之为功能性腹胀。本病属于中医学"腹胀""痞证"等范畴。多由脾虚气滞,或肠胃积滞所致。故治当健脾行气,消胀除满。

【组成】木香、砂仁、当归、陈皮等。

【功效】健脾行气,消胀除满。

【适应证】用于恶性肿瘤及手术等原因引起的腹胀。

【方解】方中木香、砂仁、陈皮健脾行气,为君药;沉香、乌药疏肝行气,大黄、枳壳、槟榔攻积导滞,为臣药;当归养血润肠,为佐药。全方共奏健脾行气、消胀除满之功。

【按压区】穴位:中脘、天枢、足三里、内关等(中脘:属任脉,为任脉、手太阳与少阳、足阳明之会,胃之募穴,八会穴之腑会,主治胃痛、呕吐、呃逆、反胃、腹痛、腹胀、水肿等;天枢穴:大肠募穴、谷门,属足阳明胃经,主治腹痛、腹胀等;足三里:足阳明胃经的主要穴位之一,主治胃痛、呕吐、腹胀等病症;内关:手厥阴心包经的常用腧穴之一,常用于治疗胃炎、心绞痛等疾病)。

十八、痛经方

痛经中医学称"经行腹痛",是指妇女正值经期或经行前后,出现周期性小腹疼痛,或痛引腰骶,甚至剧痛晕厥者,是妇科临床常见多发疾病。可分为原发性痛经和继发性痛经两大类。中医学认为,痛经多因寒凝肝脉,瘀阻胞宫而致者居多。故温经散寒,化瘀止痛为其主要治法。

【组成】当归、附子、小茴香、吴茱萸、川椒等。

【功效】温经散寒,化瘀止痛。

【适应证】用于寒凝血瘀型痛经。

【方解】方中当归养血活血,祛瘀生新,善治血虚血瘀之痛,为君药;附子、小茴香、吴茱萸、川椒温经助阳,疏通经脉,散寒止痛,细辛祛风散寒,宣络脉而疏百节,鸡血藤、牛膝活血补血,舒筋活络,善调妇女经脉不匀,共为臣药;延胡索、柴胡、香附、五灵脂行气活血,化瘀止痛,为佐药。全方共奏温经通络、养血活血、散寒止痛之功。

【按压区】穴位:中极、次髎、地机等(中极穴:经属任脉,系足三阴、任脉之会,膀胱之募穴,主治生殖器疾病、泌尿系疾病等;次髎:主治妇科疾病如痛经等;地机:属足太阴脾经,可治疗腹痛、泄泻、小便不利、水肿、月经不调、痛经、遗精等症,配三阴交穴治痛经)。

十九、降压方

高血压病是危害人类健康的常见病和多发病,可以引起严重的心、脑、肾并发症,是脑卒中、冠心病的主要危险因素。本病属于中医学"眩晕"范畴。近年来,中医药治疗高血压病在内治和外治方面均取得较大进展,特别是中药浴足疗法从滋阴潜阳、活血通络施治,疗效确切,安全舒适,又无副作用,适宜于长期应用。

【组成】罗布麻、夏枯草、牛膝、杜仲、茺蔚子等。

【功效】滋阴潜阳,活血通络。

【适应证】用于高血压患者。

【方解】石决明、杜仲、茺蔚子、夏枯草、罗布麻补肝肾,清肝火,共为君药;当归、红花活血化瘀,以和血脉,为臣药;莱菔子降气快膈,葛根升阳生津,一降一升以畅气机,共为佐药;泽泻利浊,清泄肾火,牛膝补肝肾,化瘀血,并引血下行,共为使药。全方共奏滋阴潜阳、活血通络之功。

【按压区】穴位:太冲、风池、百会、四神聪等(太冲:主治头痛、眩晕等;风池:主治头痛、眩晕、颈项强痛等;百会穴:归属督脉,意为百脉于此交会,百脉之会,百病所主,故百会穴的主治症颇多,为临床常用穴之一,按摩百会穴,可以疏通经络,提升督脉的阳气,高血压患者用此方法,可使血压稳定并降下来;四神聪:原名神聪,在百会前、后、左、右各开1寸处,因共有四穴,故又名四神聪,主治头痛、眩晕、失眠、健忘、癫痫等)。

二十、降脂方

高血脂又称脂代谢紊乱或血脂异常,是导致动脉粥样硬化的危险因子,是冠心病、高血压、脑卒中、老年痴呆的重要危险因素。西医学认为高脂血症病因复杂,治疗较为困难,目前治疗效果并不理想,即使有效,停药后血脂水平即回到用药前,且有效的降脂药物存在一定的副作用。本病属于中医学"血浊""血瘀"范畴。是由正气不足,加之内外合因引起机体脏腑经络功能紊乱,气血失调,血液自清、自洁功能失常所致。故治当益气扶正、祛瘀化浊。

【组成】黄芪、冬瓜皮、茯苓、木瓜、葛根等。

【功效】益气扶正,祛瘀化浊。

【适应证】用于高血脂患者。

【方解】黄芪、葛根益气扶正,升阳降浊,为君药;红花、丹参、莪术、山楂化瘀散浊,为臣药;天麻、白僵蚕透络搜风剔浊,茯苓、冬瓜皮、木瓜利湿化浊,为佐药。全方共奏益气扶正、祛瘀化浊之功。

【按压区】穴位:神庭、瞳子髎等(神庭:可改善头痛、眩晕等症状,因此可治疗高血脂引起的头晕、头疼等;瞳子髎:具有降浊祛湿的功效)。

二十一、降糖方

糖尿病因其并发症多,发病率高而日益影响人类的健康。因此,对于其防治已成为医界研究的热点问题之一。糖尿病属中医"消渴"范畴。糖尿病足是糖尿病常见的并发症之一,冬季又是糖尿病足好发的季节,寒冷会使其足部出现血液循环障碍,造成感觉减退、麻木、迟钝等,故当益气活血、舒通经络。

【组成】黄芪、党参、红花、艾叶、花椒等。

【功效】益气活血,舒经通络。

【适应证】用于糖尿病患者。

【方解】方中黄芪、党参、太子参、茯苓、白术、炙甘草健脾益气,上固中州,下摄州都,五脏六腑,皆以受气,此理中之旨也;黄精清热生津;红花、丹参活血化瘀;艾叶、花椒温通经脉。全方共奏益气生津、活血通络之功。

【按压区】穴位:气海、中脘、关元、肾俞、三阴交等(气海:属任脉穴,可治疗脏气衰惫、乏力等气虚病症;中脘:属任脉,是任脉、手太阳与少阳、足阳明之会,具有和胃健脾,降逆利水的功效;关元:属任脉,具有培补元气,导赤通淋的功效,可治疗尿频等病症;肾俞:足太阳膀胱经的常用腧穴之一,具有益肾助阳,强腰利水的功效;三阴交:为足太阴脾经、足少阴肾经、足厥阴肝经交会之处,因此应用广泛,除可健脾益血外,也可调肝补肾,可治疗内分泌失调引起的诸多疾病)。

二十二、口腔溃疡方

口腔溃疡是大部分肿瘤患者在接受化疗过程中常见而严重的并发症之一,主要是化疗药物抑制了口腔黏膜上皮细胞内 DNA 复制和细胞的增生,导致基底细胞更新障碍,引起黏膜萎缩,胶原断裂,形成口腔黏膜溃疡,同时化疗后患者易发生恶心、呕吐、食欲下降等不良反应,不能正常进食,口腔自洁功能受到影响,机体防御能力下降,中性粒细胞减少,免疫力低下,内外环境改变,口腔内细菌增殖活跃,毒力增强,菌群关系失调,更易出现口腔黏膜炎症及溃疡,严重溃疡患者可继发脱水、厌食和营养不良,又加重患者身心痛苦,导致患者对治疗失去信心,不能及时化疗,形成恶性循环,化疗所致口腔溃疡发生率及严重程度均高于普通患者,且化疗后患者体质虚弱,免疫功能低下,使用常规漱口液难以让患者在较短时间内痊愈。本病属中医学"口疮"范畴。病机多为肝热、心火、脾湿中阻,肾阴不足。放化疗损伤正气,伤及气血,导致脏腑功能紊乱,气血阴阳失调,脾胃受损,运化失职,脾虚血燥,或阴阳两虚,虚火上乘,热毒积聚亦导致口疮发生。

【组成】黄连、生地、丹皮、当归、升麻等。

【功效】清热凉血,养阴止痛。

【适应证】用于放化疗引起的口腔溃疡等。

【方解】方中黄连苦寒泻火,以清胃中积热,生地、丹皮滋阴凉血清热,当归养血和血,升麻散火解毒,且为阳明引经之药,五药配合,共奏清胃凉血之功,为君药;木通、竹叶清心降火,利水通淋,为臣药;甘草调药和中,为使药。黄连苦寒,善于清心热,泻心火,肉桂温热,长于和心血,补命火,二药合用,寒热并用,相辅相成,有泻南补北,交通心肾之妙,为佐药;诸药相合,既能清热凉血,又利水通淋,利水与益阴并重,故而利水不伤阴。全方共奏清热凉血、养阴止痛之功。

【按压区】穴位:巨阙、合谷、行间、内庭、劳宫等(巨阙:为任脉上的主要穴道之一,指压此穴,善治胃肠疾病;合谷:人体腧穴之一,属手阳明大肠经之原穴,有镇静止痛,解表泄热的作用,主治头痛、发热、目赤肿痛等;行间:足厥阴肝经第二腧穴,具有泻火的作用;内庭:足阳明胃经的常用腧穴之一,主治齿痛、咽喉肿病、热病等;劳宫:手厥阴心包经的常用腧穴之一,可用于治疗中暑、口腔炎等)。

二十三、养生方

养生指保养、调养、颐养生命,即以调阴阳、和气血、保精神为原则,运用调神、导引吐纳、四时调摄、食养、药养、节欲、辟谷等多种方法,以期达到健康长寿的目的。养生源于上古先民为适应严酷的自然环境,调整体力,抗御疾病,防治疾病的需要。养生是中华民族传统文化的一个重要组成部分,是先民在长期的生活实践中总结生命经验的结果。整个中医学说就是广义的养生学。《吕氏春秋》中将医学定义为"生生之道",前一个"生"是动词"提高",后一个"生"是名词"生命力","道"是根本性的规律。养生就是人类提高自身组织、自身康复能力的学问,从而达到延年益寿的目的。

【组成】黄芪、红芪、当归、苏木、泽兰、生地等。

【功效】益气养血,宁心安神。

【适应证】用于亚健康人群,症见疲乏无力、手足冰冷、失眠等。

【方解】方中黄芪、红芪健脾益气固本,当归补血和血,助芪益气生血,共为君药;苏木、泽兰活血祛瘀,行水消肿,使瘀血去而新血生,共为臣药;生地滋阴养血,细辛温散透窍,黄芩清泻上焦,大辛、大温、大苦、大寒合用,辛散寒降,各尽其能,外寒内热双解,共为佐药;花椒温中止痛,镇吐止泻,葛根粉解肌退热、生津止渴,酸枣仁补肝养血,宁心安神,肉桂补火助阳,引火归元,共为使药。全方共奏益气养血、宁心安神之功。

【按压区】穴位:关元、足三里、命门、三阴交等(关元:具有培元固本、补益下焦之功,凡元气亏损均可使用,现代研究证实,按揉和震颤关元穴,可通过调节内分泌,而达到防治疾病的目的;足三里:足阳明胃经的主要穴位之一,是一个强壮身心的大穴。中医学认为,按摩足三里有调节机体免疫力、增强抗病能力的作用;命门:属督脉之穴,按压此穴位可有效地延缓衰老、推迟更年期;三阴交:为足太阴脾经、足少阴肾经、足厥阴肝经交会之处,因此,应用广泛,按压此穴位可调节内分泌,从而达到养生的效果)。

(雷旭东　甘晓霞　包晓玲)

参考文献

[1] 郭晓芳,苗明三.影响中药外用疗效因素探讨[J].中医学报,2010,25(4):696-698.

[2] 卜献春.足浴疗法对糖尿病鼠的疗效机制探讨[J].湖南中医药导报,1999,5(1):33.

[3] 潘树和,陈艳红.补骨壮督通络法加足浴治疗腰椎间盘突出症临床观察[J].中国中医基础医学,2010,16(2):171-172.

[4] 秦怡,谢卫平.仲景外治法初探[J].河南中医,2007,27(4):7-8.

[5] 宰炎冰,刘丹丹,吴巍,等.中医药外治古今考[J].中医学报,2012,27(1):73-75.

[6] 季宇光.宝宝不宜长时间泡脚[N].大众卫生报,2006,17(6).

[7] 边佳明.国外经皮给药系统的研究进展[J].中国药房,2005,16(14):1112-1114.

[8] 韩永龙.中药透皮吸收促进剂研究进展[J].中医药信息,2007,24(2):23-26.

[9] 胡丹.正规足浴保健成本至少35元[N].浙江日报,2009-02.

[10] 谷玉红,斯博妍.对影响高血压病中药足浴疗效的非药物因素观察[J].中国中医基础医学,2010,16(11):1027-1039.

[11] 贾利辉,葛建李,刘满军,等.足三里贴敷治疗术后腹胀126例疗效观察[J].新中医,2002,34(12):43.

[12] 梁军,于天源,周莉.图解足部反射区保健按摩[M].北京:科学技术文献出版社,2004:8.

[13] 朱佐才,顾培德.实用脚部(反射区)按摩法[M].长沙:湖南科学技术出版社,2002:6.

[14] 方红,楼建华,徐华泉.足部按摩[M].北京:金盾出版社,1995,

[15] 陈文山,徐素珍,郭立,等.手术后温水足浴促肛门排气时间提前的临床研究[J].中华护理,1998,33(11):627.

[16] 漆浩.洗浴按摩[M].北京:人民体育出版社,2005.

[17] 刘莉,区爱武,林蕾,等.足部保健对妇科腹部术后患者胃肠功能恢复的作用[J].护理学,2003,18(11):861.

[18] 周红玲.足浴和足部按摩对腹部术后患者情绪及胃肠功能的影响[J].中国临床康复,2004,8(10):2700-2701.

[19] 封进启.足部反射区保健按摩[M].天津:天津科技翻译出版公司,1999.

[20] 钟仲义,卢荫昌,黄春祥,等.中药足浴保健疗法(一)[J].双足与保健,2002(2):42.

[21] 张建华,邹丽红.中药足浴的方法及护理要点[J].中国社区医师(综合版),2007(24):171.

[22] 金晶.探讨中药足浴对失眠患者的作用[J].全国中医、中西医护理学术交流暨专题讲座会议论文汇编.2008:109.

[23] 叶柏.徐景藩运用足疗方治疗脾胃病的经验[J].浙江中医,2010,45(1):10.

[24] 吕淑华,陈一斌.足浴配合食疗治疗脾胃虚寒型胃痛临床观察[J].中华中医药学会脾胃病分会第二十三次全国脾胃病学术交流会论文汇编,2011:248.

[25] 尚功强,赵改书.足部反射区按摩结合中药泡脚治疗失眠 30 例[J].武警医学,2002,13(7):443.

[26] 张广智.宁心助眠汤配合中药足浴治疗失眠症 143 例[J].中国民间疗法,2009,17(10):40.

[27] 罗继红,翟立华,程广书.中药足浴辅助治疗原发性高血压 120 例[J].中医研究,2010,23(9):58.

[28] 马春.中药足浴治疗老年轻中度高血压临床观察[J].中国医药指南,2011,9(28):140.

[29] 殷翠云,李小红,冯秋华.中药足浴改善功能性消化不良伴失眠患者睡眠质量的疗效观察[J].护理与康复,2012,11(11):1082.

[30] 罗廷威,陈淑婉,伍巧玲.足浴睡眠方治疗轻度失眠 62 例[J].中医外治,2010,19(4):30.

[31] 甘丰妹.中药足浴调治老年糖尿病患者睡眠障碍 35 例临床观察[J].江苏

中医药,2012,44(3):42.

[32] 杨威严,史耀勋.中药足浴法治疗高尿酸血症肾病的临床观察及护理[J].中国民间疗法,2012,20(4):21.

[33] 于敏,赫岩,李萌,等.中药足浴法治疗慢性肾衰竭 50 例临床疗效观察[J].临床合理用药,2011,4(4C):73.

[34] 毛秀梅,金晓薇,史耀勋.中药足浴法治疗肾病综合征的临床观察及护理[J].中国民间疗法,2012,20(10):25.

[35] 王俊峰,郭静,敖素华,等.中药足浴与药灸治疗慢性阻塞性肺疾病稳定期的疗效观察[J].泸州医学院学报,2012,35(3):263.

[36] 袁兴建.活血温阳药足浴结合内服中药治疗慢性肺源性心脏病[J].现代中西医结合,2008,17(21):3329.

[37] 赖伟兰,严如谊,黄秋萍,等.中药足浴治疗外感发热临床观察及护理[J].临床医学工程,2011,18(4):603.

[38] 赵南.中药足浴治疗脑卒中患者肢体痉挛的疗效观察[J].中国中医药科技,2010,17(6):504.

[39] 路建英.中药足浴治疗痹症的临床观察[J].齐齐哈尔医学院学报,2011,32(6):947.

[40] 朱玲,侯一军,李祖长,等.自拟消疲汤配合中药足浴治疗慢性疲劳综合征 35 例[J].中国中医药信息,2010,17(4):62.

[41] 邓彩素.中药温泡双足降体温的临床研究[J].中国现代药物应用,2007,1(4):22-23.

[42] 任海燕,辛露萍.食疗、足浴、按摩联合干预脑卒中患者便秘[J].中国临床保健,2007,10(5):531-532.

[43] 胡世云,冼绍祥,赵立诚,等.天麻钩藤饮浴足治疗高血压病中低危患者疗效观察[J].福建中医药,2004,35(3):5-8.

[44] 赵春妮,钟红卫,张世波,等.夏川钩藤液浴足辅助治疗原发性高血压病 123 例[J].陕西中医,2007,28(6):675-676.

[45] 吴国志,李巍.浴足 1 号方辅助治疗肝炎肝硬化腹水 60 例[J].中医研究,2007,20(11):31-33.

[46] 余建芬,卢惠珍,汤月萍.中药足浴对妇科腹部手术患者术后体温恢复的疗效探讨[J].现代护理,2006,12(10):961-962.

［47］赵新敏.足浴联合穴位按摩对妇科术后肠功能恢复的临床观察［J］.中国误诊学,2008,8(22):5374.

［48］钱祝民.醋加药汁浸泡治疗足跟痛64例［J］.福建中医药,2006,37(1):4.

［49］赵飞,李军,程广清,等.通痹汤足浴治疗腰腿痛60例［J］.山东中医,2007,26(6):395-396.

［50］宋秀圣,彭淑兰.中药足浴治疗痹证的临床观察［J］.中国民康医学,2008,20(4):296.

［51］潘晓云.中药熏洗兼外敷治疗足跟痛［J］.山西中医,2007;23(6):15.

［52］芦织.中药足浴对治疗类风湿性关节炎的护理体会［J］.光明中医,2012,27(10):211-425.

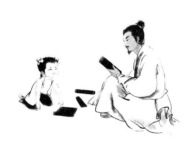

第十一篇

肿瘤治未病手册

第一章
历史文化与发展机遇

"治未病"思想肇始于中国古代传统文化中的忧患意识。居安思危则安,居安思安则危;未病思防则健,未病不防则病。"治未病"思想的实质是对生命的尊重,是医学的最高境界,其充分体现了预防医学和个性化干预的健康观,是传统中医健康文化的核心理念;为现代医学提供了疾病诊疗与慢性病管理、预防疾病与养生保健的理论基础及具体手段,成为构建具有中国特色医疗保健服务体系不可缺少的组成部分,在保障国民健康方面发挥着日益重要的作用。

一、治未病的渊源与历史文化(节选)

(1)道家哲学,对中医"治未病"理论的形成有着深远的影响。

"图难于其易,为大于其细""其安易持,其未兆易谋,其脆易泮,其微易散。为之于未有,治之于未乱"。

——《老子》

(2)《黄帝内经》初步奠定了"治未病"的思想学基础。

"圣人不治已病治未病,不治已乱治未乱……病已成而后药之,乱已成而后治之,譬犹渴而穿井,斗而铸锥,不亦晚乎。"

——《素问·四气调神大论》

"上工,刺其'未生'者也……故日上工治未病,不治已病。"

——《灵枢·逆顺》

(3)春秋战国时期,医疗实践已注重既病防变、及早治疗的重要性。

"所谓治未病者,见肝之病,则知肝当传之与脾,故先实其脾气,无令得受肝之邪,故日治未病焉。"

——《难经·七十七难》

"君有疾在腠理,不治将深""君有疾在血脉,不治恐深""君有疾在肠胃间,不治将深"等。

——《史记·扁鹊仓公列传》

(4)东汉华佗根据古代导引术,创立"五禽戏",开创了医疗保健体操治未病之先河。

"一曰虎,二曰鹿,三曰熊,四曰猿,五曰鸟,亦以除疾,并利蹄足,以当导引。"

——《后汉书·方术传》

(5)东汉的仲景学术已形成较完整的"治未病"学术体系,包括未病先防,既病早治,已病防传,未变防变,已变防逆,初瘥防复等。

"适中经络,未流传于脏腑,即医治之。四肢才觉重滞,即导引吐纳,针灸膏摩,勿令九窍闭塞。"

——《金匮要略》

"服食节其冷、热、苦、酸、辛、甘,不遗形体有衰,病则无由入其腠理。"

——《伤寒论》

(6)唐代孙思邈将疾病分为"未病""欲病""已病"三个层次,重申了治未病的重要性,以及善治未病者方为上医。

"上医医未病之病,中医医欲病之病,下医医已病之病""消未起之患,治未病之疾,医之于无事之前。"

——《备急千金要方》

(7)元代医家朱震亨养生保全,未病先防是"治未病"的最高境界。

"未病而先治,所以明摄生之理。夫如是则思患而预防之者,何患之有哉?此圣人不治已病治未病之意也。"

——《丹溪心法》

(8)清代叶天士治疗温病强调客邪早逐、先证用药,及早截断病势,"先安未受邪之地"。

"若斑出热不解者,胃津亡也……务在先安未受邪之地,恐其陷入易易耳。"

——《温热论》

(9)当代治未病注重养生与保健。

"上医治未病之病,谓之养生;中医治欲病之病,谓之保健;下医治已病之病,谓之医疗。"

——当代名医陆广莘

二、治未病的发展新机遇

2007 年 1 月,国务院副总理吴仪在全国中医药工作会议上指出,中医学中有一个理念叫"上工治未病",就是要重视预防和保健,就是要防患于未然。同年,十位名老中医、十一位院士、十位院长和十九家机构,向海内外共同推出以"治未病"为核心理念的中医特色健康保障服务模式(KY3H 模式)。

2008 年 1 月,卫生部部长陈竺在首届"治未病"高峰论坛开幕式暨"'治未病'健康工程"启动仪式上致辞,就开展"治未病"工作强调了三点意见。

2009 年 4 月,《国务院关于扶持和促进中医药事业发展的若干意见》——国务院(2009)22 号文件提出积极发展中医预防保健服务,充分发挥中医预防保健特色优势,将中医药服务纳入公共卫生服务项目,在疾病预防与控制中积极运用中医药方法和技术。

2012 年 12 月,国家中医药管理局印发《中医医院"治未病"科建设与管理指南(试行)》。

2013 年 5 月,国家中医药管理局发布了《中医预防保健"治未病"服务科技创新纲要》(2013~2020 年),为提高中医预防保健(治未病)学术水平和服务能力提供科技支撑。

2013 年 7 月,国家卫生计生委、国家中医药管理局联合印发了《中医药健康管理服务规范》,将中医药健康管理服务项目作为单独一类列入国家基本公共卫生服务项目之中。

2013 年 11 月,国家中医药管理局发布《基层医疗机构"治未病"工作指南(试用稿)》,要求在全国二级以上中医医院建立"治未病"科,对人体健康状态的辨识、评估和干预作为"治未病"科的服务内容,中医"治未病"成为健康管理的重要组成部分。

2014 年 1 月,国家中医药管理局印发《中医医院"治未病"科建设与管理指南(修订版)》。

2016 年 2 月,国务院出台了《中医药发展战略规划纲要(2016~2030 年)》,提出要大力发展中医养生保健服务,促进中医药与健康养老产业等融合发展;着力推进中医药创新,加强对重大疑难疾病、重大传染病的联合攻关等。随着中医药的发展被纳入国家发展战略规划,中医治未病将迎来一个更快更好的发展时期。

2016 年 3 月,十二届全国人大四次会议在北京开幕。全国人大代表、中国工程院院士、广州呼吸疾病国家重点实验室主任钟南山接受记者采访时谈及中医药发展,指出治未病是当前中医药的发展方向。

三、治未病在预防肿瘤中的全面推进

2011 年 5 月,甘肃省卫生计生委将中医治未病纳入基本公共卫生服务项目。甘肃省中医治未病基本内容主要包括向城乡居民提供中医药健康教育、科普知识、饮食起居等方面的宣传与咨询服务,开展中医药预防保健、康复养生、中医传统疗法服务等。

2015 年 1 月,甘肃省肿瘤医院在既往中医治未病防治肿瘤的基础上,结合本院临床工作实际,筹建中医治未病中心,在全院推行治未病"辨识−干预"一体化服务。先后开展了"健康信息采集(中医四诊查体)""健康状态辨识(体质辨识/心理测评/慢病、肿瘤辨证)""辅助干预"等项目。利用中医四诊查体及舌脉面象体质辨识系统,对体检人员(肿瘤患者、亚健康、健康人群)进行健康信息采集,再对健康状态辨识(体质辨识/心理测评/慢病、肿瘤辨证),评估风险后给予养生或干预措施,包括药膳,四季保健茶,定制膏方、刮痧、拔罐、艾灸、心理疏导、功法锻炼、音乐疗法、辨证论治等干预措施,临床推广应用已初显成效。在此基础上,依托本院"防癌抗癌俱乐部"定期举办系列防癌、抗癌宣教活动,以及中医义诊与咨询、养生功法进社区、互联网等,推广中医药养生、保健及康复方面的知识,普及简便廉验的防治肿瘤的方法,使更多的人了解中医药文化知识及中医"治未病"方面的优势与特色,扩大中医药健康文化传播及防治肿瘤的社会影响力。

(段　赟　夏小军　雷旭东)

第二章
内容与应用

当下全社会倡导"每个人是自己健康第一责任人",健康理念的转变深入人心。"不治已病治未病"这一古老预防为主的"治未病"战略思想,逐渐被重视起来,其内涵实质、应用范畴在继承的基础上均有所发展,以更好地适应现代人健康的需要。

一、未病的内涵

"未病"一词首见于《素问·四气调神论》,其曰:"圣人不治已病治未病,不治已乱治未乱。"治未病的内涵及其具体应用主要包括未病养生,重在预防(治其未生);欲病救萌,防微杜渐(治其未成);适时调治,防其发作(治其未发);已病早治,防其传变(治其未传);瘥后调摄,防其复发(瘥后防复)等五个方面。

二、未病状态的界定

根据未病的内涵及外延,界定"未病"主要包括三方面内容。

(一)体质异常的健康状态

一般意义上讲,健康状态不属于"未病"范畴,但如果存在体质异常就可界定为"未病"状态。体质异常是内伤外感所有疾病发生的内因,更是疾病复发的内因;不同体质易感受不同的邪气,疾病是否传变、向何处传变、是寒化还是热化,皆以体质为基础。

(二)欲病而未发的状态

健康到疾病发生的中间状态,此时机体内已有潜在的病理信息,但尚未有任何临床表现的状态;或者可以理解为,脏腑阴阳之盛衰已有偏颇,或已有邪气内存(内生或外来),但尚未致功能活动的失常。如一个人素体阴弱阳盛、湿邪内伏,但只有发展到阴虚阳亢、湿邪阻滞脾胃时,人体才出现功能失常的疾病状态。这种阴弱阳盛、湿邪内伏的体质状态就是典型的未病状态。

（三）已病而未传的状态

严格地讲，"已病"状态不归属于未病范畴，但是根据疾病传变规律及器官相关法则，身体某一器官已有病，会影响到其他器官并使之生病。如中医学中典型的例子就是"肝可传脾，当先实脾"以防之；亦如现代医学的胃溃疡久治不愈有向胃癌发展的倾向、慢性病毒性肝炎病情进展可能有向肝癌发展的趋势，乳腺癌易发骨转移、肺转移等。故"已病"在未复发、转移前的阶段可界定为特殊未病状态。

三、未病与健康、亚健康

近年来，提出的"亚健康"特指有乏力、头昏、失眠等身心不适症状，只是现代医学在目前还找不到病理基础。从中医狭义的未病概念（核心内涵）理解，有症状则是属于"已病"，所以亚健康不是未病。但从中医广义的未病概念（外延）理解，亚健康的乏力、头昏、失眠等症状是多种疾病发生前的危险信号，故亚健康属于中医"未病"的范畴。

四、治未病的精髓实质

唐代医学家孙思邈亦提出"上工治未病，中工治欲病，下工治已病"的理论。把擅治未病的医生称为"圣人""上工"，这说明中医对"治未病"的重视程度。治未病的精髓实质可以概括为"未病先防""已病防变""瘥后防复"三个方面。也就是说，在没有疾病的时候要预防疾病的发生；对已有的疾病要防止其进一步发展或恶化；而在疾病好转或治愈后还要积极防止其复发及可能带来的后遗症。

（一）未病先防，治在未病之先

也就是说人们在没有患病的时候，要积极预防疾病的发生。中医以"正气存内，邪不可干"的论述强调体质的内在因素，一方面提出"饮食有节，起居有常，不妄作劳"和"精神内守，病安从来"的养生之道；另一方面要求人们"顺应天时，天人合一"，积极消除致病因素，避免或减少它对人体的侵害，就可保证不发病或虽病亦不重。未病先防正是与现代"预防为主"的新医学模式相吻合，它包含着调养精神、体格锻炼、合理饮食、适时养生、科学用药等丰富内容。

（二）既病防变，治在发病之初

也就是说在患病以后，要积极采取措施预防疾病加重。一般来说，疾病的转变是由表入里，由轻变重，由简单到复杂的过程。因此，在防治疾病的过程中必须掌握疾病的发生、发展规律及其转变途径，做到早期诊断，有效治疗，治在疾病发作加重之前。

（三）除邪务尽，使病愈防复

所谓"愈后防复"，就是指在病愈或病情稳定之后，要注意预防复发，时刻掌握健康的"主动权"。一般病人初愈后，大多虚弱，这就要求在康复医疗中，做到除邪务尽。针对患者气血衰少，津液亏虚，脾肾不足，血瘀痰阻等病理特点，采取综合措施，促使脏腑组织功能尽快恢复正常，达到邪尽病愈、病不复发的目的。

五、治未病的指导思想与目的

通过中医独特的整体观念、辨证论治诊病手段，来进行体质辨识，及时发现病人、亚健康人、健康人存在的潜在体质偏颇、发病信息或趋向，在中医理论指导下，采取康复、预防、保健、养生等中医治未病手段，矫正体质偏颇，使之趋于向健康方向转变，从而达到未病先防、欲病纠偏、已病防变的目的。

六、治未病解决的主要问题

肿瘤患者的预防及放、化疗后的调理，慢性疲劳综合征，睡眠障碍，轻度代谢异常，习惯性便秘，乙肝病毒携带状态，脂肪肝，颈肩腰腿痛，血尿、蛋白尿，大病及手术后调理，咽部异物，虚弱感冒，高血压及心脑血管疾病早期防治，生殖健康，优生优育咨询，乳腺疾病等的防治。

七、治未病适合人群

中医治未病适合于病人、亚健康人及健康人，具体为：

（1）身体健康，无异常指征，需保持最佳状态者。

（2）体质偏颇，有疾病易患倾向者。

（3）自觉症状明显，但理化指标无异常者。

（4）理化检查指标处于临界值，但尚未达到疾病诊断标准者，即疾病的易患人群。

（5）慢病/肿瘤稳定期，需延缓发展，预防并发症者。

（6）慢病/肿瘤病已痊愈，但需预防复发者，或大病初愈，大手术后身体虚弱，需进一步调养康复者。

八、治未病的服务内容

（一）中医体质辨识及身心健康状态评估

通过中医望闻问切及体质量表测定，对个人体质类型作出判断，让受检者充分了解自己的体质类型、身心健康状况及易患疾病倾向，是有效制定个性化健康调养指导方案的基础。

（二）平衡膳食指导

专业医生会根据受检者的体质和健康评估结果，结合季节气候情况，给予适合其健康平衡的膳食指导，并推荐合适的养生保健、增强体质的药膳方、食疗方等，帮助改善健康状况。

（三）生活起居及运动养生指导

基于中医养生理论，根据体质、健康与疾病状况，结合性格特征及时令季节，对居住环境、生活习惯、运动方式及程度等作出针对性指导，帮助制定个性化的养生运动方案。

（四）情志调摄指导

基于中医脏腑学说及情志理论，根据个体性格、情志特征，给予情志调摄或疗法建议，达到改善情绪、调整心态的目的。适用于现代人因工作压力大、紧张度高、节奏快或由生活事件引发的一系列心理问题及身心疾病。

（五）睡眠保健指导

可进行睡眠质量评估和检测，并针对睡眠障碍的不同特点，如入睡难、多梦、易醒、失眠、睡眠节律紊乱、梦呓、睡眠中肢体乱动、白天嗜睡等异常睡眠行为，帮助制定个体化睡眠健康调养方案；必要时加中医辨证论治的中药治疗特色。

（六）穴位、经络保健及针灸调理

根据体质状态、脏腑经络虚实情况，指导进行穴位按摩、经络敲打等自我保健，或采用经络治疗仪进行调治；根据个体体质特点进行个体化针灸治疗，以通利经脉、调和气血、平衡脏腑阴阳。

（七）中药膏方养生

根据个体体质偏颇或疾病状态，开出适合其身体状况的个体化处方并制成专用膏方，每晨以沸水冲服一匙，服用方便，省却了煎煮汤药带来的麻烦，且有效成分含量较高、作用药力缓和、稳定持久、易存易携，适合现代快节奏生活的人群，更是亚健康人群及慢性虚损患者的理想养生保健中药制剂。

九、治未病防治肿瘤的优势

中医治未病理论强调肿瘤调治时机的准确把握，指导肿瘤不同阶段的防治策略，临床采取针对性的综合干预措施，可使其逆转在癌瘤未成形之前，或从癌症发生源头上遏制其生长，或最大限度地推迟其发生或复发时间，进而达到"图于萌芽之先，不施于大危之后"的效果。

十、治未病纳入肿瘤患者管理中的意义

当今,肿瘤已成为影响健康和寿命的主要因素,中医"治未病"的理念与技术必将成为中国健康管理学的重要组成部分,也能为肿瘤的健康管理做出一定的贡献。但是,长期以来,中西医结合的重点放在肿瘤的治疗医学上,在预防医学领域尚未得到有效拓展。甘肃省肿瘤医院以"治未病中心"为依托,将以身体检测、测量为核心的西医体检与以功能状态评估为核心的中医体检结合起来,通过建立中西医并重的健康检测、评估模式,对以肿瘤患者为主,健康、亚健康、慢性病人群进行多维度、全方位的评价。在对中西医健康数据分析的基础上,建立动态多维的健康评估体系,进一步规范、集成、拓展中医"治未病"方法与手段,形成具有中国特色的防癌、抗癌管理干预体系。

十一、"治未病"建设目标

甘肃省肿瘤医院中医"治未病"的主要预期目标:

(1)对住院患者进行中医四诊信息采集、体质辨识、健康状态辨识、心理状况测评,为中医辨证论治、适宜技术的开展提供依据和指导。

(2)对健康、亚健康和慢性病人群开展西医常规体检、肿瘤筛查,同时进行中医体质辨识、健康状态辨识,提供养生保健合理化建议。

(3)遴选并集成中医"治未病"适宜技术与方法;优选出一系列适合于肿瘤、慢性病、亚健康人群健康状态管理的中医"治未病"适宜技术实施方案,以及规范的个体化中医药健康管理干预方案。

(4)研究建立中医"治未病"的健康状态辨识标准及规范的干预技术体系。

(5)建立健康状态辨识(体质辨识/心理测评/慢病、肿瘤辨证)人群中医"治未病"适宜技术的数据库和云服务平台,开展关于"治未病"防治肿瘤等方面的交流与合作,并进行重大课题的申报与研究。

十二、治未病的三因制宜原则

治未病的境界是"养生"。养生应遵循三因制宜原则,即因时、因地、因人制宜。具体而言,是指根据不同的时令气候特点,根据不同的地域环境特点,还有不同人群的年龄、性别、体质等具体情况,来制定与之相应的适宜养生保健方法。它将时间、空间与人体的内部生理病理相联系,将天、地、人三者融合为一体,顺应"天人合一"的哲学思想。

(一)因时施养

在一年四季中,要遵循四季自然界春生、夏长、长夏化(夏季的最后一个月)、秋收、冬藏的物候特点和"春夏养阳,秋冬养阴"的原则。春季要顺应自然界的阳气升

发,养"生",重点养肝;夏季万物繁茂,要保护人体的阳气,养"长",重点养心;长夏自然环境温度高湿度大,养"化",重点养脾;秋季是收获的季节,要保护阴气,养"收",重点养肺;冬季万物潜藏,要保护阴精,养"藏",重点养肾。

（二）因人施养

因人养生就是根据年龄、性别、体质、职业、生活习惯等不同特点,有针对性地选择相应的摄生保健方法。主要从年龄和体质两方面具体落实。例如:运动健身,老年人宜选择动作缓慢柔和、肌肉协调放松、使全身都能得到活动的运动,如步行、太极拳、太极剑、慢跑等;而对于年轻力壮、身体又好的人,可选择运动量大的项目,如长跑、打篮球、踢足球等。

需要长时间站立工作的人,易发生下肢静脉曲张,运动时不宜多跑多跳,应仰卧抬腿;经常伏案工作的人,要选择一些扩胸、伸腰、仰头的运动项目;对脑力劳动者来说,宜少参加一些使精神紧张的活动,而体力劳动者则应多运动那些在职业劳动中很少活动的部位。总之,运动项目的选择,既要符合自己的兴趣爱好,又要适合身体条件,才能获得更好的健身效果。

（三）因地施养

俗话说"一方水土养一方人",地域环境不同,人们对其环境产生不同适应性而形成不同体质。体质有强弱盛衰之分,病有虚实寒热之别,平常我们所采取的养生保健方法应该适合自己的体质状态。以饮食为例,湖南、四川、湖北地区在酷暑盛夏,食用一定量的辣椒对身体有一定保健作用,因为潮湿多阴雨;如果生活在北方干燥地区的人,过食辣椒就会给身体带来损害。

地理环境与人的寿夭之间也存在着密切关系。生活的自然地理环境,既有有利因素,又有不利因素,我们应该合理利用。如海拔2000m以下的低高原山区的海滨岛屿,风景秀丽,空气新鲜,冬暖夏凉,适宜疗养。置身这种环境疗养休整,使人心旷神怡,对城市生活和工作的上班族来说是很好的放松,能调节和松弛紧张的神经,有助于呼吸、循环、内分泌和免疫系统功能的改善和提高,对很多慢性疾病、职业病都有很好的保健康复效果。了解自然环境对人类生活的影响,可以注意避免不利因素,而充分利用对我们有利的自然条件进行养生保健。

十三、治未病辨识技术

中医"治未病"辨识技术主要有中医体质辨识、症候辨识、舌诊、脉诊、经络检测、亚健康生物反馈检测等。

（一）体质辨识

中医"治未病"理论指出，个体特质决定着人对某些致病因素的易感性和对某些疾病的易患性也是某些(类)疾病发生的背景或基础。因此，调整偏颇体质是中医"治未病"的重要手段。气虚体质、阳虚体质和阴虚体质属于不同种类的虚弱体质；气郁体质、血瘀体质属于气或气血运行不畅的体质；湿热体质、痰湿体质属于体内代谢失调的体质。体质辨识可利用计算机舌面脉象体质辨识系统结合问卷调查判断结果，同时还可以人性化的界面，对检测者进行面对面的说明及干预指导。

（二）症候辨识

症候(也称为证)主要适用于亚健康和欲病、已病人群的治未病。症候辨识的着眼点是身体的不适感，以及具有患病风险或异常的舌象、脉象等。中医"四诊"采集到的所有信息，可完全分解为病位证素和病性证素，组合成规范的证名，可为大样本人群实施中医"治未病"和健康管理提供技术支持。

（三）舌诊（舌象检测）

舌诊是具有中医特色的原创诊断方法之一，主要观察内容是舌质(舌体组织)、舌苔(舌背黏膜上的舌乳头及苔状附着物)及舌下络脉(舌下静脉)，舌诊可为身体功能状态的评估，以及调理效果的评价提供测评依据。通过观察上述内容，可以了解身体的健康状态，身体功能障碍的原因、性质以及受损的程度。舌检监测系统能够在拍摄舌图像的基础上，自动分析舌图像的颜色、形态与微观舌象特征等，提出供医生参考的分析报告。

（四）脉诊（脉象检测）

脉诊是具有中医特色的原创诊断方法之一，主要观察内容是脉动的位置、频率、节律、力度、流利度与充盈度，脉诊可为中医治未病的健康评估，以及调理效果评价提供测评依据。通过观察上述内容，可以了解脏腑、气血的功能状态，功能障碍的原因、性质及受损的程度。脉诊检测系统，可提供脉名分析和脉搏波的高度、宽度、面积、比值等脉象分析参数。

（五）经络检测

经络是运行气血的通道，也是联系脏腑及全身各部的连接系统。现代研究提出，经络是人体感应传导信息的通路系统。经络检测系统利用感应器来检测经脉、穴位的电流量，通过电能量值分析评估十二经络传导的平衡情况，判别经络、脏腑的健康状态。

（六）亚健康生物反馈检测

亚健康生物反馈检测技术是通过生物脉冲式反射原理和末梢点的皮肤阻抗测

量方法,反映机体各器官的能量状态和发展趋势状况。亚健康生物反馈系统通过手传感器将手部机体反射区的状态以实时反馈图表现形式反映出来。通过人体能量监测的形式,对器官生命能量的动态状况,如能量充盈还是缺失、稳定还是不稳定,提供直观的描述。在 1min 内通过对 143 个生物医学传感器的低频电流扫描,快速获取身体近 50 个器官的能量数据;可评估 10 多种亚健康状态风险,并提供亚健康状态的综合评估和分析,以及指导建议。

十四、治未病干预(调理)技术

中医"治未病"的特色干预技术内容形式多样。2010 年,中华中医药学会和世界中医药联合会中医特色诊疗研究专业委员会联合发布了《中医保健技术操作规范》,对保健拔罐等 11 个项目进行了技术规范,内容包括术语和定义、操作步骤与要求、注意事项与禁忌等。甘肃省肿瘤医院在该技术规范的指导下,有针对性地运用上述技术进行肿瘤患者中医健康管理。主要采用饮食调理与食疗药膳、保健经穴调理、导引调息、保健膏方、保健音疗、保健按摩、药浴,其中药膳、药浴、保健膏方、贴敷为药物干预,其他为非药物干预。

(一)饮食调理与食疗药膳

中医的健康理论之一是"脾胃为后天之本",认为人虽然不能自我决定先天禀赋的强弱,但可以通过后天的饮食调理来达到健康维护的目的。通过合理的食物配比,利用食物的四气五味、寒温属性来帮助人体矫正寒、热、温、凉偏颇状态,补益脏腑气血,清除身体代谢废物。

(二)保健经穴调理

保健经穴调理是通过温度、物理等适宜的刺激方法,达到养生、缓解疲劳、改善睡眠、促进胃肠功能、调整体重、改善过敏体质、预防呼吸、消化系统的慢性病复发或加重、缓解慢性疼痛、延缓衰老等治未病目的的保健技术。保健经穴调理包括保健灸、保健刮痧、保健拔罐、穴位贴敷、穴位埋线等。

(三)导引、调息

导引、调息(吐纳)是通过形体运动,配合呼吸,有意识地疏导气血沿经络顺畅地运行,从而达到舒筋、活血、养气、怡神,如八段锦、五禽戏、太极拳等。

(四)保健膏方

保健膏方是将食材与药材煎煮、浓缩,或打成粉末后,加蜜、糖炼制成的半流体制剂,具有补虚扶弱、滋养气血、调整体质、强壮身体的作用。在"治未病"中,膏方由中医师辨证后因人定制。

（五）保健音疗

保健音疗,是根据五脏相音的理论,通过倾听特定的音乐,达到养生目的的保健方法。特别适用于因心理因素导致的功能失调和心身不适性病症。

（六）保健按摩（手部、头部、耳部、脊背部、足部等）

保健按摩是以中医理论为指导,运用一定的指法按摩身体的手部、头部、耳部、脊背部、足部等部位的中医保健技术。适用于养生、保健与慢性病的防治。

（七）药浴

药浴是以中医理论为指导,运用中药、藏药或其他民族药物的散剂、煎出液均匀地与清水混合后,在一定温度下进行全身或局部洗浴的保健技术。具有行气活血、强筋健骨、祛风止痒、养颜润肤等治未病作用。

十五、治未病特色化服务体系

甘肃省肿瘤医院在对治未病理念精准把握的前提下,结合临床工作实际,对其适用范围进行了深入地研究与拓展,创新性地将其引入到肿瘤患者防治管理中来,形成了一整套可操作性强、规范化的治未病服务体系,见图（11-2-1）。内容包括中医治未病整体解决方案、治未病"辨识-干预"一体化服务流程等。

同时,也将慢性病患者和体质异常的健康人群、老年人、妇女、儿童等纳入到治未病服务体系之中,开展肿瘤危险因素排查、体质评判、身心健康评估等治未病业务,以及有针对性地开展干预措施。

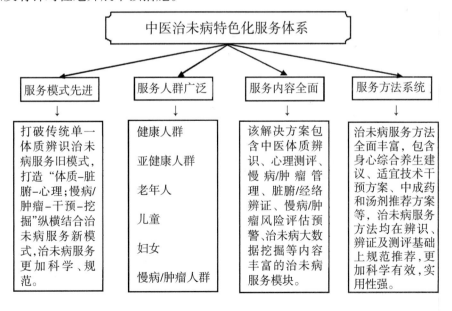

图 11-2-1　中医治未病特色及服务体系

十六、治未病整体解决方案和"辨识–干预"一体化服务流程

治未病整体解决方案就是将祖国医学"治未病""整体观念""辨证论治"的核心思想,结合到现代健康管理学的每一个环节中,对各类有健康管理需求的人群进行中医全面信息的采集、辨识、评估,以维护和改善个体和群体健康为目的,对每个不同个体给予针对性的中医健康咨询指导、养生保健建议,同时对健康危险因素进行中医相关的各种干预,以期达到"五脏安、经络通、气血和、百岁康"的养生调理目的(图 11-2-2,图 11-2-3)。

采集 →	辨识 →	评估 →	养生 →	干预 →	管理 →	挖掘 →
⊙舌诊信息 ⊙面诊信息 ⊙脉诊信息 ⊙问诊信息 ⊙健康风险评估表 ⊙中医心理评估表	⊙体质辨识(健康人群/亚健康人群/老年人/儿童/妇女/慢病/肿瘤) ⊙脏腑辨证 ⊙经络辨证 ⊙中医心理测评 ⊙慢病、肿瘤辨证	⊙慢病、肿瘤风险评估	⊙中医四季养生方案(健康人群/亚健康人群/老年人) ⊙脏腑辨证调养 ⊙中医心理调养 ⊙中医慢病/肿瘤调养 ⊙中医健康指导	⊙中药方 ⊙中成药 ⊙膏方 ⊙足浴 ⊙针灸 ⊙推拿 ⊙穴位贴敷 ⊙熏蒸 ⊙耳穴 ⊙拔罐 ⊙康复操 ⊙食疗 ⊙音乐疗法	⊙居民中医健康档案建档 ⊙公共卫生–中医药健康管理服务工作综合信息统计 ⊙中医治未病服务量统计 ⊙可与HIS系统、区域数据卫生数据平台对接	⊙治未病科研数据分析

图 11-2-2　中医治未病整体解决方案

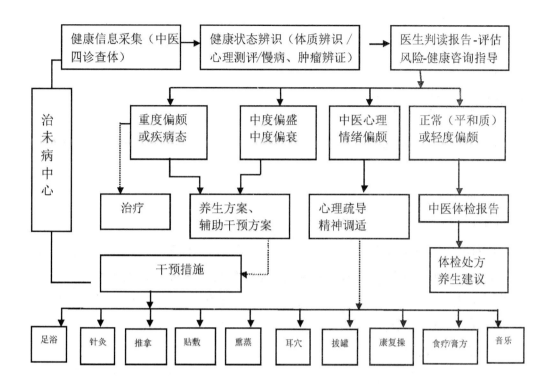

图 11-2-3 治未病"辨识-干预"一体化服务流程

十七、治未病干预效果的评价

对中医"治未病"干预技术的实施效果进行评估。效果评估指标：中医体质、面色、舌象、脉象、症状、体征及相关理化指标，具体方法则可采用相关病症的中医症候疗效标准进行评价。

（段　赟　夏小军　雷旭东）

第三章
知识窗与验方节选

普及治未病相关的科学健康知识,使人们正确认识健康管理的重要性,并掌握基本的治未病相关技能,通过饮食起居、情志调理、运动疗法及中草药等多种调养体质措施,使身体阴阳气血等平衡,以增强人体抗病能力,从而达到不生病、少生病,纵使得病也能尽快痊愈,痊愈后少复发。

一、治未病知识窗

(一)什么是中医体检?

中医体检是指在中医理论指导下,根据人的时间生命信息规律,运用"天人合一"、气血阴阳平衡、五脏相生相克的原理,用传统的望、闻、问、切"四诊"合参,对人的神、色、形态进行观察,加上舌质、舌苔等舌象检查,以及脉诊、询问受检者的整体情况等,对受检者的身体做一个综合判断,最后确定被检者的体质状况及身体健康状态。然后针对不同的体质和健康状况给出中医治疗方案和日常自我养生调理的指导,包括中药内服治疗、药膳调补、中医外治调理、精神调养、运动处方、心理疏导、音乐疗法、健康习惯培养和饮食禁忌、四季进补注意事项等。

(二)中医体检项目有哪些?

1.整体检查:神、色、状态。

2.局部检查:头颅、五官、皮肤、四肢、胸腹、脊柱。

3.舌象检查:舌质、舌苔。

4.脉象检查:浮、沉、迟、数、弦、滑等。

5.问诊:身体情况、感觉、饮食、习惯、患病史等。

6.闻诊:气味、声音。

（三）什么是中医体质？

中医体质学认为，体质现象是人类生命活动的一种重要表现形式，在人体生命过程中，在先天禀赋和后天获得的基础上所形成的形态结构、生理功能和心理状态方面综合的、相对稳定的固有特质，是人类在生长、发育过程中形成的与自然、社会环境相适应的人体个性特征。影响体质的因素包括先天禀赋、生活习惯、饮食起居、运动锻炼、营养状态、心理情感、地域气候、年龄性别、文化程度、工作环境、社会环境、社会地位、病史等。

体质表现为结构、功能、代谢以及对外界刺激等方面的个性差异，表现为对某些致病因子和疾病的易感性，以及疾病传变、转归中的某种倾向性。体质具有先天遗传性，一定时期内的相对稳定性，后天生命过程中的可变性，个体差异多变性，特定人群的趋同性，特定人群的可调性等特征。

（四）体质学说有何意义？

现代医学主要是针对疾病的治疗，通常来讲"西医治疗人患的病，中医治疗患病的人"，传统中医讲究辨证论治，要求因时因地因人而异，首先是辨证然后才据证治疗。作为不同个体的人，对不同的致病因素或具体疾病表现出差异性，多种症状表现归结为某一证。"证"的本质就是疾病在不同体质不同阶段的具体表现，证相同治疗可以相同，证不同即使同一种病（人为的概念）治疗也不同，中医有同病异治、异病同治之论。体质可以看作是一个放大的、变慢的疾病状态，疾病可以看作是一种压缩的、紧凑的体质状态，个人体质决定了正气强弱虚实性及邪气亲和倾向性，所以明确体质对预防疾病及临床疾病的诊断、治疗、调护、预后、转归均有重大的指导意义。

（五）体质分类有哪些？

《管子·水地篇》有"越之水浊重而泊，故其民愚疾而垢"的记载。现存最早的医学典籍《黄帝内经》已经对体质进行了全面、系统地阐述，具体见《灵枢·阴阳二十五人篇》；张仲景《伤寒杂病论》也有对体质的描述，如强人、尊荣人、湿家、喘家、汗家等，这些体质的确定，对于临床鉴别诊断和选方用药提供支持，现代经方学者黄煌教授注重经方体质研究，着眼患病的人，提出方人、药人的概念，可有效指导临床应用。

2009 年 4 月 9 日，中华中医药学会颁布了《中医体质分类与判定》，该标准由国医大师、中国体质养生创始人、北京中医药大学著名教授王琦多年研究并牵头制定。将中国人群分为以下九种：平和质、气虚质、阳虚质、阴虚质、痰湿质、湿热质、血瘀质、气郁质、特禀质；此种分类易于操作、推广，备受推崇。

（六）体质的表现特征是什么？

根据王琦教授的九种体质分类，从总体特征、形体特征、常见表现、心理特征、发病倾向、适应能力七大方面分述如下：

1.平和质（A 型）

【总体特征】阴阳气血调和，体态适中，面色红润，精力充沛。

【形体特征】体形匀称健壮。

【常见表现】面色、肤色润泽，头发稠密有光泽，目光有神，鼻色明润，嗅觉通利，唇色红润，不易疲劳，精力充沛，耐受寒热，睡眠良好，胃纳佳，二便正常，舌色淡红，苔薄白，脉和缓有力。

【心理特征】性格随和开朗。

【发病倾向】平素患病较少。

【适应能力】对自然环境和社会环境适应能力较强。

2.气虚质（B 型）

【总体特征】元气不足，疲乏、气短、自汗等气虚表现。

【形体特征】肌肉松软不实。

【常见表现】平素语音低弱，气短懒言，容易疲劳，精神不振，易出汗，舌淡红，舌边有齿痕，脉弱。

【心理特征】性格内向，不喜冒险。

【发病倾向】易患感冒、内脏下垂等病。

【适应能力】不耐受风、寒、暑、湿邪。

3.阳虚质（C 型）

【总体特征】阳气不足，以畏寒怕冷、手足不温等虚寒表现为主要特征。

【常见表现】平素畏冷，喜热饮食，精神不振，睡眠偏多，口唇色淡，毛发易落，易出汗，大便稀薄，小便清长。

【心理特征】内向沉静。

【发病倾向】发病多为寒证，易患肿胀、泄泻、阳痿等病。

【适应能力】耐夏不耐冬，易感湿邪。

4.阴虚质（D 型）

【总体特征】阴液亏少，以口燥咽干、手足心热等虚热表现为主要特征。

【形体特征】体形偏瘦。

【常见表现】手足心热，口燥咽干，鼻微干，喜冷饮，大便干燥，舌红少津，脉细数。

【心理特征】性情急躁,外向好动,活泼。

【发病倾向】易患虚劳、失精、不寐等病;感邪易从热化。

【适应能力】耐冬不耐夏;不耐受暑、热、燥邪。

5.痰湿质 (E 型)

【总体特征】痰湿凝聚,以形体肥胖、腹部肥满、口黏苔腻等痰湿表现为主要特征。

【常见表现】面部皮肤油脂较多,多汗且黏,胸闷,痰多,口黏腻或甜,喜食肥甘甜黏,苔腻,脉滑。

【心理特征】性格温和,多善忍耐。

【发病倾向】易患消渴、中风、胸痹等。

【适应能力】不适应潮湿环境。

6.湿热质 (F 型)

【总体特征】湿热内蕴,以面垢油光、口苦、苔黄腻等湿热表现为主要特征。

【形体特征】形体中等或偏瘦。

【常见表现】面垢油光,易生痤疮,口苦口干,身重困倦,大便黏滞不畅或燥结,小便短黄,男性易阴囊潮湿,女性易带下增多,舌质偏红,苔黄腻,脉滑数。

【心理特征】容易心烦急躁。

【发病倾向】易患疮疖、黄疸、热淋等病。

【适应能力】对夏末秋初湿热气候,湿重或气温偏高环境较难适应。

7.血瘀质 (G 型)

【总体特征】血行不畅,以肤色晦黯、舌质紫黯等血瘀表现为主要特征。

【形体特征】胖瘦均见。

【常见表现】肤色晦黯,色素沉着,容易出现瘀斑,口唇黯淡,舌黯或有瘀点,舌下络脉紫黯或增粗,脉涩。

【心理特征】易烦,健忘。

【发病倾向】易患癥瘕及痛证、血证等。

【适应能力】不耐受寒邪。

8.气郁质 (H 型)

【总体特征】气机郁滞,以神情抑郁、忧虑脆弱等气郁表现为主要特征。

【形体特征】形体瘦者为多。

【常见表现】神情抑郁,情感脆弱,烦闷不乐,舌淡红,苔薄白,脉弦。

【心理特征】性格内向不稳定、敏感多虑。

【发病倾向】易患脏躁、梅核气、百合病及郁证等。

【适应能力】对精神刺激适应能力较差;不适应阴雨天气。

9.特禀质 (I 型)

【总体特征】先天失常,以生理缺陷、过敏反应等为主要特征。

【形体特征】过敏体质者一般无特征;先天禀赋异常者或有畸形,或有生理缺陷。

【常见表现】过敏体质者常见哮喘、风团、咽痒、鼻塞、喷嚏等;患遗传性疾病者有垂直遗传、先天性、家族性特征;患胎传性疾病者具有母体影响胎儿个体生长发育及相关疾病特征。

【心理特征】随禀质不同情况各异。

【发病倾向】过敏体质者易患哮喘、荨麻疹、花粉症及药物过敏等;遗传性疾病如血友病、先天愚型等;胎传性疾病如五迟、五软、解颅、胎惊等。

【适应能力】适应能力差,如过敏体质者。

(七)如何判定体质?

世界上没有相同的树叶,也没有完全相同的人。每个人都秉承了父母不同的遗传特征,具有不同的生活环境,不同生活经历,都是一个特殊的个体,可以说是千差万别。专业医师或现代科技仪器可以通过望、闻、问、切来收集患者身体基本情况,包括面色、声音、胖瘦、高矮、强弱、行动、舌苔、脉象等来判断一个人的体质,把握大的方向,提供具体养生预防方案。

(八)中医体质辨识依据及标准是什么?

中华中医药学会2009年4月9日,《中医体质分类与判定》标准正式发布,该标准是中国第一部指导和规范中医体质研究及应用的文件,旨在为体质辨识及与中医体质相关疾病的防治、养生保健、健康管理提供依据,使体质分类科学化、规范化。

依据《中医体质分类与判定表》进行问卷调查,每一问题按5级评分,计算原始分及转化分,依标准判定体质类型。原始分=各个条目的分相加,转化分数=[(原始分-条目数)/(条目数×4)]×100。具体标准参见平和质与偏颇体质判定标准表。

表 11-3-1 体质判定标准表

体质类型	条件	判定结果
平和质	转化分≥60分	是
	其他8种体质转化分均＜30分	
	转化分≥60分	基本是

续表 11-3-1

体质类型	条件	判定结果
平和质	其他 8 种体质转化分均 < 40 分	基本是
	不满足上述条件者	否
偏颇体质	转化分 ≥ 40 分	是
	转化分 30~39 分	倾向是
	转化分 < 30 分	否

（九）异常体质如何调养？

调养的前提是明确体质类型，如血瘀体质是指体内有血液运行不畅的潜在倾向或瘀血内阻的病理基础，并表现出一系列外在征象的体质状态；以理气化瘀，调养心脾为调理原则，可用桃仁、红花、生地、当归等制成的膏方或汤药；血得温则行，居住宜温不宜凉；作息规律，睡眠足够，不可过逸以免气滞血瘀。宜多做有益心脏血脉的活动，如舞蹈、太极拳、八段锦、保健按摩等，各部分都要活动，以助气血运行。培养乐观情绪，则气血和畅，有利血瘀改善，苦闷忧郁会加重血瘀。饮食上宜常食红糖、丝瓜、玫瑰花、月季花、桃仁等活血祛瘀的食物，少量饮酒，醋可多吃，宜喝山楂粥、花生粥。

中医治未病中心运用现代中医诊疗体检设备与专业中医师相结合，提供个体化的诊疗、调理方案，传统中医药治疗与调养相结合，灵活运用汤药及丸、散、膏、颗粒、药茶等剂型，适当配合中医外治法、心理疏导。医师不定期开展健康讲座课程，普及健康观念，重视体质调整，改善功能状态，以期达到"未病先防，已病早治，既病防变，瘥后防复"的目的。

（十）如何养生？

养生，主要是未病时的一种自身预防保健活动，从预防的角度看，可增强自身的体质，提高人体的正气，从而增强机体的抗病能力。《素问·上古天真论》所说的"上古之人，其知道者，法于阴阳，和于术数，食饮有节，起居有常，不妄作劳，故能形与神俱，而尽终其天年，度百岁乃去"，即是对养生基本原则的精辟论述。养生的内容十分丰富，概括起来主要包括顺应自然、养性调神、体魄锻炼、调摄饮食、药膳保健等。

（十一）中医治未病常用干预措施有哪些？

中药方、中成药、足浴、针刺、艾灸、推拿按摩、穴位贴敷、穴位埋线、穴位注射、熏蒸、耳穴埋豆、拔罐、刺络放血、康复操、八段锦、五禽戏、太极拳、食疗、音乐疗法等。

（十二）膏方为何能治未病？

膏者泽也，在《正韵》《博雅》上解释为"润泽"。膏作为传统制剂之一，主要包括有膏方、硬膏和软膏等。早在长沙马王堆西汉古墓出土的《五十二病方》中就记载有膏剂三十余方。其中膏方又称膏滋，是经浓缩后加入糖或蜂蜜等熬炼成稠厚的一种内服剂型；其主要是由汤剂浓缩演变发展而来，故有相当漫长的发展历史。膏方使用的初期阶段，滋补药多采用膏剂，以达滋补强身、抗衰延年之功，近代名医秦伯未指出"膏方非单纯补剂，乃包含救偏却病之义"。深刻指出了膏方不仅可以滋补强壮以消除虚损劳伤，还包含治病纠偏之义；这在很大程度上完善了膏方的临床作用，从而使膏方在治未病中发挥了更大的作用。

（十三）艾灸为何能治未病？

历代医家重视艾灸治"未病"、治"百病"的神奇功效。清代吴亦鼎《神灸经纶》云："夫灸取于火，以火性热而至速，体柔而用刚，能消阴翳，走而不守，善入脏腑，取艾之辛香作炷，能通十二经、入三阴、理气血，以治百病效如反掌。"概括性地说明了艾灸治病的特性和效果；同时艾灸原料来源广泛，操作简单易行，安全舒适，就是不懂医术的普通人，也可以遵方按法施用。因此它自古以来就深受广大劳动人民的喜爱，在民间广为流传，至今还留有"家有三年艾，郎中不用来"的民间谚语。艾灸的神奇，并不是一种迷信，艾灸是立足于传统中医理论，以阴阳、五行、经络、脏腑学说为理论指导，在治未病中具有实际意义。

（十四）药膳为何能治未病？

药膳是在中医药学理论指导下，依据药食的四气、五味、归经、升降浮沉等不同特点，运用辨证施膳、三因施膳、以脏补脏、以形补形等原则，将中药与食物进行合理地组方配伍，采用传统或现代科学技术加工制作成的具有色、香、味、形、效的特殊食品。既满足对美味食品的追求，同时又能调节机体的生理机能、增强体质、预防疾病发生、辅助疾病治疗及促进机体康复等作用，从而达到治未病的目的。

（十五）什么是经络按摩？

经络按摩是严格依据中医经络学原理进行诊疗的按摩技术。医生通过经络辨证进行诊断，然后通过走经行络的手法按摩，进而通调任督二脉（古称小周天）和十二经（古称大周天）的按摩方法。从性质上来说，经络按摩属于中医外治范畴；从按摩的属性上，经络按摩属于中华按摩医学的原始主流。经络按摩源自《黄帝内经》《素问·异法方宜论》以专论的形式，从医学地理学的广阔视野阐述了中医各种治法的由来。按摩疗法产生于中原地带。"中央者，其地平以湿，天地所生万物也众，其民食杂而不劳，故其病多痿、厥、寒、热，其治宜引导按跷。"《灵枢·刺节真邪篇》云："大热遍身，狂而妄见、妄闻、妄言，视足阳明及大络取之，虚者补之，血而实者泻之，因其偃卧，居其头前,以两手四指挟按颈动脉,久持之,卷而切推,下至缺盆中,而复止如前,热去及止,此所谓推而散之者也。"《内经》中对经络按摩治疗疾病的阐述,介绍了操作方法,对其挟、按、卷、切的手法和"推而散之"的原理都兼而论之。

(十六)中医心理学涉及哪些内容?

中医学认为"神"的一切活动都由心来主宰,故称"心主神明"。在中医学中"魂""魄""意""志"均属神的范围。心神感知论——中医认为人体所有感、知觉都由"心神"主导,并通经络与感觉器官(目、耳、鼻、舌、身)相联系。五脏情志论——是研究情志活动与脏腑关系的理论,"喜、怒、忧、思、恐"称之为"五志"。中医学认为情志活动是内脏机能的反应,是以脏腑为物质基础的。情志活动与五脏的关系为:肝在志为怒、心在志为喜、脾在志为思、肺在志为悲、肾在志为恐。当脏腑功能发生变化时,人的情志也相应变化。

(十七)现代医学心理学的八种情绪与中医七情有何联系?

现代医学心理学的研究结果还表明,有八种情绪与疾病有关,而这八种情绪与中医学所描述的七情有着本质意义上的类似。近代有关情绪作为致病因子的生理学及生物化学机制的研究已取得了许多令人惊叹的进展,这为临床用相应的实验技术研究中医的七情病因理论和情志性疾病的治疗,以及养生实践技术提供了许多极有价值的思路、方法和途径。

(十八)中医精神调适及干预方法有哪些?

中医精神调适主要有情志相胜法、抑情顺理法、激情刺激法、相反情志法、情志导引法等多种行之有效的心理疗法;中医临床也常用药物进行治疗,其中最常用的经典名方有逍遥散、越鞠丸、小柴胡汤、栀子豉汤、大承汤、六味地黄丸、四君子汤、四物汤等;此外还有五音疗法、韵律体操等。

(十九)何为五音疗法?

五音疗法是音乐疗法的一种,是治疗身心疾病非药物疗法之一。五音疗法来源于中医传统五行和五音理论,根植于中医的整体观,五音疗法是宫、商、角、徵、羽五种民族调式音乐的特性与中医五行相生相克的原理,通过五音与五脏联系起来调节身心,具有调神、悦心、疏肝、解郁等诸多功能。在身心疾病和情志疾病的防治和保健中,使用五音疗法具有积极的意义。

(二十)何为韵律体操?

韵律体操体现的是体操和音乐与身心的结合,其全部的体操动作在欢快、奔放、节奏感鲜明的乐曲伴奏下进行,能够给人以激情、鼓舞,使精神昂奋、充满活力,有利于患者不良情绪的改善和身心健康的恢复。

二、足浴验方节选

（一）失眠

【用药】吴茱萸 40g、米醋(白醋)适量。

【用法】用吴茱萸煎汁,加入温水,再加入米醋,配合足浴盆浸泡双足 30min,每日 1 次。

（二）高血压

【用药】桑叶、桑枝、茺蔚子各 15g。

【用法】用上药加水 1000ml 煎成 600ml,去渣后混入足浴盆,睡觉前浸泡双足 30~40min。

（三）痛经

【用药】小茴香 200g。

【用法】将上药煎水去渣后,混入温水用足浴盆浸泡按摩双足 30min,每日 1 次。

（四）感冒或感冒头痛

【用药】生姜 200g。

【用法】上药煎水去渣后,混入温水用足浴盆浸泡按摩双足 30min,每日 1 次。

（五）风湿麻木

【用药】山姜茎叶适量,或野花椒枝叶适量,或番木瓜枝叶适量。

【用法】煎汤后去渣,混入温水用足浴盆浸泡按摩双足 30min。

（六）血栓闭塞性脉管炎

【用药】桂枝、附片、伸筋草、苦参各 15g。

【用法】煎后去渣,混入温水用足浴盆浸泡按摩双足 30min,10d,1 疗程,每日 2 次。

（七）中风后手足拘挛

【用药】伸筋草、透骨草、红花各 6g。

【用法】上药加入 5kg 清水,煎煮 10min 后加入温水,用足浴盆浸泡双足,每日 3 次,1 个月为 1 疗程。

（八）足起水肿

【用药】楠木、桐木各适量。

【用法】用上药煎汤后加温水,混入温水用足浴盆浸泡按摩双足,每次 20min,每日 1 次。

（九）糖尿病性趾端坏死

【用药】川桂枝、生附片各 50g,紫丹参、忍冬藤、生黄芪各 100g,乳香、没药各 24g。

【用法】上药用 5000ml 水煮,用文火煮沸后再煎 20min,去渣后混入温水用足浴盆浸泡 30min,每剂可反复使用 3 次。

（十）减肥、肥胖病

【用药】冬瓜皮 200g,茯苓 100g,木瓜 100g。

【用法】水煮去渣后,混入足浴盆内浸泡双足每次 30~45min,至微微出汗。每日 1 次,20~30d 为 1 个疗程。

三、膏方验方节选

（一）虚劳（阴阳两虚）处方

熟地 600g、山萸肉 200g、肉苁蓉 300g、石斛 400g、肉桂 100g、葛根 600g、法半夏 300g、菟丝子 300g、远志 200g、白茯苓 200g、枸杞 200g、淡附片 200g、蔓荆子 200g、麦门冬 400g、制首乌 300g、红参 200g、仙灵脾 300g、白术 500g、黄芪 600g、升麻 100g、知母 200g、柴胡 100g、桔梗 200g、栀子 200g、人参 400g、仙鹤草 600g、枳壳 300g、三七粉 200g、龟板胶 100g、鹿角胶 100g、蜂蜜 1500g、饴糖 1500g。

（二）郁证（肝郁气滞）处方

柴胡 300g、枳壳 240g、炒白芍 300g、炙甘草 160g、茯苓 400g、白术 400g、茵陈 400g、蛇舌草 600g、鳖甲 200g、大枣 250g、三七粉 150g、熟地 400g、山药 400g、金钱草 600g、虎杖 300g、焦山楂 300g、鸡内金 300g、丹参 400g、郁金 200g、薏苡仁 600g、枸杞 300g、地鳖虫 200g、菟丝子 30g、元胡 400g、山茱萸 200g、泽泻 200g、党参 40g、生黄芪 400g、陈皮 200g、生姜 200g、穿山甲（现已禁止使用）100g、饴糖 1000g、蜂蜜 1500g。

（三）胃脘痛（脾胃不和）处方

生黄芪 300g、炒白术 200g、党参 200g、茯苓 100g、炙甘草 100g、当归 100g、白芍 100g、枸杞 200g、菟丝子 200g、川断 200g、蜂蜜 1000g、桑寄生 200g、杜仲 200g、玉竹 200g、黄精 200g、熟地 200g、山药 300g、炒枣仁 200g、木香 80g、五味子 50g、陈皮 100g、山茱萸 200g、升麻 50g、苍术 100g、川芎 100g、女贞子 200g、旱莲草 100g、茜草 120g、乌贼骨 100g、大枣 500g、阿胶 250g。

（四）喘证（肺脾两虚）处方

生晒参 200g、蛤蚧 2 对、炙黄芪 600g、党参 200g、炙防风 100g、苍术 200g、白术 200g、姜半夏 250g、茯苓 300g、紫苏子 200g、莱菔子 200g、白芥子 200g、陈皮 150g、前

胡 300g、当归 200g、炒厚朴 150g、肉桂 60g、炙麻黄 50g、杏仁 150g、砂仁 30g、白蔻仁 30g、熟地 300g、淮山药 300g、山茱萸 150g、泽泻 50g、阿胶 200g、鹿角胶 120g、紫河车 100g、炙甘草 100g、大枣 200g、旋覆花 100g、紫石英 300g、炒枳壳 150g、蜂蜜 1000g、冰糖 500g。

（五）过敏性鼻炎（气虚不固）处方

黄芪 300g、白术 200g、防风 200g、熟地 200g、山药 300g、山茱萸 300g、茯苓 300g、丹皮 150g、苍耳子 300g、辛夷花 200g、枸杞 200g、菊花 200g、白芷 100g、徐长卿 200g、灵芝 300g、陈皮 200g、藿香 200g、白蒺藜 200g、玄参 200g、麦门冬 200g、甘草 80g、法半夏 200g、党参 300g、紫苏梗 200g、制川朴 150g、砂仁 100g、木香 80g、大枣 300g、桂枝 60g、白芍 150g、焦山楂 200g、神曲 200g、冰糖 800g、蜂蜜 800g。

（六）哮喘（肺脾两虚）处方

太子参 300g、党参 450g、当归 450g、黄精 900g、黄芪 900g、五味子 180g、南沙参 360g、玉竹 450g、麦门冬 360g、熟地 450g、山茱萸 300g、山药 450g、仙灵脾 450g、巴戟天 450g、灵芝 450g、白茯苓 450g、炒白术 450g、苍耳子 300g、徐长卿 450g、广木香 450g、白芍 600g、炙甘草 180g、陈皮 180g、桔梗 180g、防风 360g、川贝粉 100g、白蜜 1500g。

（七）心悸（气阴两虚）处方

太子参 200g、生白芍 300g、生白术 200g、茯苓 200g、炙甘草 100g、山茱萸 300g、旱莲草 200g、女贞子 200g、浮小麦 300g、大枣 200g、山药 300g、天冬 300g、麦门冬 300g、五味子 100g、南沙参 200g、北沙参 200g、枸杞 200g、泽泻 200g、酸枣仁 200g、远志 120g、生地 200g、熟地 200g、橘红 200g、枳壳 200g、肉苁蓉 200g、冰糖 1500g、蜂蜜 1500g。

（八）腹泻（肝郁脾虚）处方

柴胡 300g、黄芩 160g、法半夏 200g、炙甘草 160g、山茱萸 200g、山药 400g、薏苡仁 600g、熟地 400g、枸杞 300g、菟丝子 300g、丹参 400g、仙灵脾 200g、大枣 200g、泽泻 200g、党参 400g、云苓 400g、白术 300g、郁金 200g、茵陈 400g、焦山楂 15g、神曲 15g、绞股蓝 20g、生姜 200g、饴糖 1000g 、蜂蜜 1000g。

四、药膳验方节选

（一）血虚证

【药材】枸杞 56g、当归 37g、何首乌 23g、熟地 21g、大枣 19g、地黄 14g、桂圆 14g、菊花 13g、阿胶 10g、川芎 7g。

【功效】补血和血，益气养营。

【药膳】当归烧羊肉、何首乌烧鸡、菊花肝膏等。

（二）阴虚证

【药材】枸杞 85g、山药 59g、地黄 31g、大枣 28g、麦门冬 27g、女贞子 22g、玉竹 22g、五味子 19g、何首乌 18g。

【功效】滋阴清热，生津止渴。

【药膳】冬虫草米粥、银耳羹、蛤蟆鲍鱼等。

（三）阳虚证

【药材】枸杞 72g、肉苁蓉 53g、杜仲 39g、山药 36g、菟丝子 35g、淫羊藿 27g、巴戟天 24g、人参 22g、当归 21g、鹿茸 21g、补骨脂 20g。

【功效】补肾壮阳，强身健体。

【药膳】大蒜生姜饮、皂角猪心肺汤、附子粥、巴戟炖猪大肠等。

（四）痰凝证

【药材】百合 22g、川贝母 21g、大枣 16g、甘草 13g、麦门冬 12g、山药 8g、白果 7g、半夏、陈皮、冬虫夏草、茯苓、五味子、薏苡仁各 6g。

【功效】化痰散结。

【药膳】海带薏苡汤、卷柏猪肉汤、文蛤饼等。

（五）气滞证

【药材】陈皮 24g、砂仁 12g、附子、香附子、小茴香各 10g、木香 9g、薏苡仁 7g、白豆蔻、当归、丁香、麦芽各 6g、大枣、山楂、紫苏各 5g。

【功效】疏肝解郁，理气止痛。

【药膳】柚子肉炖鸡、橘皮粥、木瓜槟榔粥等。

（六）血瘀证

【药材】当归 40g、红花 25g、山楂 21g、益母草 21g、川芎 16g、丹参、地黄、附子各 14g、肉桂 11g、甘草、黄芪、三七各 9g。

【功效】活血，化瘀，止痛。

【药膳】丹参酒、红花酒、清蒸蒜头甲鱼等。

（七）热毒证

【药材】甘草 62g、麦门冬 54g、菊花 39g、荷叶 31g、大枣 29g、金银花、薏苡仁各 27g、白扁豆、白茅根各 19g、黄连、莲子、桑叶、薄荷、茯苓各 18g。

【功效】清热凉血，解毒消肿。

【药膳】银花菜、西瓜饮、苦菜姜汁等。

(八)阴毒证

【药材】干姜 36g、陈皮 32g、肉桂 22g、大枣 21g、砂仁 17g、草果、丁香各 15g、甘草、高良姜、小茴香各 13g、艾叶 12g、山药 10g、党参 9g、黄芪 8g、当归 10g、制附子 8g。

【功效】温中散寒,止痛止泻。

【药膳】丁香鸭子、砂仁猪腰、姜椒煨鸡块、胶艾汤、蟾蜍玉米、蟾蜍黄酒等。

五、穴位点按治病歌诀摘录

头 痛

头痛欲裂苦难当,上点百会下承浆;

前为山根后风池, 再加左右是太阳。

眼 病

双眼迷矇辨不明,内外睛明两正光;

角孙专治红眼病,攒竹能消麦粒肿。

咽喉病

咽喉有病不能言,关冲照海上廉泉;

天突双阳太溪水,天容一点即开音。

口舌病

口舌有病难知味,金津玉液不能尝;

快引廉泉承浆水,玉枕劳宫可高眠。

耳 病

耳鸣不闻天牖声,听宫听会完骨音;

太溪涌泉入天池,耳痛就到耳门前。

鼻 病

鼻衄流红何能止? 天泽中魁和少商;

鼻炎不闻香与臭,印堂神阙要迎香。

牙 病

牙痛要穴在掌心,合谷二间一处问;

急取翳风到下关,耳穴万应定开颜。

面部病

面瘫吊线下关医,四白风池定痉挛;

三间听宫疗面痛,腮腺自把角孙牵。

心 病

心闷膻中解开怀,心痛至阳灵道开;

怔忡难忘太溪穴,内关一穴不轻传。

肺 病

天泽神水能止咳,大渊有鱼更治喘;

更有肺俞天突穴,咳喘逢之如沃雪。

胃肠病

胃脘一痛连足跟,三里三中到至阳;

呕吐梁丘能填堵,呃逆攒竹摇翳风;

建里一穴治下垂,天枢长强疗泄泻;

肠痈便秘上巨虚,更有中脘利胃肠。

肛 病

十男九痔休与言,承山龈交长强好;

再加腰奇痔点穴,点挑相合显神效。

肝胆病

肝胆相照阳陵泉,日月期门显奇能;

中渎腓后建军功,共建勋业朝巨阙。

神志病

神门百会在人中,太溪合谷丝竹空。

自汗、盗汗

自汗盗汗在鱼际,神阙一关就能医。

疟 疾

大椎威猛能治疟,哑门身柱效更高;

更有新穴疟门穴,治疟效果可堪夸。

眩 晕

眩晕欲倒不用慌,太阳印堂并风池;

内关委中也点到,神清目爽叹神奇。

高血压

血压升高点下髎,人迎中脘下涌泉;

头维强刺大椎泄,更有脚拇显神奇。

颈 项

承山列缺快悬钟,百劳天柱写大杼;
大椎肩井承浆穴,不效再加丝竹空。

肩 部

肩部疼痛寻肩髃,外关条口阳陵泉;
肩峰凹外有三穴,再加中平效不差。

手 部

合谷曲池并外关,统治上肢随加减。

腰 部

印堂人中手三里,痞根散笑丝竹空;
承山阳谷委中求,大肠肾俞可交攻。

坐骨神经痛

环跳环阳双阳穴,肩井昆仑委中求。

膝关节痛

膝眼血池阳陵泉,梁丘曲池足三里。

下肢痹痛

承山太溪上昆仑,三阴三里上阳陵。

足跟痛

大陵天柱落照海。

踝关节痛

肩髃冲阳治踝伤,昆仑太溪好药方。

妇 科

关元归来三阴交,地机调经最为高;
乳根肩井膻中穴,妇人借以疗胸伤。

儿 科

儿科最重四缝穴,咳吐疳积一并移;
隐白治啼长强泻,百会人中定风惊。

闭与脱

人中涌泉十宣血,开窍醒神可治闭;
百会神阙在人中,烧灸温阳速防脱。

感　冒

感冒液门针最灵,大椎风池可醒神。

偏　瘫

合谷太冲风池穴,可疗偏瘫与风枯。

糖尿病

糖尿治法妇科同,关元中脘三阴交;

地机肾俞随症用,消渴症状可化消。

心绞痛

心绞痛急救三穴,中指指端中冲穴;

腋窝应手寻极泉,背后七椎是至阳。

六、站式八段锦口诀

站式八段锦口诀

双手托天理三焦,左右开弓似射雕;

调理脾胃须单举,五劳七伤往后瞧。

摇头摆尾去心火,两手攀足固肾腰;

攒拳怒目增力气,背后七颠百病消。

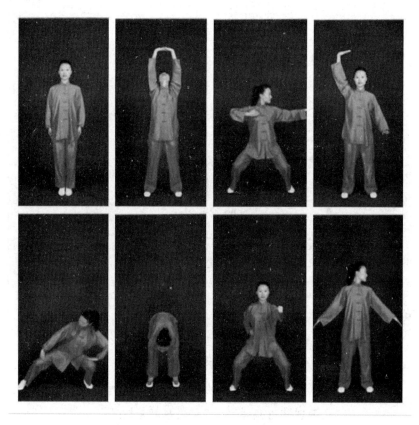

图 11-3-1　站式八段锦

七、养生十二时辰

"乐者,天地之和也;礼者,天地之序也。"故养生应知天时,依天意,循天道。

子时:夜里 11 点到次日凌晨 1 点,胆经当令。

丑时:凌晨 1 点到 3 点,肝经当令。

寅时:凌晨 3 点到 5 点,肺经当令。

卯时:早晨 5 点到 7 点,大肠经当令。

辰时:早晨 7 点到 9 点,胃经当令。

巳时:上午 9 点到 11 点,脾经当令。

午时:中午 11 点到 13 点,心经当令。

未时:下午 13 点到 15 点,小肠经当令。

申时:下午 15 点到 17 点,膀胱经当令。

酉时:17 点到 19 点,肾经当令。

戌时:晚上 19 点到 21 点,心包经当令。

亥时:晚上 21 点到 23 点,三焦经当令。

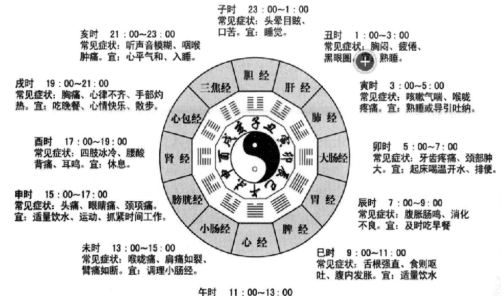

图 11-3-2　十二时辰养生对照图

八、《黄帝内经》四季养生法则

《黄帝内经》四季养生法则

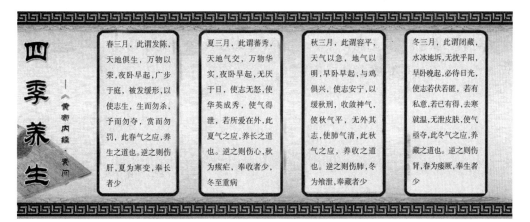

九、长命百岁 32 字箴言

调和阴阳,通行经络;

顺应四时,调畅情志。

作息有常,饮食有节;

功法锻炼,节色保精。

十、古人治未病的故事

春秋时期名医扁鹊闻名天下。传说魏文王曾求教于名医扁鹊："你们家兄弟三人，都精于医术，谁是医术最好的呢？"扁鹊答："大哥最好，二哥差些，我是三人中最差的一个。"魏王不解地说："为什么？"扁鹊解释说："大哥治病，是在病情发作之前，那时候病人自己还不觉得有病，大哥能预测未来，问体知命，就下药铲除了病根，但他的医术难被大家认可，所以没有名气，只是在我们家中被推崇备至。我的二哥治病，是在病初起，症状还不十分明显，病人也没有觉得痛苦之时，二哥就能药到病除，使乡里人都认为二哥只是治小病很灵。我治病，都是在病情十分严重，病人痛苦万分，病人家属心急如焚之时。此时，他们看到我在经脉上穿刺，用针放血，或在患处敷以毒药以毒攻毒，或动大手术直指病灶，使重病人病情得到缓解或很快治愈，所以我名闻天下。"

蔡桓公听说扁鹊声望很高，便设宴请他。扁鹊见到桓公以后说："君王有病，就在肌肤之间，不治会加重的。"桓公不信，还很不高兴。5天后，扁鹊再去见他，说道："大王的病已到了血脉，不治会加深的。"桓公仍不信，而且更加不悦了。又过了5天，扁鹊又见到桓公时说："病已到肠胃，不治会更重"。桓公十分生气，他并不喜欢别人说他有病。5天又过去了，这次，扁鹊一见到桓公，就赶快避开了，桓公十分纳闷，就派人去问，扁鹊说："病在肌肤之间时，可用熨药治愈；在血脉，可用针刺、砭石的方法达到治疗效果；在肠胃里时，借助酒的力量也能达到；可病到了骨髓，就无法治疗了。现在大王的病已在骨髓，我无能为力了。"果然，5天后，桓公身患重病，忙派人去找扁鹊，而他已经走了。不久，蔡桓公病死了。

节选自《韩非子·喻老》

（段　赟　夏小军　雷旭东）

附录

一、甘肃省肿瘤医院舌面信息采集体质辨识报告

甘肃省肿瘤医院治未病中心

舌面脉信息采集体质辨别报告

科室:治未病中心					门诊/病历号:58292568			

姓名			编号	E140321122632
性别	男		项目	舌面脉信息采集中医体质辨识
年龄	46		日期	2014-03-12
身份证号			设备名称及型号	中医体质辨识健康管理系统

● 面色信息输

面色	局部特征		光泽	唇色
	两颊红	眼眶黑		
红黄隐隐明润含蓄	无	无	有光泽	唇红

● 舌象信息输出

舌色	局部特征		苔色	苔质				舌影			
	边尖红	瘀点瘀斑		厚薄	腻	腐	苔剥	胖瘦	齿痕	点刺	裂纹
淡红	无	无	白	薄	无	无	无	胖	无	无	无

● 脉象信息输出

	脉位	脉率(次/min)	脉节律	脉力	紧张度	流利度	脉名提示
左手关部	适中	75	匀齐	中	无弦、紧特征	滑	滑脉
右手关部	适中	75	匀齐	中	弦	无滑、逐特征	弦脉

● 体质辨别

体质类别	平和质	气虚质	阳虚质	阴虚质	痰湿质	湿热质	血瘀质	气郁质	特禀质
评分(转化分)	75	16	27	25	32	25	10	18	10

体质判定标准	体质类别	条件	判定结果
(采用中华中医药学会ZYYXH/T157-2009《中医体质分类与判定》标准)	平和质	转化分>60分;其他8中体质转化分均<30分	是
		转化分>60分;其他8中体质转化分均<40分	基本是
		不满足上述条件者	否
	偏颇体质	转化分>40分	是
		转化分>30~39分	倾向是
		转化分>30	否

体质分类判定结果	基本是平和质,有痰湿质倾向

医生签名:_____

二、甘肃省肿瘤医院面色信息采集数据

甘肃省肿瘤医院治未病中心

面色信息采集数据

科室：治未病中心 　　　　　　　门诊/病历号：58292568

姓名		编号	E140321122632
性别	女	项目	舌面脉信息采集中医体质辨识
年龄	39	日期	2014-03-12
身份证号		设备名称及型号	中医体质辨识健康管理系统

●面色照片

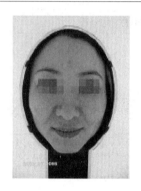 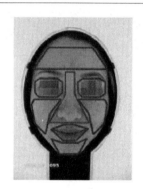

●面色参数

面色、唇色

色彩空间	测量标准	总体	额头	脸颊（左）	脸颊（右）	眼眶	鼻	唇色
Lab	L	21.11	20.03	19.51	19.51	19.28	21.03	14.59
	a	6.77	5.54	3.51	3.51	3.55	7.13	11.45
	b	7.33	7.25	3.62	3.62	3.61	7.70	5.51
颜色类别		面色正常	–	–	–	–	–	唇色红

医生签名：＿＿＿＿＿＿＿＿＿

三、甘肃省肿瘤医院舌象信息采集数据

甘肃省肿瘤医院治未病中心

舌象信息采集数据

科室:治未病中心	门诊/病历号:58292568	
姓名	编号	E140321122632
性别 男	项目	舌面脉信息采集中医体质辨识
年龄 46	日期	2014-03-12
身份证号	设备名称及型号	中医体质辨识健康管理系统

● 舌像照片

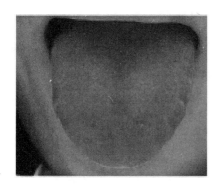 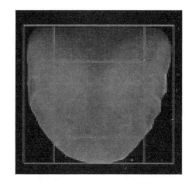

● 舌色参数

舌色

色彩空间	测量标准	全舌	舌中	舌根	舌边(左)	舌边(右)	舌尖
Lab	L	16.66	16.85	10.91	16.21	16.89	16.69
	a	8.66	8.96	6.17	8.09	8.59	11.54
	b	2.42	2.25	1.88	2.00	2.55	3.14
舌色类别		舌红	红	–	红	红	–

● 苔色参数

苔色

色彩空间	测量标准	全舌	舌中	舌根	舌边(左)	舌边(右)	舌尖
Lab	L	16.69	16.57	10.71	19.38	18.83	0.00
	a	7.35	0.25	6.19	5.85	7.31	0.00
	b	3.30	1.40	1.48	6.06	4.16	0.00
舌色类别		苔白	–	–	–	–	–

医生签名:_____

四、甘肃省肿瘤医院脉象信息采集数据

甘肃省肿瘤医院治未病中心

面色信息采集数据

科室:治未病中心		门诊/病历号:58292568	
姓名		编号	E140321122632
性别	男	项目	舌面脉信息采集中医体质辨识
年龄	46	日期	2014-03-12
身份证号		设备名称及型号	中医体质辨识健康管理系统

●左手分段取压脉图　　　　　　　　　　　●左手脉像 p-h 趋势图

●左手连续脉图(30秒)

●左手最佳压力脉图(30秒)　　　　　　　　●左手最佳压力脉图参数

t1(s)	0.127	h1(g)	29.848	As(g*s)	181.184
t2(s)	0.198	h2(g)	24.873	Ad(g*s)	152.62
t3(s)	0.216	h3(g)	24.278	A(g*s)	333.804
t4(s)	0.353	h4(g)	15.763	t(s)	1.021
t5(s)	0.659	h5(g)	0.577	t1/t4	1.895
h3/h1	0.836	h4/h1	0.577		
h5/h1	0.02	t1/t	0.128		
w1/t	0.227	w2/t	0.173		
h1	0.293	h2	0.177		

医生签名:＿＿＿＿＿＿＿＿＿＿＿＿

五、甘肃省肿瘤医院中医健康状态辨识报告

甘肃省肿瘤医院治未病中心

中医健康状态辨识报告

科室:治未病中心		门诊/病历号:58292568	
姓名		编号	E140321122632
性别	男	项目	舌面脉信息采集中医体质辨识
年龄	62	日期	2014-03-12
身份证号		设备名称及型号	中医体质辨识健康管理系统

主要症状

胁肋胀痛,腹胀厌食,口苦泛恶,小便短赤,阴部瘙痒

舌脉症状

舌胖、有齿痕、舌苦黄腻

脉滑数

体质类型

湿热质

辨证分型

肝胆湿热

医生签名:＿＿＿＿＿＿＿＿＿＿＿

六、甘肃省肿瘤医院中医体质辨识报告

甘肃省肿瘤医院治未病中心

中医体质辨识报告

科室:治未病中心		门诊/病历号:58292568	
姓名		编号	E140321122632
性别	女	项目	舌面脉信息采集中医体质辨识
年龄	49	日期	2014-03-12
身份证号		设备名称及型号	中医体质辨识健康管理系统

●数据分析图

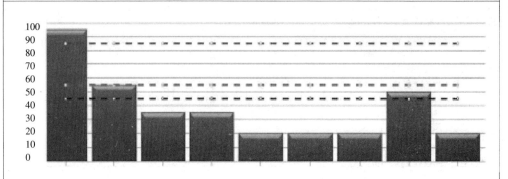

平和质(75)气虚质(16)阳虚质(27)阴虚质(25)痰湿质(32)湿热质(25)血瘀质(10)气郁质(18)特禀质(10)

图例:体质得分 ■ 平和图确定线

●体质辨别

体质类别	平和质	气虚质	阳虚质	阴虚质	痰湿质	湿热质	血瘀质	气郁质	特禀质
评分(转化分)	75	16	27	25	32	25	10	18	10

体质判定标准	体质类别	条件	判定结果
	平和质	转化分>60分;其他8中体质转化分均<30分	是
		转化分>60分;其他8中体质转化分均<40分	基本是
		不满足上述条件者	否
	偏颇体质	转化分>40分	是
		转化分>30~39分	倾向是
		转化分>30	否
体质分类判定结果		基本是平和质,有痰湿质倾向	

医生签名:＿＿＿＿＿＿＿＿＿

七、甘肃省肿瘤医院中医适宜技术干预方案

甘肃省肿瘤医院中医适宜技术干预方案

（以气虚质为例）

科室：	门诊/病历号：	
姓名	编号	
性别	项目	中医治未病健康咨询指导
年龄	体质分型	气虚质
身份证号	日期	

【体质类型】气虚质

1.毫针刺法

【取穴】合谷、三阴交、足三里。

平补平泻法,以补法为主,留针 20min,隔日 1 次,连续治疗 10 次。

2.艾灸疗法

【取穴】神阙、气海、脾俞、胃俞、中脘、足三里。

每次选取 1~2 穴,温和灸,每穴 2~3 min,或艾炷灸 3~5 壮。神阙用隔姜灸或隔盐灸,每次 5~7 壮;每日或隔日 1 次,7 次 1 疗程,疗程间隔 3~5d。

3.神灯疗法

【取穴】气海、足三里。

照射距离 30~40cm,每天 1 次,每次 20~30min,10 次为 1 疗程。

4.刮痧疗法

【取穴】足三里、肺俞、脾俞。

刮痧后多饮白开水,当天勿洗浴,注意保暖,10 次为 1 疗程。

5.拔罐疗法

【取穴】关元、气海、命门、肾俞。

闪火法拔罐,留罐 10~15min,每日或隔日 1 次,10 次为 1 疗程。

6.耳穴

【取穴】脾、胃、三焦、肾。

10 次为 1 疗程。休息 10~15d,再做下 1 疗程治疗。

7.穴位贴敷疗法

【取穴】神阙。

【方药组成】党参 12g、白术 9g、干姜 6g、炙甘草 6g。

3d 换药 1 次。

8.穴位电疗

【取穴】足三里、三阴交一组;太渊、太白一组。

每次 15~20min,每天 1 次,7d 为 1 疗程,疗程之间休息 3d。

9.熏蒸

【组成】白术 15g、黄芪 20g、甘草 10g、补骨脂 10g、桂枝 10g。

10.足浴保健

(1)春季气虚体质的泡脚方:春季五味养气汤

【组成】黄芪 20g,党参 15g,五味子、炙甘草、炒白芍各 10g。

(2)夏季气虚体质的泡脚方:夏季五味养气汤

【组成】黄芪 20 g,藿香、白术各 15g,五味子、甘草、参须各 10g。

(3)秋季气虚体质的泡脚方:秋季五味养气汤

【组成】黄芪 30g,白术 10g,桔梗、五味子、甘草、参须各 6g。

(4)冬季气虚体质的泡脚方:冬季五味养气汤

【组成】黄芪 20g,补骨脂、白术各 15g,五味子、炙甘草、参须各 10g。

【操作方法】药材加水煎煮 20min,取药液倒入药桶内,泡脚,水位以浸泡到小腿为佳。

11.中成药建议(需另开处方)

【补中益气丸】口服,每次 1 袋(6 g),一日 2~3 次。

【参苓白术丸】口服,每次 6g,一日 3 次。

12.中药汤剂建议(需另开处方)

【四君子汤】人参 9g,白术 9g,茯苓 9g,甘草 6g。

【用法】用水 300ml,煎至 150ml。不拘时服。

【功能主治】益气健脾。

医生签名:_____

八、甘肃省肿瘤医院中医体质个性化调养建议报告

甘肃省肿瘤医院中医体质个性化调养建议表

（以气虚质春季调养为例）

科室：	门诊/病历号：	
姓名	编号	
性别	项目	中医治未病健康咨询指导
年龄	体质分型	痰浊壅肺症型肺癌
身份证号	日期	

您的中医体质分类判定结果是气虚质。

气虚质特点如下：

体质概述：由于一身之气不足，以气息低弱、脏腑功能状态低下为主要特征的体质状态。

总体特征：元气不足，以疲乏、气短、自汗等气虚表现为主要特征。

形体特征：肌肉松软不实。

常见表现：平素语音低弱，气短懒言，容易疲乏，精神不振，易出汗，舌淡红，舌边有齿痕，脉弱。

心理特征：性格内向，不喜冒险。

发病倾向：易患感冒、内脏下垂等病；病后康复缓慢。

对外界环境适应能力：不耐受风、寒、暑、湿邪。

本调养建议，是依据春夏秋冬四季的阴阳状态差异，针对您的体质类型，提出的春季调养建议。

建议内容包括春季养生要则、饮食调养、养生功法、经络养生、足浴养生等五个方面，供您依据自身实际情况参考选用。

1.春季养生要点

春季属木，对应的人体脏腑是肝胆。春季养生要则，是遵循肝胆"生发"功能特点，顺从而不妨碍，支持而不逆阻。

春季养生的要点主要包括：初春寒热交替，倒春寒时应注意保暖，避免消耗过多的阳气抗寒；天气暖和时，要多亲近自然，适当活动身体，散步、游玩、赏花、观鱼；保持心情愉快、情绪条畅、不生气、不发怒；饮食上要清淡、甘甜。通俗地说，春天就是要用柔和的活动、饮食、情绪，养"生发"、养"生命"。

2.饮食调养

(1)饮食调养总则

适量增加甘甜的食物,同时减少酸性食物的摄入。针对您的气虚体质,应少食生冷性凉、油腻厚味、辛辣刺激等易耗气破气的食物,如冰制品、薄荷、香菜、胡椒、大蒜、柚子、槟榔等。

(2)推荐食材

谷物类:酒酿。

肉食类:鸡肉。

蔬菜类:香菇。

果品类:红枣。

(3)养生茶饮

党参茶:补气养气。党参10g、花茶(茉莉花茶较多,其他花茶亦可)3g。用300ml开水冲泡后饮用,冲饮至味淡即可。

(4)养生粥

补虚正气粥:补正气,疗虚损。炙黄芪10g、党参10g、粳米100g、白糖适量。将黄芪、党参用清水浸泡30min后,煎煮取汁。粳米洗净煮粥,待粥将成时加入备好的煎煮液,稍煮片刻后,加入白糖调味即可。

(5)养生菜谱

香菇大枣鸡:补气养气。香菇10g、大枣10枚、鸡肉200克、调料适量。将原料清洗干净后,一起放入锅中,加适量水用大火烧开,再改用小火炖1h,最后放入调料调味即可。

3.养生功法

(1)下蹲运动

下蹲是最好的有氧经络运动,可活跃所有经络中的气血,加强足六经与督脉的活力,固肾精、强腰力,积蓄生命阳气,作为亚健康人群常规性养生方法,被称为超级健康法。对于糖尿病、免疫力低下、便秘等疾病有良好的防治作用。 每人的身体素质不同,要量力而行、循序渐进。下蹲的姿势有四种,高蹲、半蹲、全蹲、直起直蹲。下蹲的次数,以每组蹲20~30次为宜,根据自己的体质,每天可做2~3组。

(2)撞丹田养生功

此养生功是针对气虚体质的特效功法。此养生功所指的丹田,是包含气海、关元等穴的一个面,位置就在肚脐上下左右巴掌大的一块地方。

找个直径在30 cm左右,表面平滑的大树,两腿略分开,站在树前,肚子离树干

15cm,然后用"丹田"去撞树。每天 5~15min,长期坚持。

"撞"不是一开始就用力去撞,而是力度从小及大,循序渐进,开始时,力量一定要轻,幅度要小。撞的时候全身放松,不要憋气,不要绷紧肌肉,呼吸自然而悠闲。适应以后可逐渐增加力度。

注意衣裤要柔软,避免穿着有拉链、扣子等硬物的衣物。

(3)经络养生

艾取穴:仰卧,放松腹部,在腹正中线上,脐中直下四横指(食、中、无名、小指并拢,以中指中节横纹为标准定四指的宽度)处取穴。灸关元穴。采用温和灸,艾条点燃,对准穴位,距离皮肤 2~3cm,进行悬灸使局部皮肤感到温热而没有灼痛为宜,每次 10~15min。艾炷隔附子灸,将附子粉用酒调和做成直径约 3cm,厚约 0.8 cm 的附子饼,中间用针刺数孔,放在关元穴位上,上面再放艾炷施灸 3~5 壮。每日或隔日灸 1次。关元穴通过温煦刺激,能激发水谷精气的化生,填补精气的不足,并且增加气血的推动、温煦和固摄能力,由此缓解由于气虚而引起的乏力、疲劳、自汗等症状。

拍打足少阳胆经:可平坐亦可站立,手握空拳,自臀部环跳穴开始,沿大腿外侧从上往下敲打至外脚踝上方为每次,每天敲左右大腿各 100 次。力度要适中,可随时随地进行操作,不必拘泥。拍打胆经,是保持人体阳气正常生发、气血通畅的最简单有效的方法。

5.足浴养生

(1)重点推荐方:春季五味养气汤。健脾益气、温阳补肾、敛气安神。黄芪 20g,党参、白术各 15g,五味子、炙甘草、炒白芍各 10 g。

上述药材煎煮成药汁,放入足浴盆(或桶)内,足浴水温控制在 38℃~40℃(注意水温不宜太热,以防烫伤),水量以浸没两足踝关节 2 寸以上为好。一天 1~2 次,每次 20~30min。

(2)简易方:芪姜汤。温阳益气。生姜 50g、黄芪 30g。煮水泡脚,方法同上。

足浴注意事项:时间不能太长,以身上微微汗出为宜;饭后 30min 内不宜泡脚,影响胃的消化吸收;泡脚用具最好能让双脚舒服地平放,水位以浸泡到小腿为宜;皮肤有外伤者忌用此方法;患有严重疾病者请在医生指导下应用。

医生签名:＿＿＿＿＿＿＿＿

九、甘肃省肿瘤医院肿瘤中医药防治指导建议

甘肃省肿瘤医院肿瘤中医药防治指导建议

（以痰浊壅盛型肺癌为例）

科室：	门诊/病历号：	
姓名	编号	
性别	项目	肿瘤中医药健康管理服务
年龄	体质分型	痰浊壅盛型肺癌
身份证号	日期	

　　痰浊壅盛型肺癌患者平时容易出现头晕、头重、胸闷痞满、厌食、神倦乏力、便溏等症状。病因主要是平时饮食不节、起居无常、劳倦伤脾、七情过度，致使脾虚失运，不能升清降浊，以致津液停聚，变为痰浊，且蕴结停聚于身体多部位而变生疾病。本中医药防治指导建议，从药膳食疗、中药汤剂、养生功法、足浴养生等方面提出建议，供您依据自身实际情况参考选用。

　　1.饮食调养

　　（1）饮食调养总则

　　痰浊壅盛型，中医调养的原则是理气、化痰。调养食材选用，以具有消除油腻或者清除痰湿作用的食材为主。烹饪时，尽量少油，以蒸煮为好。

　　（2）推荐食材

　　谷物类：燕麦、赤小豆、薏苡仁。

　　肉食类：鹌鹑、海蜇。

　　蔬菜类：海带、茭白、蘑菇、洋葱、菠菜、白萝卜、黑木耳。

　　果品类：荸荠、金橘、陈皮、莱菔子。

　　（3）养生茶饮

　　（4）养生粥

　　（5）养生菜谱

　　2.中药汤剂

　　3.足浴养生

医生签名：_____

十、甘肃省肿瘤医院中医四诊合参疾病辨证报告

甘肃省肿瘤医院中医四诊合参疾病辨证报告

科室：   门诊/病历号：

姓名	编号	
性别	项目	中医四诊合参疾病辨证
年龄	日期	
身份证号		

主要症状
舌脉症状 舌： 脉：
病机特点：
辨证分型： 治则治法： 中药方剂：
医生签名_____

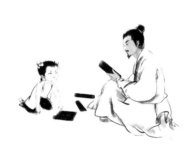

第十二篇

肿瘤康复与四季养生

第一章
四季养生总论

何谓养生?"养"有保养、调养、养护的意思。"生"指的是生命、生存、生长。"养生",是通过保养、养护身体以延长寿命。"养生"一词,最早出自春秋战国时期的《黄帝内经》中《灵枢·本神》篇:"智者之养生也,必顺四时而适寒暑,和喜怒而安居处,节阴阳而调刚柔。如是,则避邪不至,长生久视。"《内经》对养生学说具有重大贡献,提出了四季养生的根本原则:"虚邪贼风,避之有时,恬淡虚无,真气从之,精神内守,病安从来。"认为养生五大法则:"法于阴阳,和于术数,食饮有节,起居有常,不妄作劳。"

对于四季养生,很多人存在理解误区。认为就是按照春、夏、秋、冬四季寒、热、温、凉的变化来养生,其实这是一种狭义的概念。《灵枢·顺气一日分为四时》篇说:"以一日分为四时,朝则为春,日中为夏,日入为秋,夜半为冬。"故四季养生的广义概念并不单是在一年中的四个季节养生,而是顺应中医节律,如年节律、月节律、日节律来强身健体、防病、调病、养病的方法。

运气学说是支撑四季养生的最重要的理论基础,通过它,我们可以进一步阐述,一年四季气候的变化与肿瘤疾病的发生、发展的关系。中医学中运气学说就是以阴阳五行学说为基础,结合五行生克制化的理论来探讨气候变化规律与疾病关系的一门科学。《黄帝内经》中"天元纪大论""五运行大论""六微旨大论""气候变大论""五常政大论""六元正纪大论""至真要大论"等著名的七篇大论都是对运气学说的专篇论述。运气学说在整体观念及辨证论治的指导下,突出了自然变化和人体生命活动的各种节律,在中医基本理论体系中,占有极其重要的地位。任应秋认为运气学说是结合医学探讨气象运动规律的科学,也是中国古代研究自然气候变化规律及其对生物、对人体的影响,关系到天文学、气象学、生物学、物候学、历法学、医学等多学科的一门科学。它是以自然界的气候变化,以及生物体对这些变化所产生的相应反应作为基础,从而把自然气候现象和生物的生命现象统一起来,把自然气候变化和人体发病规律统一起来,从宇宙的节律上来探讨气象变化对人体健康与疾病的影响。

四季养生原理及内涵是什么? 肿瘤患者四季养生康复应从哪几个方面着手? 我们将从以下章节全面论述这两个问题。

第一节　"天人相应"理论

中医理论提出"春生、夏长、秋收、冬藏"是依据四季变化而总结出来的作息原则。从养生的角度讲,与人体在各个季节的生理状况不同,所谓"春三月,此为发陈。天地俱生,万物以荣""夏三月,此为蕃秀。天地气交,万物华实""秋三月,此谓容平。天气以急,地气以明""冬三月,此为闭藏。水冰地坼,无扰乎阳"。也就是说,春天应当是出生或复苏的季节,夏天应当是快速发育的季节,秋天应当是成熟稳重的季节,冬天应当是休息调整的季节。养生的举措,自然也要与本季度的当令要求相适宜,养生的要旨则在于切合本季之特点。

一、"天人相应"概念

天人相应,指天地自然与人息息相通,人能参合自然的变化而与之相适应。天人相应观是中国古代思想体系的重要组成部分, 也是中医理论的基本观点之一。《素问·宝命全形论》曰:"人以天地之气生,四时之法成。"认为人是自然界的产物,人体生命活动必然与外部自然有着密切的联系,顺应四时气候的变化和规律才能健康无病,逆自然规律而行必将发生疾病。以此为基础,《内经》进一步阐述了四时、五行、五脏、阴阳之间的关系。如《素问·六节藏象论》曰:"心者,生之本,神之变也……为阳中之太阳,通于夏气。肺者,气之本, 魄之处也……为阳中之太阴,通于秋气。肾者, 主蛰, 封藏之本,精之处也……为阴中之少阴,通于冬气。肝者, 罢极之本,魂之居也……此为阳中之少阳,通于春气。脾、胃、大肠、小肠、三焦、膀胱者,仓廪之本……此至阴之类,通于土气。"它把人体以五脏为主体的五大功能活动系统与自然界的四时阴阳变化统一起来,体现出人是一个有机的统一整体,人与自然也恰好构成既矛盾又统一的整体。人必须把握天地四时的变化,才能维持和促进人体的生命活动。以此而生的"四时五脏阴阳理论"成为中医四季养生思想的理论基础。

二、疾病与气候变化的关系

气候因素影响阴阳平衡,进而导致人体的健康和生理、病理变化。《内经》认为如果人与自然不相适应,即自然界的变化超出了人的适应能力或者人不能遵循自然界的变化规律,则导致疾病的发生。《素问·至真要大论》提出六淫致病,"夫百病之生也,皆生于风寒暑湿燥火,以之化之变也"。《素问·阴阳应象大论》曰:"风胜则动,热胜则肿,燥胜则干,寒胜则浮,湿胜则濡泻。"《素问·四气调神大论》曰:"逆春气则少阳不生,肝气内变;逆夏气则太阳不长,心气内动;逆秋气则太阴不收,肺气焦满;逆冬气则少阴不藏,肾气独沉。"《素问·脏气法时论》曰:"肝病者,平旦慧、下晡甚、夜半静……心病者,日中慧、夜半甚、平旦静……"说明了时间因素对疾病的影响是有规律性的,五脏疾病也有"旦慧、昼安、夕加、夜甚"的规律,体现了脏与时相应的天人相应整体观。在过去5000年气候变化的综合分析中发现,中国近五千年的气候,有四个温暖期和四个寒冷的时期,温暖期疫情较少,而寒冷期外感病多发,甚至瘟疫大流行,第二次寒冷期,瘟疫流行,张仲景家族的人口不到十年,70%死于伤寒,张仲景几十年致力于研究伤寒的诊断和治疗,这才有《伤寒杂病论》这部医学史上的杰作。第四个寒冷时期是从1400年初开始的,大约持续了600年。在明代的276年中,大疫流行64次,在清代266年中,大疫流行74次,《温病学》应时而生。

为什么疾病会与季节相关呢?《灵枢·四时气第十九》阐释道:"夫四时之气,各不同形,百病之起,皆有所生。"意谓四季气候各有不同,也就会有不同的疾病流行。《素问·四时刺逆从论篇第六十四》则解释说:"邪气者,常随四时之气血而入客也。"也就是说人在不同季节的生理状况各有不同,疾病便会伺机侵入人体内部。众所周知,冬春季节,感冒的人特别多;但是到了夏季,腹泻的人特别多,而感冒的人则相对较少。尽管历代医家都在不断地将五运六气理论运用于各种疾病的临床实践,但随着时代的变迁、环境的改变等等因素,人类的疾病谱悄然发生了巨大变化。

在中国的传统医学中,古代中医非常重视运气学,主要是通过观察每年的岁运、主气、司天、在泉,运气相合,来为疾病发生发展的病因病机提供依据。目前临床中运用运气学说研究肿瘤发病及死亡规律的学者也不胜枚举,张剑宇等人收集1968—1988年1128例死亡病历,参照程国俊归类法,按中医脏腑理论归纳死亡病因,对肺病包括肺癌,肝脏病包括肝癌等进行统计学分析,结果看出五脏病死亡时间与自然环境具有相应的节律性。时间节律的变化会使机体的阴阳失调,生理机能失衡,导致疾病的发生。机体的脏腑各有所主之时,若逆其所主之时则易发病。《素问·四气调神论》曰:"逆春气则少阳不生,肝气内变;逆夏气则太阳不长,心气内动;逆秋气则太阴不收,肺气焦满;逆冬气则少阴不藏,肾气独沉。"统计资料还表明,五脏病死亡时间与其该时限所感受的运气条件有着必然的联系,从特定的运气环境预测可能衰竭的脏腑疾病,即五脏病在金运、四运、燥金及申时多死于肝等。余璧君对342例严重肝病患者的死亡时间进行分析,其中包括 27 例原发性肝癌患者,发现严重肝病患者下半夜最易死亡,可能是自然规律在人体内的一种反映。

总之,季节的变化,导致外在的环境及气候变化,外界的因素与人体内在的机能相互作用,就产生了不同季节会有不同疾病流行的现象及五脏六腑在不同气运环境下的盛衰。

三、四时邪气致病特点

《内经》认为"其伤于四时之气,皆能为病",四时气候变化致使四时邪气的产生各不相同,因而其所发生的病症多具有明显的季节性特点。《素问·金匮真言论》曰:"东风生于春,病在肝,俞在颈项;南风生于夏,病在心,俞在胸胁;西风生于秋,病在肺,俞在肩背;北风生于冬,病在肾,俞在腰股;中央为土,病在脾,俞在脊。故春气者病在头,夏气者病在藏,秋气者病在肩背,冬气者病在四肢。故春善病鼽衄,仲夏善病胸胁,长夏善病洞泄寒中,秋善病风疟,冬善病痹厥。故冬不按蹻,春不鼽衄,春不病颈项,仲夏不病胸胁,长夏不病洞泄寒中,秋不病风疟,冬不病痹厥,飧泄而汗出也。"这段话概括了四时邪气致病与五脏的关系,揭示了"春病在肝,夏病在心,长夏病在脾,秋病在肺,冬病在肾"的不同季节五脏病变的规律。

四、顺应四时,保健防病

《素问·四气调神大论》曰:"故阴阳四时者,万物之所终始也,死生之本也,逆之则灾害生,从之则苛疾不起。"《灵枢·本神》又曰:"故智者之养生也,必顺四时而适寒暑。"并具体指出:"春三月……夜卧早起,广步于庭,被发缓形,以使志生;夏三月,……夜卧早起,无厌于日,使志无怒;秋三月……早卧早起,与鸡俱兴,使志安宁;冬三月……早卧晚起,必待日光,使志若伏若匿。"这一段话,与古人关于四季特点的认识相关联。不妨首先看其结语,即不注意相应的养生要求的话,会有什么样的后果。四季分别是:违逆春季的养生要求,则"奉长者少",将使供给人体发育需要的资源不足;违逆夏季的养生要求,则"奉收者少",将使供给贮备养分特备的资源不足;违逆秋季的养生要求,则"奉藏者少",将使供应人体消耗需要的资源不足;违逆冬天的养生要求,则"奉生者少",将使供给体能复苏需要的资源不足。总的来说,如果不注意本季度的养生,将影响到下一季度养生需要的资源供应,因为四季需要的养生资源,正分别是春之生、夏之长、秋之收、冬之藏。可见顺应四时是养生保健的重要原则。张景岳把顺应四时养生与五脏相结合,提出了"春应肝而养生,夏应心而养长,长夏应脾而养化,秋应肺而养收,冬应肾而养藏"的四时养生方案。总之,顺应四时来调节生活起居,防止外邪的侵袭,保健防病,由此体现了因时养生的重要性。

五、顺天之时，病可以期

医者在诊治疾病时，要顺应四时的变化规律，并巧妙地运用它，采取相应的治疗措施，疾病康复就可以指日可待了。皇甫谧根据"旦慧、昼安、夕加、夜甚"的昼夜疾病变化规律和营卫运行周次与四时昼夜消长等方面的相应情况，制定了"平旦为纪，夜尽为始""谨候其气所在而刺之，是为逢时，病在于阳分，必先候其气之加在于阳分而刺之；病在于阴分，必先候其气之加在于阴分而刺之"的治疗原则。并解释"刺实者刺其来，刺虚者刺其去"，《气息周身五十营四时口分漏刻第九》一书，告诫医者"谨候其时，病可与期，失时反候，百病不除"，着重指出辨证择时选穴治疗的重要性。药物治疗也是如此，如根据季节时令对人体生理病理的影响，《内经》提出"必先岁气，无伐天和"，以及"用温远温，用热远热，用凉远凉，用寒远寒"等因时施药，现代医学研究认为，中药补阴药、利湿药宜于清晨服；解表药、益气药宜于午前服；泻下药宜于午后或入夜服；滋阴药宜入夜服；安神药宜于夜卧服。如果入夜服补阴、发汗类药物，势必会扰乱人体的生理节律，产生各种不良反应和副作用，养阴、沉降类药物，若于清晨午前阴旺气升之时进服，会有遏制阳气升发的弊端。根据时辰医学规律研究的特点，做好出院患者的健康教育和后续随访工作，不但可以巩固疗效，而且还可以起到加快康复的作用。

第二节　疾病活动的时间节律

生物界存在着周期不同的节律，其中，近日节律使有机体能适应每日外界环境如光照、温度、社会活动等的变化，使机体生命代谢中生理、生化、社会行为等功能活动之间能协调一致地进行。生物的另一个具有明显节律的生命现象就是细胞周期。了解肿瘤细胞以及正常组织细胞的增殖分化，细胞代谢的节律性对于肿瘤的临床治疗具有重要意义。研究发现，近日节律可通过调控原癌基因与抑癌基因的表达，在肿瘤的发生中起直接或间接的作用，这表明人体和癌症之间的平衡存在着日、月或季节的节律性变化。

现代研究发现，根据生物节律周期的长短，可分为近日节律、超日节律、亚日节律三种。其中，近日节律是周期在 20~28h 之间的节律；超日节律是周期小于 20h 的节律；亚日节律是周期大于 28h 的节律。其中近日节律是最为普遍和重要的生物节律，是机体固有的内源性特征。他与机体的体温、血压、心率等生理功能，生长激素、褪黑素、肾上腺素、促甲状腺激素等内分泌功能,睡眠—觉醒等行为功能,识别功能,及肿瘤、癫痫、抑郁症等疾病的发生均有关。

中医时间医学是从整体观念在中医的阴阳、卫气营血、脏腑学说的理论指导下研究人体生命活动的周期性。如《内经》云:"夫五运阴阳者,天地之道也,万物之纲纪,变化之父母,生杀之本始,神明之府也,可不通乎。"自然万物均遵循着一定的时间空间变化规律。从年律而言,自然界有着春生、夏长、秋收、冬藏的变化规律。人体脏腑的功能也随着春、夏、秋、冬的变化而变化。如《素问·诊要经终论》载:"正月二月,天气始方,地气始发,人气在肝;三月四月,天气正方,地气定发,人气在脾……十一月十二月,冰复,地气合,人气在肾。"从月节律而言,自然界的生物均受月亮盈缺的影响。如《素问·八正神明论》云:"月始生,则气血始精,卫气始行;月廓满,则血气实,肌肉坚;月廓空,则肌肉减,经络虚,卫气去,形独居。"从日节律而言,机体的阴阳消长与转换在一日之中不断变化。如《素问·金匮真言论》曰:"平旦至日中,天之阳,阳中之阳也;日中至黄昏,天之阳,阳中之阴也;合夜至鸡鸣,天之阴,阴中之阴也;鸡鸣至平旦,天之阴,阴中之阳也。故人也应之。"

一、生物节律与机体的生理功能关系

生物钟是由一系列的生物钟基因及其编码的蛋白产物组成的正负调节环路控制的。目前哺乳动物体内的生物钟基因包括 Clock、Perl、Pert、Rd、Cryl、Cry2、Bmall、NPAS2、REV-ERBa、Dec 1、Dec2 和 Tan 共 12 种。目前研究认为,哺乳动物的近日节律系统中枢位于下丘脑基底部的视上核,他产生的内源性节律受多种授时因子,如光暗周期光信号、环境温度、身体运动、饮食等因素的影响。白天的光照和夜间松果体分泌的褪黑素反馈作用于视上核,进而调控昼夜节律系统,使人体的生命活动与外界环境的昼夜交替呈同步的节律。

二、生物节律用于疾病的诊断

时间因素与疾病的诊断同样具有重要意义。《素问·脉要精微论》云:"诊法常以平旦,阴气未动,阳气未散,饮食未进;经脉未盛,络脉调匀,气血未乱。故乃可真有过之脉。"指出诊脉时间必须在清晨内外环境相对稳定,患者气血未受干扰时进行。《素问·热论》曰:"先夏至日者为病温,后夏至日者为病暑。"以夏至前或后的发病时间作为诊断温病和暑病的根据。这种疾病发生的时节律,充分反映了疾病本质与节气之间的内在联系。随着现代医学的发展,急危重症抢救比较及时,从而使不少患者推迟了死亡时间,所以与两千多年前对病死时辰的预测产生了差异,但是对于某些疾病早期测其危候之时辰,为及时抢救提供治疗时辰之依据,减少不必要的死亡,仍不失

重大的临床意义。

三、指导疾病的治疗

《素问·脏气法时论》曰："合人形以法四时五行而治。"指出治疗疾病要顺乎自然，择时治疗。《素问·刺疟论》载："凡治疟先发，如食顷乃可以治，过之则失时也。"强调治疗要善于把握时机。《素问·热论》在论述伤寒按日传变后，指出"其未满三日者，可汗而已，其满三日者，可泄而已"，认为热病未满三日，病邪在三阳之表，可用发汗解表使热退；已满三日，邪入三阴之里，用清泄里热法使热平。《素问·六元正纪大论》曰："用寒远寒，用凉远凉，用温远温，用热远热。"认为用药应根据四时寒热对人体影响，在寒冷季节用大寒药，炎热季节用大热要必须慎重。择时用药是调节生命节律以顺应天地之时而御病的治疗方法。在最佳时段内服药不仅用量小、毒副作用少，且显效快、疗效稳定、药效维持时间长。

有学者认为，中医择时用药主要反映在：第一，不同药物的择季应用，强调凡用药应顺应四时，如《脾胃论·用药禁忌论》曰："春宜吐……夏宜汗……秋宜下……冬使阳气不动也。"第二，不同性质药物应择时应用，阳药当昼进，阴药当夜服。第三，不同类型的方剂应择时应用，如汗剂当选择人体阳气旺盛的午前服用，下剂当选择人体阳气渐衰而阴气渐生的午后服用。中医的时间医学不仅指导着医生临床用药，而且也指导着护士的护理工作。段延萍临床对不同患者进行择时给药、择时调味、择时锻炼，取得良好的效果。戚云霞亦主张在临床护理实践中，掌握不同病种的发病规律、患者特点，而给予不同的护理。

四、判断疾病的预后

《素问·标本病传论》载："心病……三日不已死，冬夜半，夏日中。肺病……十日不已死，冬入定，夏晏食。肾病……三日不已死，冬大晨，夏晏晡。胃病……六日不已死，冬夜半后，夏日映。膀胱病……二日不已死，冬鸡鸣，夏下晡。"提出了根据时间来推断病人死亡规律。《素问·玉机真脏论》曰："一日一夜五分之，此所以占死生之早暮也。"提出将一日一夜分作五个时段，分属五行五脏，依生克次序可以推测患者死亡时辰。

时间生物医学揭示了人体的生理、病理变化与时间周期性变化的关系。了解和承认这些日、月或季节变化可以帮助我们更好地预防、诊断，更安全，更有效地治疗癌症。

（李雪松　安跟会）

第二章
肿瘤与四季养生

　　所谓肿瘤患者的四季养生,看似消极地使人体适应不同季节的变化,实际是积极地调动人在相应季节的生理潜力,预防肿瘤复发,提高肿瘤患者的生存质量。顺应自然不是示弱,违逆自然并非强大。养生固然不能改变生老病死的自然规律,但却可以在自然规律的范围内取得相对的自由,最大限度地康复疾病。这也正是我们要探讨肿瘤四季养生的用意所在。

第一节　肿瘤与体质的关系

　　目前已有很多研究者注意到体质学与肿瘤的发病关系密切。肿瘤是一种慢性疾病,并不是在外因的侵入下立即发生的。从常人到癌前病变再到肿瘤的发生需要一个过程。排除在同样的生活环境、饮食习惯、遗传因素下,有些人患上肿瘤,有些人则无。由此可见,不同的个人体质决定其对某种疾病的易感性。

一、中医对肿瘤的认识

　　与中医体质学一样,肿瘤虽然成为独立一门学科的历史较短,但已能从古代文献中就能看到类似肿瘤的记载。"癌症"病名最早记录于宋代《卫济宝书》中的《痈疽五发篇》:"一曰癌,二曰瘭,三曰疽,四曰瘤,五曰痈。"之后在《仁斋直指方》中记载了与恶性肿瘤极为相似的论述:"癌者上高下深,岩穴之状……毒根深藏,穿孔透里。"肿者,肿大也,瘤者,留居也,肿瘤即是肿大成块,留居一处不消散之物。肿瘤的病因分为内因和外因。内因是五脏六腑蓄毒,气血流行失常,七情失和,体质因素。外因包括六邪风寒暑湿燥火、饮食失调等因素。肿瘤的病机指的是机体在各种致癌因素下产生的病理变化,如:阴阳失调、脏腑失调、气滞血瘀、痰凝湿聚、正气虚弱等。无论是良性或是恶性病变,肿瘤自身以及肿瘤与患病机体间都存在着阴阳相互制约、互根互用、消长转化的动态平衡关系。"孤阳不生,独阴不长",肿瘤既是成形的肿块,又有生长的趋势,因此肿瘤具有阴阳两种属性。癌症的发生机制为体内清浊不分,脏腑受到浊邪的影响,异化生出癌症组织。总之,在各种致病因素长期刺激下,加上素体正气虚弱,日积月累而形成肿瘤。

二、中医体质学与肿瘤发病

中医体质学说是以中医理论为主导,研究各种体质类型的生理、病理特点,并以此分析疾病的反应状态、病变的性质和发展趋向,指导预防和治疗的学说。最具代表性的如王琦等著的《中医体质学说》。中医体质学说提出,形成不同体质的因素有先天、年龄、性别、精神、生活条件及饮食、地理环境、疾病、体育锻炼、社会因素等。体质因素与发病有很大的相关性,个体体质的特殊性,往往导致对某种致病因子或疾病的易感性。其根据中医基本理论,结合临床体质调查,提出了平和质、阳虚质、阴虚质、湿热质、气虚质、痰湿质、血瘀质等临床体质分型设计。

肿瘤的发病与体质有密切的关系。《素问遗篇》曰:"正气存内,邪不可干。"《素问》曰:"邪之所凑,其气必虚。"《灵枢》曰:"故邪之所在,皆为不足。"张景岳云:"凡脾肾不足及虚弱失调之人,多有积聚之病。"《外证医案汇编》记载"正气虚则成岩",这些论述都说明正气虚弱的体质是肿瘤发生的重要因素。而不同的体质更加影响了肿瘤的发展过程及转归。所以临证中必须注意患者的素禀特点,年龄长幼、男女之别、生活条件、地区差异等体质因素,重视体质与治病求本的关系,认识体质是同病异治、异病同治的重要物质基础,以及体质差异与对其所施加医疗活动(如药品)的耐受性、反应性的关系,体质与用药宜忌的关系等。充分了解和灵活运用中医体质学,以便对肿瘤的预防和控制更加得心应手。

三、中医体质学与肿瘤的相关研究

胡学军等对 151 例原发性肝癌患者进行中医体质归纳得出,平和质 37 人(24.5%),气虚质 36 人(23.8%),阳虚质 25 人(16.6%),湿热质 21 人(13.9%),气郁质 14人(9.3%),血瘀质 10 人(6.6%),特禀质 4 人(2.6%),阴虚质 2 人(1.3%),痰湿质 2 人(1.3%)。总结肝癌患者的偏颇体质主要以气虚质、阳虚质和湿热质 3 种体质为主。由于肝癌男性发病率较高,胡氏得出男性患者以气虚质最多,女性以平和质为主。王贤文等对初诊鼻咽癌患者进行体质分类得出,气虚质和失调瘀质、失调热质,分别占33.3%,22.2%和 16.7%,总结虚弱质是鼻咽癌初诊患者的主要病理体质类型,且呈现由单纯气虚质向其他复合体质类型演化发展的趋势。郑同宝对非小细胞肺癌患者体质调查得出,从 144 例肺癌患者化疗前和 104 例手术前的体质因素分析,化疗前气虚质占 87.5%,手术前占 67.3%,以气虚痰热和气虚痰湿所占的比例最高。肺癌属气虚型体质者,对化疗较敏感,且血象下降最明显,生存期最长;而痰湿瘀阻型体质者对化疗敏感差,恶化比例最高,生存期最短。贾永森等从中医体质学说探讨食管癌,认为痰湿和瘀血体质与食管癌关系密切。张向农等基于古代文献浅析胃癌患者的体质得出,胃癌患者的发病是在脏腑虚弱的基础上,以气虚质、阳虚质、气郁质为基本特征,逐步发展复合有痰湿质、血瘀质、阴虚质。并得出在临床中面对阳虚、气虚、脾胃虚寒等体质特征明显的患者,治疗上重视温补脾肾法。张向农等对 355 例肿瘤患者中医体质类型流行病学调查研究得出:肿瘤患者中平和质占 17.46%,8 种偏颇体质占 82.54%;胃肠癌患者以阳虚质、气虚质较多见,分别占 23.98%,23.39%;肺癌患者中气虚质居多(42.93%),其次是阳虚质(15.76%)。胃肠癌以阳虚质、气虚质为多,两者无明显差异;肺癌患者中,气虚质居于首位,较其他偏颇体质类型有明显差异。周小军等对鼻咽癌患者进行调查得出:鼻咽炎患者体质多表现为正常质(66.8%)、气虚质(19.5%)和失调热质(13.S%);鼻咽癌癌前病变者多表现为正常质(54.1%)和气虚质(37.7%);鼻咽癌初诊患者多表现为正常质(60.7%)、失调热质(22.7%)、气虚质(16.0%)、失调湿质(16.0%)和复合质(13.3%)。总结:气虚为鼻咽癌变过程的重要因素。钟伟兰等对子宫肌瘤患者中医体质分类得出:平和质占 39.22%,血瘀质占 35.57%,气虚质占 20.17%。总结:除平和质以外,血瘀质和气虚质是子宫肌瘤的易发体质。雷叶雁对乳腺癌患者进行中医体质研究得出:乳腺癌高危因素与平和质、阳虚质、痰湿质、湿热质、气郁质有关。并指出肥胖更易导致乳腺癌,控制体重对预防乳腺癌有重大意义。郭羽永对中国肿瘤患者进行韩医四象的体质分类得出:肿瘤患者中太阴人 77 例(37.7%),少阴人 56 例(27.5%),少阳人 58 例(28.4%),太阳人 13 例(6.4%);太阴少阴人占 65.2%,太阳少阳人占 34.8%。恶性肿瘤患者体质阴性者明显多于阳性者,随着阳气的减弱,肿瘤病患在逐渐增加,肿瘤患者体质与阳气有密切的关系。付云对手术及化疗前后乳腺癌患者中医体质的影响得出:乳腺癌患者治疗前的中医体质以平和质(27.3%)、气郁质(19.9%)、气虚质(18.0%)和阳虚质(13.0%)为主,四种体质合占 78.2%。治疗后的中医体质以气郁质(26.7%)、气虚质(26.7%)、阳虚质(19.9%)、血瘀质(8.2%)为主。

以上是近年来中医体质学与肿瘤的相关研究,通过它,我们发现有 6 种体质在肿瘤的发病中占有很大比例,它们是气虚质、气郁质、阳虚质、阴虚质、痰湿质、血瘀质。 本书将对这 6 种体质的肿瘤养生康复做重点阐述。

第二节　顺应四时保健康

肿瘤患者四季养生、康复应从哪几个方面入手呢？病友们不妨从以下四个方面入手,即顺应四季时令、阴阳消长,调节人体起居、饮食、情志,并进行适度锻炼,具体实施的内容及方法,将会在后续章节中详尽阐述。

一、顺应四时调起居

《内经》云:"春三月……夜卧早起。"春天是万物萌发的最佳时机,早起多动,顺应生命的生发之势,以养肝木之气。"夏三月……夜卧早起,无厌于日。"夏天阳气旺盛,要在日出前起身,活动时间延长,使阳气舒缓外泄。"秋三月""阴长阳消",此时应"早卧早起,与鸡俱兴",将睡眠时间适当延长。以适应秋季收敛的特点。"冬三月",因此时阴盛阳衰,昼短夜长,天寒地冻,应"早卧晚起,必待日光",务必使自己的阳气伏藏于内,勿与自然界的至阴相抗衡。这一起居时间在现实生活中难能照搬应用,但它是"必顺四时而适寒温"的措施之一,所以生活起居应当因时而有规律。

二、顺应四时调饮食

《素问·脏气法时论》云:"(食物)气味合而服之,以补益精气,四时五脏,病随五味所宜也。"是说,不同疾病随不同季节需要的饮食是不同的,应该择时进食。一年四季春温夏热、秋收冬藏,人与自然息息相关,自然界的气候变化直接或间接地影响人体,使机体产生相应的生理变化。科学的饮食应该顺应自然界的气候变化而四季调配。

春季,万物复苏,天地生机盎然,人体阳气也顺应自然,渐趋旺盛,宜食葱、姜、大枣、花生等辛甘发散之品以助春阳、调护人体阳气,而不宜食酸涩收敛之品。老年人或脾胃素弱者应多食大枣、山药、薏苡仁、蜂蜜而少食油腻生冷难化之物。

夏季,气候炎热,万物生长,是天地之气上下交合之季,人在气交之中,受夏季炎热气候的影响,机体内机能也发生相应的变化,人体阳气外发易泄,伏阴在内,所以在饮食上要顾护阳气、顺应万物生长的特点,多食营养丰富的蔬菜瓜果,平时多喝绿豆汤、赤小豆汤等甘寒清淡食物,少食油腻,因为黏腻之物促使湿邪停留。另外,茶叶中含有粗纤维、胶质、叶绿素、生物碱、黄酮类鞣质、维生素、麦醇及少量蛋白质,能提神醒脑,解除疲劳,增强记忆力,所以夏季饮茶解暑要比冷饮有更好的效果。但要注意,过多饮用水分以及含鞣酸过多的茶会冲淡胃液,使消化道黏膜收缩,影响食欲及消化吸收。

秋季,天地阳气渐收,阴寒渐长,万物收敛,气候凉燥,最易伤津,宜多吃汁质丰富滋润之品,如芝麻、核桃、蜂蜜、百合、乳品、甘蔗、香蕉、梨等,以防燥护阴、滋阴润肺。同时,生地粥、银耳冰糖粥、百合莲子粥、杏仁川贝冰糖粥、黑芝麻粥、红枣糯米粥都是益阴养胃润肺之佳品。

冬季,阴气盛极,阳气潜藏,人体阳气亦随之内收,体内新陈代谢处于相对缓慢的状态,在此时进补,能使营养物质转化的能量最大限度储存,以滋五脏四肢百骸,是数千年来防病强身之道。选用滋阴潜阳、热量较高的膳食,如谷类、羊肉、鳖、龟、木耳、枸杞、红枣等,阳虚用雀肉、鸡肉、牛脊髓、蛤蟆油以温中益气、补津添髓;鸭肉、鹅肉是气阴不足者的上选。

三、顺应四时调精神

经曰:"春三月,此谓发陈……以使志生,生而勿杀,予而勿夺,赏而勿罚……冬三月,此谓闭藏……使志若伏若匿……"此段经文精辟地阐述了春、夏、秋、冬之四时变化特点,养生应顺应四时,调养五脏之神志,春季主生发,志意应顺春阳生发之气而活动,乐观舒心、悦目、振奋精神;夏季则勿生恼怒,顺其华实之性,使人的神气旺盛饱满;秋季要清心宁静,使神志安宁,勿扰神志;冬季主闭藏,养生当调神于内,使志勿外。《内经》还十分强调要"恬淡虚无""志闲而少欲,心安而不惧""美其食、任其服、乐其俗",如是则人体气机条达,精神健旺而不病也,否则"百病皆生于气",总之,春应生发之机当心情舒畅,夏应华实之象当精神饱满充实,秋应平容之性当安定内敛,冬潜伏之气藏而不露。以此调神,方应四时。

四、顺应四时行锻炼

《内经》在论养生之时,十分强调体育锻炼的重要性和四季晨起之锻炼法度,如春三月当"广步于庭,被发缓形",即缓步于庭院之中,披开束发,宽松衣带,使形体舒展,以顺春阳生发之性。冬天勿使皮肤过度出汗,而致阳气耗伤。《内经》还强调了"呼吸精气""游行天地之间"等静养气功法术,记载了导引按跷之推拿按摩法。因时锻炼身体,则气血运行畅通,脏腑经络功能正常,气机生化升降有节,乃可延年益寿;反之,若缺乏锻炼,或不因时之变化特点而和于术数,或过度劳累,也可为患。

肿瘤是一个慢性、全身性疾病,是威胁人类生存的一种疾病,祖国医学在肿瘤治疗上不要求彻底杀灭癌细胞,而是更加注重与肿瘤的和平共处,能够使肿瘤患者的生存质量提高,生存时间延长。

以延缓衰老、延年益寿为目的的中医养生,在防治肿瘤方面有着积极的、不容忽视的作用,注重以上四大肿瘤养生康复要素,并充分实施,可以达到培元固本的作用,延长肿瘤患者的生存时间。

第三节　常见六种肿瘤体质的四季养生

目前如何提高肿瘤患者的生存质量及延长生存时间,成为研究的重点和热点。中医养生,是在祖国医学文化背景下不断衍化发展而形成的一门独立学科,可以使肿瘤患者延缓衰老,增加寿命,可以通过自身的调摄等综合保健措施对患者的身体进行调理,预防复发。下面将从不同肿瘤体质在不同季节的起居宜忌、精神情志、营养膳食、运动疗法等方面探讨如何防治肿瘤。

一、气虚质肿瘤患者

（一）临床表现

形体消瘦或偏胖,面色苍白,气短懒言,体倦乏力,常自汗出,动则尤甚,舌质淡红,舌边有齿痕,苔白,脉虚弱。

（二）易感疾病

易患肺癌、感冒、遗尿、虚喘、脱肛、阴挺、内脏下垂等;易感风邪,手术及放化疗后康复缓慢。

（三）起居养生

慎避风寒,不要过劳。努力做到不熬夜,饮食规律,合理搭配,定时大便,坚持适合自己的运动。居处要避风保暖,休息睡眠时注意避风,尤其要避免穿堂风、直吹风袭扰。

（四）情志心理调养

气虚质心理特征:表现为对外界事物缺乏兴趣,不喜欢冒险,不喜欢热闹的环境,懒于说话,喜欢安静,少动,故个性偏内向,情绪不稳定,胆小不喜欢冒险。春天气压较低,容易引起人脑分泌的激素紊乱,导致人的情绪波动。据统计,在春季,精神病发病率占全年的33.5%。春天气候多变,大气气流变化无常。气流变化能影响人的神经精神活动。春天气压温度多变的特点,使人的情绪活跃并随之变化。易出现沮丧、抑郁及不知所措的精神状态。特别是有精神分裂症等精神病史者,对这种天气最为敏感,容易复发。若肝脏机能失常,适应不了春季气候的变化,就会在以后出现一系列病症,特别是精神病及肝病患者,易在春夏之季发病。

气虚质病人得了肿瘤,在情绪上,会产生焦虑、紧张不安、愤怒、悲伤、抑郁;在认知上,会感到失望、无助;在行为上,会表现否认、回避、反复求医,回避社交;在社会适应上,会影响到家庭、婚姻、工作和社会等。肿瘤的治疗对病人来说也会产生一定的心理、生理反应。如化疗药物的使用会使病人产生恶心、呕吐,放射治疗会产生脱发、身体虚弱,手术治疗会产生疼痛、恐惧、自我形象受损等。国外文献资料证明,34%~44%的肿瘤病人有明显心理应激反应或心理障碍,其中18%的病人符合重症抑郁发作的诊断。因此,肿瘤患者从春天养生、防癌、抗癌来说,积极的调节好情绪,尤其是力戒暴怒更为重要。因为绝大多数癌症病人有较明显的焦虑、抑郁、紧张、愤怒和担忧。医院和患者家庭,应该给病人提供合适的环境和表达机会,让病人宣泄不良情绪,耐心倾听并加以引导,使其情绪问题得到缓解。患者本人也要注意在春天调节自己的心理和情绪。对于通过心理调节难以缓解心理问题的患者,可以引入心理治疗技术给予帮助。

国内外很多资料表明,良好的心理状态,可以提高机体的免疫力,对癌症的治疗和康复都有好处。因此,在人的情绪容易变坏的春天,肿瘤患者积极戒怒,调节好心理状况,在预防和治疗肿瘤方面是有重要意义的。春季气虚质精神调理应做到心胸开阔、情绪乐观,戒郁怒以养性、使气血顺畅、精神旺盛。

(五)药物养生

1.常用方药:七福饮、补肺汤、四君子汤、大补元煎、玉屏风散等。

2.常用药酒:人参酒、百岁长春酒等。

3.常用药茶:红枣桂花茶、人参核桃饮等。以上均应在医生或专业人员的指导下辨证选用。

(六)经络调养

在专业人员指导下的艾灸、针刺、按摩等,以补中益气、燥湿健脾、温肾补阳等为主。平日可自行按摩足三里、气海、关元等穴。

二、阳虚质肿瘤患者的四季养生

(一)临床表现

阳虚质是以阳气不足、虚寒现象为主要特征的体质状态。具有畏冷,手足不温,喜热饮食,精神不振,睡眠偏多,舌淡胖嫩边有齿痕,苔润,脉象沉迟而弱等征象为特点。可兼见面色柔白、晦暗,口唇色淡,毛发易落,易出汗,大便溏薄,小便清长等现象。

（二）易感疾病

对外界适应能力：不耐受寒邪，耐夏不耐冬，易感湿邪。易病痰饮、肿胀、泄泻、阳痿。

（三）起居养生

人体的气血受日月、星辰、四时的影响而发生周期性的盛衰变化，故要起居有常，顺应阴阳的变化。昼阳而夜阴，白天阳气盛，晚上阴气盛，人体内阴阳之气的昼夜消长变化与自然界阴阳的昼夜消长保持协调一致，人的起居就要顺应这个规律，人的活动劳作是以阳气的相对旺盛为基础，作息睡眠以阴气相对旺盛为条件，故人在白天阳气旺盛时劳作，在夜间阴气偏盛时休息。尤其是睡眠，要选择在晚上，不可过度熬夜，只有注意顺应自然的变化，做到"起居有常"，方能"虚邪贼风，避之有时"，保持形体的健壮。如果起居反常，长期熬夜或长期执行昼夜倒置的工作，这样违背了自然之规律，势必会扰乱体内阴阳的消长变化，造成机体阳气的过度耗损，故易形成阳虚的体质特征。

罗永芬等人调查发现，长期从事轮班工作的人群其阳不足型体质所占比例明显高于日常作息的大学生群体中该类型所占比例，并且可以排除地域、年龄及性别因素的影响，阳虚体质说明长期执行昼夜倒置的作息制度对人体阴阳体质特征有明显影响，并容易形成阳虚质。

（四）阳虚质的情志心理调养

阳虚质心理特征：性格多沉静、内向。人的精神状态与形体功能密切相关，《灵枢·本脏》曰："志意者，所以御精神，收魂魄，适寒温，和喜怒者也，志意和则精神专直，魂魄不散，悔怒不起，五脏不受邪矣。"说明人的精神意志对人体适应外界的寒热等生活环境有着重要的调节作用，心静则神清，自定则神凝。《素问·痹论》曰："阴气者，静则神藏，躁则消亡。"说明人的精神情绪稳定，藏守于形体，脏腑功能协调平衡，正气充沛，维持人体健康。《素问·生气通天论》曰："清静则肉腠闭拒，虽有大风苛毒，弗之能害。"说明思想清静，畅达情志，使精气神内守而不敝失，有利于防病祛疾。保持心灵的清静平和有助于气机的协调，从而使精神与形体处于平衡的状态。历代医家已认识到在疾病过程中，激烈或持续的情绪波动会使疾病恶化，因此重视病人的精神情志变化，对患者进行劝慰，使其懂利害，知宜忌，改变其不良的心理状态，主动地配合治疗。

情志因素作用于脏腑，首先影响脏腑气机，使其气机升降出入失常，不能行使正常职能，但初期的气机变化是可逆的，只要排除情志刺激，气机便可恢复常态。若情志刺激过度，使气机变化过于强烈，便可破坏脏腑之间功能的协调平衡，并可损伤气血,而五脏六腑的功能协调,气血津液的运行有序,情志活动的舒畅条达,都需依赖神志的统帅和调节。而精神调摄之所以为养生防病的关键,是因为神志调控全身气机的变化,是人体发病或向愈的重要指标。情志波动可使病情加重,或迅速恶化,临床上有许多疾病在患者有剧烈情志波动时,往往使病情加重,或急速恶化。说明情志的剧烈波动不仅是造成疾病的内在因素,同时影响疾病发展的全过程,是病体康复或病情恶化的关键。如使精神长期处在相对平衡稳定的状态,人体气机的升降出入运动可保和谐,不仅使正常健康的人不易生病,也对病体的康复提供了良好的条件。现代医学认为,良好的心理状态对生理病理过程有巨大的调节作用,可促使中枢神经系统、内分泌系统、免疫监护系统的相互协调,对维护机体健康起着重要作用。心胸豁达、情绪乐观是延缓心理衰老,达到健康长寿的重要秘诀。情绪稳定是心理健康的重要标志,情绪反应过于强烈或持久,超过情绪自身所能发挥的调节功能,就会引起神经系统功能紊乱,使心理失衡,并导致脏腑失调而致病。可见,保持心理平衡是精神养生的核心,也是保持身心健康的前提。

《内经》认为音乐是"和合之气",音乐可和合人体阴阳,达"阴平阳秘"。东汉《太平经》运用阴阳学说解释音乐的起源和养生意义,认为音乐的发展是顺应宇宙万物阴阳相生、动静相应的规律。对音乐的阴阳之理,可解释为高为阳,低为阴;大调为阳,小调为阴;强为阳,弱为阴;刚为阳,柔为阴;金革之声为阳,丝木之声为阴等。音乐养生,恰是针对机体阴阳偏盛、偏衰的属性,用音乐的阴阳属性来补偏救弊,从而协调阴阳平衡。对阳虚体质者,可温阳散寒,选用活跃、欢快、兴奋、激情的音乐进行调体,如《喜洋洋》《步步高》《狂欢》《解放军进行曲》《卡门序曲》等欢快乐曲。

（五）药物养生

阳虚寒凝是肿瘤发生的重要成因。如果阳气亏损,则阴寒内盛,或者易感外寒。人体的气血津液得不到阳气的温化推动,寒凝则滞,气血凝结,形成积块,肿块生成,导致肿瘤的发生。肿瘤古谓之"积聚""癥瘕",《黄帝内经》中有许多类似的描述。

现代医学生物学认为肿瘤细胞是一群发育不成熟的细胞。分化不完全是肿瘤细胞有别于其他正常细胞的特点,分化程度越低,恶性程度越高。而中医学中的阳气正是促进机体生长发育的原动力。《黄帝内经》曰:"阳化气,阴成形。"所谓"阳化气"对应的是细胞分化、凋亡,相关于细胞的执行功能,若阳气虚,必然导致机体的生长发育迟缓,于细胞则表现为细胞的分化不成熟。所谓"阴成形"则对应细胞增殖,相关细胞数量、形体增长,阳气虚越重,细胞的分化越低,发育异常、增殖失控的程度越重,恶性程度就越高。现代免疫学则认为机体每天有成千上万的细胞发生突变,正常情况下均能被机体免疫系统清除,但癌症患者体内的瘤细胞却能逃脱免疫监视不断增殖,究其原因与阳气固护失调相关,正所谓"阴阳之要,阳密乃固","阳者卫外而为固也。"这里的阳气又称"卫阳""卫气",好比人体的卫士,它分布在肌肤腠理间,抵御外邪,盖"阳密则邪不外淫,而精不内亡",只要阳气旺盛,就可以百病不侵。肿瘤细胞相对于人体来说为邪,而人体阳气虚,无力抗邪,肿瘤细胞就不断滋生,正所谓"邪之所凑,其气必虚"。

若"阳虚"火力不足,就会出现畏寒、肢冷等症状。从临床上可以看到,许多肿瘤患者也会表现出畏寒、乏力、容易疲劳等阳虚症状,而免疫力下降就会出现阳虚。所以,要提高免疫力,就要扶助阳气。肿瘤病人好比"阴霾附体",太阳一出就会云开雾散,人体也一样。人体内蕴藏的抗病能力是巨大的,通过扶阳,病人抗病能力将高出平时数十倍。因此,通过中医扶助阳气,增加了抗病能力,从而抑制了肿瘤的生长。

故阳虚体质的肿瘤患者使用温阳散寒的中药很多,可选用鹿茸、海狗肾、冬虫夏草、肉苁蓉、补骨脂、杜仲、沙菀子、怀牛膝、芡实、覆盆子、仙茅、仙灵脾等。肾阳虚者,可选用金匮肾气丸、全鹿丸等,脾阳虚弱,可选用附子理中丸,脾肾两虚者可选用济生肾气丸等。调理阳虚质还要注意以下两点:①温阳佐以养阴。张介宾云:"善补阳者,必于阴中求阳,则阳得阴助而生化无穷。"说明根据阴阳互根的理论,在温壮元阳的同时,佐入适量补阴之品,如熟地、山茱萸等,以达阳得阴助而生化无穷。阳虚者,可阳损及阴,导致阴阳两虚,用药要阴阳相顾,切忌温阳太过,耗血伤津,转化燥热。因此,调理阳虚质宜慢温、慢补,阴阳同补,缓缓调治。②温阳兼顾脾胃。阳虚质由于脾胃之阳不振,失于温煦、腐熟,故脾胃功能较弱,饮食不易消化,正如《景岳全书·杂证谟·泄泻》曰:"凡脾气稍弱,阳气素不强者,一有所伤,未免即致泄泻。"提示了阳虚质的发病倾向。调治阳虚之质,除温壮元阳外,当兼顾脾胃,只有脾胃健运,始能饮食多进,化源不绝,体质强健,亦即养后天以济先天。

(六)经络调养

艾灸疗法是以艾为主要施灸材料,点燃后在体表穴位或病变部烧灼、温熨,借其温热、药物的刺激作用以治疗疾病的一种方法。《本草正经》曰:"艾叶,能通十二经脉,而尤为肝脾肾之药,善于温中、逐冷、除湿,行血中之气,气中之滞。"可见艾灸温补阳气,增强机体"阳化气"作用,改善人体代谢,减少人体水湿、痰浊及瘀血的"阴成形",能从根本上改善阳虚体质的偏颇状态。阳虚体质的经络养生以任脉、督脉、背部膀胱经为主。任脉中神阙、气海、关元、中极这四个穴位有很好的温阳作用,可以在三伏天或者三九天,尤其在阴历月末的晦日(晦日是指阴历每月的最后一天,即大月三十日、小月二十九),选择 1~2 个穴位用艾条温灸。如果有胃寒,可以选用中脘艾条温灸。督脉常用艾灸百会、命门、大椎等。赵长信等人用温灸之法,分别针刺命门和筋缩穴治疗阳虚证患者 44 例,无效 15 例,有效 7 例,显效 15 例,症状基本消失或消失 7 例,治疗前后比较,均有非常显著差异。大椎穴为手足阳经及督脉的交会穴,为诸阳交会之所,囊括了全身各经之经气,传统理论认为本穴是泻阳邪、调阳气的要穴,可清表里阳热之邪,因其在背部的上端,又为阳中之阳穴,灸之可壮阳。

实验证明,艾灸小鼠大椎穴,发现对小鼠实体瘤和腹水癌具有明显的治疗作用,能延长小鼠的存活时间,其整体免疫机能均有不同程度的提高。命门穴为元气之根木,生命之门户,灸之可补命门之火,以壮肾阳,"肾为先天之本",肾阳不衰,阳长阴生阴阳平衡,正气来复,百病自去。实验研究证明,艾灸家兔命门穴能显著提高正常家兔红细胞 C8b 受体酵母菌花环素和红细胞免疫复合花环素,表明艾灸命门穴确有增加红细胞免疫功能的作用。自行按摩气海、足三涌泉等穴位,或经常灸足三里、关元。用艾条温灸命门、肾俞、关元,温肾阳祛寒;伴有腹痛、腹泻可配足三里、脾俞,健脾利湿。每周一次,每次 30min。

三、阴虚体质肿瘤患者的四季养生

(一)临床表现

阴虚质是以阴气偏虚,体内津液、精血等阴液亏少;阴虚内热为主要特征的体质状态。以手足心热,平素口燥咽干,鼻微干,口渴喜冷饮,大便干燥,舌红少津少苔等征象为特点。可兼见面色潮红、有烘热感,目干涩,视物花,唇红微干,皮肤偏干、易生皱纹,眩晕耳鸣,睡眠差,小便短涩,脉象弦细或数等。

(二)易感疾病

平素易患有阴亏燥热的病变,或病后易表现为阴亏症状。

(三)起居养生

阴虚之质,由于阴不制阳而阳气易亢。阴虚质者应保证充足的睡眠时间,以藏养阴气。工作紧张、熬夜、剧烈运动、高温酷暑的工作生活环境等由于能加重阴虚倾向,应尽量避免。特别是冬季,更要注意保护阴精。肾阴是一身阴气之本,偏于阴虚质者要节制房事,惜阴保精。阴虚质者应戒烟,《本草汇言》云其:"味苦辛,气热,有毒",长期吸食易致燥热内生,而见口干咽燥,或咯痰、咯血。

(四)情志心理调养

阴虚质心理特征:性情急躁,外向好动,活泼。阴虚质性情较急躁,外向好动,活泼,常常心烦易怒。五志过极,易于化火,情志过激,或暗耗阴血,或助火生热,易于加重阴虚质的偏颇,故应节制安神定志,以舒缓情志。学会喜与忧、苦与乐、顺与逆的正确对待,保持稳定的心态。

（五）药物养生

阴虚体质的肿瘤患者也可吃些旱莲草、女贞子、沙参、麦门冬、玉竹、百合等。根据患者的症状可以使用六味地黄丸、杞菊地黄丸（眼干涩,耳鸣）、知柏地黄丸（内热、小便黄、心烦）、天王补心丹等中成药。

（六）经络调养

火旺体质多不宜灸,可选具有补阴活血的穴位按摩或针刺。足太阴脾经上的三阴交和足少阴肾经的太溪是补阴要穴。三阴交是三条阴经的交汇点,可以滋补肝、脾、肾阴;太溪则可以滋补肾阴。平时可以用手指或笔杆点按,每次 10~15min,以酸胀为度,也可循经按摩。

脾气急躁易怒,除点按三阴交、太溪外,还可搓摩太冲,以泻肝火;肺阴不足的颧红、气短、干咳、咽干口渴,可以加太渊、肺俞;肾阴为主的眩晕、耳鸣、妇女经闭、失眠、潮热、盗汗可加肾俞、涌泉。穴位的按摩应以有酸胀的感觉为宜,务必长久坚持方能收获疗效。当然,也可请医生以针刺补法刺激这些穴位,效果要比按摩快很多。

四、气郁体质肿瘤患者的四季养生

（一）临床表现

形体瘦者为多见,常见表现:神情抑郁,情感脆弱,烦闷不乐,舌淡红,苔薄白,脉弦。

（二）易感疾病

易患郁证、脏躁、百合病、不寐、梅核气、惊恐等病。

（三）起居养生

慎避风寒,不要过劳。努力做到不熬夜,饮食规律,合理搭配,定时大便,坚持适合自己的运动。居处要避风保暖,休息睡眠时注意避风,尤其要避免穿堂风、直吹风袭扰。

（四）情志心理调养

气郁质性格多内向,缺乏与外界的沟通,情志不达时精神便处于抑郁状态。忧思郁怒、精神苦闷是导致气血郁结的原因所在。气郁体质者的养生法重在心理卫生和精神调养。气郁体质的人在春季一定要舒展形体,情志舒缓。要多参加社会活动、集体文娱活动;常看喜剧、滑稽剧以及富有鼓励和激励意义的电影、电视,勿看悲剧、苦剧;多听轻快、明朗、激越的音乐,以提高情志;多读积极的、鼓励的、富有乐趣的、展现美好生活前景的书籍,以培养开朗、豁达的性格;在名利上不计较得失,开阔胸襟,不患得患失,知足常乐。

（五）药物养生

四季保养以春季为主，春季是一个最好的借助自然之力来改善人体的黄金季节。比如肾亏，抓紧冬季补;阴虚内热，肺的肃降不好，抓紧秋天补;肝是薄弱环节，抓紧春天补。药物及有关治疗方法可纠正机体阴阳、气血、津液失衡，是体质可调的实践基础。调理原则以疏肝理气，健脾行滞为主。气郁体质以气机阻滞为生理表现，肝主疏泄，性喜畅达，与情志关系最密切，所以疏肝即是解郁。脾胃共主运化，升清降浊，为气机升降之枢纽，肝郁易犯脾胃，健脾亦助柔肝。肝气调畅，脾胃健运，则气血郁滞，脏腑失调诸症自解。气郁体质者可常用以香附、乌药、川楝子、小茴香、青皮、郁金等疏肝理气解郁的药为主组成的方剂，如越鞠丸、逍遥散、舒肝和胃丸、开胸顺气丸等。越鞠丸是治疗气郁证的代表方剂，最早出现于《丹溪心法·卷三·六郁五十二》："越鞠丸，解诸郁，又名芎术丸。"方由苍术、香附、川芎、神曲、栀子五药组成，主治气、血、痰、火、湿、食六郁。其中以香附为君，是本于"六郁以气为先"的理论指导，取其行气解郁之功效，"香附阴中快气之药，下气最速";苍术、川芎亦为核心药物，谓能"总解诸郁，随症加入诸药"，苍术为足太阴脾经药，气味辛烈，强味健脾，发谷之气，能经诸经，疏阳明之湿，香附与苍术配合，一升一降，故散郁而平;神曲消食化滞，健脾和胃;栀子清热泻火，导湿热下行。五药合用，解气、血、湿、火、食五郁，则痰自无由生，药虽五味，却解六郁。虽曰该方"解诸郁"，但以行气开郁、疏肝理气为主要功效，实则首重气郁，只是兼顾其他五郁而已。如季重楚认为："六者之中，以气为主，气行则郁散矣。"费伯雄认为："凡郁病必先气病，气得流通，郁于何有?"逍遥丸源于宋代《太平惠民和剂局方》中逍遥散方，方中用当归、芍药以养血柔肝;肝病最易传脾，故用茯苓、白术、甘草、生姜以健脾和中;肝郁宜疏，所以更以柴胡疏肝解郁，配以薄荷协柴胡以调达肝木，疏郁散热之力，肝郁得和，则诸病自愈。诸药配伍，肝脾并治，补疏共施，气血兼顾，为疏肝、解郁、养血、健脾之名方。适用于因肝郁、血虚、脾弱所引起的胁痛、郁证、低热、乳癖、月经不调、内眼病等。胁肋胀痛甚加制香附、广郁金、佛手片、玫瑰花、延胡索以疏肝解郁，理气止痛;腹胀痛、反酸、梅核气加用半夏厚朴汤合左金丸、浙贝母、制香附，取其辛开苦降，降逆化痰。久郁生热，肝胆火旺，脉弦细数者，逍遥散加丹皮、黑山栀清厥阴少阳郁火，方名丹栀逍遥散。

临床应用中还应根据具体情况进行变化。如肝气郁结者，常见易怒抑郁，胁痛嗳气，应疏肝理气解郁，宜用柴胡疏肝饮。肝郁脾虚者，常见情志抑郁、胃纳不香、大便溏,宜用逍遥散,伴肝火上炎,加丹皮、山栀子。气滞痰郁,应化痰理气解郁,宜用半夏厚朴汤。此药方中紫苏、厚朴均含有挥发油,煎煮时以清水浸泡 30min,而后煎 10min 左右即可,不宜过长。肝郁化火,扰乱心神,失眠多梦,情绪低落,应养心安神,宜用百合地黄汤及甘麦大枣汤加味。心肾阴虚,应滋养心肾,宜用补心丹合六味地黄丸。若气郁引起血瘀,应配活血化瘀药。补肝血的药物有何首乌、白芍、阿胶、当归、葡萄干等。疏理肝气的药物有佛手、香附、柴胡等。中成药有逍遥丸、柴胡疏肝散、越鞠丸等,都可用来调理体质。当气郁比较明显,乳房胀痛、月经紊乱、情态抑郁,善太息,胃口也不好、大便也不好的时候,就可以选这些药来调理。肝血不足导致的易怒或抑郁,情绪不稳,脾气暴躁是疏泄过度,肝阳暴涨必须用清肝热来抑制肝阳,但要注意,一定要养肝阴,这在中医叫柔肝,如可用何首乌、白芍等;如果肝血不足,不能疏泄,可用何首乌、当归,这样气郁的体质就会改善。所以气郁体质的养生重点就是:一要疏肝理气;二要补肝血,尤其是女性。注意药物调理要点:气郁体质以气机不畅为特征,以防伤阴;养阴不宜过腻,以防黏滞;用药不宜峻猛,调体宜畅达为要,应掌握用药法度:理气不宜过燥,以防伤正;忌用寒凝,阻碍气机。

（六）经络调养

常用来理气的穴位:中脘、气海、内关、膻中。可以在每晚睡觉前或春天来的时候,把两手搓得很热,擦胁肋部,左肋是肝脏功能行使的通道。

五、痰湿体质肿瘤患者的四季养生

（一）临床表现

体形肥胖,腹部肥满,胸闷,痰多,容易困倦,身重不爽,喜食肥甘醇酒,舌体胖大,舌苔白腻。

（二）易感疾病

易患消渴、中风、胸痹等,对梅雨及湿重环境适应力差。

（三）起居养生

不熬夜、保证睡眠时间和质量对于减轻和改善痰湿体质非常重要。脾是生痰之源,痰湿体质的养生最主要的是保护脾、不伤脾。虽然说疾病大多是在睡眠中获得康复,但是睡眠不是睡越多就越好,睡过多反而会伤肺,人的生活作息,应最大限度地保持规律。运动可以养人体的气,但过度运动就会过度耗血;睡眠可以养人体的血,但过多睡眠就会过度耗气。有研究指出痰湿体质者的睡眠时间较长,应该注意避免。在美国实验中,当一个人在晚上十点到凌晨二点的时间内,完全睡着了,房间的灯却开的亮晃晃,经过医疗仪器的检测,自愈系统修补的工作几乎等于零,而免疫系统的工作也下降至最低点。所以说我们想要消除疲劳,得到身体的健康,千万不可支用身体的修补时间;只要过了十点到凌晨二点还没熟睡,就算睡眠的时间再长,得到的修补和修复也只有一点点,被破坏的细胞还是无法被修补回来,而入侵的敌人也有机会在身体内扎根。大自然的规律有日出日落,人也是一样。要保持一个正确的观念,在正确的时间做正确的事情。白天就应该正常的活动而不是在家睡觉,晚上就应该进行一些较为平和的活动。也可以养成睡午觉的习惯(子午觉),这也是古人养生的方法之一。也需要慎选居住地,痰湿体质的人应该选择较为干燥的区域居住,避免长时间在湿气较重的地方生活。同时也应尽量避免淋雨或长时间在湿气重的地方工作。

(四)情志心理调养

痰湿质心理特征:性格偏温和、稳重,多善于忍耐。喜、怒、忧、思、悲、恐、惊的七情变化发生异常,也可能形成痰湿体质。如喜乐无度,整日沉迷于享乐,懒于活动,毫无竞争意识,无业、游手好闲,过多的摄入膏粱厚味,必然使多余的脂肪堆积在体内,充斥机体而形成肥胖。如情志不遂,忧愁思虑过度,多吃零食、多次进食来化解忧郁,进而摄入过多的热量,形成痰湿体质。

(五)药物养生

《伤寒杂病论》中并未明确阐述痰湿体质的调治,但其中对痰饮等病症提出的治则及方药,为痰湿体质调治提供了思路与方法。书中记载的小半夏加茯苓汤、五苓散、苓桂术甘汤、泽泻汤等,是后世调理痰湿体质和治疗痰湿病症的常用方,其中白术、半夏、茯苓、泽泻等为现代调理痰湿体质的常用药物。王琦教授根据痰湿体质的成因和表现特征,制定了化痰泄浊,健脾利湿的痰湿质调体大法,强调调理痰湿体质应虚实并重。健脾利湿,行气化痰。机体水液代谢与肺脾肾关系最为密切,肺主通调水道,脾主运化水液,肾为主水之脏,两者之间相互协调,共同完成津液的运行、排泄和输布。其中,脾为运化之枢纽,脾健则湿化,脾运则痰无以生,所以健脾能运痰湿。气为血、津液运行之统帅,气行则血行,气行则水行,气滞则痰阻、湿困,气机调畅则痰湿之邪无以蕴积,故行气可以化痰湿。临床常用药物有苍术、扁豆、茯苓、山药、薏苡仁、莲子肉、砂仁、白芥子等,其中代表方剂是二陈汤。

(六)经络调养

"湿气"为阴邪,黏腻重浊,乃有形之物质,随有形之津血汗液内渗外达,运行于腠理脉络,周流一身,湿气致病缠绵难愈,最伤人体阳气,是困扰现代人健康的最大顽症。通过推拿来疏通经络、健脾利湿就能达到祛痰除湿的目的。祛痰最重要的穴位就是"丰隆穴"。它具有调和脾胃、祛湿化痰、通经活络、补益气血、醒脑安神等功效。

在《扁鹊神应针灸玉龙经》中有"痰多须向丰隆泻",《十四经要穴主治歌》中也有"丰隆祛痰有神功,有形无形痰不同"的记载,可见丰隆被古今医学家所公认为治痰之要穴,按揉此穴可健脾和胃化痰,能祛有形和无形之痰。丰隆穴善化有形无形之痰,所以按之痰自然化消无形,如果是有痰咳不出来也可以点按此穴,就会使痰顺利咳出。痰的产生主要与肺、脾、肾三脏关系密切,所以会有"脾为生痰之源""脾无留湿不生痰"的说法。丰隆穴是足阳明胃经之络穴,别走于足太阴脾经,故可治脾胃二经疾患。点按此穴可通调脾胃气机,使气行津布,中土得运,故而湿痰自化。承山穴在小腿后正中,当伸直小腿或足跟上提时腓肠肌肌腹下出现的尖角凹陷处即是。此穴为人体足太阳膀胱经的重要穴位之一,膀胱经主人体一身之阳,所以,按揉承山穴能通过振奋太阳膀胱经的阳气,排出人体的湿气,是祛除人体湿气的最好穴位。承山还有缓解疲劳的功效,对疲劳引起的腰痠腿疼有不错的效果。除了丰隆穴和承山穴之外,另有几个除湿要穴:天枢穴、委中穴、三阴交、阴陵泉穴等,均有疏通经络,祛痰除湿之功效。

六、血瘀体质肿瘤患者的四季养生

(一)临床表现

平素面色、皮肤偏黯,易色素沉着,出现瘀斑、疼痛;舌质常有点、片状瘀斑,舌下静脉曲张,脉象细涩或结代,眼眶黯黑,鼻部黯滞,发易脱落,肌肤干,或有出血、吐血倾向,女性多见痛经、闭经,或经血中多凝血块,或经色紫黑有块、崩漏,刷牙时牙龈容易出血,眼睛常有红丝。

(二)易感疾病

易患高血压、糖尿病、肿瘤、中风、冠心病、抑郁症、消瘦、痛风、痴呆、癫狂、偏头痛等病。

(三)起居养生

在起居方面,应注意随四时季节气候的不同变化,采取不同的预防措施。如冬天寒邪当令,应注意保暖,避免寒邪侵袭,因寒则气收,易导致血管收缩,瘀血凝滞。春天寒温时变,风木当令,应避免外邪入侵,适当运动,以适应春天生发之性。夏天天气炎热,人体出汗较多,应注意防暑,多饮温水,不喝冰冻饮料,以免寒凝血脉,使血管运行不畅。夏天炎热潮湿,又需防湿热淋雨,居处宜干燥,因湿性黏滞,易使血液运行不畅。秋天天气肃降,气候干燥,宜适当保暖,多饮开水,增加身体锻炼,活动筋骨,以促进血液循环,缓解瘀血体质状态。适当睡眠(包括躺卧歇息),可使肢体筋骨五官九窍之气以及内在脏腑之气充盈,"气"是维持人体生命延续的源泉,故有助于益寿和提高生命质量。若是经常睡懒觉或躺着歇息,过于安逸,不进行活动锻炼,不仅肢体筋骨五官九窍之气会逐渐衰弱,而且还可能累及内在各脏腑之气,《黄帝内经·素问·宣明五气篇》曰:"久视伤血,久卧伤气,久坐伤肉,久立伤骨,久行伤筋,是谓五劳所伤。"气虚则其推动功能无力,导致气血运行迟缓。此外,气虚不能固摄血液,使血溢脉外停留体内而成瘀血。血瘀体质的人应避免寒冷刺激,作息时间要有规律,保证充足的睡眠,早睡早起多锻炼,不可久坐,避免气机郁滞而导致血液运行不畅。

(四)情志心理调养

血瘀体质心理特征:易烦、急躁、健忘。血瘀体质的人多有气血郁结症状,注意及时消除不良情绪,多参加社交活动,学会主动与人沟通,保持乐观心态。精神愉快能让经络气血正常运行,利于血瘀体质的改变。长期苦闷、忧郁,会加重血瘀倾向。音乐疗法:多听一些抒情柔缓的音乐来调节情绪。

要保持良好的乐观情趣,建立良好的人际关系,多留意生活中美好的一面,多看喜剧,以保证心情的舒畅,这对血瘀体质者的身体有很大的益处。如果经常惆怅忧郁,会加重血瘀的程度。形体运动:平时多做些有助于气血运行的运动项目,如舞蹈、散步、健身操等,使身体各部位都活动起来,运动时,最好选择视野宽阔、空间较大、空气清新的地方,避免在封闭环境中进行。

(五)药物养生

逍遥丸:疏肝理气,养血,健脾。侧重于人群肝气不舒引起的血瘀。

小金丸:活血祛瘀,通经止痛,清心除烦,凉血消痈。侧重人群:乳腺增生、子宫肌瘤、舌头瘀斑者。

桃红四物汤:养血活血。侧重人群:血虚血瘀、面色黧黑、消瘦、疼痛、月经不调的妇女,男性也可应用。

温络祛瘀方:红花、淫羊藿、桂枝、川芎、地龙各 10g。用水煎后浸泡腿足早晚各20min。温经活络,散寒祛湿。

(六)经络调养

针灸推拿可以通过针刺、艾灸及手掌揉按局部,以达到调整人体阴阳气血畅通,恢复脏腑功能的目的,故适用于瘀血体质的调理。常用穴位:太冲和血海。太冲穴是人体的一个穴位,位于足背侧,第一、二跖骨结合部之前凹陷处。太冲穴为人体足厥阴肝经上的重要穴道之一。血海位于髌骨内上缘上方 6~7mm 处。取穴时患者屈膝医者以左手掌心按于患者右膝髌骨上缘,2~5 指向上伸直,拇指约呈 45°斜置,拇指尖下即是穴位。每个穴位各按揉 3min,一日 2 次。功能:调和气血,散风祛湿,适用于湿疹、荨麻疹、蝴蝶斑、斑秃、面部色素沉着。

　　拍打是人们自我解除疲劳和缓解疼痛的一种方法,也是古代导引、按摩中最简单的一种方法。它不仅可以促进气血循环、疏通经络、调节脏腑、放松肌肉、缓解疼痛、强壮筋骨,而且可以使瘀滞得到疏散,虚弱得到补益。有助于清除体内垃圾,排除毒素、调畅气血。通过双手沿着经络的循行方向,从头到脚全身拍打一遍,立刻会觉得气血通畅,全身轻松。如果在每次练习健身、气功结束后全身拍打一遍,非常有利于收功并可收到事半功倍的效果,所以古代更有专门的拍打功法进行练习。

(李雪松　安跟会)

第三章
肿瘤的四季食疗

养生之道,莫先于食,我们都知道,人体主要是通过摄取食物来补充能量。自然界中可供我们吃喝的东西不计其数,产地不同、气候不同、品种不同、性味不同,都会使这些食物所携带的能量信息各不相同,如何才能吃得健康,吃得适度? 这个问题,我想并不是所有的人都能够真正了解的。过去生活贫困,人们不得温饱,有时会营养不良,而在今天,生活水平有了显著提高的时候,仍然会有很多人营养不良,这就是不懂得科学饮食的结果。饮食是人类维持生命的基本条件。饮食的根本目的就是"养",养人的气血,养人的精神,唯有"养",人才能形体荣华、四肢强健。饮食是否合理得当,直接关系着个体生命质量的高低。中医养生大家历来重视饮食调养和饮食卫生之道,陶弘景在《养生延命录》中说:"百病横夭,多由饮食,饮食之患过于声色。声色可绝之逾年,饮食不可废于一日。为益亦多,为患亦切。"可见饮食对人的身体是有利也有弊,因而对饮食必须极为留意。为了调谐这种矛盾,就必须"饮食有节",而且还要平阴阳,和五味,应体质,顺天时,合地理。若能与天地相参,遵循饮食之道,再配合其他养生方法,就可使人们达到健康长寿的目的。肿瘤患者的养生康复应遵从两个方面,对饮食进行调护,一应节气,二应病期。

第一节　因时施膳

肿瘤患者在不同的节气和不同的疾病阶段应给予有助于此时期病情康复的膳食,不求理、法乱吃一通,还有可能火上浇油。

一、应节气

民以食为天,但"食"亦有道。所谓春温、夏热、秋凉、冬寒,在昭示四季更迭这一自然规律之时,亦彰显饮食之道。对此,在养生方面,中医的理念认为人与自然是和谐统一的,人应当适应自然规律,饮食方面更是如此。于是就有了"冬吃萝卜夏吃姜"这类饮食俗语的广泛流传。本书将二十四节气"因时施膳"的要点罗列如下,以便对肿瘤患者四季的饮食进行指导。

春季总纲:养好肝脾

立春:增辛,少酸,养肝脾

雨水:防上火,护肝脾

惊蛰:宜清淡,增免疫,防传染

春分:解春困,健脾胃,防干燥

清明:养肝脾,防流感,吃野菜

谷雨:护肝脾,防湿邪,祛眷火

夏季总纲:清热养心

立夏:增酸,减苦,重养心

小满:吃苦,尝鲜,健脾化湿

芒种:雨水多,宜清淡,祛暑湿

夏至:清心解暑,健脾养胃

小暑:祛湿热,养心,防腹泻

大暑:吃苦,防中暑,冬病夏治

秋季总纲:滋阴养肺

立秋:祛暑清热,多酸少辛,养肺

处暑:防秋燥,清肺热,安神

白露:养心肝脾胃,滋阴润肺

秋分:滋阴润燥,防过敏,防胃病

寒露:养肺阴,补肾健胃,防抑郁

霜降:防寒养阳,润燥健脾胃

冬季总纲:养藏补肾

立冬:养藏温补,滋益阴精

小雪:补养肾气,抗寒冷

大雪:祛寒补肾,防燥护阴

冬至:防寒保暖,积蓄能量,巧进补

小寒:养肾防寒,益气温阳

大寒:驱寒滋补,养护身心

二、应病期

(一)手术期的饮食要点

外科手术治疗仍然是癌症治疗的常用措施之一,那么,手术前后该如何进行饮食的调养呢? 这里针对可以经口进食的大多数患者提供一些术前、术后饮食调养的要点。

1.手术前的营养储备。

肿瘤患者进行外科切除手术前,应对患者进行营养评估。如发现患者已经存在营养不良的症状,那么手术之前务必要进行营养支持来改善营养状态。有些手术对患者的机体创伤较大,因此在手术前要给患者提供良好的饮食,使患者有较好的体质以保证手术的顺利进行。一般情况下,手术前鼓励患者多吃高热量、高蛋白及富含维生素的食物,如谷类、瘦肉、鱼、虾、蛋、奶、豆制品、蔬菜、水果等。对较肥胖的病人要给予高白、低脂肪的膳食,以储存部分蛋白质并消耗体内脂肪,因为体脂过多会影响伤口愈合。对患糖尿病、高尿酸血症、高脂血症等并发症的患者,还需注意适当控制进食的种类和热量。对患不同部位肿瘤的病人要有针对性地安排膳食,如患肝、胆、胰肿瘤的病人要采用低脂膳食,而对于胃肠道肿瘤的病人,术前要安排残渣比较少的流食或半流食,以减少胃肠道内残渣。一般病人在术前12h应禁食,术前4~6h禁饮水,以防止麻醉或手术过程中呕吐或并发吸入性肺炎,胃肠道内较多食物积存也将影响手术顺利进行。

2.手术后清淡饮食助恢复。

手术后,初期通常先采取静脉给养的方法,为患者补充糖、盐类和氨基酸等营养物质,待消化道功能恢复后,方可经口进食容易消化的食物,如藕粉、蒸蛋羹、面汤、粥、嫩豆腐等,然后再逐步过渡到正常饮食。手术后获取营养的最佳来源就是食物,对于能正常饮食的患者,则毋需过多食用保健品,患者完全可以从食物中获取充足的蛋白质和热量。对癌症患者而言,术后通常会气血亏虚、脾胃虚弱,饮食调补时一定要注意适当补充营养、热量,多吃高蛋白、高维生素类的食物,如牛肉、羊肉、瘦猪肉、鸡肉、鱼、虾、鸡蛋及豆制品等。

(二)化疗期饮食要点

"化疗"即"化学疗法",是目前癌症治疗的主要手段之一,它是将药物经血管带到全身,对身体所有细胞都有影响。对癌症患者而言,化疗在针对癌细胞进行攻击的同时,也对身体造成一定的损害,使人体变得虚弱,此时可通过饮食调养,缓解患者的不适。

1.化疗前:补益气血 增强体质。

化疗会使人体变得虚弱,药物在杀伤癌细胞的同时,难免会使正常细胞受到一定损害,由此产生一系列的毒副反应,如免疫力低下、白细胞减少、消化道溃疡、脱发等,临床上表现为厌食、恶心、呕吐等。由于每个人的体质有所差异,个人的耐受性不一样,因此,化疗副作用发生的程度和情况也有所不同。如果能配合正确的饮食,病人的不适感就能最大限度地减轻,既能保证化疗顺利进行,又能确保临床疗效的最大化。化疗前的总体要求是补充营养,增强体质。增强体质的最好方法是多摄入蛋白质,可以多吃健脾补肾的食物,如红枣、山药、芝麻、龙眼、菠菜、鸡、鸭、牛肉、鱼、豆制品、蛋、奶等。

2.化疗中:辨证施膳。

化疗中常见的主要不良反应,要对应采取不同的饮食对策。有消化道反应的病人出现食欲减退、恶心、呕吐、腹泻等症状,应多吃流质或半流质的食物,以及开胃健脾的食物,如山楂、白萝卜、香菇、陈皮等,忌食生冷油腻食物,会加重腹泻症状。化疗过程中,病人的白细胞和血小板会减少,会出现头晕目眩、倦怠乏力、心慌气短、掉头发等气血不足的表现,此时在饮食上应多吃含铁丰富的食物,如猪肝、鸡肝、鱼肉、菠菜、金针菇等,可以给身体提供足够的造血原料,增强机体的造血功能,补足亏虚的气血。如果在化疗过程中出现发热、口渴、口腔炎症、口腔溃疡、大便干燥、尿黄、舌红等上火表现,就要坚决戒掉辛辣及油炸的食物,多吃新鲜蔬菜、水果等维生素含量高的食物。

3.化疗后:扶助正气。

肿瘤患者经过化疗后,身体较虚弱,宜选择营养丰富且易于消化的食物,如稀饭、面包、鱼肉粥、鸡肉粥等。同时,由于人体存在着不同程度的气血不足、脾胃失调、肝肾亏损,此时要多食新鲜的蔬菜和水果,如白萝卜、菠菜 西红柿、山楂、橙子、柠檬、猕猴桃、苹果、草莓等,还宜少吃多餐,适当运动,并用酸奶替代牛奶,以免腹部胀气,少吃用腌、熏、炸、烤等烹饪方式烹调的食物。值得注意的是,化疗后病人的血象会有所下降,此时还可补充高蛋白质饮食,如牛奶、瘦肉、猪蹄、海参、鱼、动物肝脏及红枣、花生、核桃、黑木耳、胡萝卜、赤小豆等,都有助于提升细胞数量。还可多吃五黑食品,如黑芝麻、黑米、黑豆、黑枣,以提高血象。

（三）放疗期间饮食要点

"放疗"即"放射治疗"，是用各种不同能量的射线照射肿瘤，以此抑制和杀灭癌细胞的一种治疗方法。由于对正常细胞和癌细胞均有杀伤作用，放疗经常会引起一系列毒性反应，与肿瘤的部位、患者的个体差异、治疗时肿瘤的大小、照射剂量、疗程长短密切相关。应根据放疗不同阶段进行合理饮食，才能有效减轻放射线对身体的损伤。

1.放疗部分在头颈部的饮食方案。

发病部位在头颈部的肿瘤主要包括鼻咽癌、口腔癌、喉癌等。在接受放射治疗后几乎都会引起口腔黏膜和唾液腺损伤，导致唾液分泌减少，口腔、咽喉部黏膜充血、水肿、疼痛，甚至出现溃疡、声音嘶哑、吞咽困难等。此时选择食物应尽量以清淡为主，建议多选清凉甘润、生津养阴食品。主食以大米、小麦、大豆类为主，肉类侧重猪肉、鸭肉、甲鱼、牡蛎等，蔬菜可多吃苦瓜、胡萝卜、菠菜、大白菜、黄瓜、冬瓜、百合、竹笋等含维生素 C 和胡萝卜素较多的种类，水果可选雪梨、香蕉、橙子、荸荠、罗汉果、西瓜等，既可补充营养，又具养阴生津的作用。

2.放疗部分在胸部的饮食方案。

发病部位在胸部的肿瘤主要有食道癌、肺癌、乳腺癌及纵隔恶性肿瘤。在放疗期间或放疗后，通常会伴随放射性食道炎、放射性肺炎。放射性食道炎会造成食道黏膜充血、水肿，严重的甚至会出现黏膜溃疡、吞咽困难及吞咽时胸骨后疼痛；放射性肺炎会造成口干、口渴、干咳等。以上症状多属于湿热蕴毒，进行饮食调理时，以清润化痰、消炎解毒的食物为主，可选择雪梨、甘蔗、藕、牛奶。体质虚弱者可吃甲鱼、燕窝、鱼翅等高蛋白、高营养食物。

3.放疗部分在腹部的饮食方案。

发病部位在腹部的肿瘤主要有宫颈癌、卵巢癌、直肠癌等。在接受放射治疗时，放射线常常会损伤结肠、直肠黏膜，导致肠壁黏膜充血水肿、炎性细胞浸润、黏膜溃疡等，患者表现出的症状就是急性放射性肠炎和慢性放射性肠炎。急性放射性肠炎一般出现在放疗期间或放疗结束后 3 个月内，表现为腹痛腹泻、大便带血及黏液，可选择生姜蜂蜜茶或马齿苋粥，如黏膜溃疡、大便带血，可试试蜂蜜莲藕汁；慢性放射性肠炎多出现在放射治疗结束 3 个月以后，表现为间歇性腹泻或大便中带血或黏液，伴有腹痛、贫血等，应选择易消化吸收、营养丰富并具有消炎、消肿、利尿功效的食品，如山药、洋葱、马齿苋、莲藕、紫菜、茄子、丝瓜、薏苡仁、红豆、蕨菜等。

（四）康复期的饮食要点

安排好康复期癌症病人的饮食,对提高治疗效果、改善生活质量、促进康复具有非常重要的意义。大家不妨从康复期的饮食原则入手,安排好饮食,提高治愈率。

1.经常更换菜品,增强患者食欲。

某些病人家属认为哪些食物有营养,就让患者频繁吃,这是不妥的。不同食物所含的营养成分不同,要想获得最佳的营养,食物还需多样化。特别是对于在康复期的癌症患者,饮食上要经常更换菜品,注意菜肴色、香、味的搭配,这样不仅能保证膳食营养的平衡,还能提高患者的食欲,从而改善患者消化系统的功能状态,有利于康复。

2.多吃富含维生素的蔬果。

维生素能帮助身体充分利用食物中的能量,其中维生素 A 能维护上皮组织的正常形态及功能,增强防癌能力;维生素 C 能增强免疫功能;维生素 E 具有抗氧化的作用。这些维生素都能从蔬菜、水果中获取。

3.饮食清淡易消化。

对癌症患者而言,保护好肠胃功能十分重要。癌症患者由于手术后、放化疗后,胃肠功能受损,所以饮食一定要非常注意,坚持清淡饮食,多食用易消化的食物。有些患者在手术后,自我感觉良好,就开始不注意饮食规范,导致出现胃胀、疼痛、泛酸等症状,这样也会影响身体恢复。

4.保证蛋白质的摄入量。

蛋白质是修补组织器官及保持免疫系统健康的必需营养元素。有些癌症患者会觉得,得了癌症就不能吃肉了,这是一个误区。 我们知道,身体所需蛋白质主要来源于肉类食物,适当地进食如猪瘦肉、牛肉、鸽肉、鱼肉等动物蛋白质,才能补充身体所需。

5.饮食忌生冷。

虾、蟹属异体蛋白,不易为人体消化,在转化过程中会消耗人体大量的能量和酶,对于机体抗癌反而造成不利影响,还容易导致积食、肠道感染、腹泻等多种胃肠疾病,中医学认为,虾、蟹味咸性寒,是大寒之物,最能损伤阳气。肿瘤患者本身就存在阳气不足的一面,再被这些寒性食物所伤,可谓雪上加霜。中医认为饮食上要分清食物阴阳属性。由于可食之物皆有药性,身体状况不同,对饮食的需求也不同。因此,癌症患者在饮食上要尤其注意,该忌口时就忌口,尤其要忌生冷食物,更要合理搭配饮食结构,以保证机体正常的营养需求,保住人体"正气",才能避免恶气恶血停留于体内,阻碍身体康复。

6.忌口食物。

滚烫食物、腌制食物、饮酒过量、饮食不规律……现实生活的许多案例中,我们都看到了这些不良倾向给身体带来的负面影响,这些对于防癌抗癌也是构成极大威胁的。饮食是日常生活调节身体健康很重要的一环,绝不可以马虎对付,想要防癌抗癌,就应该拒绝某些不该吃的食物。以下列举了20种防癌抗癌应少吃或忌吃的食物,从身体健康以及控制病情的角度出发,希望能对防癌抗癌有所帮助。

(1)韭菜:在中药药性中属于性辛温,有助阳的功效,属于发物,恶性肿瘤辨证为湿热蕴毒,火毒炽盛的病人,应多食清热解毒的食物,韭菜则有助纣为虐的副作用,容易加速病灶的增长,癌细胞的扩散。

(2)泡菜:属于腌制的食物,在制作的过程中都是用盐进行腌制,其含盐量太高,经常食用不利于健康。如果每天都有过多的食盐摄入体内,很容易增加血容量,进而增加患高血压病的风险,还容易引发胃癌,应少食。

(3)酸菜:酸菜鱼是餐桌上备受喜爱的一道美食,偶尔食用没有关系,但如果天天吃,就容易增加患癌风险,因为用来制作酸菜鱼的主料——酸菜,属于腌制食物,其中含有的亚硝酸盐较多,与人体中胺类物质易生成致癌物——亚硝胺。

(4)咸菜:在腌制过程中,会加入很多盐。如果加入食盐量少,加上气温高,腌制的时间不足8天,就会造成细菌大量繁殖,其所含硝酸盐易还原成有毒的亚硝酸盐,严重时还会直接产生致癌物质亚硝酸胺,因此忌食。

(5)香椿:在发芽初期,硝酸盐含量较低,但随着香椿芽不断长大,其所含硝酸盐的量也在不断增加。到4月中旬之后,大部分地区香椿芽中的硝酸盐含量都明显超标。由此可见,香椿有生成致癌物亚硝胺的危险,不宜食用。

(6)臭豆腐:臭豆腐之所以臭,因其含有挥发性基氨、硫化氢,都是蛋白质分解的腐败物质,容易与亚硝酸盐作用生成亚硝胺。而臭豆腐的发酵工序是在自然条件下进行的,容易被微生物污染,其中包括致病菌,因此不宜食用。

(7)猪油:属于动物性脂肪,是脂肪含量很高的食物。如果长期食用高脂肪食物,会使大肠内的胆酸和中性胆固醇浓度都增加,而这些物质长期在体内大量蓄积,就极有可能诱发结肠癌,因此不宜食用。

(8)腊肠:是经过加工的肉食,如果经常食用,甚至天天吃,则会大大增加患肠癌的风险,对男人更甚。有研究表明:胰腺癌与食用熏肉、腊肠这类的加工肉制品有着极大的关联。可见其危害之大,应尽量避免食用。

（9）熏肉：在制作过程中经常会加入硝酸盐，目的是使肉品保持鲜红色。如果长期食用，将面临患癌症威胁。有研究指出，如果每日吃 50g 熏肉，患胰腺癌的概率会增加 19%。如果吃更多的熏肉，这个概率还会呈倍数增长。

（10）羊肉：含有一种有害的糖类分子 Neu5Gc，这种物质进入人体后会被免疫系统识别为外来物质，从而引起有害的免疫反应，很容易导致心脏病和癌症等。研究表明：常吃羊肉等腥膻肉类的人，患直肠癌和结肠癌的风险会大大增加。

（11）狗肉：性热，虽然富含高蛋白质，但因其属于比较热毒、燥热的食物，对癌症患者，尤其是患有皮肤类癌症的患者来说，是不适宜食用的，容易加速体内癌细胞活动，从而加重病情。为了身体健康着想，应忌吃。

（12）烤鸭：在烤制过程中容易产生两类致癌物：杂环胺、多环芳烃。这些致癌物在高温加热过程中极容易产生，也使得烤鸭成为携带潜在致癌物的食物。吃烤鸭容易增加患直肠癌的概率，癌症病人食用则容易复发，所以应忌食。

（13）生鱼片：不宜常吃。因为生鱼片中可能含有肝吸虫，会随生鱼片进入人体，从而寄生在人的胆管内，不但会引起胆囊发炎和胆道堵塞，还会使人感染肝吸虫病，甚至诱发肝硬化、肝胆癌等疾病，对身体的危害极大。咸鱼在制作过程中易产生二甲基亚硝酸盐，这种物质一旦进入体内，就很容易转化为致癌物质——二甲基亚硝酸胺。一个人如果长时间食用咸鱼，其患鼻咽癌的概率比不食用咸鱼的人要多 30~40 倍，应引起重视。

（14）油条：应该尽量避免经常食用。油条在油炸过程中容易产生致癌物质——多环芳烃，而有些油条还含有明矾，容易引起胆固醇增高、血压升高等问题，进一步增加肝脏的负担，严重时很容易致癌，常食对身体有害。

（15）槟榔：俗称菁仔，其成分中含有的槟榔素具有致癌性，而制作时添加的石灰则为助癌剂。嚼食槟榔，除了容易使牙齿变黑、磨损、动摇、牙龈萎缩而造成牙周病外，个别有口腔黏膜下纤维化症状者还易导致口腔癌。

（16）冰激凌：是冷冻食品，尤其是其性冷的性质，且含糖量极高，摄入体内后容易迅速为癌细胞提供葡萄糖，从而成为癌细胞滋生的温床。癌症病人在摄入冰激凌后，身体免疫功能会下降，导致体内癌细胞不断大肆蔓延。

（17）啤酒：酒精度数不高，不少人甚至作为日常饮料喝。殊不知，啤酒中也含有不同程度的致癌物质——亚硝胺，其含量甚至比其他饮料高。研究表明：常饮啤酒者患口腔癌、食道癌、直肠癌的概率要比喝烈酒者高 3 倍。

（18）油炸食物：油炸食物后剩下的油反复利用，很容易产生致癌物。食用油中的不饱和脂肪酸性质不稳定,经过反复高温油炸,很可能氧化而产生自由基,甚至劣变产生致癌物质,会攻击正常细胞,加速人体衰老,或者导致细胞癌变,容易致癌。

(19)反复煮沸的水:反复煮沸的水中含有亚硝酸盐,在反复煮沸的过程中会生成致癌的亚硝酸,对人体容易产生坏影响,经常饮用易患胃癌、食道癌、肝癌等。但经常饮用未烧开自来水的人,患膀胱癌、直肠癌的概率也会大大提升。

第二节 肿瘤常见六种体质的四季养生食谱

四季的基础养生就是顺应自然阳气的升降出入,万物春生夏长秋收冬藏,不妨碍不逆势而为就是了,各种体质养生都要遵守这一原则。

在季节转换、气候变化的节点,就是二十四节气,尤其是春分、秋分、夏至、大暑、冬至、大寒以及气温骤升骤降(如倒春寒、秋老虎)的时候要特别注意。李清照有诗云"乍暖还寒时候,最难将息",应该说是老人、小儿、阳虚、气虚者最难将息。在四季气候分明的地区。"春捂"就显得特别重要,一是有助于阳气升发,二是有助于防御风寒。在倒春寒期间,不宜再因为天气寒冷而像冬天一样吃大热大补的食物了。气虚体质的人在秋老虎时比较辛苦,因为夏季是"无病三分虚",经过炎热的夏季,机体往往疲惫虚弱,气虚体质尤其明显。"壮火食气","壮火"就是机体过于亢盛的阳气、大辛大热的药食、酷暑炎热的天气,"食"就是消耗、耗损,"气"就是正常的气、正常的脏腑机能。好不容易"天凉好个秋",又来个"壮火"秋老虎,令气虚体质者没有喘息的机会。白天可以喝些酸梅汤、红萝卜、竹蔗水、西洋参茶,以消暑气、燥气,晚上尤其要注意防寒避风。"冬季进补,秋先垫底",不要一入秋,胃口稍微好一些,就大鱼大肉、补品吃起来。为什么?因为脾胃一怕肝脏欺负,二怕湿邪困阻。夏季"暑气当令""暑必挟湿",空气湿度高,暑湿困脾。所以夏天人的脾胃消化不太好,再因为经常吃冰冻寒凉或不洁食物导致拉肚子,就会雪上加虚。到了秋天,脾终于可以喘口气了。不要着急进补,先吃一些清淡的东西,喝一些粥,让脾胃好好地休息一段时间。假如整个夏天吃冷东西太多,这个时候不妨稍微泻一两次,就是让大便的次数稍微增多,把夏天积在腹内的冷东西泻出去,让脾胃轻装上阵。脾胃得到休息以后,一般冬至过后就可以慢慢进补了。冬天进补不是说所有的人都吃一样的东西,都去吃羊肉、狗肉,或者吃很补的东西,要看每个人具体的体质。阴虚补阴,气虚补气,阳虚补阳,因人而异。比如说气虚的人,不要和阴虚的人一样,冬天吃排骨煲熟地黄,喝了以后,气没补上去,先喝出厚舌苔来,肚子胀得不得了。秋冬进补,也要注意因人而异。大暑时分,避暑祛湿,可以煲冬瓜绿豆扁豆汤。"小暑黄鳝赛人参",可以在小暑前后进食黄鳝,补气以抗大暑之酷热。西洋参也是不错的选择。大寒时分,炖当归生姜羊肉汤。春分节气时灸曲池以明目,秋分节气时灸足三里以健脾胃。夏至节气时喝荷叶茯苓莲子粥,艾灸中脘穴。冬至节气时可以炖老母鸡汤,艾灸关元穴。

气虚质表现为元气不足,有疲乏、气短、自汗等气虚证。建议五谷可用粳米,粳米甘平,以煮粥食,粥饭为世间第一补人之物;五果宜葡萄,葡萄益气倍力,久食轻身延年;五菜选南瓜,能补中益气,解毒杀虫;五畜宜选牛肉,补气与黄芪同功;海产可选鲍鱼,温中益气;草药则选山药,益肾气,健脾胃,止泻痢,润皮毛。气虚质的肿瘤患者宜适当多吃含蛋白质、矿物质丰富的食品,特别是瘦肉、豆制品、蛋类等,增加饮食的果蔬比重。

肿瘤病人常关心"忌口"问题。其实,金元时代名医张子和曾写《儒门事亲》,书中提及,"若专以淡粥责之,则病人不悦而食减,久则病增损命,世俗误人矣"。所以说,"忌口"不宜太严,食谱不宜太窄,否则容易导致营养不良,对病人恢复不利。

一、气虚

(一)春季食谱

【杏汁】

推荐理由:杏是维生素 B_{17} 含量最丰富的果品,而维生素 B_{17} 是极为有效的抗癌物质,对癌细胞具有杀灭作用。

制作方法:①准备晒成杏干的杏皮;②选取一些,在开水里浸泡 10min;③浸泡好后放入打汁机;④打好的杏汁倒在杯里;⑤把蜂蜜倒入杏汁里;⑥搅拌均匀即可。然后可放冰箱冷藏再喝。

【竹荪鸡肉煲】

推荐理由:竹荪中的膳食纤维可降低大肠癌、结肠癌、乳腺癌、胃癌、食管癌等癌症的发生。

制作方法:①食材:鸡腿、泡发的竹荪、香菇和木耳;②将鸡腿去骨,肉切条;③放入碗中,加入适量的调味鸡汁、砂糖、生粉、胡椒粉和清水拌匀;④腌制 40min 左右;⑤将竹荪用剪刀剪段,香菇用剪刀剪丝,木耳用剪刀剪去蒂;⑥将竹荪和木耳焯烫一遍;⑦准备芡汁(适量的蚝油、砂糖、鸡粉、生粉和清水);⑧热砂锅,爆香蒜末,倒入适量的粟米油;⑨放入香菇丝;⑩盖锅盖,煲 3min,揭盖,放入鸡腿肉;⑪用筷子煸炒至鸡肉微微变色,倒入浸泡香菇的水;⑫盖锅盖,中火煲 10min;揭盖,放入竹荪和木耳;⑬

再小火煲 15min,揭盖,倒入芡汁,再煲 10min;⑭揭盖,即可关火。

【凉拌胡萝卜丝】

推荐理由:胡萝卜富含维生素 A、B_2、B_5、蔗糖、葡萄糖、淀粉、钙、铁、磷等微量元素,尤其是吸烟的人摄入较多的维生素 A,可减少患肺癌的机会,是抵抗癌症的理想食品。

制作方法:①准备胡萝卜和黄瓜,洗干净备用;②把胡萝卜和黄瓜都用刀切成丝状 ,用盐腌制一会;③把大蒜切成大蒜末,然后放在萝卜丝和黄瓜丝上;④加入调味料,少量的盐 、白糖,自制油泼辣子;⑤上锅热油,等油热了浇在大蒜上;⑥最后加入白醋,搅拌起来就可以吃了。

【西兰花炒虾仁】

推荐理由:很多研究显示,常吃西兰花可减少胃癌、乳腺癌、肠癌的发病率。

制作方法:①准备好食材;②把虾剥去壳,去头,挑去沙线;③漂净沥干,用盐,料酒,淀粉搅拌好;④锅里水开后,放些油,把虾仁放入焯 10s 捞出;⑤西兰花切小朵洗净;⑥放入加了油的开水里焯 2min 捞出;⑦用清水、淀粉、盐、鲜抽、味精、料酒、胡椒粉调成汁待用;⑧锅里油热,放姜丝爆香;⑨放入西兰花;⑩放入虾仁炒 1min;⑪加入调汁煸匀;⑫装盘享用。

【红枣羊肉炖萝卜】

推荐理由:适合于气虚质的肿瘤患者春季食用。

制作方法:①首先将羊肉砍成块、西红柿切块、白萝卜滚刀切块、姜切片、葱白切段;②锅中倒入小半锅清水,将羊肉下锅,淋入适量白酒,加入姜片,盖上锅盖,焯出血水后,捞出;③锅中倒入油,将羊肉下锅,翻炒片刻,再下入姜片,随后加入陈皮、红枣,翻炒数秒后,淋入适量料酒、老抽,翻炒上色;④接着加一勺盐提味,倒入适量清水,以盖过羊肉为宜,加入部分西红柿,盖上锅盖,大火烧开,小火焖 30min,再加入白萝卜,加盖,继续焖 10min,然后倒入剩余的西红柿,煮开,就可以出锅。

(二)夏季食谱

【苹果莲子炖银耳】

推荐理由:解暑烦、开胃醒酒、止泻,又有益气清肠的作用。适用于气虚体质的肿瘤患者。

制作方法:①银耳提前泡发;②莲子冲洗干净、银耳洗净、撕碎;苹果去皮,切小粒备用;③苹果、莲子、银耳放入炖盅,内胆加入适量冷水;④炖盅内胆盖上盖,将冷水注入炖盅,炖盅加上外盖;⑤接通电源,调好所需时间;⑥汤品炖煮至时间快结束前 10min,加入冰糖、枸杞;⑦炖好的银耳羹盛出温热食用。

【黄芪红枣枸杞茶】

推荐理由:补气、活血、强壮体能、保持活力、增强免疫力。适宜气虚自汗症患者。

制作方法:①主料:黄芪 15g;②辅料:蜂蜜 2g;③红枣 15 个、枸杞 15g 泡好、洗净;④砂锅加水,加黄芪、红枣、枸杞大火烧开;⑤转小火熬煮 1h 即可;⑥用滤网滤出茶汁,加蜂蜜拌均匀即可饮用。

【山药萝卜粥】

推荐理由:健脾益气。

制作方法:①糯米和大米一起淘洗干净清水浸泡 10min;②怀山药去皮切段清水浸泡备用;③萝卜去皮切小块,香菇洗净切小粒;④锅中水烧开放入萝卜和香菇焯烫片刻备用;⑤大米、萝卜、香菇放入电压锅内胆在放入怀山药;在加入适量热水;⑥内胆放入电压锅中;按下营养饭-煮粥键,滴声提示后开盖加入盐调味;再滴入几滴香油搅拌均匀;⑦盛入碗中后撒上葱花食用。

(三)秋季食谱

【红薯红枣汤】

推荐理由:最适合女性秋季养生食用。

制作方法:①红枣清水浸泡洗净;②锅中加入适量的清水放入红枣大火煮熟;③红薯去皮切块清水浸泡;④红枣煮制 10min 后加入冰糖;⑤再倒入红薯继续煮熟;⑥大火煮开撇去浮沫;⑦红薯绵软,关火即好。

【莲子猪肚汤】

推荐理由:益气养胃。适宜气虚体质秋季食用。

制作方法:①猪肚切条;②冷水放一汤匙花椒,半块拍碎的姜,和猪肚一起中小火煮开,继续煮一分钟脏东西会很多,放一汤匙料酒,再次煮开,捞出洗净,莲子不要泡,姜切片;③猪肚条、莲子、葱、姜和足量水一起加入汤锅,大火烧开,小火煲到汤呈奶白色;④调入盐、胡椒粉继续小火煮 30min;⑤出锅前加入香油和香葱即可。

【核桃大枣花卷】

推荐理由:益气健脾益肾。适宜秋季气虚患者。

制作方法:①面粉、酵母、泡打粉用温水和成面团,盖上保鲜膜,室温发酵 1~2h,然后放入少许碱水中揉匀;②加入少许干面粉与枣泥揉成面团;③核桃放入烤盘送入烤箱,烤 1~2min,出香味拿出来,用擀面杖擀碎备用;④面团用擀面杖擀薄一些,淋入少许油抹匀;⑤撒上核桃碎和盐;⑥卷上卷;⑦面剂抻拉对折;⑧卷成花卷;⑨放入凉水锅中,小火至开锅,改大火蒸 15min 即可,熟后趁热享用。

(四)冬季食谱

【红枣粳米粥】

推荐理由:本品有非常高的滋补效果,适合气虚体质的患者冬季服用。并且只要坚持服用,很快就能够看到效果。对气虚症状是一个非常不错的选择。

制作方法:将红枣清洗干净之后去除果核,粳米淘洗干净;将两种准备好的食材一起放入锅中,然后小火熬粥。

【姜枣桂圆汤】

推荐理由:此款养生汤,可驱寒发热,益气补虚,健脾养胃。适用于气虚体质的肿瘤患者。

制作方法:①鲜桂圆去壳备用;②锅中加入适量的清水放入洗净的红枣和姜片;③再加入蜜枣大火煮开;④然后关小火煮上 20min;⑤再加入桂圆继续煮至 10min;⑥调入桂花蜜;⑦煮开关火,即可食用。

二、阴虚

阴虚质由于体内津液精血等阴液亏少,以阴虚内热为主要体质状态,因此宜多食用些滋阴潜阳食物。酸甘可化阴,甘寒可清热,而温燥、辛辣、香浓的食物易伤阴,故应少吃,甚至不吃。阴虚质药膳特点:热性极少,平性相对最多,寒凉多于温热,苦寒达到清内热的目的,其中寒凉主要集中于药物类。食物要符合阴虚质阴虚内热体质状态的饮食调护原则,平补之中用寒凉达到滋阴潜阳的目的。

(一)春季食谱

【木须肉】

推荐理由:木耳有滋阴润燥、滋养强壮的作用,黄花菜中含有能抑制癌细胞的生长的成分,丰富的粗纤维能促进大便的排泄,因此可作为防治肠道癌的食品。

制作方法:①准备食材;②猪脊肉切成片加一点蛋清、料酒、淀粉;③抓匀后腌渍20min;④木耳与黄花温水泡发后反复冲洗干净;⑤木耳撕成小朵,黄花切去花蒂挤净水分备用;⑥黄瓜斜刀切成段;⑦黄瓜切面竖起,然后切成片;⑧鸡蛋打散,倒入油锅中炒散后盛出备用;⑨锅中留少许底油,加入葱姜末炒香;⑩加入肉片快速翻炒,当肉片变白断生时,加入黄瓜片略炒;⑪加入黄花与木耳快速翻炒,加入适量生抽,加入炒好的鸡蛋,加入适量盐调味;⑫用少许水淀粉勾芡,关火后加芝麻油调味出锅。

【浇汁迷你卷心菜】

推荐理由:卷心菜在抗衰老和防止心脑血管疾病、癌症等方面显现了奇异功效。卷心菜能提高人体免疫力,预防感冒,保障癌症患者的生活质量。在抗癌蔬菜中,卷心菜排在第五位。

制作方法:①迷你卷心菜焯水待用,因为没有抛开,所以焯水时间相对来说长一点,水中放点盐,可以更好地保持蔬菜的绿色;②调制酱汁:将番茄酱、蚝油、生抽、糖、盐、水、干淀粉、芝麻加入碗中调好备用,起锅热油,将碗汁倒入炒至黏稠即可;③将炒好的番茄酱汁淋在迷你卷心菜上就好了。

【柑橘梨子糖水】

推荐理由:柑橘类水果充满维生素C,并存在着一种抗癌作用很强的物质,即"诺米林",它能使致癌化学物质分解,大大降低其毒性,还可切断病毒核酸的长碳链,抑制癌细胞生长,防止胃癌的发生。

制作方法:①食材:椰浆、梨子和柑橘;②将整罐椰浆倒入锅中;③煮滚;④将梨子洗净,去皮,切粒。将柑橘洗净,去皮,去衣;⑤将梨子和柑橘放入锅中,煮滚,即可关火;⑥倒入适量的糖浆,盛入碗中。

【樱桃酱或樱桃汁】

推荐理由:樱桃富含排毒物质,有利于抑制和消灭血液中加速癌变的物质。

制作方法:①樱桃用盐水浸泡,洗净;②去蒂去核加入白糖腌1h;③柠檬压出汁;④樱桃放锅里,加入柠檬汁和冰糖;⑤加入一杯水;⑥大火煮沸;⑦改小火熬煮;⑧10min后捞出樱桃汁,过筛装瓶。樱桃可以再放回锅里熬;⑨边熬煮边搅拌,防止粘锅;⑩熬到浓稠即可,稍凉,装瓶密封。

(二)夏季食谱

【沙参老鸭汤】

推荐理由:益气养阴,补中安脏,清火解热,适用于病后体虚或糖尿病属阴虚者。

制作方法:鸭1只,沙参50g,油、料酒、调料各适量。老鸭剁块,焯水,油锅爆炒入料酒,炒出香味,将浸泡好的沙参,入净布包起,放入砂锅内同老鸭一同小火微煲,直至酥软,加入调料上桌即可食之。

【沙参山药粥】

推荐理由:益气养阴,健脾养胃,清心安神。山药能保持血管弹性,减少皮下脂肪积累,有避免肥胖及固肠止泻的功效。山药粥是延年益寿、美容养颜的食品。山药作粥是中医药粥疗法的重要组成部分,在民间称之为神仙粥。

制作方法:沙参、山药、莲子、葡萄干各 20g,粳米 50g,糖适量。先将山药切成小片,与莲子、沙参一起泡透后,再加入所有材料,放入砂锅内加水用火煮沸后,再用小火熬成粥。

【淡菜薏苡仁墨鱼汤】

推荐理由:薏米中含有丰富的蛋白质分解酵素,能使皮肤角质软化,对皮肤赘疣、粗糙不光滑者,长期服用有疗效。

制作方法:淡菜 60g,干墨鱼 100g,薏苡仁 30g,枸杞 15g,猪瘦肉 100g。将墨鱼浸软,洗净,连其内壳切成 4~5 段;淡菜浸软后,洗净;猪瘦肉亦洗净切块。把三者一齐入砂锅,加清水适量,大火煮沸后,文火煮 3h,最后调味即可。

【养阴祛湿消暑汤】

推荐理由:本品滋阴、消暑、利湿,有利于抑制和消灭血液中加速癌变的物质。

制作方法:白扁豆、赤小豆、生熟薏苡仁、沙参、生白术、莲子各 30g,盐适量。将上述材料加入砂锅内,加开水 10 碗,慢火煲约 2h,加瘦肉类亦宜,用盐调味食用。养阴清热,祛暑利湿。

(三)秋季食谱

【芝麻桑椹粥】

推荐理由:桑椹性寒,味甘,具有滋阴补血的功效,而且最能补肝肾之阴。古书记载"乌椹益阴气更益阴血""为凉血补血益阴之药",非常适合肝肾阴虚体质的人食用,同时桑椹还能缓解耳鸣、消渴、目暗等症状。

制作方法:大米、桑椹和黑芝麻清洗干净,三者一起捣碎,倒入砂锅里,加 3 碗水,煮熟,煮成糊状后加入白砂糖即可。食用方法:每天食用 2 次,服用一段时间后,会有明显的效果。

【银耳鸡蛋羹】

推荐理由:银耳性平,它含有丰富的氨基酸、维生素和胶质,具有生津润燥、滋阴养胃的功效,很适合胃阴虚、肺阴虚体质的人群食用。

制作方法:①银耳放清水里泡发,去蒂去杂质,撕成小朵,加水煮烂;②冰糖加水溶化成冰糖汁,鸡蛋取蛋清,也加少许清水,然后倒入冰糖汁里,搅拌均匀;③搅拌好的蛋汁倒入银耳里,再倒入少量的猪油,即可食用。

【鸭子蒸海带】

推荐理由:鸭肉性平,它具有滋阴养胃的功效,能"滋五脏之阴,清虚劳之热,养胃生津",很适合阴虚体质的人群食用。

制作方法:海带放清水里浸泡,泡软后洗净切丝,鸭子宰杀清理干净,将海带丝放在鸭腹里,然后将鸭子放在大盘里,加入料酒、姜、盐、味精等调味料,放蒸笼蒸到熟烂即可。

（四）冬季食谱

【罗汉全斋】

推荐理由:此菜营养齐全而充足,通过根、茎、叶、果提供了充足的碳水化合物、蛋白质、脂肪、维生素及矿物质。其中菜花含有抗氧化防癌症的微量元素,长期食用可以减少乳腺癌、直肠癌及胃癌等发病概率。

制作方法:①将蕨菜洗净,挤干水分;②冬菇、胡萝卜、菜花洗净,切成块;③腐竹切成段,面筋切开;④刀豆、白菜、冬笋、蘑菇洗净切好;⑤花生、胡萝卜汆透;⑥木耳、海带洗净切成丝;⑦坐锅点火倒油,待油八成热;⑧将所有原料倒入锅中炒,加入精盐、酱油、白糖、料酒、高汤;⑨开锅后用水淀粉勾芡,淋上香油即成。

【冬笋香菇】

推荐理由:香菇有补肝肾、健脾胃、益气血、益智安神、美容之功效。还可化痰理气、益胃和中、解毒、抗肿瘤、托痘疹。主治食欲不振、身体虚弱、小便失禁、大便秘结、形体肥胖、肿瘤疮疡等病症。

制作方法:①将香菇洗净,浸泡开后剪去根;②冬笋切片,与香菇、精盐、白糖、味精、淀粉、熟色拉油拌和;③放入盘内,武火 5min,中途搅拌一次。

三、痰湿

痰湿质是由于水液内停而痰湿聚集,以黏滞重浊为主要特征的体质状态。饮食上可以吃些偏温燥的食物,要少吃酸性的寒凉的,特别是酸性食物。痰湿质药膳特点:酸味和寒性极少,五性以温凉平为主,五味以甘辛为主。痰湿质由于水液内停而痰湿聚集,积久则易生热。辛温可化湿利水,宣肺通利三焦,凉性可用于痰湿久郁生热状态的改善,符合痰湿质饮食调护原则。

（一）春季食谱

【薏仁雪花汤】

推荐理由:薏仁是一种常用的中药,含有蛋白质、脂肪、维生素 B_1、碳水化合物、氨基酸等多种人体所需的营养物质,具有抗肿瘤、利尿、消肿、抗炎、降血糖、增强机体免疫力的作用,特别是能抑制癌细胞增殖。

制作方法:①把冬瓜、小黄瓜、红萝卜,挖出适量的小圆球备用;②准备调味料:鸡汤浓缩颗粒;③准备适量的太白粉,加适当的水,调和勾芡备用;④然后把蛋白和蛋黄分开,分别放进两个碗。把蛋白用打蛋器打成泡芙备用。在锅里放 1000ml 的水。再放进泡软后的薏仁;⑤盖上锅盖,开中火煮到薏仁熟软,大约需 10min;⑥先等薏仁熟后,再放进所有挖好的小球球;⑦放进玉米粒。再度盖上锅盖煮,等蔬菜熟透,加入鸡汤浓缩颗粒,再把浮在汤上的污沫除去;⑧加入适量的盐。再盖一次锅盖,改用小火焖 1min,让蔬菜能完全吸收汤汁的味道,然后再打开锅盖,加入太白粉勾芡;⑨勾芡完,加入蛋黄液入汤内,成蛋花,再加入适量的胡椒;⑩最后把蛋白泡芙加入汤内,稍微轻轻搅拌。

【无花果酱】

推荐理由:无花果能消肿解毒,适宜大肠癌、食道癌、膀胱癌、胃癌、肺癌、肝癌、乳腺癌、白血病、淋巴肉瘤等多种癌症患者食用,是一种广谱抗癌果品。

制作方法:①无花果去皮;②锅内入少量水及冰糖;③倒入无花果煮开;④转小火,用铲子把果肉捣烂;⑤煮到浓稠;⑥装入干净瓶内三四天吃完。

【杏仁南瓜羹】

推荐理由:杏仁还有抗肿瘤作用,杏仁抗肿瘤作用主要是由于苦杏仁中含有一种生物活性物质——苦杏仁苷,可以进入血液专杀癌细胞,而对健康细胞没有作用,因此,可以改善晚期癌症病人的症状,延长病人生存期。中医认为苦杏仁具有止咳化痰、平喘的作用。杏仁含有丰富的胡萝卜素,因此可以抗氧化,防止自由基侵袭细胞,具有预防肿瘤的作用。

制作方法:①南瓜切片;②洋葱切丝;③杏仁洗净;④烧热锅,下洋葱丝炒去香味;⑤洋葱丝炒香后下入南瓜,不用炒熟,炒 1~2min 即可盛出;⑥把南瓜和洋葱一起盛出倒进搅拌机里,加入牛奶;⑦放入杏仁打成汁;⑧打成汁后再次回锅,煮熟即可盛出。

【蘑菇盏】

推荐理由:香菇有调节 T 淋巴细胞数量、促进抗体形成、活化巨噬细胞、诱导产生干扰素、抗病毒、抗肿瘤、治肝炎、降血压、降血脂,预防黏膜炎、皮肤炎、肝硬化,抗血管硬化等疗效。

制作方法:①将生粉、姜末、料酒、盐、胡椒,一个鸡蛋放入肉馅中;②顺着一个方向搅拌上劲后放置几分钟；③洗净的新鲜蘑菇去蒂后在蘑菇内表面抹些生粉；④将调好的肉馅酿进蘑菇中；⑤热锅中放入少量的油，将蘑菇有肉的一面朝下放入其中煎；⑥煎出香味后翻面，在锅中放入少量的水，生抽和蚝油；⑦煮上2min后将蘑菇捞出，摆放在盘中；⑧将芡汁浇淋在蘑菇的表面；⑨鲜美的蘑菇盏就做好了。

【小炒鸡腿菇】

推荐理由：现代药理研究发现鸡腿菇有提高免疫力及抗肿瘤的明显功效，对肺癌和腹水癌细胞的抑制率很高。

制作方法：①鸡腿菇、青椒洗净备用，胡萝卜洗净、去皮；②鸡腿菇、青椒、胡萝卜均切成条；③葱、蒜、香菜切末，姜切片，猪肉切条；④热油，放入姜煸炒出香味；⑤放入猪肉，加少许白醋，猪肉更鲜嫩；⑥待猪肉变色后，加少许盐和生抽；⑦放入鸡腿菇翻炒；⑧放入胡萝卜和少许清水；⑨加入适量耗油，继续翻炒；⑩3min后，加入青椒和蒜末继续翻炒；⑪待青椒八分熟后，放入葱花、香菜和鸡精调味，盛出即可。

(二)夏季食谱

【虾马童子鸡】

推荐理由：温肾壮阳，益气补精，活血祛湿。

制作方法：将虾仁与海马用温水洗净，泡10min后放在已洗干净的子公鸡上，加少许葱与姜，蒸熟到烂。虾仁、海马、鸡肉并汤都可吃完。

【冬瓜汤】

推荐理由：冬瓜有利尿、祛痰的功效，夏季常食还可以清热解毒。痰湿体质的人一定要控制甜食和油腻的食物。

制作方法：①准备食材，冬瓜、姜片、花椒粒；②将冬瓜洗净切片；③将冬瓜放入锅中，加水；④放入姜片、花椒粒；⑤大火煮开，转中火，将冬瓜煮熟；⑥放入2滴火麻油、少许食盐调味，即可出锅。

【山药冬瓜汤】

推荐理由：健脾，益气，利湿。

制作方法：山药50g，冬瓜150g放至锅中文火煲30min，调味后即可饮用，可健脾、益气、利湿。

(三)秋季食谱

【白菜萝卜汤】

推荐理由：胡萝卜养肝明目、健脾、化痰止咳，白菜除烦、利水、清热解毒。为痰湿体质秋季食用之佳品。

制作方法:大白菜叶子2片,白萝卜、胡萝卜各80g,豆腐半块(约200g),将大白菜、白萝卜、胡萝卜与豆腐洗净,切成大小相仿的长条,在沸水中焯一下捞出待用,倒入清汤,把白萝卜、胡萝卜、豆腐一起放入锅中,大火煮开后加入大白菜,再次煮开,用盐、味精调味,最后撒上香菜末盛出即可,能化痰清热消食。

【胡萝卜芫荽汤】

推荐理由:抗癌,透疹。

制作方法:胡萝卜、荸荠、雪梨去皮,洗净切薄片备用。芫荽去根、叶,洗净,切成5cm长的段备用。先将胡萝卜、荸荠、雪梨放入煲中煲汤,汤成后将食时,再加芫荽入煲内煲10min即可食用。每日早晚各1次,连服5d。

【菊花薏仁粥】

推荐理由:清热解毒,化痰止咳,除湿软坚。

制作方法:枇杷叶9g,菊花6g,薏苡仁30g,大米50g。将前2味药加水3碗煎至2碗,去渣取汁,加入薏苡仁、大米和适量水,煮粥服用。

【白术陈皮茶】

推荐理由:健脾燥湿,养胃消痰。

制作方法:白术30g、陈皮10g,加水1000ml,用中火煎煮30min,过滤之后当茶饮。

(四)冬季食谱

【白术陈皮猪肚汤】

推荐理由:健脾燥湿开胃。

制作方法:陈皮6g,白术30g,鲜猪肚半个至1个,砂仁6g,生姜5片。先将猪肚洗净飞水,将全部用料放入汤煲内,加水约2500ml,煲滚后改用文火煲约90min,然后取出猪肚切件,放回锅内,再煲30min,调味即可。

【四仁扁豆粥】

推荐理由:健脾渗湿,利水化痰,润肠通便。

制作方法:薏米、红小豆各20g,白扁豆各15g,苦杏仁、白蔻仁各5g,粳米150g。上述所有原料淘洗干净,凉水浸泡1h;将浸泡好的原料倒入砂锅中,大火将水烧沸,改用小火,熬至粥稠豆烂即可。

【黄芪山药薏苡仁粥】

推荐理由:益气养阴,健脾化痰,清心安神。

制作方法:黄芪、山药、麦门冬、薏苡仁、竹茹各20g,糖适量,粳米50g。先将山药切成小片,与黄芪、麦门冬、白术一起泡透后,再加入所有材料,加水,用火煮沸后,再用小火熬成粥。

四、气郁

气郁质具有气机郁滞不畅的机体状态,宜选用理气解郁、调理脾胃功能的食物,少吃收敛酸涩的食物,亦不可多食冰冷食物。气郁质饮食调护不可过热或过寒,以免加重气机郁滞的状态,宜选用辛温以发散、调畅气机,用甘平以补而不至于因发散而导致虚损,也不会补益过度而加重郁滞。

(一)春季食谱

【玫瑰花包】

推荐理由:疏肝解郁,理气活血。

制作方法:①面粉 500g、玫瑰花 50g、黑芝麻(炒熟)20g、花生 30g、红糖、小苏打适量;②玫瑰花摘瓣洗净,切细,花生炒熟去外皮研碎,两者与红糖、黑芝麻一同拌和为馅;③面粉预先发酵后,加干面粉、小苏打揉成皮,放入馅,包成包子状,上笼蒸熟即可。

【茴香饼】

推荐理由:顺气燥湿。适宜于气郁、痰湿体质之人食用。

制作方法:茴香洗净剁细,放入糯米粉、盐和水,拌匀,用勺摊成小薄饼入油锅中,煎熟撒上花椒粉即可。

【鸡汤煮白萝卜】

推荐理由:健脾理气。适宜于气郁体质。

制作方法:①准备一碗鸡汤;②准备一些葱花;③白萝卜洗净后切成萝卜丝;④鸡汤倒入煮锅里煮沸;⑤放入萝卜丝煮熟;⑥萝卜丝煮熟后关火撒上葱花即可盛出食用。

(二)夏季食谱

【柴胡苦瓜瘦肉汤】

推荐理由:行气解郁,和解表里,疏肝升阳。适用于肿瘤患者烦躁等症。

制作方法:砂锅中注水烧开,倒入柴胡、川贝母、瘦肉丁,淋入适量料酒,撇去浮沫,放入苦瓜,烧开后用小火炖 1h,至食材熟透,放入少许盐、鸡粉搅拌片刻,至食材入味。将汤料盛出,装入碗中即可。

【青萝卜陈皮鸭汤】

推荐理由:健胃消食,行气解郁,活血凉血。可提高肿瘤患者的免疫,纠正气郁体质。

制作方法：①青萝卜切成丁，鸭肉斩成小块，氽去血水，待用；②砂锅中注水烧开，放入陈皮、姜片、鸭块，淋入料酒，烧开后用小火煮 20min，倒入青萝卜，搅拌均匀，用小火再煮 20min，放入少许盐、鸡粉，搅匀调味；③将炖好的汤料盛出，装入碗中即可食用。

【橄榄油浸圣女果沙拉】

推荐理由：橄榄油是一种优质食用油，富含植物化学抗氧化剂和维生素 E，具有预防乳腺癌和结肠癌的作用。

制作方法：①圣女果去蒂洗净，洋葱切成末；②将洋葱碎用纱布包上，用流动水稍稍冲洗一下，去除辛辣味；③将水分轻轻挤压出去，备用；④圣女果顶端用刀划出十字；⑤入开水锅中烫一下，然后迅速进入冷水中，剥去表皮装入深盘中；⑥鲜罗勒叶适量切碎，将洋葱碎、罗勒碎、盐、糖、黑胡椒碎、黑醋、橄榄油一起拌匀；⑦加入到去皮的圣女果中，拌匀，冷藏后食用。

(三)秋季食谱

【萝卜丝饼】

推荐理由：抗癌，消食理气。

制作方法：①白萝卜去皮刨成细丝，加盐稍腌后挤干水分；②去皮切细丁，青葱切末。鸡蛋+面粉+少许清水调成稍稠的面糊；③把挤净水分的萝卜丝、香肠丁、青葱末全部倒进面糊，加盐、鸡精、胡椒粉调味；④平底锅烧热，加少许油，放入煎蛋器，夹一大勺萝卜丝面糊倒入煎蛋器中，待面糊成型后，取出煎蛋器，稍煎一会后翻面，依次做完全部面糊，煎至两面金黄色即可。

【胡萝卜布丁】

推荐理由：延缓衰老，防癌抗癌。

制作方法：①榨汁机把胡萝卜榨成汁（汁渣分离的那种），加入牛奶和白糖搅拌至白糖溶化；②全蛋打散后加入牛奶胡萝卜汁中，搅拌均匀；③把上述蛋奶液过筛两遍去掉未打匀的蛋沫，这样烤出来的布丁口感才会滑爽，没有气泡；④布丁液倒入烤碗中，装 8 分满，隔水烤焙；⑤预热 150℃，中层上下火烤 30min。

(四)冬季食谱

【玫瑰花茶】

推荐理由：疏肝解郁，理气止痛。适合肝郁气滞、两胁胀痛、急躁易怒者。

制作方法：取玫瑰花 10g，阴干，冲汤代茶饮服。

【肉片佛手】

推荐理由:行气止痛、和胃化痰。适合食欲不振、咳喘痰多者。

制作方法:取猪肉 100g,佛手瓜 250g。将锅底放油烧热,肉片放入锅中翻炒变色后加入佛手瓜片翻炒片刻,放入少许盐、酱油翻炒均匀后出锅食用。

【冰糖炖橙子】

推荐理由:理气化痰。适合痰多咳嗽者。

制作方法:①把橙子洗净切片;②把切好的橙子片放入容器中,加清水适量,再加冰糖;③盖上盖子,把小容器放入蒸锅中,隔水蒸 90min 左右;④蒸好后趁热吃。

五、阳虚

肾阳为一身阳气之本,肾阳为根,脾阳为继。阳虚质宜多食用甘温补脾阳、肾阳的食物,少食用生冷、苦寒、黏腻食物。阳虚质药膳所有组成物的性味中五性以平、热、温为主,五味以甘、辛为主,综合温补加平补,符合阳虚质饮食调护原则。目前由于空调的使用、冷饮的过度食用,造成了大量的阳虚质人群,对健康的危害也很大,除运用药膳调理外,还需要注意良好的生活习惯。

(一)春季食谱

【当归附子羊肉汤】

推荐理由:温补气血,补虚祛寒。可提高肿瘤患者的免疫力,调节阴阳平衡,抑制肿瘤细胞生长。

制作方法:①羊肉洗净、切块;熟附子、当归、甘草片、生姜(去皮)分别用清水洗净,生姜用刀背拍碎;②将备用料一齐放入砂煲内,加清水适量,武火煮沸后,改用慢火煲 3h,调味供用。

【西红柿炖牛肉】

推荐理由:西红柿含有丰富的营养,又有多种功用,被称为神奇的菜中之果。它所富含的维生素 A,与牛肉配伍,对阳虚体质的肿瘤患者有效。

制作方法:①准备好配料;②准备的主料:牛肉、西红柿;③牛肉切大块;④西红柿去蒂切块;⑤七成热后放入大葱爆香,随后加入牛肉翻炒;⑥放入大料,放入适量的生抽,适量的料酒,适量的盐,足够量的清水,大火烧开;⑦撇出浮沫,转小火炖 1h,一定要炖烂一点;⑧然后倒入西红柿块,待西红柿熟透,即可关火出锅。

【辣椒毛豆烧鸡翅】

推荐理由:辣椒被称为肥胖终结者。而在抗癌方面,研究显示,它能够有效阻止或减缓癌细胞的生长。

制作方法:①鸡翅洗净,漓干水分,拔除翅边的小毛,用厨用剪或菜刀剪切成两段;②准备配料:毛豆,青红辣椒、姜片、大蒜、大葱段;③油热后,加入鸡翅块煎封表面;④鸡翅块煎黄后拨到一旁,用煎鸡剩油爆香葱、姜、蒜,再炒匀,加入醋 1 勺;⑤再沿锅边加入料酒 1 勺,加入生抽 2 勺、50ml 左右的热水;⑥焖煮 10min,加入半勺白糖调味,加入毛豆再焖煮 5min;⑦5min 后,加半勺胡椒、盐调味;⑧最后加入青红椒翻炒至熟,锅内汤汁接近收干,淋上半勺香麻油,炒匀即可。

【麻辣荞麦小面】

推荐理由:玉米、荞麦、莜麦含有人体所需的维生素、纤维素、微量元素,易被人体吸收,并含有抑癌增殖成分,多食之,可加速肠部蠕动,排除大肠癌因子,降低胆固醇的吸收。

制作方法:①面粉、荞麦面、鸡蛋、盐一起和成面团;②蒜泥加入适量凉开水调成蒜水,小火把花椒煸炒出香味之后取出;③干辣椒放入锅中,在辣椒皮微微上色后出锅;④花椒用擀面杖把它碾成碎末,辣椒切碎,分出一半,放入碗中,一碗中加花椒粉;⑤锅中放入油,烧热后,倒入麻辣粉中,制成麻辣油;⑥面团擀成片,切条,面条下入锅中,煮熟;⑦盛入面碗中,油菜放入锅焯熟,放入碗中,浇入热的大骨汤,最后撒上花生碎、榨菜粒、香菜末,调入醋、蒜水、盐、鸡精、麻辣粉、麻辣油、香油即可。

(二)夏季食谱

【枸杞叶粥】

推荐理由:补中益精。

制作方法:①鲜枸杞叶洗净后加 300ml 水,煮至 200ml 时取出枸杞叶;②加入糯米、白糖和水煮成稀粥。

【番茄鲜菌排骨汤】

推荐理由:阳虚体质夏季首选。

制作方法:①排骨在清水中适当的泡一泡,以泡去多余的血水,洗好的排骨冷水下锅焯水,捞起洗去血沫;②排骨重新放入汤锅中,加适量开水,放入姜片,料酒,炖至排骨烂熟,大概 1h;③番茄放入沸水中,烫过,然后去皮,切块;④待排骨烂熟时,再加入番茄、蟹味菇、番茄酱、盐,再炖至番茄软烂,就可以关火盛出了。

(三)秋季食谱

【萝卜牛腩锅】

推荐理由:阳虚体质首选。

制作方法:①牛腩切大块,冷水下锅烧开,出沫,捞出牛腩换炖锅,倒入半锅清水,放入牛腩;②然后加料酒、香叶、八角、桂皮、姜片、葱段。大火烧开,加盖,小火炖1h;③萝卜切滚刀大块,1h后放入,用酱油、耗油、五香粉、白胡椒粉调味,觉得不够咸可稍微加一点点盐;④继续炖40min即可。出锅前淋两滴香醋,放上香菜。

（四）冬季食谱

【当归生姜羊肉汤】

推荐理由:胡萝卜富含维生素,可减少患肺癌的机会,其与羊肉配伍可使阳虚质肿瘤患者受益。

制作方法:①准备好食材;②胡萝卜切滚刀块;③生姜切片;④羊肉切块,冷水下锅,焯去血沫洗净;⑤放入砂锅里,一次性加入足量的水;⑥加入胡萝卜块;⑦加入当归;⑧加入生姜,一起炖90min左右,待羊肉软烂后完成。

【川味砂锅之香菇蔬菜双丸汤】

推荐理由:补气温阳,是阳虚体质的首选。

制作方法:①菜心洗净,新鲜香菇泡一会儿,洗干净,对半剖开,方便入味;②猪肉丸备料:鸡蛋清、猪肉茸、盐、葱花、水;③牛肉丸备料:鸡蛋清、牛肉蓉、黑胡椒、盐、水;④两种肉丸的制作,都按照同一个方向用力搅拌,这样的丸子才够弹,有嚼劲;⑤砂锅里加水煮沸,放入姜片、猪油、白胡椒粉、香菇,香菇可以煮得稍微久一些,这样的汤味更鲜美;⑥香菇煮得差不多好的时候,开始挤肉丸;⑦用手挤出一个圆圆的丸子,左手挤,右手快速把成型的丸子放入汤中。刚开始做,不会挤,可以用勺子代替。这个动作要快,肉丸遇热之前是软的,容易变形坍塌。挤好的丸子一个个浮出水面,再稍煮一下,就基本熟透了。撇去汤中多余的浮沫,加盐调味,放入菜心,小煮片刻,关火,放入整条的香菜。

六、血瘀

（一）春季食谱

【黑豆川芎粥】

推荐理由:活血化瘀,行气止痛,血瘀体质春季适用。

制作方法:川芎10g,用纱布包裹,与黑豆25g,粳米50g,一起煮熟,加适量红糖。

【山楂红糖汤】

推荐理由:行气散瘀,益气活血。

制作方法:将山楂适量清洗干净,去核,放锅中清水煮约20min,调以红糖进食,可活血散瘀。

【川芎煮鸡蛋】

推荐理由：活血化瘀，缓急止痛。

制作方法：鸡蛋两个，川芎 9g，黄酒适量。锅置火上，加水 300ml，放入鸡蛋、川芎同煮。鸡蛋熟后取出去壳，复置汤药内，再用文火煮 5 min 酌加黄酒适量。起锅，吃蛋饮汤。日服一剂，5 剂为 1 疗程，每于行经前 3d 开始服。

（二）夏季食谱

【黑豆红花饮】

推荐理由：活血化瘀，缓急止痛。

制作方法：黑豆 30g，红花 6g，红糖 30g。将黑豆拣去杂质，洗净。把黑豆、红花放入锅内，加清水适量，用武火煮沸后，再用文火煮，至黑豆熟烂，除去黑豆、红花留汁，加红糖搅匀即成。每日服两次，每次服一杯（10~20ml）。

【桃仁桂鱼】

推荐理由：活血化瘀，除湿通窍。

制作方法：桃仁 6g，泽泻 10g，鳜鱼 100g。鳜鱼去鳞、腮、内脏，与桃仁、泽泻一起，加入葱、姜等佐料，一同炖熟。食鱼喝汤。

【刀豆壳散】

推荐理由：和中下气，活血散瘀。

制作方法：老刀豆壳适量。将老刀豆壳焙干研末。每次 10g，用黄酒调服，可连用 5 日。

（三）秋季食谱

【红枣当归粥】

推荐理由：益气生津，补血活血。

制作方法：粳米和糯米淘洗干净，用清水浸泡 20min，红枣洗净用清水浸泡，当归放入煮茶包中密封，所有食材放入电压锅内胆加入热水和当归包。再放入冰糖，内胆放入电压锅中，加盖按下煮粥键，滴声提示后开盖取出当归包，粥搅拌均匀，即可食用。

【丹归红花糯米粥】

推荐理由：补血活血，和中缓急。

制作方法：糯米洗净，用清水浸泡，药材用清水迅速冲净，锅上火加入清水和所需中药材，大火煮开转小火煮上 20min，取汁去渣，在留下的汤汁中加入浸好的糯米，大火烧开，小米煮至米黏熟，最后加入丹参粉搅匀即可，喝粥时加入适量红糖拌食。

【红枣葡萄干南瓜发糕】

推荐理由:补中益气,养血补血,消炎止痛。

制作方法:①南瓜去皮切成小块,入锅大火蒸熟,用筷子轻松戳穿即可关火。②把蒸好的南瓜取 400g 用料理机搅打成泥,加入牛奶搅拌均匀。③加入白糖搅匀。晾凉至 40℃。加入酵母粉搅拌均匀,静置 5min,让酵母粉充分活化。④葡萄干用凉开水浸泡。⑤南瓜泥中加入面粉。用硅胶铲切拌均匀后加入葡萄干。⑥这时候如果面糊比较干就加入一个鸡蛋,如果水分适合就不要加。因为水分多,发糕的口感偏湿,水分少,发糕的口感干爽。搅拌成黏稠均匀的糊状即可;倒入 25cm 模具中发酵 40min,如果是其他的模具,最好先涂抹一层油,方便蒸好后的发糕完整取出来。⑦红枣洗净切成条备用。把红枣随意嵌入面糊中。⑧放入蒸锅,冷热水下锅均可。⑨大火烧开转中火继续蒸 25min 关火,虚蒸 5min 开锅。取出模具,完整的倒扣在案板上,切成小块即可食用。

【药膳水晶鸡】

推荐理由:益气补血,活血化瘀。肿瘤血瘀体质人群适用。

制作方法:①鸡一只,药(红枣、党参、黄芪、枸杞、当归、桂圆肉)洗干净后用清水泡 20min,烧一锅水,放入拍扁的姜片一起烧滚;②把鸡放入锅中,水要没过鸡,要把整只鸡烫到,来回翻滚 3min,还要把鸡里面的水倒出来,用冷水冲洗鸡后,把泡好的药材塞进鸡肚里,整只鸡涂上一层薄薄的油,锅里水烧开后,放入锅里蒸 20min,期间可以尝试用筷子插入鸡腿中看看有没有血水渗出来或者很难插入就代表鸡还没熟,继续蒸;③取出的鸡放温凉再斩件,切开两边,把药材取出,鸡肉斩件,做酱料;④姜、葱、蒜切碎,把切碎的姜、葱、蒜放在小碟里,倒入生抽,锅里烧热油,倒入生抽中,药膳水晶鸡即做好了。

(四)冬季食谱

【红枣银耳乌鸡汤】

推荐理由:补肝益肾。

制作方法:①红枣银耳用清水浸泡,乌鸡洗净;②把乌鸡剁成小块;③锅内加入适量的清水,放入葱姜,红枣;④再加入料酒,放入乌鸡肉,大火煮开,撇去浮沫,再放入洗净撕成小块的银耳,继续炖煮 10min,关火后把内胆锅放入外锅中加盖焖 60min,取出,加入盐,加入胡椒粉调味,关火即可食用。

【四物汤】

推荐理由:养气补血。

制作方法:①加适量水,当归 10g、熟地 10g、白芍 10g、川芎 10g 泡 30min,倒入砂锅中,加半碗黄酒一同入锅炖煮;②大火煮开后,小火煮到最后只剩一碗水的量,煮好了,装碗。

【红枣当归炖排骨】

推荐理由:益气补血、活血化瘀。

制作方法:①排骨洗干净放入炖锅内,枸杞、红枣、当归洗干净,把红枣用剪刀两边开口;②锅中放水,炖,水开后转小火炖 1.5h;③炖好后加入适量盐调味。

（李雪松 安跟会）

第四章
肿瘤康复与运动

运动疗法作为四季养生的四大要素之一,与肿瘤康复有着密切的关系。本章节收集和整理了现代运动疗法和传统功法中对肿瘤康复行之有效的运动锻炼项目和方法,并结合笔者临床实践,总结、拟定出了常见肿瘤六种体质在不同季节的传统运动锻炼处方。该系列运动处方,对于康复期的肿瘤患者简单易学,动作轻柔圆润,可操作性强,且疗效显著。

第一节　运动疗法概述

运动疗法是人类最古老的一种康复健身方法,它是利用人体肌肉关节的运动以达到防治疾病、促进身体功能恢复的一种方法。肿瘤患者身体虚弱、机体功能低下或手术后某一组织器官功能障碍时,在运动疗法的作用下可以维持和改善机体的功能状态,使低下的功能得到恢复,丧失的功能得到代偿,从而对机体产生良好的调节作用,在促进身体各项功能恢复的同时,提高抗病能力。对于肿瘤患者而言,运动疗法是康复的重要措施之一。

一、肿瘤病人康复运动疗法的作用机制

(一)增强呼吸系统功能

适当的运动能改善人体的吸氧能力,降低呼吸中枢对乳酸和二氧化碳的兴奋性,增强人体对缺氧的耐受性。对于手术后的呼吸系统肿瘤患者来说,适宜的运动可增加肺活量和最大通气量,经常参加运动锻炼可使平时的通气功能得到提高。正在进行放射治疗而可能影响到呼吸系统功能的肿瘤患者,进行太极拳等运动锻炼,可以一定程度上减少放射治疗的副作用,保持肺组织的弹性,防止肺纤维化的发生。

（二）改善消化系统功能

运动疗法可以加强胃肠蠕动,促进消化液的分泌,从而加强胃肠的消化和吸收功能。肿瘤患者本身的病变与患病后的心理状态都可能影响到消化系统的功能,出现饮食减少而引起或加重机体的营养障碍,而胃肠消化功能障碍又是肿瘤病人放疗、化疗的主要全身反应。因而,肿瘤患者如果采取适宜的运动锻炼,有利于提高其消化系统的功能而使得全身营养状态得到一定改善,增强机体抗病能力,同时还可以减少放疗、化疗病人消化系统不良反应,提高放疗、化疗的耐受度和完成率。

（三）增强心血管系统功能

运动疗法对心血管系统的功能有良好作用。运动锻炼时,心率、心脏的容量和血压等都发生变化,经常运动可使心率减慢,使心脏每次收缩后有较长时间休息,舒张期延长,心脏本身供血得到改善,为心功能提供了储备力量。目前,肿瘤患者主要是50岁以上的中、老年人,许多病人在患有肿瘤的同时还患有冠心病等心血管疾病。实际上大部分肿瘤病人不仅要通过治疗控制肿瘤病变,还要有效地防止冠心病等心血管疾病的发生、发展。肿瘤患者适当参加运动,能够改善冠状动脉循环,通过运动反射性地引起冠状动脉的扩张,使冠状动脉口径增粗,心肌的毛细血管数量增加,改善心肌供氧,对于已患有冠心病的患者,还可促进其侧支循环的形成。

（四）调节神经系统功能

恶性肿瘤可以使病人的活动能力降低,减少机体的正常活动,进而直接影响神经系统和某些脏器的功能,降低机体的抗病能力。特别是中枢神经系统,需要接受来自外周器官的刺激而维持其紧张度和兴奋性,以保持其正常的功能。运动疗法通过肌肉活动,加强本体感受刺激,传入大脑,改善其机能,使神经系统的兴奋性、灵活性和适应性得到显著提高。运动时的肢体肌肉活动,在改善末梢血液循环的同时,也调节了末梢神经的功能。运动锻炼还提高了自主神经功能,加强了对内脏功能的调节。因而,对于肿瘤患者来说,适宜的运动可以提高中枢神经系统兴奋与抑制的调节作用,改善神经系统对全身各系统组织器官的调节功能,使机体的抗病能力得到提高。

（五）改善精神心理状态

精神心理状态与肿瘤的发生、发展有密切关系。不良心理因素可以促进肿瘤的发生,同时许多肿瘤患者都有不同程度的抑郁、悲观、焦虑等情绪而出现精神心理障碍,这些不良情绪都可以进一步加重机体功能失调,降低抗病能力,从而形成恶性循环。运动疗法可以改变人的心境、人格和行为。肿瘤患者参加合适的运动锻炼可以改善病人的自我形象认识和自我感知能力,降低疲劳感,增加食欲,消除焦虑、抑郁、悲观等不良情绪,改善精神心理状态,恢复对治疗的信心,促进机体的代谢,提高抗病能力,有利于肿瘤的康复治疗。

(六)调节免疫功能

提高免疫功能,特别是机体免疫监视功能的降低,与肿瘤的发生有直接关系。运动疗法可以提高机体的免疫功能,增强肿瘤病人的抗病能力。人体内的免疫调节有多种途径和方式,其中神经-内分泌系统对免疫功能的调节占主导地位。肿瘤患者进行适宜的运动锻炼,可以改善病人的精神心理状态,加强中枢神经系统的调节,改善神经-内分泌系统对免疫功能的调节作用,使机体的免疫功能得到恢复、提高,从而增强抗御肿瘤的能力。此外,运动疗法还可以通过改善肿瘤患者消化系统功能,纠正病人的营养不良状况,这也有利于机体免疫功能的提高。

二、肿瘤病人康复运动疗法的应用原则

(一)选择项目

要根据肿瘤患者的年龄、病情和体质,选择适宜的运动项目、运动强度和运动时间。

(二)拟定运动疗法计划

在拟定运动疗法计划时,要特别注意到对于患有不同类型肿瘤的病人,应充分考虑到疾病与治疗所造成的后果,而个体化对待。例如,肺癌切除术后的患者要加强胸部的运动锻炼;乳腺癌根治术后的患者要加强上肢的活动;骨肿瘤截肢后的患者应加强肢体运动等。

(三)肿瘤患者不同阶段的运动要求

第1阶段:长期卧床或手术后卧床的肿瘤患者,可以做些不费太多力气的简单动作或卧位气功锻炼,各种形式有节律的重复动作都可以提高肌肉的力量。

第2阶段:当肿瘤病人可以起床活动时,可以适当地进行散步、站位气功等运动锻炼,增加运动强度,提高体力储备,为恢复正常活动创造条件。

第3阶段:当肿瘤病人可以整日离床时,可增加运动量,逐渐延长散步距离和时间,进行太极拳、气功等运动方式的锻炼,以便加强体力,恢复健康。

肿瘤患者的运动疗法,要注意全身运动与局部运动相结合,这样才能发挥其康复医疗的最大作用。一般以全身运动为主,对于局部截肢或伴有脑血管病的患者,还应配合相应的局部运动和功能恢复锻炼。

(四)运动量

循序渐进,逐渐加大运动量。在运动锻炼开始时,运动量要小,随着病人机体功能的改善,运动量可逐渐加大。达到应有的强度后,即维持在此水平上坚持锻炼。应防止突然加大和无限加大运动量,以免出现对患者无益的不良作用。特别是肿瘤病人长期卧床,要想恢复原来的体力活动,一般需要经过相当长的一段时间。持之以恒,长期坚持。运动疗法对肿瘤的康复具有一定效果,但亦并非一日之功,只有长期坚持才能收到预期的效果。尤其在进行气功、太极拳等运动锻炼时,坚持不懈方能取得疗效。

三、适合于肿瘤病人康复的医疗运动项目

中国是应用运动疗法最早的国家之一,汉代著名医学家华佗把导引发展成五禽戏,成为古人应用保健医疗体操治病健身的典范。此后,随着中医药的发展,太极拳、八段锦等中国传统保健医疗体操也得到了发展,如今已成为医疗运动的重要项目。许多常用的医疗运动来源于生活和体育运动的实践,例如步行、跑步、自行车等。一般来说,适合于肿瘤病人康复锻炼的医疗运动项目,主要有太极拳、散步、医疗步行、慢跑、骑自行车、医疗体操等。这些医疗运动项目大都具有改善机体功能状况、调节免疫功能、促进新陈代谢、改善精神心理状态、提高抗病能力等多方面的作用,同时具有运动强度适宜,简单易行,便于长期坚持等特点,较适于肿瘤病人进行康复实践。锻炼时以每天晨起为好,每次20~30min,身体适应后还可逐渐延长到30~60min。只要长期坚持,肯定会收到良好效果。

第二节 传统运动功法

传统运动功法是中国古代劳动人民在长期生命实践中摸索、总结、创造出来的一种自我身心锻炼的养生保健法。其要求意守、调息和动形协调配合,以求达到"动随意行,意随气行",从而使全身经络、气血通畅,达到养生祛病、益寿延年的功效。本节收集了"五禽戏""八段锦""易筋经""二十四气坐功却病图"四种传统功法的详细图解,并拟定了不同肿瘤体质患者在四季中的传统功法锻炼的运动处方,体现了因时、因人治疗的特点,坚持习练,对肿瘤患者的身心大有裨益。

一、传统运动功法图解

（一）五禽戏

"五禽戏"是中国古代著名的运动套路,相传为东汉名医华佗所创。中国古人在长期的生活实践中,逐渐认识到模仿飞禽走兽的动作活动身体,有利于健康和防治疾病,再经过名医的加工和提炼,就逐渐形成了这些传统套路。

"五禽戏"的资料记载,最早见于《三国志·华佗传》。目前可见的最早的五禽戏文字谱,为宋代张君房主编的《云笈七签》卷三十二《杂修摄·导引按摩》中所载的《五禽戏诀》。此"戏诀"为南朝梁代陶隐居所撰《养性延命录》中的一篇,只有文字叙述,没有图。现存图文兼备的"五禽戏图诀",较早的应为明代罗洪先所辑《万寿仙书·导引图》卷内的《五禽图》,和明代周履靖所编《夷门广牍·赤凤髓》卷内的《五禽书》。《五禽书》与《五禽图》的图和文内容基本相同,可以看成近似于"一式两份"的图谱,但明代中期的"图诀",与后汉末期的"戏诀"相比,因时间已相隔一千多年,内容已有很大不同,故在介绍时,拟分别叙述,将陶隐居《养性延命录》所载称为"陶氏五禽法",罗洪先《万寿仙书》的五禽图称为"罗氏五禽戏"。

1.虎戏。

(1)陶氏虎戏。

【运动图式】图12-4-1。

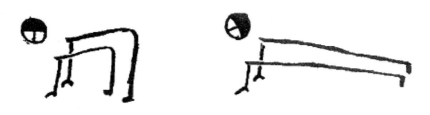

图　12-4-1

【动作说明】四肢踞地,身体向前向后振荡三遍,然后加大手与脚的距离,首先腰部尽量向前伸展,翘首昂视,随后身躯向后退缩还原,犹做"俯卧撑"状,连续做七遍。

【主治】内可去脏腑宿积风冷,外可除筋脉拘急,腰脊肩膀风冷。

【按语】虎戏为五禽戏之一,原文云:"虎戏者,四肢距地,前三掷,却三掷;长引腰,乍却,仰天即返,距前,行却各七过也。"后世的"卧虎扑食势"和"铁牛耕田势",以及近世的"俯卧撑"基本与虎戏动作相同,《诸仙导引图》的"李泓济玩月势"和"夏云峰乌龙横地势"也与虎戏类似。李泓济玩月势能和气血、顺气,夏云峰乌龙横地势能治背脊疼痛,都是对虎戏疗效的很好说明。《诸病源候论·风冷候》的导引法对理解虎戏的作用更为直接,原书云:"长舒足,肚腹着席。安徐看气向下,知有去处。然始着两手掌拓席,努使臂直,散脊背气向下,渐渐尽势,来去二七。除脏腑内宿冷,脉急,腰髓风冷。"

(2)罗氏虎戏。

【运动图式】图 12-4-2。

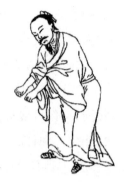

图　12-4-2

【动作说明】闭住呼吸,将头低下,两手握拳前伸,发力模仿猛虎发威之势。想象双手如提千斤重物,轻缓地提起来,在上提的过程中,注意不要呼气,一边起身,一边吞气入腹。意想神气上贯头顶,又从上而下,进入腹中,甚至觉腹中雷鸣。如此动作,连续进行七次。

【主治】能使周身气血调和,精神舒畅,百病消散。治遍身拘急疼痛,外感时气伤寒。

【按语】《五禽图》原书云:"虎形,闭气,低头,捻拳,战如虎威势,两手如提千金,轻轻起来,莫放气。平身,吞气入腹。使神气上而复下,觉腹内如雷鸣,或七次。如此运动,一身气脉调和,百病不生。"《修真秘要》的"霸王散法"与虎戏类似,其法云:"治遍身拘束、疼痛,时气伤寒。立住,左脚向前,握两拳,运气一十二口。右脚亦然。"

2.熊戏。

(1)陶氏熊戏。

【运动图式】图 12-4-3。

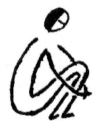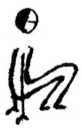

图　12-4-3

【动作说明】取仰卧姿势,屈膝,用两手抱在膝下,头部向上举起,随即左右交替向两侧滚地,各七次。然后蹲在地上,双手分置两侧下方,左右手交替托地晃动身躯,也各七次。

【主治】上可降气清火,治疗耳、眼、鼻、喉等上部诸孔窍的热证;下可祛除寒冷,流通血脉,煦濡骨髓筋脉,治疗手足四肢、腰脊上下骨髓内寒冷,血脉中寒冷,筋脉挛急。

【按语】熊戏为五禽戏之一,原文云:"熊戏者,正仰,以两手抱膝下,举头,左僻地七,右亦七。蹲地,以手左右托地。"《诸病源候论·头面风候》和《诸病源候论·筋急候》的导引法与熊戏类似,《头面风候》导引法云:"抱两膝,自弃于地,不息八通。治胸中上至头诸病,耳、目、鼻、喉痛。"《筋急候》云:"两手抱足,头不动,足向口面受气,众节气散,来往三七。欲得捉足,左右侧身,各各急挽,腰不动。去四肢、腰上下髓内冷,血脉冷,筋急。"

(2)罗氏熊戏。

【运动图式】图12-4-4。

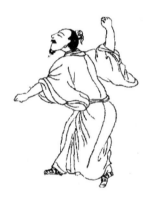

图 12-4-4

【动作说明】闭住呼吸,握拳,模仿熊起身侧立,左右交替地摆动四肢,然后立定,运气使两胁的骨节都发响。做三五遍即可。

【主治】安固肾腰,祛除腹胀,舒筋强骨,安神养血。治疗腰痛,四肢拘挛,腹胀。

【按语】《五禽图》原书云:"闭气,拈拳,如熊身佣起,左右摆脚,安前投;立定,使气,两胁旁骨节皆响。能安腰力,能除胀腹。或三五次止。亦能舒筋骨而安神养血也。"《诸病源候论·风四肢拘挛不得屈伸候》和《诸病源候论·腰痛候》皆有类似运动疗法记载。"风四肢拘挛不得屈伸候"导引法云:"立,身上下正直,一手上拓,仰手如似推物势,一手向下,如捺物,极势。上下来去,换易四七。去髋内风,两髋并内冷血,两腋筋脉挛急。"《腰痛候》导引法云:"一手向上极势,手掌四方转回,一手向下努之;合手掌努指,侧身歓形,转身向似看,手掌向上,心气向下,散适,知气下缘上,始极势,左右上下四七亦然。去髀井、肋、腰脊疼闷。"《诸仙导引图》中的"曹国舅脱靴势"和"高象先凤张势"与熊戏类似。

3.鹿戏。

（1）陶氏鹿戏。

【运动图式】图12-4-5。

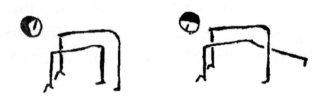

图 12-4-5

【动作说明】四肢踞地,转颈向后看,左右各三二次;然后再四肢踞地如前,两腿交替向侧后方伸脚,亦各三二次。

【主治】除胸臆风邪,亦去肾邪。治疗胸闷,食欲不振,头项拘挛,肩背诸疼,咽干喉痹,耳聋目不明,腰腿不利。

【按语】鹿戏是五禽戏之一,原文云:"鹿戏者,四肢踞地,引项反顾,左三右二;左右伸脚,伸缩亦三亦二也。"《千金方》所辑《婆罗门按摩法》中即有类似记载,称为"虎视法",书中云:"两手踞地回顾,此是虎视法,左右同。"陈抟之《坐功图》更进一步说明了本运动式的疗效。其中《立春正月节坐功图》云:"宜每日子丑时叠手按髀,转身拗颈,左右耸引各三五度,叩齿、吐纳、漱咽三次。治病:风气积滞,颈痛,耳后痛,肩胫痛,背痛,肘臂痛,诸痛悉治。"《雨水正月中坐功图》云:"每日子丑时叠手按髀,拗颈转身,左右偏引各三五度,叩齿、吐纳、漱咽。治病:三焦经络留滞邪毒,嗌干及肿,哕,喉痹耳聋,汗出,目锐眦痛,颊痛,诸疾悉治。"不过,陈抟采取的不是"四肢踞地"式,而是"坐"式,其治疗效果是一致的。

（2）罗氏鹿戏。

【运动图式】图12-4-6。

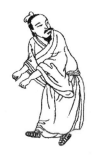

图 12-4-6

【动作说明】取站立姿势,闭住呼吸,低头身前倾,握拳,仿效鹿转颈回头顾盼自身的尾部;然后直起身来,用意收缩肾囊,以脚尖踮地连续跳踏,使脚后跟连着颈椎骨一起动,浑身都振抖而动。每日做三二次,或者随时做一次都很好。

【主治】癫痫,咳逆,胸病,咽干喉痹,伤寒发热,头痛恶寒。

【按语】《五禽书》原书云:"闭气,低头,拈拳,如鹿转顾尾间;平身,缩肾,立脚尖跳跌,脚跟连天柱动,身皆振动。或二三次,可不时作一次,更妙也。"本鹿戏式又可分为两式,第一式为"转颈顾尾",第二式为"脚尖跳踏"。"转颈顾尾"与陶氏鹿戏一致,不过陶氏鹿戏采取"四肢踞地",罗氏采取站立而已。"转颈顾尾"在《诸病源候论·风癫候》有类似记载,原书云:"还向反望,侧望,不息七通。治咳逆,胸中病,寒热癫疾,喉不利,咽干咽塞。""脚尖跳踏"在《诸病源候论·伤寒候》也有类似记载,云:"举左手,顿左足,仰掌,鼻内气四十息之。除身热背痛。"

4.猿戏。

(1)陶氏猿戏。

【运动图式】图 12-4-7。

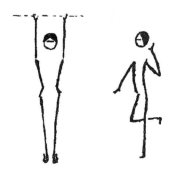

图 12-4-7

【动作说明】两手高举,作攀物自悬状,一上一下地伸缩身体,连续作七遍;然后卷屈一脚的脚趾,作拘拿物件状,随即将此脚屈膝,成猿猴独立势,同时以一手屈肘,成钩手,按摩颈项部,左右交替各做七遍。

【主治】内脏下垂、脱肛、便秘、腹胀身疼。

【按语】猿戏为五禽戏之一,原书云:"猿戏者,攀物自悬,伸缩身体,上下一七;以脚拘物自悬,手钩却立,按颈,左右七。"与民间导引中的"蹲坐颠立""霸王举鼎"相似,也与《诸仙导引图》的"张紫阳捣皑势""许蜡插花满头势"略同。

(2)罗氏猿戏。

【运动图式】图12-4-8。

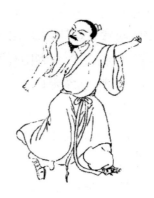

图　12-4-8

【动作说明】闭住呼吸,仿效猿猴一只手攀抱树枝,另一只手做摘果子状;一只脚略为悬空提起,另一只脚脚跟碾地,向后方转身。与此同时,吸气入腹,直觉有汗渗出而止。

【主治】瘫痪,浑身疼痛。

【按语】《五禽书》原书云:"闭气,如猿手抱树一枝,一只手如拈果;一只脚虚空握起,一只脚跟转身。更换神气,连吞入腹,觉汗出方已。"《诸仙导引图》的"铁拐李指路势"和"邗子人山寻犬势"与猿戏势类似。

5.鸟戏。

(1)陶氏鸟戏。

【运动图式】图12-4-9。

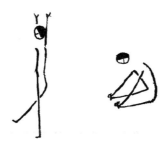

图　12-4-9

【动作说明】先取站立姿势,两手立掌,指尖朝天,屈肘分置身体两侧,向前翘起一脚,同时两手向头顶伸臂高举,睁目前视,如鸟欲飞状,左右交替做十四次;然后坐下,舒伸两脚,用两手去钩攀足心,手拉与脚推,两向用力,伸缩七次。

【主治】腰腿疼痛,腹痛呕吐,疝气遗精。

【按语】鸟戏是五禽戏之一,原文云:"鸟戏者,双立手,翘一足,伸两臂,扬眉鼓力,左右二七;坐伸脚,手挽足拒各七,缩伸二臂各七也。"《诸病源候论·病冷候》和《诸病源候论·呕吐候》皆有类似记载。《病冷候》导引法云:"一足向下,踏地,一足长舒,向前极势,手掌四方取势,左右换易四七。去肠冷,腰脊急闷,骨疼。令使血气上下布润。"《呕吐候》导引法云:"坐地,直舒两脚,以两手叉挽两足,自极,十二通。愈肠胃不能受食,吐逆。"《诸仙导引图》中的"孙玄虚乌龙探爪势""蓝采和乌龙摆角势""东方朔捉拇法""山图折脚势"等都与鸟戏类似。

(2)罗氏鸟戏。

【运动图式】图12-4-10。

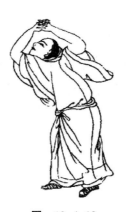

图　12-4-10

【动作说明】闭住呼吸,仿效鸟类将要飞起时,尾部翘起朝向天空,双手作打躬状向前俯身;然后昂起头,直起腰,双手虚握挥舞于头顶。

【主治】胸背痛,腰拘身疼。

【按语】《五禽书》原书云:"闭气,如鸟飞欲起,尾闾气朝顶,双手躬前;头、腰仰起,迎舞顶。"《诸仙导引图》的"韩湘子活人心法""常天阳童子拜势""候道玄望空设拜势"与鸟戏类似。

总之,五禽戏是一种重要的传统体育疗法,有助消化,活血脉,利足膝,明耳目,固齿轻身,防病祛疾,延缓衰老等作用,可成套练习,也可有针对性地专练一式或几式,在针对具体病症专练某式时,要注意遵循"五禽合五脏"的基本原理。虎戏属火,火在脏属心,在志为喜;虎戏能宁心,活血,抑喜,使气敛而不缓。鹿戏属木,木在脏属肝,在志为怒;鹿戏能舒肝,利胆,抑怒,使心平气和而不上逆。熊戏属土,土在脏属脾,在志为思;熊戏能补中,益气,使周身血脉奔注流畅,则气舒而不结。猿戏属金,金在脏属肺,在志为悲;猿戏能宣通肺气,却悲解忧,使气顺而不消。鸟戏属水,水在脏属肾,在志为恐;鸟戏能壮腰固肾,镇惊祛恐,使气不下颓,流行周身而不乱。在临证时,就要根据上述"五禽合五脏"的规律,利用五行生克的法则,决定练习五禽戏的术式。

(二)八段锦

八段锦是中国古代流传下来的一种著名的体育疗法。"八段"是指术势的节数,"锦"是指术势的珍贵与奥妙。八段锦最早见于宋代洪迈撰的《夷坚志》。书中云:"似矩索于声色筒薄,多独止于外舍,仿方士熊经鸟伸之术,得之甚喜。尝以夜半时起坐,嘘吸按摩,行所谓八段锦者。"在历代相传中,八段锦形成了繁多的流派,但基本上可分为文八段(八段锦坐功)和武八段(八段锦站功)两种。

1.文八段锦。

文八段锦,因多采坐式,故又名八段锦坐功。文八段锦功法,最早见于宋代河滨丈人《摄生要义》所收之梅颠道人图,明代王圻《三才通会》绘有"八段锦修真图",《遵生八笺》载有八段锦坐功法诀。文八段锦注重凝神行气,因其性质较武八段锦柔和,亦称南派八段锦。

(1)叩齿集神。

【运动图式】图12-4-11。

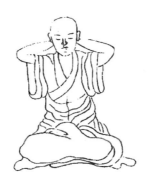

图　12-4-11

【动作说明】盘腿而坐，紧闭两眼，两手握固（屈大拇指，以其余四指抱住），平心静气，排除一切杂念；然后叩齿（上下牙齿相击）36 次；再后两手十指交叉，放在项后，呼吸吐纳 9 次。

【主治】能固精明目，牢牙固齿，杀虫，治疗遗精目昏，牙疼，龋齿。

【按语】叩齿的功效，在《诸病源候论》中有大量论述，如《鬼邪候》中云："夜行常琢齿，杀鬼邪。""仙经治百病之道，叩齿二七过，辄咽气二七过，如此三百通乃止。为之二十日，邪气悉去；六十日，小病愈；百日，大病除，三虫伏尸皆去，面体光泽。"《虚劳候》中云："鸡鸣时，叩齿三十六通，讫，舐唇漱口，舌聊上齿表，咽之三过。杀虫，补虚劳，令人强壮。"《齿虫候》中云："鸡鸣时，常叩齿三十六下，长行之，齿不蠹虫，令人齿牢。"大量临床实践也证明了叩齿的健齿作用。

（2）鸣天鼓。

【运动图式】图 12-4-12。

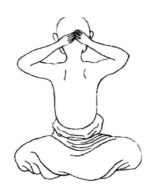

图　12-4-12

【动作说明】取盘坐姿势，以两手掩两耳，以第二指叠在中指上，作力放下第二指，重弹脑后，要如击鼓之声，左右各 24 次，两手同弹，共 48 次。

【主治】头昏头疼，头晕耳鸣。

【按语】鸣天鼓术势,在《诸仙导引图》中有许多相似记载,如《钟离鸣天鼓法》云:"咬牙端坐,闭气,用双手掩耳,击天鼓三十六通,复叩齿二十六遍。治头昏。"《东方朔置帻官舍势》云:"盘膝坐,两手抱耳及颈部,运气十二口,行功十二次。治头痛。"《容成公静守谷神势》云:"坐式,咬牙闭气,两手抱耳及枕部,弹颈部三十六下,叩齿三十六次。治头晕耳鸣。""鸣天鼓"与"叩齿"在八段锦中原为一段,考虑两者独立性很强,现分为二段。

（3）摇天柱。

【运动图式】图 12-4-13。

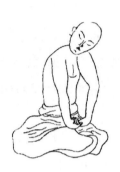

图　12-4-13

【动作说明】取盘坐姿势,两手握住,摇头,左右回顾,肩膊也随头摇而转动,共进行 24 次。

【主治】活动脊柱,疏利筋骨、关节、肌肉、调畅督脉,使周身气血流畅。主治头、面、肩、背诸疾,咳逆,胸疼寒热,咽干喉痹,癫疾。

【按语】《诸病源候论·风癫候》有类似运动术势,不过取站立姿势罢了。《诸仙导引图》的"徐神祖摇天柱势"更与本术势如出一辙,云:"端坐,以两手端抄于心下,摇动天柱,左右各运气,呵吹二十四口。治头面肩背一切疮疾。"

（4）舌搅漱津。

【运动图式】图 12-4-14。

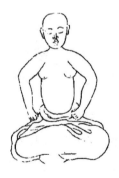

图　12-4-14

【动作说明】取盘坐姿势,以舌头搅口齿并左右颊,一般要搅 36 次,待津液满口时,用津液漱口 36 次,然后分为三口咽下。

【主治】引肾水,生津液。除口苦咽干,消渴,杀益虫。治心腹痛,补虚劳,令人丁壮有颜色。

【按语】唾液有许多美称,如醴泉、玉泉、玉液、玉津、玉浆、玄泉、金醴、玉英、清水、灵液等,《诸病源候论·虚劳口干燥候》云:"东向坐,仰头不息五通,以舌撩口中,漱满,二七咽。愈口干舌苦。引肾水,发醴泉,来至咽喉。醴泉甘美,能除口苦,恒香洁,食甘味和正。久行不已,味如甘露,无有饥渴。……治口苦干燥。"可见咽唾的重要效用。

(5)摩肾堂。

【运动图式】图 12-4-15。

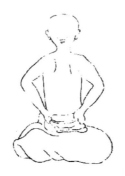

图　12-4-15

【动作说明】取盘坐姿势,闭气,将两手搓热,摩肾堂(两腰)部位,要摩 36 次以上,摩完后仍两手握固,闭气,意想心火下烧丹田,感觉热极而止。

【主治】调和神气,交通阴阳,使水火既济,化生精气。治疗腰痛、腿痛。

【按语】摩肾堂为自我按摩术势之一,《诸病源候论·卒被损瘀血候》云:"双手搦腰,手指相对向,尽势,前后振摇二七。……去云门、腰、腋血气闭塞。"与摩肾堂术势类似。后世《诸仙导引图》的"玉真山人和肾膛法"和"钟离云房摩肾诀"则与摩肾堂术势完全一致,可治腰痛、腿痛。

(6)转辘轳。

【运动圈式】图 12-4-16。

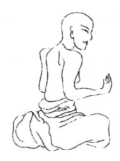

图　12-4-16

【动作说明】取盘坐姿势,曲弯两手,低头,先以左手连肩,圆转 36 次,如绞辘轳一般,再用右手连肩,圆转 36 次,此术势名"单关辘轳"。然后两手肩同时圆转 36 次,名为"双关辘轳"。

【主治】去脊背、肩臂气血不调,筋脉不和,治疗肩周炎。

【按语】"转辘轳"一势在八段锦是分为"单关辘轳"和"双关辘轳"二段的,因二段动作基本一致,故合为一势一段。"转辘轳"在《诸病源候论》中也有类似记载,如《风四肢拘挛不得屈伸候》云:"一手上拓,仰手如似推物势,一手向下如捺物,极势。上下来去,换易四七。去膊内风,两髀井内冷血,两腋筋脉挛急。"《风虚劳候》云:"头向下,努手长舒向背上,高举手向上,共头渐渐五寸,一时极势,手还收向心前;向背后,去来和谐,气共力调……去胸背前后筋脉不和,气血不调。"

（7）托天按顶。

【运动图式】图 12-4-17。

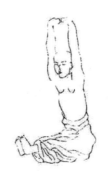

图　12-4-17

【动作说明】取盘坐姿势,伸开所盘两脚,两手指相叉,反掌向上,先将所叉之手放在头顶,用力上托,要像手上有重石,向上托时腰身俱要用力上耸。手托上一次,则放下按头顶,再托上。共 9 次。

【主治】腹胀,头昏,遍身疼痛。

【按语】《诸仙导引图》中有许多"托天按顶"的类似术势,可供参考,如《玄真子啸咏坐席浮水势》中云:"盘膝坐,两手上举托天势,运气九口,手放下运气九口。治腹胀。"与"郝太古托天势"治肚腹虚肿几乎如出一辙。《傅元虚抱顶势》云:"端坐,将两手搓热,按抱顶门,闭且凝神,吹呵鼓气,升腾顶上,复行功运气十七口。治头昏。"

（8）钩攀。

【运动图式】图12-4-18。

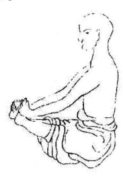

图 12-4-18

【动作说明】取盘坐姿势,用两手将所伸两脚底用力扳之,头低如做礼拜状。共进行12次,做完后恢复盘坐姿势,收手握固。

【主治】遗精,疝气腹痛,腰痛如折,唾血,久瘀疼痛。

【按语】钩攀式在《诸病源候论》中已有记载,如《腰痛不得俯仰候》中云:"伸两脚,两手指著足五趾上。愈腰折不能低著,唾血、久疼愈。长伸两脚,以两手捉足五趾,七通。愈折腰不能低仰也。"《疝瘕候》中云:"挽两足趾,五息止,引腹中气。去疝瘕,利孔窍。坐,舒两脚,以两手捉大拇趾,使足上头下,极挽,五息止,引腹中气,遍行身体。去疝瘕病,利诸孔窍,往来易行。久行,精爽,聪明,修长。"后世《诸仙导引图》中的"赵上灶搬运息精法"和"东方朔捉拇法"与此术势类似。

2.武八段锦。

武八段锦,因多为马步或站功,又名八段锦站功。武八段锦最早见于马王堆出土之《导引图》,《道枢》辑有武八段功法诀,另《夷坚志》《医方类聚》也载有武八段锦功法。武八段锦较文八段锦刚劲,也称北派八段锦、长生安乐法。

（1）两手托天理三焦。

【运动图式】图12-4-19。

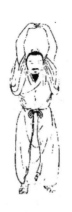

图　12-4-19

【动作说明】取站立姿势,两手叉腰,然后两手从胸前提起,提到两眉前时翻手,掌心向上,托过头顶,伸直手臂,当手举至眉前时,两目注视两手,当反手上托后,两目注视手背。可左右侧擎托各 3 次,或直上托 9 次。

【主治】调理上中下三焦,治疗胸闷腹胀,肩背疼痛。

(2)左右开弓似射雕。

【运动图式】图 12-4-20。

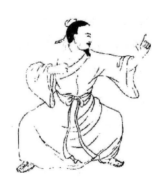

图　12-4-20

【动作说明】取站立姿势,左脚向左倾横跨一步,两腿弯曲成骑马势,两手握拳,交叉于胸前,左拳向左侧平伸出,拳眼向上,拳心向前,右拳收于右肩前,拳眼向上,拳心向肩,使两拳如拉弓射箭之状,同时双目平视左拳;然后换成向右侧,姿势同左。各练习 3 次。

【主治】疏调肝肺气机,强壮筋骨肌肉,泻三焦之火,去臂腋风邪积气,治疗胸腹不舒,气郁火升,肩臂疼痛。

(3)调理脾胃须单举。

【运动图式】图 12-4-21。

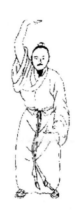

图　12-4-21

【动作说明】取站立姿势,以一手握固,即用手四指压在弯于手心的大拇指上,放于腰部,柱住肾堂,另一手向上托起,移举至眉时,翻手使掌心向上,托举过头顶,并继续用力伸直手臂,同时两目向上注视手背。一般先举托左手,后举托右手,两手交替进行,各练习 3 次。

【主治】调理脾胃气机,改善消化功能,舒通肢体关节。治疗脾胃气虚,乏力身疲,饮食不佳,消化不良,肩臂疼痛,关节不利。

(4)五劳七伤往后瞧。

【运动图式】图 12-4-22。

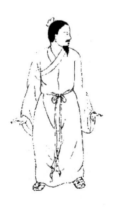

图　12-4-22

【动作说明】取站立姿势,两足分开同肩宽,两手自然下垂空按、转头后顾,极力而为,先左后右,各练习 3 次。

【主治】调畅气血,疏通经脉。治疗劳伤之症,以及肩背疼痛拘急,头痛。

(5)摇头摆尾去心火。

【运动图式】图 12-4-23。

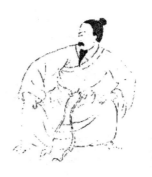

图　12-4-23

【动作说明】取站立姿势,下蹲成骑马式,两手撑在两膝上,头及上身尽量向一侧屈摆,臀向相反侧摆动,先左后右,各进行9次。

【主治】顺气去火,清心安神。治疗头痛目赤,心烦失眠,腰背疼痛。

(6)背后七颠百病消。

【运动图式】图12-4-24。

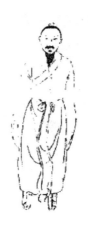

图　12-4-24

【动作说明】取站立姿势,两脚并紧,两手自然下垂,两脚跟尽量提起,头向上顶,两膝挺直,然后还原,即做脚尖不离地的跳抖。

【主治】松动关节,调整气血,疏通脏腑。治疗周身关节疼痛,诸病烦闷,气滞血瘀。

(7)攒拳怒目增气力。

【运动图式】图12-4-25。

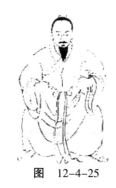

图 12-4-25

【动作说明】取站立姿势,左脚向左侧出一步,两腿屈成骑马式,两手握拳放在腰侧,拳心向上,先左拳向左前斜方用力推出,然后换右拳推出。

【主治】疏肝解郁,安神定志。治疗肝郁气滞,心胸不畅,胁疼心烦。

(8)两手攀足固肾腰。

【运动图式】图 12-4-26。

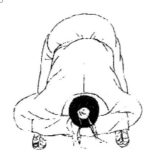

图 12-4-26

【动作说明】取站立姿势,低头弯腰,如揖拜下,用两手攀握两脚尖,反复多次进行。

【主治】固肾壮腰。治疗腰曲头摇,腰部疼痛,难以屈伸。

八段锦是一种重要的传统运动疗法,可根据病人情况,采取坐式或站式。八段全练最好,任选其中之一段专门练习也可以。传统运动疗法与现代运动疗法的不同特点,就是重视呼吸吐纳,闭气握固。呼吸吐纳、闭气握固可结合在八段锦练习中进行,也可在开始和结尾进行。八段锦既可用来锻炼身体,预防疾病,也可直接用来治疗某些疾病,只要真正理解其动作与宗旨,自可运用自如。

(三)易筋经

易筋经,相传是菩提达摩授予少林寺和尚的一种健身秘法,该法以佛门功夫为基础,强调安静而止息杂虑的重要性,正如《易筋经》文成堂本之叙所云:"将欲行持,先须闭目冥心,握固思神,屏去纷扰,澄心调息,至神气凝定,然后依次如式行之。必以神贯意注,毋得徒具其形。若心君妄动,神散意驰,便为徒劳其形,而勿获实效。初练动式,必心力兼到,静息默数三十,数日渐加,增至百数为止。日行三次,百二十日成功;气力兼得,则可日行二次;气力能凝且坚,则可日行一次。务至意念不兴,乃成。"因此,练易筋经最好先练练禅定功夫。

1.韦驮献杵第一势。

【运动图式】图12-4-27。

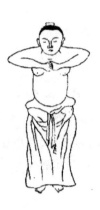

图　12-4-27

【动作说明】取站立姿势,使身体直立,各部归位,放松肌肉,然后拱手当胸,使气聚膻中,敛神定志,排除杂念,使气息调和,神气安定,心诚神静而貌现恭正。

【主治】安神定志,使气血流畅,元气生生不息。治疗心慌意乱,神浮躁急,失眠心烦,身体虚弱。

【按语】韦驮,是佛寺的保持神。杵,是韦驮所用护法武器。本术式之名称已可见《易筋经》具有佛家功的特点。《内功图说》的原文为:"立身期正直,环拱手当胸,气定神皆敛,心澄貌亦恭。"《易筋经》文成堂本的描述是:"定心息气,身体立定,两手如拱,心存静极。"可供练功参考。

2.韦驮献杵第二势。

【运动图式】图12-4-28。

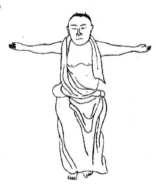

图　12-4-28

【动作说明】取站立姿势,足跟虚起,足趾挂地,着力于脚趾,两手平开,舒展上肢,心平气静,杂念全息,张目闭口,内养精气,外排浊气。

【主治】健身壮体,疏通经脉气血,滋生元气,调和阴阳,祛病除邪。治疗身体虚弱,气滞郁闷,全身不舒。

【按语】《内功图说》原文云:"足指挂地,两手平开,心平气静,目瞪口呆。"可供练功时参考。

3.韦驮献杵第三势。

【运动图式】图12-4-29。

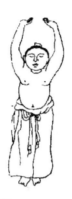

图 12-4-29

【动作说明】取站立姿势,两手掌托天,眼睛向上看,以脚尖着地支撑身体,保持身体端正,使下肢坚强有力,使牙关咬紧,舌抵腭以生津,鼻调息以安心,然后将两拳缓缓收回,放在两胁,用力挟紧。

【主治】调整心神,调畅气血,疏通经脉。治疗气血瘀滞,经脉不通。

【按语】《内功图说》原文云:"掌托天门目上观,足尖着地立身端,力周腿膝浑如植,咬紧牙关不放宽,舌可生津将腭抵,鼻能调息觉心安,两拳缓缓收回处,用力还将挟重看。"可供练习此功时参考。

4.摘星换斗势。

【运动图式】图12-4-30。

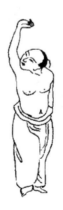

图 12-4-30

【动作说明】取站立姿势,以一只手伸向头顶,成擎天势,两目注视头顶之掌,鼻吸调息,然后将两目收回,换手再做。

【主治】舒展肢体,活动筋骨,疏通经脉,养气定神。治疗周身不适,心神躁烦。

【按语】本术式是充分利用形、气、神之间的关系,炼形养气,顺气定神。《内功图说》原文云:"只手擎天掌覆头,更从掌内注双眸,鼻端吸气频调息,用力收回左右眸。"《易筋经》文成堂本的描述是:"单手高举,掌须下覆,目注两掌,吸气不呼,鼻息调匀,用力收回,左右同之。"可供练习此术者参考。

5.倒拽九牛尾势。

【运动图式】图12-4-31。

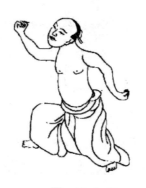

图　12-4-31

【动作说明】取站立姿势,一腿前屈,另一腿后伸,成弓步,运气,做到小腹空松,两膀用力,一手举至头侧,两目注视其手,另一手伸在背后。

【主治】导引气血,调畅经脉,强筋坚骨,治疗气血不和,身体虚弱,筋骨萎软。

【按语】《内功图说》原文云:"两腿后伸前屈,小腹运气空松,用力在于两膀,观拳须注双瞳。"《易筋经》文成堂本的描述是:"小腹运气空松,前跪后腿伸直,二目观拳,两膀用力。"可供习练者参考。

6.出爪亮翅势。

【运动图式】图12-4-32。

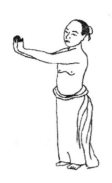

图　12-4-32

【动作说明】取站立姿势,挺身怒目,使内气发动,随神上行,气灌全身,两手用力向前推出,使气灌两臂,然后用力收回,使气内收,如此一推一收,共进行七次。

【主治】运气敛气,强筋壮骨,使经脉流通,神与气守。治疗心浮神躁,身体虚弱,肩臂不遂,疼痛挛急。

【按语】《内功图说》原文云:"挺身兼怒目,推手向当前,用力收回处,功须七次全。"《易筋经》文成堂本的描述是:"掌向上分,足趾挂地,两膝用力,并腿立直,鼻息调匀,目观天门,牙咬,舌抵上腭,十指用力,腿直,两拳收回,如挟物然。"可供练功者参考。

7.九鬼拔马刀势。

【运动图式】图 12-4-33。

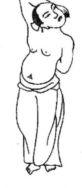

图　12-4-33

【动作说明】取站立姿势,侧首弯肱,以一手前臂上举至头后,抱住颈项,然后将头有力地收回,另一手屈肘放在背后,左右交替进行,练习过程中要保持身直气静的状态。

【主治】舒筋壮骨,活动关节。治疗气血滞碍,筋骨、肌肉失常,肩背疼痛。

【按语】《内功图说》原文云:"侧首弯肱,抱项及颈,自头收回,勿嫌力猛,左右相轮,身直气静。"《易筋经》文成堂本的描述是:"单膀用力,夹抱颈项,自头收回,鼻息调匀,两膝直力,左右同之。"可供练功者参考。

8.三盘落地势。

【运动图式】图12-4-34。

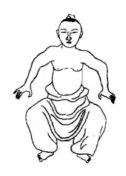

图 12-4-34

【动作说明】取站立姿势,两腿下蹲,成骑马式,舌抵上腭,眼意想看着牙齿,两手用力,虚拟抓地,然后手掌翻转上托,如托千斤,随着手的上托,两腿伸直,恢复站立姿势。

【主治】通畅内气,经脉交通,筋骨强壮。治疗气血失调,经脉欠通,筋骨萎弱。

【按语】对于本术式,《内功图说》云:"上腭坚撑舌,张眸意注牙,足开蹲似踞,手按猛如拿,两掌翻齐起,千斤重有加,瞪睛兼闭口,起立足无斜。"《易筋经》文成堂本的描述是:"三盘落地势:目注牙齿,舌抵上腭,睛瞪口裂,两腿分跪,两手用力抓地,反掌托起,如托千斤,两腿收直。"可供练习时参考。所谓三盘,即指上、中、下三盘,上盘在头,中盘在身手,下盘在腿脚。"上腭坚撑舌,张眸意注牙"是练上盘,"足开蹲似踞,手按猛如拿"是练下盘,"两掌翻齐起,千斤重有加"是练中盘。

9.青龙探爪势。

【运动图式】图12-4-35。

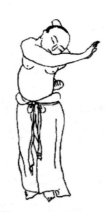

图 12-4-35

【动作说明】取站立姿势,左手向右身侧伸出,手掌向下,过膝收回,握固,放于左胁;然后右手向左身侧伸出,手掌向下,过膝收回,握固,放于右胁,左右交替进行。练习过程中,两眼平视,平心静气。

【主治】修身养性,炼形强筋。治疗心神不安,肩背拘急疼痛。

【按语】《内功图说》原文云:"青龙探爪,左从右出,修士效之,掌平气实,力周肩背,回收过膝,两目注平,息调心谧。"《易筋经》文成堂本的描述是:"肩背用力,平掌探出,至地围收,两目注平。"其练习要领可供练功者参考。

10.卧虎扑食势。

【运动图式】图 12-4-36。

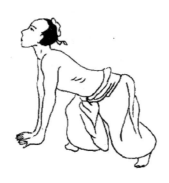

图　12-4-36

【动作说明】取站立姿势,两脚分开,俯身向下,两手着地,昂首向上,以指尖撑地,左右腿交替屈伸运动。

【主治】疏通经脉、关节、气血,强身健体。治疗肩背腰腿疼痛。

【按语】卧虎扑食势与《五禽戏》的虎戏相似,《内功图说》原文云:"两足分蹲身似倾,屈伸左右腿相更,昂头胸作探前势,偃背腰还似砥平,鼻息调元均出入,指尖著地赖支撑,降龙伏虎神仙事,学得真形也卫生。"《易筋经》文成堂本的描述是:"膀背十指用力,两足蹲开,前跪后直,十指挂地,腰平头昂,胸向前探,鼻息调匀,左右同之。"可供学练时参考。

11.打躬势。

【运动图式】图 12-4-37。

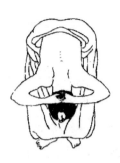

图 12-4-37

【动作说明】取站立姿势,两手十指交叉上举,伸至头后,抱持后脑,掩耳塞听,弯腰做打躬势,同时舌抵上腭,咬紧牙关,做功中保持鼻息调匀。

【主治】交通任督,锻炼颈、腰、膝关节。治疗全身关节疼痛。

【按语】《内功图说》原文云:"两手齐持脑,垂腰至膝间,头惟探胯下,口更啮牙关,掩耳聪教塞,调元气自闲,舌尖还抵腭,力在肘双弯。"《易筋经》文成堂本的描述是:"两肘用力夹抱后脑,头前用力探出,牙咬,舌抵上腭,躬身低头至腿,头耳掩紧,鼻息调匀。"可供学练时参考。

12.掉尾势。

【运动图式】图 12-4-38。

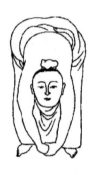

图 12-4-38

【动作说明】取站立姿势,屈身下俯,膝要伸直,膀也要伸直,两手至地,昂首瞪目,凝神定志。然后恢复原站立姿势,以脚跟顿地 21 次,手臂左右平伸 7 次。最后盘膝静坐,闭目调息,定静收功。

【主治】锻炼神气筋骨,使神气合一,筋柔骨坚。治疗肩臂腰腿关节软弱疼痛,神躁心浮。

【按语】《内功图说》原文云:"膝直膀伸,推手自地,瞪目昂头,凝神一志,起而顿足,二十一次,左右伸肱,以七为志。更作坐功,盘膝垂眦,口注于心,息调于鼻,定静乃起,厥功维备。"《易筋经》文成堂本的描述是:"膝直膀伸躬鞠,两手交推至地,头昂目注,鼻息调匀,徐徐取入,脚跟顿地二十一次,左右膀伸七次,盘膝静坐,口心相注,闭目调息,定静后起。"

《易筋经》一套十二势,虽然总体来看是练形,练动功,但内练气贯穿始终,这是学练"易筋经"必须明确的。"易筋经"主要是用来健身强体,柔筋壮骨,延年益寿,但也可治疗疾病,特别对运动系统疾病有较好疗效。在用于治疗疾病时,可整套练习,也可有针对性地选练某一势或某几势,届时要灵活处理。

(四)二十四气坐功却病图

《二十四气坐功却病图》,首见于明代高濂所辑《遵生八笺·四时调摄笺》,称为"陈希夷导引坐功图",又载于《内功图说辑要》。明代胡文焕所辑《寿养丛书全集》中的《保生心鉴》则将"二十四气坐功却病图"称为"太清二十四水火聚散图"。该运动(导引)疗法(却病)流传久远,其特点是以不同时间(包括节气和时辰),采用不同的坐姿与动作,治疗不同的疾病,是继《诸病源候论》以后最典型的一种传统运动疗法。

1.立春正月节坐功却病图。

【运动图式】图12-4-39。

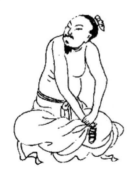

图　12-4-39

【动作说明】每日子丑时分(23时至3时),盘腿而坐,两手相叠,按在大腿上,转身拗颈,左右耸引,各练习三五次。然后再配合叩齿、吐纳、漱津,吞咽三次。

【主治】风寒之邪闭阻引起的头顶痛、耳后痛、肩颈痛、背痛、肘臂痛。

2.雨水正月中坐功却病图。

【运动图式】图12-4-40。

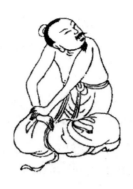

图　12-4-40

【动作说明】每日子丑时分(23时至3时),盘腿而坐,平心气和,双手相叠按在小腿上,拗颈转身,左右偏引三至五次。同时配合叩齿生津,吐浊纳清,漱咽导气。

【主治】宣导三焦,开通郁结。治疗三焦经络邪毒留滞引起的咽干喉痹,耳聋颊痛,目锐眦痛,呕哕,汗出。

3.惊蛰二月节坐功却病图。

【运动图式】图12-4-41。

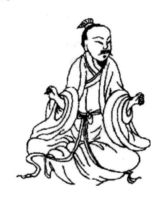

图　12-4-41

【动作说明】每日丑寅时分(1时至5时),盘腿而坐,两手握固,转动颈项,反肘向后牵引,顿掣五六次,然后叩齿36次,吐纳导气9次,漱津咽液9次。

【主治】疏通经脉。治疗肺胃两经病变,火毒内扰,症见目黄口干,喉痹面肿,衄衄鼻塞,暴哑头风,牙宣目暗,遍身疙瘩等。

4.春分二月中坐功却病图。

【运动图式】图12-4-42。

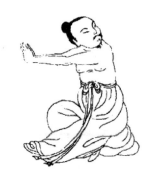

图　12-4-42

【动作说明】每日丑寅时分(1时至5时),盘腿而坐,平心静气,伸展两手,回头顾盼,左右挽引,各练习六七次,然后叩齿36次,呼吸吐纳9次,漱津咽液9次。

【主治】宣通阳明之经,使气通畅,邪热自去,阳气清明。治疗热入阳明,火热炼灼诸症,如齿痛颈肿,寒栗热肿,耳聋耳鸣,肩背疼痛,气满,皮肤厚坚而瘙痒。

5.清明三月节坐功却病图。

【运动图式】图12-4-43。

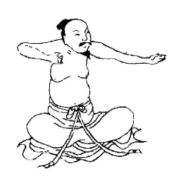

图　12-4-43

【动作说明】每日丑寅时分(1时至5时),盘腿正坐,安心静气,挽手左右如拉引硬弓,各行七八次,然后叩齿生津,纳清吐浊,咽津导气各三次。

【主治】腰肾与肠胃积滞,症见耳前发热,耳聋,恶寒,咽痛,颈肩臂腰疼痛。

6.谷雨三月中坐功却病图。

【运动图式】图12-4-44。

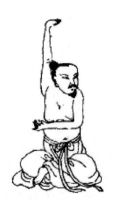

图 12-4-44

【动作说明】每日丑寅时分(1时至5时),盘腿平坐,左右手交换举托,另一手移臂掩乳,各进行五至七次,然后叩齿生津,吐浊纳清,漱津吞气。

【主治】脾胃失调,经脉郁滞,症见目黄,肿,颔肿,肘臂外后侧肿痛,臂外痛,掌中热。

7.立夏四月节坐功却病图。

【运动图式】图 12-4-45

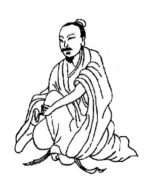

图 12-4-45

【动作说明】每日寅卯时分(3时至7时),盘腿而坐,闭息瞑目,安神静气,然后竖起一膝,两手相交抱于膝下,用力拉向胸前,左右膝交替进行,各进行五至七次,最后叩齿生津,吐纳呼吸,漱津吞气。

【主治】开通心络,疏风泄热。治疗臂肘挛急,腋肿,手心热,喜笑不休,杂证。

8.小满四月中坐功却病图。

【运动图式】图 12-4-46。

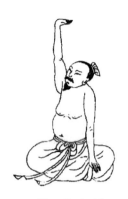

图　12-4-46

【动作说明】每日寅卯时分(3 时至 7 时),盘腿而坐,一手举托,一手拄按,左右各练习三至五次,然后叩齿生津,吐浊纳清,咽津导气。

【主治】能调畅气血,疏泄邪毒。治疗肺蕴邪毒,胸胁支满,心悸心烦,面赤鼻赤,目黄,掌中热,诸痛。

9.芒种五月节坐功却病图。

【运动图式】图 12-4-47。

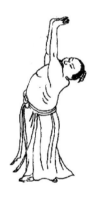

图　12-4-47

【动作说明】每日寅卯时分(3 时至 7 时),取站立姿势,身向后仰,两手上托,左右手都要用力,练习五至七次,然后平静呼吸,叩齿生津,吐浊纳清,咽津导气。

【主治】腰肾蕴积,虚劳咽干,心痛欲饮,目黄胁痛,消渴善笑,善惊善忘,上咳吐,下气泄,身热而股痛,心悲,头项痛,面赤。

10.夏至五月中坐功却病图。

【运动图式】图 12-4-48。

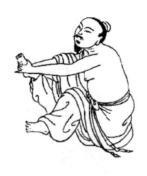

图　12-4-48

【动作说明】每日寅卯时分(3 时至 7 时),跂坐,两手前伸,握住一脚,脚用力踏蹬,手用力挽回,双向用力,换脚进行,各练习五至七次,然后叩齿生津,纳清吐浊,咽津导气。

【主治】风湿病,腕膝痛,臂臑痛,腰背痛,掌中热,身体重。

11.小暑六月节坐功却病图。

【运动图式】图 12-4-49。

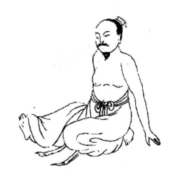

图　12-4-49

【动作说明】每日丑寅时分(1 时至 5 时),跪坐,两手踞地,屈压一足,直伸一足,用力擎三至五次,然后叩齿生津,吐浊纳清,咽津导气。

【主治】腿膝腰髀风湿,肺胀满,喘咳,咽干,缺盆中痛,脐右小腹胀痛,手挛急,身体重,半身不遂,偏风,健忘,哮喘,脱肛,腕无力,喜怒不常。

12.大暑六月中坐功却病图。

【运动图式】图 12-4-50。

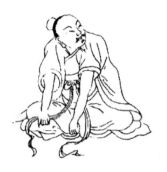

图　12-4-50

【动作说明】每日丑寅时分(1 时至 5 时),盘腿而坐,双拳踞地,返首向肩,如虎视状,左右各练习三至五次,然后叩齿生津,吐浊纳清,咽津导气。

【主治】头项胸背风毒,咳嗽气喘,胸满烦渴,臂肩背痛,掌热汗出,恶寒发热,皮肤痛,小便频数,健忘,悲愁欲哭。

13.立秋七月节坐功却病图。

【运动图式】图 12-4-51。

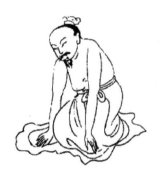

图　12-4-51

【动作说明】每日丑寅时分(1 时至 5 时),采取正坐姿势,两手托地,先缩体闭息,后耸身上踊,练习七八次,然后叩齿生津,吐浊纳清,咽津导气。

【主治】补虚益损,却腰肾积气。治疗口苦,心胁痛,头痛颔痛,目眦痛,缺盆痛,腋下肿,汗出振寒。

14.处暑七月中坐功却病图。

【运动图式】图 12-4-52。

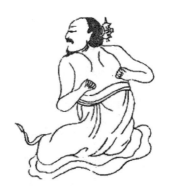

图 12-4-52

【动作说明】每日丑寅时分(1时至5时),正坐,转头并举引肩臂,向左转头时左前臂顺势反手捶背,向右转头时右前臂顺势反手捶背,各进行五至七次,然后叩齿生津,吐浊纳清,咽津导气。

【主治】风湿留滞,肩背痛,胸痛,脊膂痛,胁肋髀膝经络外至胫绝骨外踝前及诸节皆痛,咳嗽上气,少气喘渴。

15.白露八月节坐功却病图。

【运动图式】图12-4 -53。

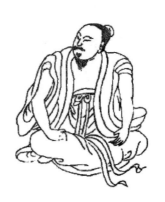

图 12-4-53

【动作说明】每日丑寅时分(1时至5时),盘腿而坐,两手按膝,转头推引,各进行三至五次,然后叩齿生津,吐浊纳清,咽津导气。

【主治】除风气留滞。治疗腰背恶寒,汗出,疟疾,喉痹,颈肿唇疹,登高狂歌,闻木声而惊。

16.秋分八月中坐功却病图。

【运动图式】图12-4 -54。

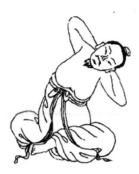

图 12-4-54

【动作说明】每日丑寅时分(1时至5时),盘腿而坐,两手掩耳,左右侧弯头身,各三至五次,然后叩齿生津,吐浊纳清,咽津导气。

【主治】除风湿积滞。治疗胁肋腰股膝足诸痛,腹胀喘满,胃寒遗溺,消谷善饥。

17.寒露九月节坐功却病图。

【运动图式】图 12-4-55。

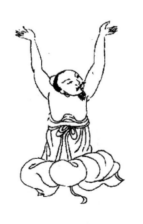

图 12-4-55

【动作说明】每日丑寅时分(1时至5时),盘腿正坐,举两臂,身顺势上踊,举臂同时头侧向左或右,左右各练习三至五次,然后叩齿生津,吐浊纳清,咽津导气。

【主治】除风寒湿邪。治疗头项脊背腰胁疼痛,目黄鼻衄,霍乱疟疾,癫狂诸痛。

18.霜降九月中坐功却病图。

【运动图式】图 12-4-56。

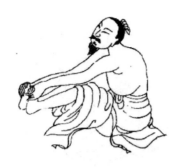

图　12-4-56

【动作说明】每日丑寅时分(1时至5时),烘坐,伸出两手,攀握两足,手牵与足蹬两相用力,或伸或缩,练习五至七次。然后叩齿生津,吐浊纳清,咽津导气。

【主治】除风湿痹症。治疗项背腰尻股膝髀疼痛,腹痛便脓,小便难,脏毒脚气,脱肛痔漏。

19.立冬十月节坐功却病图。

【运动图式】图12-4-57。

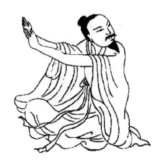

图　12-4-57

【动作说明】每日丑寅时分(1时至5时),盘腿而坐,左手按膝,右手挽左肘,头向右转,两手向左推出,换左右手,右手按膝,左手挽右肘,头向左转,两手向右推出,左右各练习三至五次,然后吐浊纳清,叩齿生津,咽津导气。

【主治】除胸胁积滞,虚劳邪毒。治疗胸满呃逆,胁腹疼痛,食滞眩晕,耳聋颊肿,目赤肿痛。

20.小雪十月中坐功却病图。

【运动图式】图12-4-58。

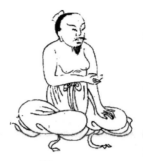

图 12-4-58

【动作说明】每日丑寅时分(1时至5时),盘腿而坐,一手按膝,一手挽肘,左右争力,各练习三至五次,然后吐浊纳清,叩齿生津,咽津导气。

【主治】除风湿热毒。治疗癫闭诸疝,阴缩筋挛,五淋洞泄,胸闷喘急,妇女腹肿。

21.大雪十一月节坐功却病图。

【运动图式】图 12-4-59。

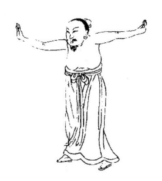

图 12-4-59

【动作说明】每日子丑时分(23时至3时),取站立姿势,举膝踏步,两手左右托,踏步托手时头身略转侧,面向侧手掌竖,面背侧手掌仰,然后叩齿生津,吐浊纳清,咽津导气。

【主治】除脚膝风湿。治疗口热舌干,咽肿心烦,肠澼黄疸,饥不欲食,咳血。

22.冬至十一月中坐功却病图。

【运动图式】图 12-4-60。

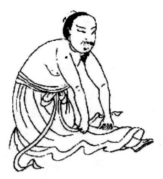

图　12-4-60

【动作说明】每日子丑时分(23时至3时),平坐,伸两足,拳两手,按两膝,左右用力,练习三至五次,然后吐浊纳清,叩齿生津,咽津导气。

【主治病症】除手足经络寒湿。治疗脊背髀股痛,腰冷足萎,胸满腹痛,咳嗽气逆,便难下痢,颈肿冻疮。

23.小寒十二月节坐功却病图。

【运动图式】图12-4-61。

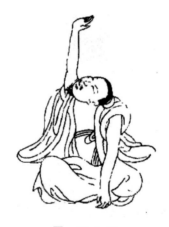

图　12-4-61

【动作说明】每日子丑时分(23时至3时),盘腿而坐,一手按足,一手上托,仰头视上托之手,左右互换,各练习三至五次,然后吐浊纳清,叩齿生津,咽津导气。

【主治】除营卫气蕴。治疗呕哕脘痛,腹胀中满,食减善噫,溏泄便闭,面黄口干,怠惰嗜卧,心下痞,苦善饥。

24.大寒十二月中坐功却病图。

【运动图式】图12-4-62。

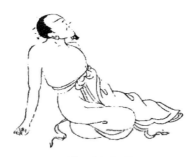

图　12-4-62

【动作说明】每日子丑时分(23时至3时),踞床跪坐,两手向后,一足直伸,一足用力支撑,左右交换,各练习三至五次,然后叩齿生津,吐浊纳清,咽津导气。

【主治病症】除经络蕴积诸气。治疗舌根强痛,体僵不能动摇或不能卧,股膝尻腑足痛,腹胀肠鸣,食泄不化,九窍不通。

《二十四气坐功却病图》治疗的疾病明确,是以治病为主,养生为辅,施行时应根据所处季节不同,选择不同的运动姿势练习,不宜作为一套动作二十四式从头练到尾。练功过程中,应注意内力的练习,不要以为动作简单,就马虎从事,在简单的动作中,仔细体会,都有一个同时相反用力的内劲存在,认真练习,用力绝不亚于散步体操,这正是其能够治疗疾病的关键所在。二十四式,每式都有"叩齿、吐纳、咽津"的基本动作,可见其在练习中的重要性,千万不要轻视它。

二、常见六种肿瘤体质的四季运动处方

下面拟定了肿瘤常见六种体质患者在不同季节的传统运动处方,适用范围为早期和康复期的肿瘤患者,无严重心脑血管并发症,且卡氏评分>70分。其运动量需循序渐进,不做强求,以身体舒适为宜。

(一)气虚质肿瘤患者

根据自己的体能,可选用此传统的健身功法,如太极拳、太极剑、保健功等。气功可练"六字诀"中的"吹"字功,常练可以固肾气,壮筋骨。为了让肿瘤患者迅速康复,我们为每一种体质在不同的季节,拟定了一个传统运动的处方,每个处方必在锻炼前,行"叩齿、吐纳、咽津"的基本动作。

1.春季康复期肿瘤患者传统运动处方。

二十四气坐功却病图：图12-4-39、12-4-40、12-4-41、12-4-42、12-4-43、12-4-44。

五禽戏:图12-4-1、12-4-2、12-4-7。

八段锦:图12-4-20、12-4-21。

易筋经：图 12-4-31。

每个动作重复 3 次,每日早晚各一遍。

2.夏季康复期肿瘤患者传统运动处方。

二十四气坐功却病图：图 12-4-45、12-4-46、12-4-47、12-4-48、12-4-49、12-4-50。

五禽戏：图 12-4-1、12-4-2、12-4-7。

八段锦：图 12-4-20、12-4-21。

易筋经：图 12-4-31。

每个动作重复 3 次,每日早晚各一遍。

3.秋季康复期肿瘤患者传统运动处方。

二十四气坐功却病图：图 12-4-51、12-4-52、12-4-53、12-4-54、12-4-55、12-4-56。

五禽戏：图 12-4-1、12-4-2、12-4-7。

八段锦：图 12-4-20、12-4-21。

易筋经：图 12-4-31。

每个动作重复 3 次,每日早晚各一遍。

4.冬季康复期肿瘤患者传统运动处方。

二十四气坐功却病图：图 12-4-57、12-4-58、12-4-59、12-4-60、12-4-61、12-4-62。

五禽戏：图 12-4-1、12-4-2、12-4-7。

八段锦：图 12-4-20、12-4-21。

易筋经：图 12-4-31。

每个动作重复 3 次,每日早晚各一遍。

(二)阳虚质肿瘤患者

"流水不腐,户枢不蠹""生命在于运动",运动锻炼是强身健体、延年益寿的重要手段。阳气是一身之气中具有温煦、兴奋特性的部分,是具有温煦、推动、兴奋等功能的极细微物质和能量。阳气不足,温煦、推动、兴奋等功能减退,阳不制阴,阴气相对偏盛,出现产热减少、功能减退的病理。因此,阳虚体质人怕寒,比较容易受风和寒的侵袭,锻炼时应注意保暖避寒。阳虚质者要选择暖和的天气进行户外运动锻炼,不宜在阴冷天气或潮湿之处锻炼身体,比如在水中游泳易受寒气和湿气,一般就不太适合阳虚体质的人。根据中医理论"春夏养阳,秋冬养阴"的观点,阳虚体质的人锻炼时间最好选择春、夏季,一天中又以阳光充足的上午为最好的时机,其他时间锻炼则应当在室内进行。冬季要避寒就温,春夏要注意培补阳气,做到"无厌于日",即在春夏季多晒太阳,每次不得少于 30min。此外,每天早晨用冷水洗脸也可使机体抵御寒冷的能力逐渐增强。对于年老及体弱之人,夏季不要在外露宿,不要直吹电扇,运动量不能过大,尤其注意不可大量出汗,以防汗出伤阳。中国传统体育中的一些功法如八段锦、五禽戏、太极拳等,适当的短距离跑和跳跃运动,如跳绳等可以振奋阳气,促进阳气的生发和流通。这些方法都有助于阳虚体质者的调养。我们为阳虚体质在不同的季节,拟定了一个传统运动的处方。

1.春季康复期肿瘤患者传统运动处方。

二十四气坐功却病图:图 12-4-39、12-4-40、12-4-41、12-4-42、12-4-43、12-4-44。

五禽戏:图 12-4-1、12-4-9。

八段锦:图 12-4-15、12-4-26。

易筋经:图 12-4-28。

每个动作重复 3 次,每日早晚各一遍。

2.夏季康复期肿瘤患者传统运动处方。

二十四气坐功却病图:图 12-4-45、12-4-46、12-4-47、12-4-48、12-4-49、12-4-50。

五禽戏:图 12-4-1、12-4-9。

八段锦:图 12-4-15、12-4-26。

易筋经:图 12-4-28。

每个动作重复 3 次,每日早晚各一遍。

3.秋季康复期肿瘤患者传统运动处方。

二十四气坐功却病图:图 12-4-51、12-4-52、12-4-53、12-4-54、12-4-55、12-4-56。

五禽戏:图 12-4-1、12-4-9。

八段锦:图 12-4-15、12-4-26。

易筋经:图 12-4-28。

每个动作重复 3 次,每日早晚各一遍。

4.冬季康复期肿瘤患者传统运动处方。

二十四气坐功却病图:图 12-4-57、12-4-58、12-4-59、12-4-60、12-4-61、12-4-62。

五禽戏:图 12-4-1、12-4-9。

八段锦:图 12-4-15、12-4-26。

易筋经:图 12-4-28。

每个动作重复 3 次,每日早晚各一遍。

(三)阴虚体质肿瘤患者

阴虚质是由于体内津液精血等阴液亏少,运动时易出现口渴干燥、面色潮红、小便少等,只适合做中小强度,间断性身体练习,可选择太极拳、太极剑、八段锦、气功等动静结合的传统健身项目,也可习练"六字诀"中的"嘘"字功,以涵养肝气。锻炼时要控制出汗量,及时补充水分。阴虚质的人多消瘦,容易上火,皮肤干燥等。皮肤干燥甚者,可多选择游泳,能够滋润肌肤,减少皮肤瘙痒,但不宜桑拿。静气功锻炼对人体内分泌有双向调节功能,促进脾胃运化,增加体液的生成,改善阴虚质。阴虚质者由于阳气偏亢,不宜进行剧烈运动,避免大强度、大运动量的锻炼形式,避免在炎热的夏天,或闷热的环境中运动,以免出汗过多,损伤阴液。我们为阴虚体质在不同的季节,拟定了一个传统运动的处方。

1.春季康复期肿瘤患者传统运动处方。

二十四气坐功却病图:图 12-4-39、12-4-40、12-4-41、12-4-42、12-4-43、12-4-44。

八段锦:图 12-4-14、12-4-23。

易筋经:图 12-4-37。

每个动作重复 3 次,每日早晚各一遍。

2.夏季康复期肿瘤患者传统运动处方。

二十四气坐功却病图:图 12-4-45、12-4-46、12-4-47、12-4-48、12-4-49、12-4-50。

八段锦:图 12-4-14、12-4-23。

易筋经:图 12-4-37。

每个动作重复 3 次,每日早晚各一遍。

3.秋季康复期肿瘤患者传统运动处方。

二十四气坐功却病图:图 12-4-57、12-4-58、12-4-59、12-4-60、12-4-61、12-4-62。

八段锦:图 12-4-14、12-4-23。

易筋经:图 12-4-37。

每个动作重复 3 次,每日早晚各一遍。

4.冬季康复期肿瘤患者传统运动处方。

二十四气坐功却病图:图 12-4-19、12-4-20、12-4-21、12-4-22、12-4-23、12-4-24。

八段锦:图 12-4-14、12-4-23。

易筋经:图 12-4-37。

每个动作重复 3 次,每日早晚各一遍。

(四)气郁体质肿瘤患者

气郁体质者宜动不宜静,适合户外活动,同时可以练习八段锦、太极拳等调整气机的运动。我们为气郁体质在不同的季节,拟定了一个传统运动的处方。

1.春季康复期肿瘤患者传统运动处方。

二十四气坐功却病图:图12-4-39、12-4-40、12-4-41、12-4-42、12-4-43、12-4-44。

八段锦:图12-4-25。

易筋经:图12-4-28、12-4-30、。

每个动作重复3次,每日早晚各一遍。

2.夏季康复期肿瘤患者传统运动处方。

二十四气坐功却病图:图12-4-45、12-4-46、12-4-47、12-4-48、12-4-49、12-4-50。

八段锦:图12-4-25。

易筋经:图12-4-28、12-4-30。

每个动作重复3次,每日早晚各一遍。

3.秋季康复期肿瘤患者传统运动处方。

二十四气坐功却病图:图12-4-51、12-4-52、12-4-53、12-4-54、12-4-55、12-4-56。

八段锦:图12-4-25。

易筋经:图12-4-28、12-4-30。

每个动作重复3次,每日早晚各一遍。

4.冬季康复期肿瘤患者传统运动处方。

二十四气坐功却病图:图12-4-57、12-4-58、12-4-59、12-4-60、12-4-61、12-4-62。

八段锦:图12-4-25。

易筋经:图12-4-28、12-4-30。

每个动作重复3次,每日早晚各一遍。

(五)痰湿体质肿瘤患者

运动对于痰湿体质的人来说非常重要,因为这种体质的人,容易得肥胖症、中风、糖尿病、高血压、高尿酸、肿瘤等一些疾病,因为他们的脾胃功能失调,就会导致水液在体内聚积,痰湿就是脾运化水液的功能失调后所产生的病理产物。我们为痰湿体质在不同的季节,拟定了一个传统运动的处方。

1.春季康复期肿瘤患者传统运动处方。

二十四气坐功却病图:图12-4-39、12-4-40、12-4-41、12-4-42、12-4-43、12-4-44。

八段锦:图12-4-12。

易筋经:图12-4-35、12-4-36、12-4-38。

每个动作重复3次,每日早晚各一遍。

2.夏季康复期肿瘤患者传统运动处方。

二十四气坐功却病图:图 12-4-45、12-4-46、12-4-47、12-4-48、12-4-49、12-4-50。

八段锦:图 12-4-12。

易筋经:图 12-4-35、12-4-36、12-4-38。

每个动作重复 3 次,每日早晚各一遍。

3.秋季康复期肿瘤患者传统运动处方。

二十四气坐功却病图:图 12-4-51、12-4-52、12-4-53、12-4-54、12-4-55、12-4-56。

八段锦:图 12-4-12。

易筋经:图 12-4-35、12-4-36、12-4-38。

每个动作重复 3 次,每日早晚各一遍。

4.冬季康复期肿瘤患者传统运动处方。

二十四气坐功却病图:图 12-4-57、12-4-58、12-4-59、12-4-60、12-4-61、12-4-62。

八段锦:图 12-4-12。

易筋经:图 12-4-35、12-4-36、12-4-38。

每个动作重复 3 次,每日早晚各一遍。

(六)血瘀体质肿瘤患者

现在越来越多的办公室一族成为血瘀体质患者,就是由于久坐不动、气血不通造成的。所以运动对于改善此体质也很重要。由于"心主血脉",所以也应该多做一些有益于心脏的运动,比如太极拳、太极剑、五禽戏、徒手健身操、舞蹈、步行健身等。按摩也是很好的调节,经常按三阴交、合谷、血海等穴位都可以促进血液的运行。血瘀体质者平时生活中也要注意保暖,避免生冷,避免太久保持一个姿势如久坐等。此外,此类人群一般心血管机能较弱,不宜做大强度的体育锻炼。我们为血瘀体质在不同的季节,拟定了一个传统运动的处方。

1.春季康复期肿瘤患者传统运动处方。

二十四气坐功却病图:图 12-4-39、12-4-40、12-4-41、12-4-42、12-4-43、12-4-44。

八段锦:图 12-4-24。

易筋经:图 12-4-29、12-4-33、12-4-37。

每个动作重复 3 次,每日早晚各一遍。

2.夏季康复期肿瘤患者传统运动处方。

二十四气坐功却病图:图 12-4-45、12-4-46、12-4-47、12-4-48、12-4-49、12-4-50。

八段锦:图 12-4-24。

易筋经:图 12-4-29、12-4-33、12-4-37。

每个动作重复 3 次,每日早晚各一遍。

3.秋季康复期肿瘤患者传统运动处方。

二十四气坐功却病图:图 12-4-51、12-4-52、12-4-53、12-4-54、12-4-55、12-4-56。

八段锦:图 12-4-24。

易筋经:图 12-4-29、12-4-33、12-4-37。

每个动作重复 3 次,每日早晚各一遍。

4.冬季康复期肿瘤患者传统运动处方。

二十四气坐功却病图:图 12-4-57、12-4-58、12-4-59、12-4-60、12-4-61、12-4-62。

八段锦:图 12-4-24。

易筋经:图 12-4-29、12-4-33、12-4-37。

每个动作重复 3 次,每日早晚各一遍。

（李雪松　安跟会）

第五章
肿瘤的情志调养

《素问·阴阳应象大论》曰:"喜怒不节,寒暑过度,生乃不固。"《素问·上古天真论》中也谈到"恬淡虚无,真气从之,精神内守,病安从来"。也就是说,在生活中要心情乐观和舒畅,避免不良情绪干扰,人体正气就不被耗散,可以增强人体对疾病的防御能力,从而减少疾病的发生。反之,情志的超常变化(如过怒、过喜、过悲等),就会损伤内脏(怒伤肝、喜伤心、思伤脾、忧伤肺、恐伤肾),使气机逆乱,阴阳失调,气血不和,而发病或加重病情。

第一节　情志与肿瘤

肿瘤与患者的性格和情绪的关系非常密切。暴躁、易怒性格的人容易患肿瘤,情绪长期不稳定,也会影响肿瘤康复。因此,肿瘤患者要保持乐观的情绪和平和的心态。

一、情志与肿瘤发生、发展的关系

情志因素在肿瘤疾病的发生与康复中起重要作用,但又常常被忽略和轻视。心理康复是既细致又广泛的医疗和社会问题。祖国医学在精神致病方面论述较多,如《外科正宗》曰:"忧郁伤肝,思虑伤脾,积想在心,所愿不得志者,致经络痞涩,聚结成核。"在食管癌病因中古人有"七情伤脾胃,郁而生痰,痰与气搏"之说;在乳癌病因中,古书载有"肝脾郁怒,气血亏损,名曰乳岩"及"多生忧郁积忿"的论述。使患者能够调动主观能动性,树立乐观向上的人生态度,消除患者的紧张,恐惧、悲观和失望等心理。同时,患者要树立战胜疾病的决心,不断开阔眼界,使心情保持豁达,使机体的抗病能力能够有效发挥。如果患者能够经常保持乐观的心态,就能防止疾病缠身。

二、肿瘤人群的情志调护

《养生延命录》曰:"静者寿,躁者夭。"忧愁思怒、惊恐不安、悲观失望,正常的精神状态不能康复,可引起高级神经活动、内分泌系统及免疫系统诸方面的失调,导致抗癌能力的崩溃,造成病情恶化。肿瘤科的医护人员应深刻意识到肿瘤患者情志调养与疾病康复的意义,同时做到如下几点:

1.从"百病皆生于气""心身统一、治神为先"的思想出发,向患者讲明肿瘤的治疗必须有良好的心理配合,精神好者见效快,家人及医务人员要说服病人,消除病人的郁闷,用语言达到"疏肝理气"的治疗作用。

2.向患者介绍抗癌治疗乐观的前景及医务人员十足的治疗信心,取得病人信任,消除肿瘤患者的危机感和绝望心理。

3.注意喜、怒、忧、思、悲、恐、惊"七情"的调理,达到心理精神上的平衡。肿瘤患者常出现对死亡的恐惧、对亲人的思念、对未竟事业的担忧以及生离死别的悲哀和对某些要求最终不能满足的遗憾,医务人员要配合家属做好多方面的解释疏导工作,避免气机紊乱,维持脏腑气血功能的正常运行。

4.对某些性格开朗的患者可以坦诚以待,和家属一起以各种方式交代病情,求得患者对治疗的配合。《灵枢·师传》曰:"告之以其败,语之以其善,导之以其便,开之以其苦,虽有无道之人,恶有所不听乎。"语言是心理疗法的工具,运用语言及文字工具,便可为患者解除疑虑。鼓励患者参加抗癌乐园的社会活动,多读乐观向上的科普杂志,最大限度地调动病人的积极性。

不良情志因素也可导致免疫系统紊乱,致使肿瘤发病,一般来说男性以消化系统和呼吸系统恶性肿瘤多见;女性除与男性相似以外,乳腺癌和子宫颈癌的所占比重亦较大。化学性、生物性、物理性致癌因素已被公认,而不良心理因素对肿瘤发病的影响,亦早就为人们所关注。早在两千年以前成书的中医经典著作《素问·通评虚实论》就明确指出:"隔塞闭绝,上下不通,则暴忧之病也。"说明了噎膈,也就是现在所说的食管癌的发病与"暴忧"有关。据山西、河北统计,患食管癌的病人中,性情急躁者分别占56.5%及69%;也有报道食管癌患者中52.4%有过重大精神刺激,其他部位的肿瘤也曾有人注意到与孤僻、急躁、易怒、抑郁等不良精神状态有关。明代《外科正宗·乳痈乳岩论三十三》认为,乳腺癌的病因是:"忧郁伤肝,思虑伤脾,积想在心,所愿不得,致经络痞涩,聚结成核。"清代医学著作《金匮翼·积聚统论·气积篇》记载:"气滞成积也,凡忧思郁怒,久不得解者,多成此疾。"指出了情志心理因素可以导致机体脏腑功能失调,气滞血瘀,久则形成积聚之类的恶性肿瘤。

随着科学技术的发展,医学科学的进步使关于不良心理因素与肿瘤发病的关系有了进一步的明确认识。国内外有不少研究发现,癌症患者发病前的不良生活事件发生率往往较高,其中尤以家庭不幸方面的事件最为多见,例如亲人死亡、罹患疾病、婚姻失败、事业受阻、失业、经济状况改变、暴力事件等,这会导致患者遭受一系列精神情志刺激。现代流行病学调查研究的结果表明,精神创伤、好生闷气、性格不开朗等不良心理因素是食管癌发病的显著危险因素,证实食管癌患者发病前有各种精神刺激和抑郁性格的人较多。中国有关胃癌危险因素的调查分析结果表明:多次生闷气、生气吃饭及精神受刺激等精神心理因素具有较高的危险性。乳腺癌的发病与精神因素有关,早已为国内外学者所承认,例如国外学者 Cree 在 1975 年报告病例对照研究的结果,发现过度压抑感情及过分冲动的妇女乳腺癌发病率明显增高。国内学者在 20 世纪 80 年代初的流行病学调查研究结果亦发现,精神创伤是乳腺癌发病的重要危险因素。近年调查显示,北京、上海是中国乳腺癌发病率最高的城市,这与上述两地生活节奏快、工作压力大、精神负担较重密切相关。医学研究的结果还表明,肝癌患者以内向型性格占绝大多数,失去亲人而造成的抑郁、绝望和难以宣泄的悲哀等心理因素,对肺癌的发病有促进作用;精神创伤史则是子宫颈癌发病的重要危险因素。目前看来,不良的精神心理因素可能改变机体的免疫状态,抑制免疫系统的功能,降低其免疫监视、免疫杀伤的功能,在致癌因素的作用下,导致肿瘤的发生和扩展。

三、不同季节的情志调养

(一)春季

春季万物复苏,阴消阳长,人体的各种功能开始活跃,正是养生的大好时机。大多数人对饮食和身体方面的养生非常重视,而忽略了甚至根本不知道情志,即心理方面的养生。中医认为,生者,重在养心。古语云:春困秋愁。春秋两季是心理疾病多发期。《黄帝内经》指出:"女子伤春,男子悲秋。"因此,女性有时自己也不明白原因,就是没来由的不开心,莫名烦躁,一旦遇到不顺心的事也易出现自暴自弃的念头,陷入情绪的低谷。同时,受生物节律影响,人们在春季易出现嗜睡现象,如果不善于调理自己的情绪,加之不能接受春天疲倦的状态,就会产生自我挫败的感觉,导致心理问题。

中医认为,春季与肝生发调达之气相应,肝为风木之脏,主情志,不良情绪易致肝气郁滞,神经内分泌失调,免疫力下降而引起肝病、精神病、心脑血管病、宿疾复发等。春天调节心情可以从改变自己的行为,增加运动开始。到了春天,感到春困的人可以通过踏青、散步等户外活动,增加晒太阳的时间,与大自然亲密接触,享受慢生活。通过听听鸟鸣、看看花开、闻闻花香、瞧瞧溪水、舒展筋骨,让自己放松下来。在家的时候可以穿宽松衣裤,把头发披散下来,不要束得过紧,通过唱歌、吟诵,调节心情。同时,要做到早起早睡规律生活,顺应自然升发之气,柔和以养肝。还可以练习五音导引音乐疗法、中医养生功之八段锦、易筋经、五禽戏、太极拳等。

(二)夏季

中医学认为,夏季为万物生长繁盛之际,天气地气相互交集。白天更长,夜晚更短,人们应当睡得更迟,起得更早,与天气相应。不要讨厌日光,应适当使阳气升发,故人体应当出汗,使人体阳气与天气相通,并适当注重自然避暑方法。现在人们多喜久待空调房等人工冷环境,使机体的阳气被郁遏,汗无从以出,阴寒之气压制人体阳气,并侵犯人体,易产生暑湿,故夏天应适当运动,无厌于日,以厉其心,夏天应当注重对心的调护,切勿大怒。《素问·生气通天论》曰:"大怒则形气绝,而血菀于上,使人薄厥。"大怒易阻滞气机,使气血郁结于上,夏属火,心属火,心主血脉,血郁则心气受损,使得秋收之基欠固,故秋天容易得疟疾。夏热秋凉,失其调节,故寒热往来。再者,心在志为喜,"心气虚则悲,实则笑不休"。大喜易使心火过于亢奋,火无以制,易对血脉造成损伤,使得心脏疾病发生。

(三)秋季

秋季万物平和,不再生长,天气开始转冷肃杀,人们应当早睡早起,与鸡同步,为了让神志安,缓解秋天的刑杀,要收敛在外的神气,使人言行更加安定,以此来使神志安。使肺气得到肃清,肺为水之上源,肺气清则水藏荣润,五脏之神安,为冬藏提供更好的基础。秋天应当学会收敛自己的神情和行动,在秋天,自然界阳气开始逐渐减弱,机体的抵抗力也随之减弱。秋天养收是为了与自然界阳气同步,天人合一,进一步说明冬天保存阳气的重要性。秋时白天依旧阳光高亢而夜间则肃冷,此开阖之变,最易伤及人体的正气,耗伤人体之真阳,故秋季养收,是为了更好地适应秋天的多变。

秋天人们收敛神气,无外其志,神情安定,因此是一个适合做一些重要事情的季节。收敛外越的神气,专注于某一项事情。例如中国内地学校每一学年的开始都在秋季,因秋主收,神志安定,收敛夏季外越之神气,让学生开始将重心转移到学习上去。

(四)冬季

冬天寒风凛冽,大地结冰,地气固藏不出,不腾与天,无以与天气相交。太阳升得晚,落得早,故人们的作息应与之相应。睡得早,起得晚,与天日同步。冬天外界寒冰地坼，人体最需要的是收藏——藏神、藏气、藏精。因此，冬季是个进补的好季节，可以适当进食一些血肉有情之品，达到温肾壮阳的目的。冬通于肾，因此冬天的藏，体现在保护机体阳气，多穿衣服，使阳气无泄与外；男女节制房事，勿使精气耗泄；精神更加安妥，勿出现大的情志波动，将自己心中的私欲都奉藏于内。如果违反了这一规律，则肾气大伤，来年春天会发生痿厥之病。再者，五行之中，水为木之母，冬水不藏则春木不荣，春天肝病发生的概率大增，故保肝护肝冬天为重。另外，中医学认为水火相济，心为火，肾为水，心火可以暖肾水，肾水可以制心火。冬季肾精耗散太过，则肾水无以制心火，导致心肾不交，容易出现失眠、五心烦热等病理症状。

四季与人体活动关系十分密切，春季人们应舒缓心情，放飞自我。夏季则是辛勤劳作的时节，以此来为秋季带来更多的收获，为冬季和来年做好准备。做好四时养生对预防疾病和强身健体至关重要，以此来达到治未病的境界，能更好地阐释"圣人不治已病而治未病，不治已乱而治未乱"的意义。人们应当顺应四季的变化，做好养生调护，始终把握四季休养生息的法度，来达到颐养天年的目的。

第二节 肿瘤患者的心理表现及治疗

一般来说，肿瘤患者几乎都有心理障碍，根据其发病前的性格、文化修养、病情轻重、家庭背景、社会经济地位不同，临床表现可多种多样。治疗过程中的症状改善，常可减轻患者的心理压力；而躯体的不良反应，则可迅速加重焦虑、抑郁、恐惧、仇视等情绪障碍。在实际临床及生活中，肿瘤患者一般表现为三种心理类型：阶梯性（得知自己病情后，心理状态按顺序要经历否认期、悔恨期、妥协期、抑郁期和接受期五个阶段）、固定性（患者心理特征相对稳定，表现为原有的人格特征如被动、退缩、忍让、压抑、固执等）及混杂性（患者具有多种情绪状态，其混合存在，时隐时现，复杂多变，波动较大）。

一、肿瘤患者的心理表现

（一）恐惧心理

恐惧，通常是指害怕、心里慌张不安这样一种心理状态。"谈癌色变"在癌症患者中广泛存在，虽然随着医学科学的进步，目前部分类型癌症的病死率已有一定程度的下降，但癌症毕竟是难治之症，因而对癌症的恐惧心理是广泛存在的。由此产生的恐惧心理可以发生在正常人群，例如在医院门诊经常遇到一些怀疑自己患有某种癌症而要求做体检的,当检查结果都正常时,原来的症状也就随之消失。确诊为癌症患者,大都有恐惧心理,在得知诊断为癌症的初期,一些患者会由此而引起恐慌和惧怕,觉得生命即将终结,惶惶不可终日。如果再遇症状加重或病情恶化,或道听途说所患的癌症如何可怕,这时也会产生恐惧心理,认为癌症是不可治的"绝症之一",紧张与害怕的心态会长期困扰病人的思想,甚至导致病情进展进一步加速,使得患者的预后更加不良。

（二）悲观心理

悲观,通常是指精神颓丧、对事物的发展缺乏信心的一种心理状态。悲观心理是肿瘤病人常见的一种心理表现。在得知自己确诊为癌症以后,或在癌症的治疗过程中出现病情的反复、复发与转移的病人,都可能出现悲观的心理状态。病人往往情绪极其低落而不能自拔,对疾病的治疗及未来的生活失去信心,甚至自暴自弃,拒绝配合治疗。

（三）抑郁心理

抑郁,一般来说是指心有愤恨,不能诉说而烦闷的一种心理状态。抑郁心理是肿瘤病人较多见的一种心理表现。抑郁心理表现为情绪低落, 很少活动甚至不活动、沉默不语等行为退缩症状。抑郁心理形成的原因:①患癌症后的巨大精神压力可造成病人心情抑郁。②患者自幼形成的内向个性往往是形成抑郁心理的基础。③患病后与亲友、同事的疏远,与配偶及家庭中和睦关系的变化等社会因素易形成产生抑郁心理的环境。④患病后因治疗费用的增加而造成的经济负担更容易刺激心情抑郁的产生。此外,引起癌症患者抑郁心理的医学原因也是不容忽视的,例如低血钾、高血钙等代谢障碍,内分泌调节的紊乱,脑肿瘤、脑转移瘤等颅内器质性病变,以及营养不良和放疗、化疗的毒副反应等,都可能直接导致抑郁心理的产生,在临床中不容忽视。

（四）脆弱心理

脆弱,通常是指经不起挫折,在感情上不坚强的一种心理状态。脆弱心理也是肿瘤病人常见的心理表现。脆弱心理表现为生活中的微小刺激都会对其情绪造成打击而出现痛哭、悲伤等情志方面的发泄。其发生人群多见于女性,尤其是在以往长期处于良好的工作、生活条件和优越的社会、经济环境中生活的癌症患者,则更易产生脆弱的心理状态。脆弱心理也会一定程度上影响患者对于肿瘤相关治疗的依从度。

（五）敏感心理

敏感，一般是指对外界事物反应很快的一种心理状态。敏感心理在肿瘤患者中亦较为常见。其表现为病人对与自己有关的事物反应十分敏感，其无论是看到医院里医生、护士的交谈，还是观察到家中亲友的窃窃私语，或邻居街坊的交头接耳，都会认为是在背后谈论与自己所患癌症病情有关的事情，担心是否存在病情恶化或隐瞒病情，往往会迫不及待地打听询问或追根问底。其发生人群多见于癌症女性患者、年轻患者中，特别是有一定文化程度的病人尤其多见。

（六）焦虑心理

焦虑，通常是一种内心紧张不安，预感到似乎将要发生某种不利情况而又难以应付的不愉快心理状态。焦虑心理表现为恐惧、悲观，当患者处于明显焦虑状态时，甚至可以出现心慌、手抖、头晕、冷汗或其他自主神经失调症状。焦虑心理是癌症患者常见的不良情绪反应，对预后不良的恐惧和治疗结果的悲观，都可能成为焦虑的原因，确诊之前的怀疑诊断可以引起病人的焦虑，确诊之后的病情变化会使患者的焦虑心理随之加深。焦虑的程度存在个体差异，其与患者的病情和以往的性格特征有关。

（七）仇视心理

仇视，一般是指以敌人相看待、带有憎恨情绪的一种心理状态。肿瘤患者中的仇视心理较少见，仇视心理表现为：具有攻击性，常因受挫折、不得志、失助或治疗失败后产生敌对情绪。患者往往将发泄的矛头对准医务人员和周围亲属、朋友，易伤害他人的感情。此外，一些肿瘤病人在得知自身病情后，会有巨大的失落感，进而认为自己的人生不公平，甚至认为国家、社会对此负有责任，进而产生一些仇视国家、报复社会的极端想法，这是相当危险的。

（八）否认心理

否认，通常是指不承认事物的存在或事物真实性的一种心理状态。否认心理表现为：不承认医院做出的肿瘤诊断，否认已有的现实，并拒绝接受相应的治疗，以暂时维持心理平衡。此类病人大都是以这种否认心理来压抑自己对疾病的强烈情绪反应。具有这类心理状态的肿瘤患者，多是人生事业处于高峰、或既往自觉身体条件、健康状况一贯良好，故在突如其来的肿瘤诊断打击下，产生强烈的逆反和不信任心理状态。

（九）接受心理

接受心理，主要是指对事物容纳、承认而不拒绝的一种心理状态。接受心理表现为：从思想上接受通过医院的详细理、化检查而做出癌症诊断的这一现实。此后，有的患者积极主动与医护人员沟通，在家属的协助和支持下积极配合治疗，调整自身状态，有的患者则由此对周围事物失去兴趣，出现沉默寡言、冷漠落魄等情志方面的变化，甚至失去融入社会、融入家庭的勇气。

（十）悔恨心理

悔恨心理是肿瘤患者常见的心理状态，患者在抱怨为什么肿瘤会长在自己身上，对肿瘤畏惧、对自身悲观的同时，往往会全面回顾自己以往的工作、学习经历及生活习惯，责怪自己未能及早地戒烟、酒；责怪自己不应当饮食时间不规律、饮食结构不合理；责怪自己平时缺少体育锻炼；责怪自己平时不应太辛苦而忽视休息和睡眠；责怪自己平时情绪一向不佳，可能影响了身体健康等；甚至责怪自己既往没有给家人足够陪伴的时间，现在追悔莫及；但严酷的现实却迫使病人必须向疾病的诊断妥协的同时，强烈的悔恨感、自责感会充斥患者的内心。

（十一）希望心理

希望，一般是指心里想着或期盼着达到某种目的的一种心理状态。人都渴望追求美好的生活，对未来抱有希望，这在肿瘤患者也不例外。许多肿瘤患者虽然都承认已患有难治之病，然而仍对医治抱有希望，期盼着自己所患的肿瘤能被治愈；或者期待病情得到控制，不再继续发展，使生命得到延续；或者期待通过治疗能使疼痛等不适症状明显减轻，改善生存质量。患者及家属往往倾其全力，不放过任何可能的治疗方法，不放弃任何知名大型医院的就诊机会。这类患者都能积极配合医务人员治疗，往往会取得较好的治疗效果。

（十二）奋发心理

奋发，也就是精神振奋、情绪高涨的一种心理状态。持有奋发心理的癌症患者，往往对战胜癌症、恢复健康充满信心，这经常会成为癌症病人战胜疾病的动力。此类癌症患者不仅积极主动配合医院的各种治疗措施，此外还经常参加太极拳、气功等康复锻炼，并积极寻求社会支持，热心组织参加一些与肿瘤康复有关的社团群体活动，彼此交流治疗及康复经验，积极参加社会公益活动，为社会奉献爱心。癌症病人自身病情的进展与患者心理状态关系密切，具有奋发精神的癌症患者治疗效果大都良好，其预后远较相同病情消极情绪患者为好，平均生存时间明显延长，有时甚至会使所患的癌症彻底治愈，取得意想不到的疗效。

二、肿瘤患者心理治疗的措施

心理治疗是应用心理学的理论与方法，通过语言的引导，或情感的支持、鼓励，或暗示、启发等手段,对患者进行心理上的教育和治疗,以达到稳定情绪、改善症状、适应环境、促进全面康复为目的的一种治疗方法。临床上常用的有心理教育、社会支持、情绪支持、集体性心理干预等。肿瘤病人发病后,其心理变化与躯体的病理生理改变相互影响而互为因果。通过向患者解释有关化验结果、诊断结果、治疗方法及副作用、近期及远期预后等信息,说明疾病可能引起的强烈负性情绪反应,纠正患者对疾病的错误认识,使患者对疾病有全面的、客观的认识,掌握正确的应对方式。因而,针对肿瘤病人的各种心理问题,及时而有的放矢的心理治疗,可以帮助病人解除精神痛苦,祛除心理障碍,促使患者树立治疗疾病的信心,积极配合治疗,加快症状好转,延缓病情进展,对于肿瘤病人的康复具有重要意义。

应当指出的是,心理康复治疗措施的实践需要肿瘤病人及其亲属与医务人员之间的相互理解、配合,这样才能取得满意效果。以下将对上述心理治疗措施分别进行介绍。

(一)支持疏导疗法

心理康复支持疏导疗法是由医务人员耐心倾听肿瘤患者陈诉病情,或安慰疏导,或分析启发,或支持鼓励,或说服劝告等,使病人从疾病的痛苦、悲观、焦虑中解脱出来,摆脱不良心理因素的影响,以促进肿瘤的康复。这种支持疏导疗法,对于其诱因与精神情志因素有关的恶性肿瘤病人,或在肿瘤诊断治疗过程中出现心理障碍的病人,效果尤为明显。研究表明,肿瘤患者夫妇之间有良好交流者其治疗效果明显提高,显著减少了心理抑郁,极大增强了适应能力。进行支持疏导疗法时需注意,医务人员和家属要以同情和关怀的态度认真倾听病人诉说内心的苦恼和不愉快的遭遇,要鼓励病人把倾吐中唤起的感情尽量充分地发泄。这样,当倾吐完毕后,病人的焦虑等症状就可显著减轻。情绪疗法可用于肿瘤病人心理康复,通常认为,人们的情绪反应和行为是直接由诱发事件引起的。但是合理情绪疗法的理论认为,诱发事件只是引起情绪反应的间接原因,而人们对诱发事件的看法和解释才是引起人们情绪和行为反应的直接原因。应用合理情绪疗法进行肿瘤的康复医疗,首先医务人员要了解清楚肿瘤患者的情绪反应。其中哪些是不正常的,主要的是什么,怎么引起的,这样可进行心理诊断。然后,医务人员要对病人做细致的解释说明,让患者认识存在的不良情绪与产生的原因,以及对康复治疗的影响,对肿瘤的全过程有一个正确的理解。特别是关键问题,要把科学道理讲清楚,改变患者的消极情绪。最后,帮助病人摆脱不良情绪的影响,积极接受和配合康复治疗,挖掘病人自己的潜在能力,争取最好的治疗效果。在整个过程中,医务人员应当与患者及其亲属建立良好的关系,密切合作。

（二）集体疗法

所谓集体疗法,也就是对肿瘤患者以集体、群体为对象给予心理治疗。这种集体疗法,除了心理医生、肿瘤专科医生的作用外,通过肿瘤患者集体成员之间的相互讨论,互相作用,互相影响,使病人明白什么是对,什么是错,从而治疗和矫正自己的心理障碍与不良行为。在这种特殊病人集体的帮助鼓励下,心理治疗效果好,见效快。通常,集体疗法可由一位心理医生或肿瘤专科医生主持,7~12 名肿瘤患者参加,每周聚会 1 次, 每次 90min 左右,10 次为 1 疗程。每次应根据患者的情况与存在的问题确定中心内容,还要拿出一定时间由病人提出问题进行讨论。这种集体疗法为肿瘤患者之间提供了互相帮助的场所和交流信息的机会, 有利于塑造良好的行为,促进同命运人之间的相互支持。现在,中国已出现大量不同类型肿瘤患者的交流、联谊组织,方便了患者间彼此交流治疗及康复经验,有助于彼此病情的了解,减少孤独感、失落感、无助感,增进彼此同呼吸、共命运,有战胜病魔的勇气和信心。

（三）行为疗法

行为疗法,又称为行为矫正,主要是通过学习和训练建立新的、正常的行为,以矫正和代替旧的、异常的行为。对于肿瘤患者来说,就是通过学习和训练来改掉不利于肿瘤病人康复的旧习惯,使其调整、规范自我行为,从而形成有利于肿瘤患者康复的新的行为疗法,要求病人首先了解有关肿瘤的一些常识,克服悲观情绪,树立战胜疾病的信心,认识到不良习惯、异常行为对自身健康的危害,以及良好的新习惯、正常行为对疾病控制的重要性,从而使病人能积极主动地调整规范自我行为。在这个过程中,心理医生和医务人员要不厌其烦地向患者讲授肿瘤的相关知识,使病人正确认识疾病,自觉改掉不良习惯。肿瘤患者周围人员要鼓励、劝导、理解病人,使病人抛弃失落感,唤起积极生活的勇气。并且要努力创造有利于病人心理及生理康复的条件,从而感动、激励病人,使其积极配合治疗,这样就有利于病情的控制,提高生活质量,延长生存期。一般来说,肿瘤患者应用行为疗法进行康复医疗,主要是改变在日常生活中不利于肿瘤康复的衣、食、住、行等方面的不良习惯,建立符合健康行为的新习惯,来调节机体功能,增强抗病能力。

1.改变不良生活习惯。

肿瘤的发病、发展,与许多不良生活习惯有密切关系,改变这些不良生活习惯,对于肿瘤的康复有促进作用。例如,吸烟与肺癌的发病有一定关系,吸烟不仅使得患肺癌的危险性增高,还可加重肺癌患者的病情,因而肺癌患者或高危人群应当戒烟。

酒精可以造成消化道黏膜的糜烂、溃疡，甚至出血，对肝脏有毒性作用，所以食管癌、胃癌、肝癌患者都应当戒酒等。

2.增强自我防护意识。

肿瘤患者应当尽量避免精神情志刺激，预防感冒及呼吸道感染发生，适当运动，防止过度劳累，以易消化的饮食为宜，避免过冷、过热，影响胃肠道功能。

3.学会自我观察病情变化。

肿瘤患者应当了解自己的病情，并掌握基本医学常识，学会自我观察和判断病情变化。此外，还应当了解放疗、化疗的基本知识，特别是化疗药物及其他所应用药物的副作用，以便对可能出现的病情变化与药物的副作用都能及时做出判断，这样出现病情变化时可以做到及时就医诊治，调整治疗方案。

4.进行正常的家庭生活。

正常的家庭生活能调节肿瘤患者的精神状态，帮助病人康复；克服肿瘤本身及其治疗所造成的精神创伤，来自家人的关爱和帮助，可以缓解紧张情绪，减少病人患病后的孤独感，提高生活质量，亦有利于肿瘤患者的康复。

（四）放松疗法

放松疗法主要是对肿瘤患者利用渐进的身心放松法、音乐治疗、气功、太极拳等方式，或组织病人观看轻松、愉快的文艺演出，解除其心理上的压力，缓和精神紧张，克服情绪上的波动，从而促进病人的康复。有条件时，还可以组织病情缓解而稳定的患者，到海滨、山区或其他安静的风景区短期休假和疗养，从而转移患者在病情方面过度的注意力，这对于舒缓心理压力，促进肿瘤病人的康复也是有益的。

（李雪松　安跟会）

第六章
中医适宜技术在肿瘤养生康复中的应用

中医适宜技术是祖国传统医学的重要组成部分,它是以中医理论为基础,经络理论为指导的外治法。其特点是"简、便、效、廉",在防病治病方面取得了巨大的成就。当今肿瘤的发病率及死亡率逐年上升,肿瘤的防治又被提上了一个新的高度,中医"治未病"概念的提出,让肿瘤的防治有了新的思路;其中"应时调衡"被应用到治未病中,按人体的生物节律、经络腧穴应节开阖规律,运用中医适宜技术而御病。

第一节 "应时调衡"与"治未病"理论

"应时调衡"是在中医"治未病"理论指导下,研究二十四节气阴阳二气相摩相荡、起伏浮沉、疾病趋向规律及经络腧穴应节开阖规律,制定与之匹配的"治未病"策略以及优选中医适宜技术,例如导引、针刺、刮痧、艾灸、拔罐、耳穴、按摩等方法,刺激经络、穴位,从而调衡机体阴阳的治未病理念,以期达到调动内源性的防御保护机制、产生良性调节的作用、培养自我保健的意识、变被动预防为主动预防的目标。"应时调衡"是调节生命节律以顺应天地之时而御病的。后世在《黄帝内经》的养生基础上,逐步健全、发展而形成了四季养生学说。其是研究保持身体健康以延年益寿的思想、原则和方法的一门学说。

一、天人相应

《素问·宝命全形论》所载"人生于地,悬命于天,天地合气,命之曰人",且知"人以天地之气生,四时之法成。"朱子洞悉天地盈虚之奥义开释世人:"天地变化,与时消息,圣人效之,况于人乎?"节气的轮转是一个反映天地阴阳二气相摩相荡、起伏浮沉的生命模式,而人体生命活动与自然四时阴阳消长存在协调共振的规律,因时施治是中医临床疗效卓著的内在原因之一。《素问·四气调神大论》言:"故阴阳四时者,万物之始终也,死生之本也,逆者则灾害生,从之苛疾不起。"由此可见,知晓二十四节气阴阳规律是"治未病"的先决条件。应时调衡,提挈天地,把握阴阳,调于岁时,应节顺气,顺适寒暑,通其经脉,调其血气,营其逆顺,适度开阖,调衡阴阳,辟邪不至,长生久视。

二、顺节而为

人体是一个包括复杂的空间结构和时间结构的综合系统。二十四节气,节与节之间,是滑利的。宇宙大气,交节必郁而后通。一到节上,便难过去。大气郁,人身亦郁。《庄子·知北游》云:"人之生,气之聚也,聚则为生,散则为死。"可知人的身体健康状况如何,就是由气交情况决定的,气交好就是健康和长寿的基础;气交不好,天地上下不通气就谈不上健康长寿。时气不和,便当早言,寻其邪由,及在腠理者,以时治之,如此罕有不愈者。《灵枢·卫气行》曰:"谨守其时,病可与期……是谓逢时。"而经络作为时间占优势的生命现象,乃人之所以生,病之所以成,人之所以治,病之所以起。故交节之时,若人能养慎,不令邪风入中经络,不遗形体有衰,病则无由入其腠理。人体自有大药,以针灸为本,所以利关节和气血,使邪速去,邪去而正自复,正复而病自愈。

肿瘤患者康复中"应时调衡"与"治未病"理论尤为重要,医者要从患者的整体来考虑,还要从人与节气、节气与易感疾病、经络腧穴与节气、中医适宜技术与节气的联系来分析,给出最适宜肿瘤患者的调养之法。比如若要针灸,就要利用自然之气联合针灸推拿方法进行调衡,则五脏元真通畅,人即安和,不遗形体有衰,病则无由入其腠理。当了解节气与疾病发病的机理后,就可以有的放矢地加以预防,顺应节气阴阳二气互转的趋势,应用适宜针灸推拿方法扶助正气,则可激发机体经络潜在的应变能力,以应对自然界阴阳之气的剧烈变化对人的生理和病理产生的不利影响。在特定的时机依据人体生理和病理的节律,结合自然界阴阳的变化,择时介入,培养阴阳,以固根本,从一定的意义上来讲也是顺应节气阴阳变化的防治原则的。

大道至简,对于肿瘤患者来说,以"应时调衡"为媒介,让耳熟能详的节气文化与中医适宜技术优势结合后"肿瘤的治未病"不再是抽象的、不可触及的虚无缥缈之物,成为具体的、重复出现的日常生活传统,并与节庆习俗互补结合。"应时调衡"犹如一扇门,打开它,可窥见治未病各个层面的精髓。从岁时节令的角度对治未病进行阐释,以期达到以一斑窥全豹的目的,从而更多地发挥功能,指导肿瘤养生、预防,变被动预防为主动预防,培养人们自我保健的意识。

第二节　中医适宜技术的应用

目前国家大力倡导发展中医,中医适宜技术也被提上了日程,但与此同时,社会上也出现了一些不规范使用中医适宜技术及滥用中医适宜技术的情况,不利于中医长久健康的发展。尤其在肿瘤患者的康复治疗中,一定要根据患者的病期,病情的轻重,需通过中医适宜技术重点解决的问题都要做到心中有数,并在做每一项中医适宜技术前要辨证论治,做后要疗效评估。特别提出,晚期多处转移的恶性肿瘤患者要慎用,若不能很好地掌握肿瘤患者中医适宜技术使用的适应证,有可能还会起到反作用。这里我们只选取了一部分在肿瘤康复中应用的中医适宜技术,只为给出一个思路,不必拘泥于此法。

一、针刺

针灸学是以中医理论为指导,运用针刺和艾灸防治疾病的一种临床医学,具有适应证广、疗效明显、操作方便、经济安全等优点。针灸是通过刺激人体体表的腧穴、经络来激发人体经络系统的调整作用,以调整脏腑功能活动失衡,调节经络气血盛衰,从而达到治疗疾病的目的。中医认为经络内属于脏腑,外络于肢节,沟通于脏腑与体表之间,行气血,营阴阳,使人体脏腑组织器官的功能活动保持协调统一,作为人体功能活动的综合调控系统,是针灸治疗的基础,在针灸治疗中发挥着主导作用。

针灸疗法是祖国医学特有的非药物治疗方法。在中国,运用针灸治疗肿瘤及其类似疾病已有很长的历史。两千年《黄帝内经》中就有针灸治疗肿瘤的记载。如《灵枢·水胀》论述了针刺鼓胀应"先泻其胀之血络,后调其经,刺去其血络也。"古代中医文献记载以针刺治疗的这种鼓胀病就已包括现代医学的腹腔内肿瘤。20世纪80年代以来,随着人们对肿瘤认识的不断加深和针灸疗法的迅速发展,进行了大量的针灸治疗肿瘤的临床和实验研究,例如针灸治疗癌痛的研究、针灸提高机体免疫功能的研究、针灸治疗放、化疗毒副反应的研究、针灸改善临床症状的研究等。大量的研究工作表明,针灸治疗肿瘤具有较好的临床疗效,针灸除对肿瘤有直接的治疗作用外,尚可增强机体的免疫监视功能,调节机体脏腑组织器官的功能活动,从而延长恶性肿瘤病人的生存期,提高其生活质量。针灸的抗肿瘤作用机制有哪些? 一般来说,针灸治疗疾病具有三方面作用,即镇痛作用、增强机体防御免疫作用和对机体各系统功能的调节作用。这对于肿瘤的治疗都是不可缺少的。针灸防治肿瘤已被多年的临床和实验研究所证实,其抗肿瘤作用机制主要是提高机体免疫功能,抑制肿瘤生长,缩小瘤体,消散肿瘤,减轻放、化疗毒副反应,缓解癌性疼痛,改善各种临床症状等,从而促进肿瘤患者的康复。

针对肿瘤病人,临床常用的抗肿瘤穴位可分为两大类。一类以扶助正气、增强机体抗肿瘤能力为主;一类以祛除邪气、抗癌抑瘤为主。扶正类穴位主要有温阳益气、调补脾胃、益气养阴、补血升白等作用。祛邪类穴位主要有活血化瘀、软坚散结、化痰利湿、清热解毒等功能。两类穴位常常配合使用,相辅相成。此外,在应用针灸进行肿瘤的康复治疗时,还经常根据不同部位肿瘤病变特点来选择相应穴位,也就是辨病选穴;同时也常根据肿瘤的个体化症状表现特点来选择相应穴位,这就是随症选穴。辨病选穴与随症选穴相结合,可以提高疗效。以下介绍肿瘤康复针灸治疗的常用穴位,以供参考。

温阳益气常用穴位:关元、大椎、气海、命门、足三里、神阙、膏肓、夹脊穴、背俞穴、督脉背腰部穴位等。多属温阳强壮穴,临床应用能够增强体质,提高机体免疫功能,改善肿瘤患者虚损症状。

调补脾肾常用穴位:足三里、脾俞、胃俞、中脘、三阴交、内关、公孙、章门、血海、曲池、肾俞、命门、气海、关元、太溪等。临床运用可缓解肿瘤放、化疗的不良反应,调节全身状况,纠正异常免疫状态,提高机体免疫功能。

补血升白常用穴位:大椎、绝骨、膈俞、血海、肾俞、关元、命门、哑门、大杼、太溪、足三里、脾俞、三阴交、太冲、气海、内关、肝俞、胃俞等。这些穴位具有养血补虚生髓的作用。临床运用对红、白细胞低下等骨髓抑制现象有纠正作用,可改善放、化疗导致的造血功能障碍。

益气养阴常用穴位:三阴交、足三里、太溪、涌泉、肾俞、肝俞、太渊、照海、气海。这些穴位具有益气养阴、生津润燥作用。可用于放、化疗所致的热毒伤阴和晚期肿瘤病人阳损及阴、气血虚损的症候。

软坚化痰常用穴位:阿是穴、丰隆、公孙、行间、阴陵泉、鱼际、少海、天井、外关、合谷、曲池、脾俞等。临床广泛应用于治疗肿瘤,具有缩小瘤体,控制肿瘤发展等作用,常用于淋巴瘤、乳腺癌、甲状腺瘤等肿瘤的治疗。

活血化瘀常用穴位:阿是穴、三阴交、合谷、血海、膈俞、曲池、委中、尺泽、足三里、脾俞、太冲、内庭、期门、阳陵泉、大椎、三焦俞、百会等。临床运用这些穴位可通过活血化瘀、散结导滞来促进肿瘤病人的康复,并有一定的缓解癌痛作用。

清热解毒常用穴位:尺泽、少商、鱼际、曲池、二间、合谷、厉兑、内庭、行间、阳陵泉、侠溪、大椎等。这些穴位临床常治疗肿瘤合并感染,具有退热、抗炎等多方面的作用。

辨病选穴:

①食管癌:天鼎、天突、膻中、合谷、玉堂。

②胃癌:胃俞、膈俞、脾俞、足三里、条口。

③肺癌:肺俞、列缺、尺泽、曲池。

④乳腺癌:乳根、肩井、膻中、三阴交。

⑤鼻咽癌:风池、下关、上星、合谷。

⑥颈癌:肾俞、关元、中极、三阴交。

⑦淋巴瘤:天井、间使、关元、少海。

⑧口腔肿瘤:合谷、足三里、下关、冲阳。

⑨喉癌:天鼎、三阴交、肺俞、风池。

⑩甲状腺癌:耳后发际穴、冲阳、列缺、少海、照海。

⑪胰腺癌:肝俞、足三里、阳陵泉、丰隆。

⑫肛门、直肠癌:曲池、百会、中极、关元穴、二白、承山。

⑬膀胱肿瘤:关元俞、三阴交、太溪、百会、委中。

⑭白血病:足三里、曲池、肝俞、太冲、三阴交。

⑮骨肉瘤:大椎、环跳、曲池。

⑯颅内肿瘤:百会、下关、行间、侠溪、合谷。

⑰脊髓肿瘤:大椎、肾俞、环跳、曲池。

⑱骨髓瘤:肾俞、委中、百会。

⑲皮肤癌:合谷、足三里、大椎、肺俞。

随症选穴:

①甲状腺肿大:合谷、冲阳、耳后发际穴、列缺。

②乳腺结节:内关、三阴交、肩井、期门、行间、足三里。

③头痛头晕:列缺、百会、合谷、风池、太冲。

④失眠多梦:心俞、百会、上星、间使、神门。

⑤恶心呕吐:中脘、膈俞、内关、脾俞、胃俞。

⑥食欲缺乏:足三里、胃俞、中脘、内关。

⑦消化不良:足三里、脾俞、天枢、公孙。

⑧消化不良:曲池、膈俞、上巨虚、足三里。

⑨腹痛腹胀：脾俞、足三里、阳陵泉、中脘、公孙。

⑩大便秘结：足三里、天枢、上巨虚。

⑪小便减少：关元、三阴交、委阳、中极、膀胱俞。

⑫月经不调：肾俞、关元、三阴交、肝俞。

⑬咳喘：曲池、列缺、鱼际、肺俞

⑭痰盛：丰隆、曲池、环跳、合谷。

⑮咯血：尺泽、鱼际、孔最、太溪、肺俞。

⑯发热：大椎、曲池、环跳、合谷。

⑰心悸：内关、足三里、心俞、间使、阴郄。

⑱胁痛：公孙、曲池、三阴交、期门、阳陵泉。

⑲口干：上廉泉、合谷、三阴交、照海。

肿瘤病人采用针刺康复治疗时，一般每日或隔日治疗 1 次，10~15 次为 1 疗程，每疗程结束后可休息 7~10d，再进行下一疗程的治疗。通常肿瘤病人需要进行多疗程的长期治疗。

二、艾灸

艾灸治疗方法是利用艾条灸对人体经络、腧穴的温热刺激，以温通经络，温运气血，发挥透达诸经而除百病的功效。灸法治疗肿瘤有温散破坚、开结拔毒的作用。灸法利用艾火直接熏灼瘤体，能够灼死癌细胞，破坏肿瘤组织，使瘤体消散。艾灸的温热刺激能够改善组织器官的微循环，加强局部的新陈代谢。其温补强壮的功效在肿瘤治疗中有扶正抗瘤的作用，通过温补阳气，增强体质来提高机体的抗病能力。现代研究表明：灸法能够增强全身免疫和自身调节功能，有利于肿瘤病人的康复。灸法应用于肿瘤的康复治疗，多用于免疫力低下，或放、化疗引起的白细胞减少症的肿瘤患者，以及晚期病人正气虚衰明显者，部分浅表肿瘤及一些阴证肿瘤等。灸法包括温和灸、麦粒灸、化脓灸、隔姜灸、温针灸等多种治疗方法。

根据中医辨证特点，选取治疗穴位艾灸疗法多用于中晚期肿瘤有正气虚衰临床表现的患者。气虚乏力气短者，可选用气海、足三里、脾俞。阴虚口干舌红少津者，可选用三阴交、太溪、照海。放、化疗导致的贫血而面白神疲、眩晕心悸之血虚者，可选用脾俞、肾俞、肝俞、胃俞、膈俞、足三里、三阴穴、太溪。阴虚肢冷畏寒者，可选用关元、神阙、气海、命门、足三里。肺虚喘促短气、语言无力者，可选用太渊、肺俞、脾俞、气海。脾虚疲倦乏力、纳少便溏者，可选用脾俞、胃俞、中脘、气海、足三里、公孙。肾虚腰膝痠软、体虚肢冷息短者，可选用肾俞、俞门、关元、气海、太溪。

艾灸治疗的操作通常每次选用 4~6 个穴位,病情严重选取穴位较多时,可分成两组,交替应用。一般多采用卧位,避免病人在长时间治疗过程中感到疲劳。

艾灸疗法注意事项:①对于皮肤感觉迟钝者或小儿,用食指和中指置于施灸部位两侧,以感知施灸部位的温度,做到既不致烫伤皮肤,又能收到好的效果。施灸时一定要注意防止落火,以防艾炷翻滚脱落,点燃衣物造成患者皮肤烫伤。②施灸时要暴露部分体表部位,在冬季要保暖,在夏天高温时要防中暑。③如化脓灸或因施灸不当,局部烫伤产生灸疮,不要再灸,防止感染。如果已经破溃感染,要及时使用消炎药。④要掌握施灸的程序,应按先背部后胸腹,先头身后四肢的顺序进行。⑤初次使用灸法要注意掌握好刺激量,先宜小剂量,如用小艾炷,短时间,适应后再加大剂量。⑥皮薄、肌少、筋肉结聚处:妊娠期妇女的腰骶部、下腹部、乳头、阴部、睾丸、关节部位、大血管处、心脏部位、眼球不宜艾灸。⑦肿瘤病人伴有感染、炎症时,或以邪实表现为主的早期肿瘤患者,均不宜应用艾灸疗法。⑧出现极度疲劳,过饥、过饱、酒醉、大汗淋漓、情绪不稳、妇女经期、某些传染病、高热、昏迷、抽风期、身体极度衰竭疲劳等情形时忌灸。患者无自制能力、精神异常不能配合时忌灸。

三、穴位注射

穴位注射疗法又称水针疗法,是采用注射器向穴位内注入药液,利用针刺和药物对穴位的双重刺激作用和药理作用,来调整机体功能,治疗疾病的一种方法。由于药物的注入,穴位注射可提高针刺治疗的效果,由于注射的药物剂量一般为常规剂量的 1/5 到 1/2,且为局部给药,故又可避免或减少某些药物的毒副作用。肿瘤病人应用穴位注射进行康复治疗,具体方法如下。

(一)中草药注射液

1.复方丹参注射液:每穴注射 2ml,适于癌性疼痛症状。

2.川芎嗪注射液:每穴注射 1ml,适于肿瘤引起的头痛及其他癌性疼痛。

3.当归注射液:每穴注射 1~2ml,适于肿瘤化疗引起的造血功能障碍者。

(二)西药注射液

1.维生素 B_{12} 注射液:每穴注射 0.25~0.5mg,适于肿瘤引起的头痛及化疗引起的造血功能障碍者。

2.维生素 B_6 注射液:每穴注射 25~50mg,适于防治肿瘤化疗胃肠道反应。

3.维生素 K_3 注射液:每穴注射 2ml,适于各种癌性腹痛及原发性肝癌上消化道出血者。

4.20%~50%胎盘注射液:每穴注射 2ml,适于晚期肿瘤患者。

5.0.5%普鲁卡因注射液:每穴注射2ml,适于癌性疼痛及肿瘤化疗药引起的静脉炎。根据肿瘤患者病情选取有效治疗穴位,选穴方法可参考本针刺治疗选穴的有关内容,一般以选择肌肉较丰满处的穴位为宜。

取穴要精炼,每次治疗选2~4个穴位。根据药物说明书规定的剂量,取其1/5~1/2。需注意,身体不同部位的穴位所注入的药液剂量是有差别的。一般来说,耳穴可注射0.1ml,头面部穴位可注射0.3~0.5ml,四肢穴位可注射1~2ml,胸背部穴位可注射0.5~1ml,腰臀部穴位可注射2~5ml。

肿瘤患者穴位注射治疗的疗程,可每日或隔日1次,10次为1疗程。需注意的问题:①刺激作用较强的、副作用明显的药物不宜用于穴位注射,易引起过敏反应的药物或患者自身存在过敏体质时,必须先进行皮试。②穴位注射时应避开神经干,注射部位不宜过深,注射速度要缓慢。一般药物不能注入关节腔、脊髓腔。药液也不能注入血管,注射时如回抽是否有血,必须避开血管后再注射。穴位注射操作存在一定危险性,治疗最好在专业医师帮助下进行。

四、火针

火针疗法,古称"焠刺""烧针"等,是将针在火上烧红后,快速刺入人体,以治疗疾病的方法。《灵枢·寿夭刚柔》云:"刺布衣者,以火焠之。"《灵枢·官针》云:"焠刺者,刺燔针则取痹也。"张仲景《伤寒论》中有"烧针令其汗","火逆下之,因烧针烦躁者","表里俱虚,阴阳气并竭,无阳则阴独,复加烧针……"等记载。直到唐代孙思邈《千金要方》才正式定名为"火针"。明代杨继洲的《针灸大成》记述最详:"频以麻油蘸其针,针上烧令通红,用方有功。若不红,不能去病,反损于人。"明代高武《针灸聚英》云:"人身诸处皆可行针,面上忌之。凡夏季,大经血盛皆下流两脚,切忌妄行火针于两脚内及足……火针者,宜破痈毒发背,溃脓在内,外皮无头者,但按肿软不坚者以溃脓。"说明火针在明代已广泛应用于临床。近代火针使用一般有两种情况:长针深刺,治疗瘰疬、象皮腿、痈疽排脓;短汁浅刺,治疗风湿痛、肌肤冷麻。

火针与现代医学相结合,开创了肿瘤微创治疗的新篇章。此时的火针已不是单纯传统意义上的火针了。现代医学依据火针的治疗原理,改进技术,演变成了消融针,并利用先进的CT、超声等影像技术,把消融针(射频针、微波针、氩氦刀冷冻针)经皮精确穿刺到肿瘤内,在影像实时监测下,对肿瘤进行精准靶点消融治疗,使肿瘤凝固性坏死,并像手术切除肿瘤一样,消融要完全覆盖肿瘤并超出肿瘤边缘1cm范围,以减少肿瘤复发的概率;从而达到微创靶点"切除"肿瘤的效果。目前,微创手术治疗肝癌有多种手段,其中射频消融开展时间较早,安全性高,临床大多在中小肿瘤上采用;微波消融治疗肝癌时,肿瘤消融速度快,临床常用于较大肿瘤;对于邻近骨骼及膈肌部位的肝癌,采用氩氦刀冷冻消融治疗时,可以显著减少患者的疼痛。临床医生将根据肝癌患者的不同特点,采用不同的微创治疗手术,最终达到患者无瘤生存、延长生存期的目的。

治疗范围:

1.射频消融、微波消融、氩氦刀冷冻消融、化学消融等微创手术精准消融肝癌、肺癌、肾癌、乳腺癌、骨转移癌等实质脏器肿瘤。

2.导管化疗栓塞治疗肝癌等实质脏器肿瘤。

3.良恶性胆道梗阻经皮胆道穿刺内/外引流术,胆道支架成形术。

4.脾大、脾功能亢进部分脾动脉栓塞治疗。

5.布—加氏综合征(下腔静脉及肝静脉闭塞)球囊扩张和支架成形术。

6.血管支架成形术治疗血管狭窄及闭塞。

7.肝、肾、腹腔脓肿的经皮穿刺引流及药物注射治疗。

8.急诊介入治疗肝癌破裂出血及动脉性消化道出血。

9.TIPSS(经颈静脉门体静脉分流术)手术及胃冠状静脉栓塞治疗门脉高压性引起的消化道出血。

10.介入放射免疫(利卡汀)抗肝癌手术后复发治疗。

11.介入基因治疗肝癌、颅内恶性肿瘤等。

五、中药足浴

早在3000年以前,中国人民就懂得用中药泡脚的作用。古代宫廷中常以麝香、沉香或其他中药配伍煎汤,使用中药水进行泡脚,借以醒脑提神、消除疲劳;民间则常用菖蒲、艾叶等煮水给小孩泡脚,以达到防疫、保健作用。肿瘤患者辨证施治给予中药足浴泡脚,临床疗效佳。

(一)阳虚质

主要表现为阳气不足,有寒象,表现为疲倦怕冷,四肢冰冷,唇色苍白,少气懒言,四肢乏力,男性遗精,女性白带清稀,易腹泻,排尿次数频繁,性欲衰退等。阳虚体质的人平素畏冷,手足不温,易出汗,喜热饮食,精神不振,睡眠偏多。选用补肾阳,益精血,强筋骨等作用的药,如续断、杜仲、肉苁蓉等。

(二)阴虚质

表现为经常口渴喉咙干,容易失眠,头昏眼花,容易心烦气躁,脾气差,皮肤枯燥无光泽,形体消瘦,盗汗,手足易冒汗,小便黄。宜选用滋阴养液润燥的药,如麦门冬、石斛、玉竹等。

（三）气虚质

一般表现为全身疲乏无力，精神不振，少气懒言，语言低微，自汗怕动，舌质淡，胖嫩，脉虚无力。中药的选择多以益气健脾为主，如黄芪、党参、白术等。

（四）痰湿质

这是目前比较常见的一种体质，当人体脏腑、阴阳失衡、气血津液运化失调、易形成痰湿时，便可以认为这种体质状态为痰湿体质。这种体制多见于肥胖人，或素瘦今肥的人。该体质的人表现为体型肥胖，腹部肥满松软，面部皮肤油脂较多，多汗，胸闷，痰多，面色淡黄而暗，容易困倦，平素舌体胖大，舌苔白腻或甜，身重不爽，喜食肥甘甜乳之物，大便正常或不实，小便不多或微混。中药选择以化湿除痰为主，如苍术、厚朴等。

（五）血瘀质

不通的人就属于瘀血体质，主要表现为口唇指甲紫黯，皮肤青紫或粗糙，局部刺痛或绞痛，或肿块质地坚硬，面色色素沉着，黄褐斑，眼圈发黑等。血瘀体质的人常常选用丹参、红花、桃仁、益母草、鸡血藤等。

（李雪松　安跟会）

参考文献

[1]史强.四季养生的过去、现在和将来[D].北京:北京中医药大学,2008:28-31.

[2]尤玉琢.恶性肿瘤患者发病运气相关性研究[D].北京:北京中医药大学,2010.

[3]韦云.恶性肿瘤患者死亡时间与中医阴阳关系的研究[N].北京中医药大学学报,2005,15(03):5-8.

[4]赫洁,杨宇飞.恶性肿瘤中医康复的研究进度[J].世界科学技术:中医药现代,2015,17(12):2485-2489.

[5]李钰慧,蔡春江,梁燕.中医十二时辰的应用[J].中国中医药现代远程教育,2015,13(1):6-7.

[6]周珍,王兴华.浅谈对中医时间医学的认识[J].四川中医,2015,33(2):36-37.

[7]王天芳.中国养生[J].孔子学院,2014,35(6):52-53.

[8]黄箐,沈红梅,黄杰.肿瘤患者的中医养生保健[J].河北中医,2012,34(3):364-365.

[9]郭晨旭.180例肿瘤患者中医体质调查及其与中医证型的相关性分析[D].广州:广州中医药大学,2011:26-30.

[10]张妹.肿瘤病人康复期的中医养生调理[J].辽宁中医,2005,32(12):1312-1313.

[11]阎星诗,洪素兰.中医时间医学研究述评[J].世界中西医结合,2009,4(2):143-144.

[12]李建军,常立果,郭霞珍."四时五脏阴阳"理论内涵的探究[J].北京中医药大学学报,2005,28(3):13-14.

[13]张时.中医个体化运动养生体系的构建[D].济南:山东中医药大学,2017:36-46.

[14]马晓峰.中医体质学术发展史及中西医学体质学说比较研究[D].北京:北京

中医药大学,2008.

[15]崔国芳,贾立群.老年肺癌患者中医体质的相关探讨[J].中国中医急症,2012,21(11):1786-1787.

[16]张笑兴.浅谈中医体质养生本草及妙用[J].中国中医药现代远程教育,2014,12(24):108-109.

[17]黄忠杰.痰湿体质的养生方案研究与探讨[D].南京:南京中医药大学,2012.

[18]乔帅.基于九种体质的中医古籍药膳分类探索及数据建设[D].郑州:河南中医学院,2015.

[19]徐超,赵虹,徐楚韵.从《黄帝内经》论述四季养生[J].中医学报,2013,28(187):1827-1828.

[20]黄晓,李冬云.从《黄帝内经》饮食养生理论探讨肿瘤预防[J].中医学报,2015,30(211):1706-1707.

[21]余翔.浅谈中医四季养生[J].中国民间疗法,2013,21(2):57-58.

[22]唐进昌,蒋湘涛.四季养生与体育锻炼[J].柳州师专学报.2004,19(4):136-137.

[23]李玉慧,蔡春江,梁燕,王颖.中医十二时辰的应用[J].中国中医药现代远程教育,2015,13(1):6-7.

[24]宋乃光.传统运动疗法[M].北京:中国中医药出版社,2001:8-57.

附录一

中医体质分类与判定自测表及体质调养方法(标准版)
(中华中医药学会标准)

一、测试表格

测试方法:根据九个表格中的问题,选择相对应的数字分值,最后相加得到每型的总分。

(A 型)平和质

项目	没有(基本不)	很少(有一点)	有时(有些)	常常(相当)	总是(十分)
(1)您精神充分吗?	1	2	3	4	5
(2)您容易疲惫吗? *	1	2	3	4	5
(3)您说话声响有力吗?	1	2	3	4	5
(4)您感到心花怒放吗?	1	2	3	4	
(5)您比普通人耐受不了冰冷(冬天的冰冷,夏天的冷空调、电扇)吗? *	1	2	3	4	5
(6)您能顺应外界自然和社会环境的变化吗?	1	2	3	4	5
(7)您容易失眠吗? *	1	2	3	4	5
(8)您容易忘事(健忘)吗? *	1	2	3	4	5
总分:					

注:标有 * 的条目逆向计分,即:1→5分,2→4分,3→3分,4→2分,5→1分

（B 型）气虚质

项目	没有(基本不)	很少(有一点)	有时(有些)	常常(相当)	总是(十分)
(1)你容易疲惫吗?	1	2	3	4	5
(2)您容易气短(呼吸急促,接不上气吗?	1	2	3	4	5
(3)您容易心慌吗?*	1	2	3	4	5
(4)容易头晕或站起时晕眩吗?*	1	2	3	4	
(5) 您比他人容易患感冒吗?	1	2	3	4	5
(6)您喜欢安静、懒得说话吗?	1	2	3	4	5
(7)您说话声响有力吗?	1	2	3	4	5
(8) 您活动量大就容易出虚汗吗?	1	2	3	4	5
总分:					

（C 型）阳虚质

项目	没有(基本不)	很少(有一点)	有时(有些)	常常(相当)	总是(十分)
(1)您手脚发凉吗?	1	2	3	4	5
(2)您胃脘部、背部或腰膝部怕冷吗?	1	2	3	4	5
(3) 您感到怕冷衣服比他人穿得多吗?	1	2	3	4	5
(4) 您比普通人耐受不了冰冷(冬天的冰冷,夏天的冷空调、电扇等)吗?	1	2	3	4	
(5) 您比他人容易患感冒吗?	1	2	3	4	5
(6)您吃(喝)凉的东西会感到不舒适或许怕吃(喝)凉东西吗?	1	2	3	4	5
(7)你受凉或吃(喝)凉的东西后,容易腹泻(拉肚子)吗?	1	2	3	4	5
总分:					

（D型）阴虚质

项目	没有(基本不)	很少(有一点)	有时(有些)	常常(相当)	总是(十分)
(1)您感到手脚心发热吗?	1	2	3	4	5
(2)您觉得身体、脸上发热吗?	1	2	3	4	5
(3)您皮肤或口唇干吗?	1	2	3	4	5
(4) 您口唇的颜色比普通人红吗?	1	2	3	4	5
(5)您容易便秘或大便枯燥吗?	1	2	3	4	5
(6)您面部潮红或偏红吗?	1	2	3	4	5
(7)您感到眼睛干涩吗?	1	2	3	4	5
(8) 您活动量稍大容易出虚汗吗?	1	2	3	4	5
总分:					

（E)痰湿质

项目	没有(基本不)	很少(有一点)	有时(有些)	常常(相当)	总是(十分)
(1)您感到胸闷或腹部胀满吗?	1	2	3	4	5
(2)您感到身体不轻松或不直爽?	1	2	3	4	5
(3)您腹部肥满坚实吗?	1	2	3	4	5
(4) 您有额部油脂分泌多的景象吗?	1	2	3	4	5
(5)您上眼睑比他人肿(有细微隆起的景象)吗?	1	2	3	4	5
(6)您嘴里有黏黏的感觉吗?	1	2	3	4	5
(7)您平常痰多,特别是咽喉部总感到有痰堵着吗?	1	2	3	4	5
(8)您舌苔厚腻或有舌苔厚的感觉吗?	1	2	3	4	5
总分:					

（F）湿热质

项目	没有(基本不)	很少(有一点)	有时(有些)	常常(相当)	总是(十分)
(1)您面部或鼻部有清淡感或油亮发光吗?	1	2	3	4	5
(2)你容易生痤疮或疮疖吗?	1	2	3	4	5
(3) 您感到口苦或嘴里有异味吗?	1	2	3	4	5
(4)您大便黏滞不爽、有解不尽的感觉吗?	1	2	3	4	5
(5)您小便时尿道有发热感、尿色浓(深)吗?	1	2	3	4	5
(6)您带下色黄(白带颜色发黄)吗? (限女性答复)	1	2	3	4	5
(7) 您的阴囊部位湿润吗? (限男性答复)	1	2	3	4	5
总分:					

（G）血瘀质

项目	没有(基本不)	很少(有一点)	有时(有些)	常常(相当)	总是(十分)
(1)您的皮肤在不知不觉中会呈现青紫瘀斑(皮下出血)吗?	1	2	3	4	5
(2)您两颧部有纤细红丝吗?	1	2	3	4	5
(3)您身体上有哪里疼痛吗?	1	2	3	4	5
(4) 您面色晦黯或容易呈现褐斑吗?	1	2	3	4	5
(5)您容易有黑眼圈吗?	1	2	3	4	5
(6)您容易忘事(健忘)吗	1	2	3	4	5
(7)您口唇颜色偏黯吗?	1	2	3	4	5
总分:					

（H）气郁质

项目	没有(基本不)	很少(有一点)	有时(有些)	常常(相当)	总是(十分)
(1)您感到闷闷不乐、情绪低落吗?	1	2	3	4	5
(2)您容易肉体紧张、焦虑不安吗?	1	2	3	4	5
(4) 您容易感到惧怕或遭到惊吓吗?	1	2	3	4	5
(5)您胁肋部或乳房胀痛吗?	1	2	3	4	5
(6)您事出有因叹息吗?	1	2	3	4	5
(7)您咽喉部有异物感,且吐之不出、咽之不下吗?					
总分:					

（I）特禀质

项目	没有(基本不)	很少(有一点)	有时(有些)	常常(相当)	总是(十分)
(1)您没有感冒时也会打喷嚏吗?	1	2	3	4	5
(2)您没有感冒时也会鼻塞、流鼻涕吗?	1	2	3	4	5
(3)您有因时节变化、温度变化或异味等缘由而咳喘的景象吗?	1	2	3	4	5
(4)您容易过敏(对药物、食物、气息、花粉或在时节交替、气候变化时)吗?	1	2	3	4	5
(5) 您的皮肤容易起荨麻疹(风团、风疹块、风疙瘩)吗?	1	2	3	4	5
(6) 您有因过敏呈现过紫癜(紫白色瘀点、瘀斑)吗?	1	2	3	4	5
(7)您的皮肤一抓就红,并呈现抓痕吗?	1	2	3	4	5
总分:					

二、判定方法

(一)回答

《中医体质分类与判定表》中的全部问题,每一问题按5级评分,计算原始分及转化分,依标准判定体质类型。

原始分=各个条目的分数相加。

转化分数=[(原始分−条目数(每项问题数))/(条目数×4)]×100

(二)判定标准

平和质为正常体质,其他8种体质为偏颇体质。判定标准见下表。

平和质与偏颇体质判定标准表

体质类型	条件	判定结果
平和质	转化分≥60分	是
	其他8种体质转化分均<30分	
	转化分≥60分	基本是
	其他8种体质转化分均<40分	
	不满足上述条件者	否
偏颇体质	转化分≥40分	是
	转化分30~39分	倾向是
	转化分<30分	否

(三)示例

示例1:某人各体质类型转化分如一:平和质75分,气虚质56分,阳虚质27分,阴虚质25分,痰湿质12分,湿热质15分,血瘀质20分,气郁质18分,特禀质10分。根据判定标准,虽然平和质转化分≥60分,但其他8种体质转化分并未全部<40分,其中气虚质转化分≥40分,故此人不能判定为平和质,应判定为气虚质。

示例2:某人各体质类型转化分如一:平和质75分,气虚质16分,阳虚质27分,阴虚质25分,痰湿质32分,湿热质25分,血瘀质10分,气郁质18分,特禀质10分。根据判定标准,平和质转化分≥60分;同时,痰湿质转化分在30~39分,可判定为痰湿质倾向,故此人最终体质判定结果基本是平和质,有痰湿质倾向。

附录二

十二时辰养生法

养生学家根据古代百岁寿星的养生经验，将良好的生活方式与规律作息结合，制定了一日十二时辰养生法。明代石室道人称为"二六功课"，清代养生学家称为"十二时无病法"。所以，十二时辰养生法是中国传统延寿方法的一个重要方面。

古代将一昼夜分为十二时辰，即：子、丑、寅、卯、辰、巳、午、未、申、酉、戌、亥。每一时辰相当于现代的 2h。子时 23~1 点，丑时 1~3 点，寅时 3~5 点，卯时 5~7 点，辰时 7~9 点，巳时 9~11 点，午时 11~13 点，未时 13~15 点，申时 15~17 点，酉时 17~19 点，戌时 19~21 点，亥时 21~23 点。

一、卯时(上午 5~7 点)

晨光初放即披衣起床，叩齿 300 次，转动两肩，活动筋骨；将两手搓热，擦鼻两旁，熨摩两目六七遍；揉搓两耳五六遍；再以两手抱后脑，手心掩耳，把食指放中指上，以中指叩击头枕部各 24 次，这叫"鸣天鼓"。然后去室外导引。

二、辰时(上午 7~9 点)

导引结束后饮白开水或茶一杯；用手代梳，梳发百余遍，以醒脑明目，防止脱发；然后洗脸、漱口、刷牙；如厕排便。早餐宜吃饱吃好。饭后徐徐行走百步，边走边按摩腹部，以助脾健运。

三、巳时(上午 9~11 点)

或读书，或理家，或种菜，或养花。疲倦时即静坐养神，或叩齿咽津(唾液)。老年人气弱，不宜高声与人长谈。因说话耗气，宜"寡言语以养气"。

四、午时(11~1 点)

午餐，只宜吃六七分饱。食后用茶叶水漱口，可去油腻，但饭后不宜饮茶。静坐或午休。

五、未时(午后 1~3 点)

或午睡,或练气功,或邀友弈棋。

六、申时(午后 3~5 点)

或读书,或写作,或练字作画,或抚琴吟诗,或浏览报刊,或去田间小劳。

七、酉时(午后 5~7 点)

练一段导引;晚餐宜清淡、宜少吃,可饮酒一小杯。晚饭后可在庭院散步、观落霞、听鸟鸣。

八、戌时(晚 7~9 点)

睡前漱口刷牙,用热水洗脚,以引血下行,防止老人上实下虚,上重下轻,坐床上练静功,然后安眠。睡时宜"卧如弓",向右侧,以防压迫心脏,以利胆汁排泄。

九~十、亥、子时(晚 9 至次日凌晨 1 点)

"睡不厌蹴,觉不厌舒",即睡时宜屈膝卧,醒时则伸脚舒体,变换姿势,流通气血。环境宜静,安睡宁神以养元气。

十一~十二、丑、寅时(凌晨 1~5 点)

此时精气发生,阴茎勃起。人以精气为宝,老年人宜节制房事,但又不宜强制。老人以二十日或一月行房一次为宜。

十三、时辰对应十二脏腑的养生法则

现在我们把一天分为 24h,而在古代人们则把一天分为 12 时辰,也就是 2h 相当于一个时辰,所以日养生也叫 12 时辰养生。12 时辰和我们的五脏六腑以及经络密切相关,在这 12 时辰当中,每一个时辰都有一个经、一个脏腑值班,所以,我们要针对每一个不同的时辰来保养其相对的脏腑。

子时——睡觉保护阳气

半夜 23 点到 1 点的时候叫子时,这个时候是一天当中太极生命钟的阴极的时候,按照阴阳消长的规律,这个时候阴气是最重的,而阴是主睡眠的,那么我们就要驾驭这个阴阳的消长规律,在这个时候我们要处于熟睡的状态。注意,不是这个时候我们才上床,这个时候我们应该已经处在熟睡状态了。那么什么时候该上床呢?应该在 10 点半左右。

子时的时候,胆经值班,胆是阳气的一阳生,它是刚刚长阳气,还很微弱,我们要特别保护这个阳气,怎么保护呢? 最好用睡觉来保护,所以你夜半的时候,就请不要再去跳啊,唱啊的,而应该睡觉。要开始养阳气,而养阳气要从微小的时候就要保护它。

丑时——肝经造血时间

那么丑时候是什么时候呢? 丑时是 1 点到 3 点的时候,是肝经值班。肝经我们知道,它是主生发的,它这个时候的阳气比胆值班的时候要生的大一点了。肝脏要解毒、要造血,就是在这个时候进行,所以半夜里,千万别去酗酒,千万别沉迷于游戏了。这个时候人体得休息,肝还要工作。有肝病的人多是爱熬夜的人,因为半夜肝要造血、要解毒,如果不给它喘息的机会,自然就容易发病。

寅时——号脉的最好时机

夜里 3 点到 5 点是什么时候呢? 这时候叫做平旦。因为此时天气要开始平衡了,阴阳开始平衡了。此时肺经值班。此时,天刚刚亮,这时候中医号脉是最准的时候。我们可以看你的脉硬不硬,脉硬呢,40 岁以上的人要考虑高血压;二三十岁的如果脉紧,可能这段时间工作压力太大,还可能有焦虑症。又紧又硬的脉叫做弦脉,如果是弦脉就要考虑你是不是有高血脂、动脉硬化了。

卯时——空腹喝水,排出毒素

卯时大肠值班。大肠经,就是早上 5 到 7 点的时候。12 时辰养生有个重点,就是卯时您起床后要喝一杯空腹水,就在 5 到 7 点的时候。有便秘的人这样做就可以帮助你减轻便秘。因为大肠在此时精气开始旺盛,大肠一鼓动,再加上你的水的帮助,大便就下来了,就能帮助你解毒。要知道大便里的毒占人体所有毒的 50%。卯时气血流注于大肠经。卯时在天地之象代表天门开,代表二月,万物因阳气的生发冒地而出,故是排便的最佳时机。中医认为"肺与大肠相表里",寅时肺气实了,卯时才能正常大便。

辰时——早餐营养要均衡

到辰时的时候,是胃值班了。这个时候是 7 到 9 点,7 点钟我们要吃早饭了,而这个时候是胃经值班,所以,胃是最容易接纳的。早餐一定要有动物蛋白,要有一味荤,比如说你咸菜就泡饭就不行,得加上一点有动物蛋白的东西,要有肉,或者鸡蛋都行。

巳时——工作学习的第一个黄金时间

接下去上午 9 到 11 点,是巳时,是脾经值班的时候。脾经是主消化的,这个时候,它要吸收营养。而这个时候也是大脑最具活力的时候,是人的一天当中的第一黄金时间,是老人锻炼身体的最好时候,是上班人最出效率的时候,也是上学的人效率最高的时候。所以,你必须吃好早饭,保证脾经有足够的营养吸收,这样,大脑才有能量应付日常的运转。

午时——睡好午觉养阳气

午时 11 点到 13 点的时候,是心经值班。这个时候大家要注意,心经值班的时候我们要吃午饭、睡午觉,因为按照太极阴阳气化,这个时候阳气最旺。《黄帝内经》说的,阴是主内的,是主睡觉,阳是主外的,主苏醒。午时是阳气最盛的时候,我们吃完午饭稍事休息继续工作,这个时候也出效率。阳虚的人这个时候就要饱饱地睡,最养阳气。那么阳气不虚也不盛,正常的人怎么办呢?我们午时只需休息 30min 到 1h,养养我们的心经。因为我们的心脏很累,除非你身体很强,你可以不睡午觉,一般我们都要睡午觉。

睡午觉要平躺,这样可以让大脑和肝脏得到血液,有利于大脑养护。《黄帝内经》有一句话,叫做"卧,则血归于肝"。你要平躺,你的血液才养肝,肝脏对人体有个重要的分布血液的作用,那么你醒来以后呢,肝脏可以把血液输送到你的大脑,保证你的工作,所以要平躺。平躺下来了还有一个什么好处呢?就是保护你的颈椎、你的腰椎。人的骨架,就像房子的柱梁,一天到晚撑着身体,何其累也,所以你看年纪老的人,骨头的病就多。午睡躺下,颈椎可以得到休息,腰也可以歇一会儿,长此以往,你就不会得腰椎增生、颈椎病,也不会得坐骨神经病等等,所以这个午时午休是很重要的。

未时——保护血管多喝水

午时过了以后,13 点到 15 点,就到了未时,这时小肠经值班。小肠经把食物里的营养都吸收得差不多了,都送到了血液里边,血液里边就满满当当的,就像上下班时候街上的车,十分拥挤。你这个时候必须要喝一杯空腹水,或者是茶也行,用来稀释你的血液。因为人体这个时候血液营养很高,所以要稀释血液,起到保护血管的作用。

申时——工作学习的第二个黄金时间

未时过了就到申时了。下午的 15 点到 17 点,大家要注意了,这是我们的第二个黄金时间。这个时候小肠经已经把中午饭的营养都送到大脑了,大脑这时候精力很好,要抓紧工作,提高效率。

酉时——预防肾病的最佳时期

酉时,也就是傍晚的 17 点到 19 点,这时候是肾经值班,您要再喝一杯水。这一杯水非常重要,它可以帮我们把毒排掉,还可以清洗你的肾和膀胱,让我们不得肾结石,不得膀胱癌,不得肾炎。

戌时——工作学习的第三个黄金时间

到了 19 点到 21 点,此时是心包经值班。心包经值班的时候,我们的心气比较顺了。这个时候是我们一天当中的第三个黄金段,这个时间你可以学习,可以去散步,去锻炼身体。但是,当心包经值班时间快结束时,可能是你散步回来以后,你需要再喝一杯淡茶水或者是水,让你的血管保持通畅。

亥时——准备休息

亥时,晚上的 21 点到 23 点,这时候应该休息,准备睡觉,或者是夫妻融洽等等,这都是最佳时间。到 10 点半你就一定要上床了。

这样,12 时辰养生就全部介绍完了。它的规律就是要按照经络和脏腑,还有阴阳气化来进行养生。

十四、十二时辰养生歌诀

寅时天亮便起身,喝杯开水楼下行;
定时如厕轻如许,卯时晨练最宜人;
辰时看书戏幼孙,巳时入厨当灶君;
午时进餐酒少饮,未时午休要抓紧;
申时读报写诗文,酉时户外看流云;
戌时央视新闻到,闭目聆听好养神;
亥时过半快洗漱,子时梦中入画屏;
丑时小解一时醒,轻摩"三丹"气血盈;
脉络通畅心如水,一觉睡到金鸡鸣。

附录三

四季养生歌诀

一、四时养生小口诀

晨起一杯温开水,舒舒服服通肠胃;

上午冰糖炖雪梨,幸福永伴不费力;

中午来碗绿豆汤,清热解毒保健康;

清凉西瓜桌上摆,暑意立消心情棒。

二、五行相生相克口诀

金:金旺得火,方成器皿。

金能生水,水多金沉;强金得水,方挫其锋。

金能克木,木多金缺;木弱逢金,必为砍折。

金赖土生,土多金埋;土能生金,金多土变。

火:火旺得水,方成相济。

火能生土,土多火晦;强火得土,方止其焰。

火能克金,金多火熄;金弱遇火,必见销熔。

火赖木生,木多火炽;木能生火,火多木焚。

水:水旺得土,方成池沼。

水能生木,木多水缩;强水得木,方泄其势。

水能克火,火多水干;火弱遇水,必不熄灭。

水赖金生,金多水浊;金能生水,水多金沉。

土:土旺得水,方能疏通。

土能生金,金多土变;强土得金,方制其壅。

土能克水,水多土流;水弱逢土,必为瘀塞。

土赖火生,火多土焦;火能生土,土多火晦。

木:木旺得金,方成栋梁。

木能生火,火多木焚;强木得火,方化其顽。

木能克土,土多木折;土弱逢木,必为倾陷。

木赖水生,水多木漂;水能生木,木多水缩。

附录四

养生经典语录

中医在其几千年的发展历程中,积累了丰富的养生防病知识。在遵循人体阴阳生化收藏之变化规律的前提下,中医养生以中医理论为指导,通过各种方法对人体进行科学调养,保持生命健康活力。如果你也想通过养生达到防病的目的,那么,请谨记以下这些中医养生经典语录。

一、男女有别

"阴阳者,天地之道也。""妇人之生,有余于气,不足于血,以其数脱血也。"

男子属阳,性多刚悍,以气为本,又多从事体力劳动,耗气较多,故养生调适多以益气固阳为主。女性多柔弱,以血为先,养生调适宜补血而养阴。

二、人生有序

(一)婴幼儿期

中医养生经典语录:"稚阳未充,稚阴未长。"

鉴于小儿的生理特点,以护养其"稚阴""稚阳"为要,即饮食用药忌用峻猛,慎用过于寒热之剂,药量宜轻而中病即止。

(二)青壮年期

中医养生经典语录:"二十岁,血气始盛,肌肉方长。"

(男子三十二岁左右)"筋骨隆盛、肌肉满壮"。(女子二十八岁左右)"筋骨劲强、身体盛壮"。此期可耐药石,故调摄当视个人体质之偏而调理阴阳。

(三)老年期

中医养生经典语录:"今五脏皆衰,筋骨解堕,天癸尽矣,故发鬓白,身体重,行步不正,而无子耳。"

女子四十九岁,男子五十六岁左右,便开始进入生理功能减退、气血阴阳不足的老年期。老年人的调摄,当以补为主,时时顾其正气,方能使阴阳保持相对平衡,以达到健康长寿的目的。

三、顺天时以养生

中医养生经典语录："四时阴阳者，万物之根本也。所以圣人春夏养阳，秋冬养阴，以从其根，故与万物沉浮于生长之门。逆其根，则伐其本，坏其真矣。"

一年四季中有春温、夏热、秋凉、冬寒的不同时序，生物界顺次阴阳消长之机，而有春生、夏长、秋收、冬藏的生命节律，人亦当应之而护养阴阳。

四、按月廓盈亏而补泻

中医养生经典语录："月始生，则血气始精，卫气始行；月廓满，则血气实，肌肉坚；月廓空，则肌肉减，经络虚，卫气虚，形独居。是以因天时而调血气也。"

中医认为，人体阴阳、血气、经脉的虚实变化，与月亮的盈亏有着密切的关系。月满时阴阳气血多实，则应少进补品；月亏时阴阳气血多虚，则应少服攻伐之药。

五、随昼夜晨昏而调摄

中医养生经典语录："阳气者，一日而主外，平旦人气生，日中而阳气隆，日西而阳气虚，气门乃闭，是故暮而收拒，无扰筋骨，无见雾露，反此三时，形乃困薄。"

清晨至日中阳气生而盛，应顺之而养阳，应在黎明清晨，适当户外活动，使气血调畅，有助阳气生发。日暮至夜半，阳敛而藏，人当安静凝敛，少作劳事，无扰筋骨，以顾护精血而养阴。

六、按体质差别而补养

中医养生经典语录："人之生也，有刚有柔，有柔有强，有短有长，有阴有阳。""人以水谷为本。"

不同的食物可以造成体质的不同，不同的区域，不同的种族都存在体质上的差异。体质的差异概括起来不外乎阴阳的偏盛偏衰，其摄养的原则，当辨体质之差而补益阴阳。视个体之异，或补阴为主，或益阳为要。补阴助阳，益阳以配阴，就能"源泉不竭""生化无穷"，健康长寿。

七、谨和五味而调饮食

中医养生经典语录："胃者水谷之海，六腑之大源也。""酸入肝，辛入肺，苦入心，咸入肾，甘入脾。阴之所生，本在五味，阴之五宫，伤在五味。是故味过于酸，肝气以津，脾气乃绝；味过于咸，大骨气劳，短肌，心气抑；味过于甘，心气喘满，色黑，肾气不衡；味过于苦，脾气濡，胃气乃厚；味过于辛，筋脉沮弛，精神乃央。"

中医称脾胃为后天之本。凡养生者，无不以脾胃为本源，调摄之要，当健脾益胃。而饮食调摄又是健脾益胃不可或缺的一个环节。饮食调理时要注意忌饥饱、莫寒热、宜清淡、避生冷、细咀嚼，这些比较容易操作的事项。中医认为，饮食之五味，与五脏各有其亲和性。因此饮食养生须五味和调，方能滋养五脏之气，否则饮食过于偏嗜，则会导致营养不足，诱发多种疾病。

八、运行气血多运动

中医养生经典语录："气之升降，天地之更用也……出入废则神机化灭，升降息则气息孤危。"

人之血气，贵在升降出入有常，运行不息。故善养生者，必调和血气，使之周流不息。而运行气血的一个重要途径就是多运动。中医运动养生的内容极为丰富，种类甚广，方法极多。如气功、导引、五禽戏、八段锦、太极拳、易筋经、推拿、按摩、散步、慢跑、登山等。中医对运动养生锻炼讲求意、息、行动的和谐统一，即意守、调息、行动的协调统一。同时，强调运动养生，也要讲究适量，不可过劳，否则会有害于健康。

九、平性怡神善天年

中医养生经典语录："百病皆生于气也。怒则气上，喜则气缓，悲则气消，恐则气下……惊则气乱……思则气结。"

人之情志活动，与气机密切相关。情志调畅，有助于气机平顺；情志不舒，则每致气机递乱或郁闭。养生旨在静神，道法自然，怡情养神；少私寡欲，清心宁神；抑目静耳，逐扰安神；开朗乐观，怡情畅神；陶怡情志，平性怡神；保精益气，养心舍神。

十、上工治未病

中医养生经典语录："是故圣人不治已病，治未病；不治已乱，治未乱。夫病已成而后药之，乱已成而后治之，譬犹渴而穿井，斗而铸锥，不亦晚乎！"

治未病有两种意义：一是防病于未然，一是既病之后防其传变。前者主要内容就是摄生，正说明了摄生对预防疾病的发生有着重要意义。摄生要遵循一定的原则，可以概括为以下两方面：调摄精神形体，提高防病机能；适应四时变化，避免外邪侵袭。治未病的另一个意义是，既病防变。外邪侵入人体以后，如果不及时治疗，病邪就有可能逐步深入，侵犯内脏，使病情加重。因此一旦患病，不可讳疾忌医，以防病入膏肓，无可救药。

附录五

四季养生对照表

肿瘤患者的体质类型	肿瘤患者的四季养生	饮食		运动		情志适宜		中医理疗	
		适宜	不宜	适宜	不宜	适宜	不宜	适宜	不宜
气虚质	春季	蔬菜:宜食辛,以发陈。菠菜、芥菜、莴笋、韭菜、蒜苗、洋葱。粥:黄芪童子鸡、山药粥。茶:宜增甜,宜喝蜂蜜普洱茶。宜增甜:红枣、蜂蜜、牛奶、豆浆、红薯、土豆、花生等,蒸炖煮最佳。宜七分饱。	忌酸:少吃柠檬、山楂、话梅、醋。南方早春天气潮湿,少吃虾蟹。忌冰冻、忌生冷,如冷饮、香蕉、黄瓜。忌贪吃。忌各种肝、生葱、蛙、蛇、甲鱼、龟。	早睡早起,宜手指壮梳头。宜散步或快步走。宜适合到阴光灿烂的户外活动,但要做好保暖防风。宜头、背保暖,防呼吸道感染。宜参加集体活动。宜种花养草。	不宜活动过量。不宜裸足运动。不宜大汗。不宜受风。不宜熬夜。	宜内心宽厚平和,养怡然之情,助肝气升。宜增德行。宜气定神闲,喜悦养心。宜安眠养神。	忌怒。慎言语,不宜多语。	顺时针揉按膻中穴、足三里。中药调理益气补脾。	忌吃破气耗气中药。针灸等忌泻法。
	夏季	宜多吃辛温,升散,甘缓等助阴生发的食物。辛散,升发:如韭菜、洋葱、薄荷、紫苏、香菜。甘缓:如红枣、糯米、甘蓝、荠菜、山药、榴莲。另外,枣杞黄芪茶。核桃高粱茶。粥:地黄粥。	忌吃:肝、生葱、鳖、蛙、蛇、白酒、胡椒、羊肉、辣椒。少吃:乌梅、肉、辣、反季水果、腌酱菜。	晨起宜户外活动,拉伸筋骨。汗后及时补充水、盐分,预防中暑甚至虚脱。运动以拉伸舒缓为主、散步、瑜伽、体操、慢跑等,至手肇面、至面部热皮肤微热。	不宜贪凉饮冷。不宜啤酒、烧烤。不宜大汗。	宜积极乐观。	忌怒、忌郁。	至夜卧时,用热汤放盐、搓膝下洗脚至足。	忌吃破气耗气清热寒凉中药等。针灸忌泻法。

肿瘤患者的体质类型	肿瘤患者的四季养生	饮食		运动		情志适宜		中医理疗	
		适宜	不宜	适宜	不宜	适宜	不宜	适宜	不宜
气虚质	秋季	适宜清淡饮食，多食用粥类。注意饮食卫生。适量多吃水果蔬菜。多饮水。	不宜吃温燥、辛辣、香浓的食物，如辣椒、葱、姜、蒜、酒、浓咖啡、羊肉等，不宜饮酒。	坚持早睡早起，坚持户外锻炼。	不宜剧烈运动。	保持乐观的心态。	忌怒、忌郁。	补中益气，燥湿健脾，温补肾阳。	忌用泻法、清法。
	冬季	适宜进补，多食高热量、高能量食物。	少吃辛辣。	宜节制户外运动。	减少出汗，早睡晚起，适当延长睡眠时间。	节制房室，不宜过度纵欲。		补中益气，温补肾阳，健脾。	忌用清、泻的理疗手法。
痰湿质	春季	宜食清淡饮食，多蔬菜，适宜芥菜、韭菜、大头菜、香椿、辣椒、大蒜、葱、生姜、木瓜、白萝卜、荸荠、紫菜、烧洋葱、白果、大枣、扁豆、红小豆、蚕豆、包菜、山药、薏米、牛肉、羊肉、鸡肉、杏子、荔枝、柠檬、樱桃、槟榔、佛手、栗子等。宜细嚼慢咽，少食多餐。	不宜多吃肥甘油腻、酸湿食品，如反季水果（西瓜、草莓）、海鲜、乌梅、烧烤、生鲜、冷饮。忌吃：肝、生葱、蛙、蛇、鳖、羊肉、辣椒、胡椒、白酒等辛辣暴饮暴食。	宜适当参加体育运动，如跳绳、跑步等。嗜睡者应逐渐减少睡眠时间，多进行户外活动，让日光使得身体机能活跃起来。	不宜活动过量。不宜裸足运动。不宜大汗。	宜适当参加社交活动，广交朋友，广泛培养兴趣爱好。宜规律生活起居。	不宜居住在阴冷潮湿环境里。在阴雨季节，避免湿邪侵袭。	宜用祛湿化痰，通经络，健脾的穴位。	忌用破气、耗气的理疗方法。
	夏季	应多吃健脾利湿、化痰祛湿的食物，如白萝卜、扁豆、包菜、蚕豆、洋葱、紫菜、白果、枇杷、大枣、薏苡仁、红小豆等，冬瓜汤；冬瓜有利尿、祛痰的功效，夏季常食还可以清热解毒。可以采取药膳或粥以调补脾胃。	不宜肥甘厚味，不宜饮酒，忌暴饮暴食，食速过快，饮食务必规律、洁净，不食过夜食物，忌食生冷油腻食物。	宜居住在干燥的环境中，平时应该多做运动。宜经常进行日光浴。洗澡应常洗热水澡；穿衣尽量保持宽松，面料以棉、麻、丝等天然纤维为主，有利于汗液蒸发，祛除体内湿气。	不宜在潮湿的环境里久留，在阴雨季节要注意避免邪湿的侵袭。	痰湿体质性格内向，神情常处于抑郁状态，根据《内经》"喜胜忧"的原则，应主动寻求快乐，多参加社会活动，集体文娱活动，常看喜剧，滑稽剧，听相声，以及富有鼓励、激动意义的电影、电视，多听轻快、开朗、苦闷，勿看悲剧、苦剧，激动高情志。	忌怒、忌郁。	至夜卧时，用热汤放盐擦洗膝下至足。	忌用破气、耗气、清热寒凉等针灸法。

肿瘤患者的体质类型	肿瘤患者的四季养生	饮食		运动		情志适宜		中医理疗	
		适宜	不宜	适宜	不宜	适宜	不宜	适宜	不宜
	秋季	适宜清淡饮食，多蔬菜，适宜食物有芥菜、韭菜、大头菜、葱、生姜、木瓜、白萝卜、荸荠、紫菜、洋葱、蚕豆、包菜、大枣、山药、薏米、牛肉、羊肉、鸡肉、鲢鱼、鳟鱼、带鱼、荔枝、柠檬、樱桃、杨梅、槟榔、佛手、栗子等。	少食肥甘厚味，饮料、酒类之品，不宜过饱。每餐不宜过饱，饮食务必规律洁净，不食过夜食物，忌食生冷油腻。	痰湿之人，多形体肥胖，身重易倦，故应长期坚持散步、慢跑，各种舞蹈，球类等活动。活动量应逐渐增强，让松弛的皮肤逐渐变成结实，致密的肌肉。注意保暖，遇寒则湿，遇温则凝。寒凉的天气不利水湿在体内运化，常伤及脾胃。	不宜久坐。	宜增强自我修养。宜宁心静气。宜控制性生活。	忌怒、忌郁。	宜选健脾燥湿的理疗方法。	不宜选用耗气伤脾，过于辛热的疗法及药物。
痰湿质	冬季	冬季痰湿者多可耐受寒冷，但饮食宜温热以护脾胃存阳气，适宜痰湿体质者食用的有芥菜、韭菜、大头菜、香椿、辣椒、大蒜、葱、生姜、木瓜、白萝卜、荸荠、山药、鸡肉、河虾、羊肉、狗肉、牛肉、海参、鲍鱼、杏、荔枝、柠檬、樱桃、杨梅、槟榔、佛手、栗子等。此外，薏仁糖、莲藕粉、茯苓饼对该体质是不错的食补选择。	应限制食盐的摄入，不宜多吃肥甘油腻、酸湿食品，如饴糖、柚子、枇杷、砂糖等。	宜早睡晚起。宜长期坚持体育锻炼、散步、慢跑、球类、游泳、武术、八段锦、五禽戏以及各种舞蹈，均可选择。注意保暖，规律作息，坚持室内外的锻炼不要打下间断，为来年打下良好的身体素质。	不宜出汗过多。宜减少寒冷天气户外运动。	宜保持积极向上的心态，多参与集体活动，多与人交流。	忌忧、忌思。	常用来理气的穴位：中脘、内关、气海、膻中，针刺，每晚睡觉前，把两手搓得很热，左右交替按摩胁部，是肋助肝功能运行，使胆的通道。	不宜选寒凉，清泻的药物及理疗方法，以助肋阳气。

肿瘤患者的体质类型	肿瘤患者的四季养生	饮食		运动		情志适宜		中医理疗	
		适宜	不宜	适宜	不宜	适宜	不宜	适宜	不宜
阳虚质	春季	根据"春夏养阳"的原则,多食辛温,升散、甘缓等助阳生发的食物。辛散物:韭菜、洋葱、紫苏、薄荷、香菜。甘缓:红枣,糯米,甘蓝菜花,山药,榴莲。另外,核桃、茼蒿、黄豆芽。茶:枸杞黄芪茶;粥:地黄粥。	忌吃:肝,生葱、蓼子、鳖、蛇、蛙、辣椒、羊肉、胡椒。少吃:白酒,乌梅,反季水果、腌酱菜。	宜培补阳气,做到"无厌于日",多晒太阳。适合到阳光灿烂的户外活动,但要做好保暖防风。在进行体育锻炼时应注意补阳气,可作晨起慢跑和五禽戏中的虎戏和猿戏、体操,外出踏青等锻炼。	不宜活动过量,不宜裸足运动,不宜大汗。	宜充分利用喜乐情绪调畅,保健身心,主动寻找生活工作中的趣味。注意培养积极乐观豁活跃的情绪,乐智进取达的思想,理智进取意义的态度,并目注意意义的理想,并具有积极目标,保持自信心想去观察学习事物。	忌怒,忌郁。	至夜卧时,用热汤放盐,撮洗膝下至足。	忌吃破气耗气,寒凉清热药。针灸等忌泻法。
	夏季	根据"春夏养阳"的原则,多食壮阳食品,如羊肉、鸡肉、鹿肉等,特别是在夏季三伏天时,每一伏吃一次"附子粥"或"羊肉附子粥",配合天地阳旺之时,以壮人体之阳气,当归12g,炮姜10g,羊肉200g,羊肉熬后取汤煎当归、炮姜服饮。食羊肉,另可食用磨菇米粥、荞麦粥等。	忌吃:肝,生葱、蓼子、鳖、蛇、蛙、辣椒、羊肉、胡椒。少吃:乌梅,肉,辣,反季水果、腌酱菜。	夜卧早起,避开最热的中午时分可以适当多进行一些活动,以激励自身阳气运行,注意防暑。	不宜活动过量,不宜裸足运动,不宜大汗。	需感悟夏天的勃生机,使精神如同夏天的植物一样收吸朝气的养分,使之充沛旺盛,利用"豁达""自悦""松弛法"等自我调节心情,开朗心情的方法,励志思维。	忌怒,忌郁。	至夜卧时,用热汤放盐,撮洗膝下至足。	忌吃破气耗气,热寒凉中药,针灸等忌泻法。

肿瘤患者的体质类型	肿瘤患者的四季养生	饮食		运动		情志适宜		中医理疗	
		适宜	不宜	适宜	不宜	适宜	不宜	适宜	不宜
	秋季	宜温养平补，使阳气不被秋季肃杀之气收敛太过，而助运阴阳气能够与阴气达到运动态之平衡。补宜阳气如韭子粥，细韭子10g，大米100g，细盐少许。韭子洗净研末为细末与大米共煮成粥食用。还可食用益智仁粥、荔枝、桂浆粥等。	不宜吃温燥、辛辣、香浓的食物如辣椒、葱、生姜、蒜等。狗肉、羊肉等。不宜酒饮酒。	宜早睡早起。宜参加气功、慢跑等锻炼。宜参加郊游等活动，积极与人交流，观赏大千世界。	不宜剧烈运动。	宜避免悲秋情绪，志存高远，积极进取，以快乐的心态体验秋季丰收的喜悦，看待事物应从乐观的心态发现收获。	忌怒，忌郁。	可到海边、林区去休假，选择安静的住处。	忌吃气破气、耗气，清热寒凉中药。忌针灸等泻法。
阳虚质	冬季	宜食用温补阳气的食物，如苁蓉鸡肉羹：鸡肉250g，苁蓉30g，板栗15枚，薏苡仁15g，香菇5个、姜、料酒，盐适量，苏汤取浓汁，先炒鸡肉加苁蓉煎汁，再与薏苡仁、板栗、香菇同煎加调料煮熟。另外还有胡桃粥、栗子粥、人参菠菜饺等。	少食收敛酸涩的食物，如石榴、乌梅、青梅、杨梅、草莓、杨桃、酸枣、南子、柠檬、瓜、泡菜等。	阳虚质适合环境能力差，冬季要避寒就温。冬季自然界的阳气深藏而阴寒之气很盛，易伤机体之阳，所以应早睡晚起，待日光，可以选择一些室内运动，如瑜伽等，同时应注意惹保暖。		宜藏阳养气，保持宁静祥和的心态，不使情绪有大的波动，维护安静恬静的心理状态。	忌怒，忌郁。	常用香附、乌药、川楝子、小茴香、青皮、郁金等疏肝理气解郁药为主组成方剂，如越鞠丸等。若气郁引起活血化瘀者，当配伍活血化瘀药。穴位保健：①选穴：合谷、太冲穴。②定位：合谷应手手背，第1、2掌骨间，当第2掌骨桡侧的中点处。太冲位于足背侧，当第1跖骨间隙的后方凹陷处。③操作：采用指揉法的方法。	忌吃气破气、耗气，清热寒凉中药。忌针灸等泻法。

肿瘤患者的体质类型	肿瘤患者的四季养生	饮食		运动		情志适宜		中医理疗	
		适宜	不宜	适宜	不宜	适宜	不宜	适宜	不宜
阴虚质	春季	宜多食清补类的食物，且春季与肝联系密切，饮食可以滋养肝阴与滋养他脏之阴为基础，兼补他脏食物如芝麻、蜂蜜、豆腐、甘蔗等，枸杞、银耳、桑葚、贝、鸭肉等可滋养肝肾、脾胃等脏养阴气。	不宜吃温燥、辛辣、香浓的食物，如辣椒、葱、生姜、蒜，酒、狗肉、羊肉等，不宜饮酒。	阴虚体质的人在进行体育锻炼时应注意保养及培护阴气，可作太极拳，缓慢散步，五禽戏中的鹿戏和熊戏、静养气功、体操等锻炼，以偏重调养肝肾。	不宜剧烈运动。	阴虚质人心情急躁，常常心烦易怒，是由于阴虚火旺，明之故，精神火扰神虚无，精神内守"恬淡"的养生法。加强自我涵养，宜着的习惯，沉着静，控制性生活。应注意培养耐心，以理制情，善于转移注意力。	不宜参加争胜负的文娱活动，忌怒、忌郁，不宜过喜过怒。	可选用补阴活血的阴穴位理疗。	不适用炙法、熏蒸等损耗阴液的理疗方法。
	夏季	可食用一些清凉滋阴的食物，如生地粥：生地 25g，米 75g，生地细切用水煮沸 30min，去渣复熬浓缩至 100ml，时加入生地汁搅匀，可加白糖食用。另可食用百合粥、乌梅粥、山药山萸肉粥、木耳粥、蔗浆粥等。	忌吃：肝、生葱、薯子、蛙、蛇、鳖、羊肉、辣椒、白胡椒，少吃：酒、乌梅、肉、乌辣、反季水果、腌酱菜。	阴虚者，畏热喜寒，寒冬易过，热夏难当，每逢春夏季，可到海边、林区、山区去休假、旅游，选择安静的任处。应尽量避开炎热时间段，在清晨或傍晚相对凉爽时分进行一些不受强烈的活动，如散步、舒缓体操等。	不宜活动量过大，不宜裸足大运动，不宜大汗。	自身调节应注重精神内守，平静内心，以仁爱对待万物。	忌怒、忌郁。	可选用补阴活血的阴穴位理疗。	忌吃破气耗气、清热寒凉中药，针炙等泻法。

肿瘤患者的体质类型	肿瘤患者的四季养生	饮食		运动		情志适宜		中医理疗	
		适宜	不宜	适宜	不宜	适宜	不宜	适宜	不宜
	秋季	饮食宜以甘润滋养的食物为主，如沙参粥：沙参15~30g，粳米50g，冰糖适量，沙参捣碎加入砂锅，与粳米同入煎取汁，再加水以文火煮，粥将熟时放入冰糖稍煮片刻即可。还可食用菠菜粥、石榴等。	不宜吃温燥、辛辣香浓的食物，如辣椒、葱、生姜、蒜、酒、狗肉羊肉等。不宜饮酒。	宜早睡早起。宜晨练。宜培养棋琴书画等多方面的兴趣。	不宜剧烈运动。	阴虚质可按照"秋冬养阴"的原则来益养阴气，收敛自己的思绪，节制思虑，控制心情，不急不躁，安定从容以顺应秋季助养阴气。	忌怒，忌郁。	可选用补阴活血的穴位治疗。	不宜灸及熏蒸治疗。
阴虚质	冬季	宜选择一些平补阴气的饮食，如小麦粥：小麦30g，大米100g，大枣5枚共煮。另外还有黑豆粥、荞麦豆腐羹、花生炖猪蹄等。	不宜多吃肥甘油、酸涩食品，如反季水果（西瓜、草莓）、海鲜、烧烤、乌梅、生鲜；不宜冷饮；忌吃：肝、生葱、蛇、鳖、蛙、羊肉辣椒、胡椒、白酒；不宜暴饮暴食。	宜早睡晚起，可以进行一些户外锻炼，根据自身的兴趣爱好可以扩大一些选择范围。	不宜运动过激或锻炼时间过长。	应保持思想情绪平静，超然物外，宜淡泊宁静。	不宜接触喧嚣的场景。	可选用补阴活血的穴位治疗。	不宜灸及熏蒸治疗。

肿瘤患者的体质类型	肿瘤患者的四季养生	饮食		运动		情志适宜		中医理疗	
		适宜	不宜	适宜	不宜	适宜	不宜	适宜	不宜
瘀血质	春季	选用具有健胃、行气、活血化瘀功效的食物。如鸡内金、陈皮、黑豆、黄豆、山楂、黑木耳、平菇、洋葱、韭菜、茄子、油菜、羊血、固香、香菇、玫瑰花、杞果、番木瓜、海参、红糖、黄酒、葡萄酒等。	不宜多吃一些收涩、寒凉的食物。如黑豆、身体不宜受寒，不宜吃冰冻、防加重体质偏颇。	春天肝气在唱主角，舒展腰身，舒发缓行，头发松一些，衣服宽松一些。太极拳、五禽戏、散步、慢跑、乒乓球等。应采取中小负荷多次锻炼。居室环境要温暖舒适，要避免寒冷刺激。生活习惯良好，看电视等时间不要太久，注意动静结合。	瘀血质的人心血管功能较弱，不宜做大强度、大负荷的运动。不可贪图安逸，以免加重气血瘀滞。	瘀血质的人常心烦、急躁、健忘等，或郁闷、多疑等，应根据"喜胜忧"的情志制约原则调摄。胸襟开阔，豁达开朗，热爱生活，积极向上。血瘀体质者起作息有规律，保证良好睡眠。	不宜熬夜。	血瘀体质宜用行气活血药通气血，达到"以通为补"的目的。当归、红花、枳壳、桃仁、参三七、银杏叶等行气、活血药，有助于改善气滞血瘀体质。著名的理疗方、活血化瘀方剂如柴胡疏肝散，具有调节血脂的作用，如赤芍、丹参、牛膝、红花、参三七等。血瘀体质如有情绪抑郁，应以心理疏导为主，配合疏肝理气解郁药物，如柴胡、郁金、青皮、中成药逍遥丸等均有较好的解郁作用。保健功、按摩。宜黄芪2~3片泡水喝。	不宜用寒凉的药物及理疗方法。
	夏季	常吃具有活血化瘀作用的食品，如桃仁、黑豆、油菜、醋等。经常煮食一些山楂粥和花生粥。	不宜多吃肥肉、奶油、鳗鱼、蛋黄、鱼籽、巧克力、油炸食品、甜食品，防止脾胃呆滞，影响气血运行。	不宜吃冷饮，影响气血运行。多做有益于心脏血脉的活动，如交谊舞、太极拳、保健按摩等使身体各部都能使身体各部都活跃起来、活跃起来的、有助于气血运行的运动项目。	不宜活动过量。不宜裸足运动。不宜大汗。	宜积极乐观。血瘀体质的人多有气有郁之证，培养乐观情绪至关重要。精神愉快则气血和畅，经络的气血的正常运行，有利于血瘀体质的改善。	忌苦闷忧郁，会加重血瘀倾向。	可选一些活血养血之药品（当归、川芎、丹参、地黄、五加皮）和肉类煲汤饮用。	不宜用寒凉的药物及理疗方法。

肿瘤患者的体质类型	肿瘤患者的四季养生	饮食		运动		情志适宜		中医理疗	
		适宜	不宜	适宜	不宜	适宜	不宜	适宜	不宜
瘀血质	秋季	血瘀者在秋冬季节要注意保暖，秋凉，冬寒都容易导致血气运行不畅，从而促进血瘀的产生。此时可以吃一些散瘀的温性食物，促进气血顺畅运行。	不宜吃温燥、辛辣、香浓的食物，如辣椒、葱、生姜、蒜、酒、狗肉、羊肉等。不宜饮酒。不宜多食收湿、寒凉、冰冻的食物，一些食量尽量减少一些凉血、止血的食物，因为这些食物都会加重血瘀。	宜易筋经、五禽戏、导引、太极拳、太极剑、八段锦及步行、慢跑、缓步登山、骑滑冰、游泳、自行车、健身舞、韵律操等。	瘀血质往往兼夹虚，尤宜阳气虚的兼夹多见，因此不宜剧烈运动。	血瘀体质的人多有气郁之证，培养乐观情绪关至重要。精神愉快则气血和畅，经络气血的正常运行，有利于血瘀体质的改善。	忌怒，忌郁。	适宜针刺活血穴位：曲池、合谷、血海、三阴交、太冲、背俞的膈俞、肝俞。瘀血体质的人在活血的同时可适当补血，加一些当归，既补血又活血，血虚可补血，血瘀可活血，女性可用适遥丸。	不宜用寒凉的药物及理疗方法。
	冬季	少量饮用一些红葡萄酒可以活血化瘀，另外可以吃山楂、韭菜、红糖、醋之类的。多吃一些菇类、喝一些玫瑰花茶等。南方的糯米甜醋炖猪脚很适用于瘀血体质的冬季食用。具体做法：把猪脚洗干净，切块，先用开水焯一下去血水。锅中放糯米甜醋半瓶，去皮生姜若干块，不要切片，去皮熟鸡蛋若干个，猪脚，然后加入清水。放在火上炖3~4h。每天可以吃1~2小碗，喝甜醋吃猪脚，鸡蛋。	不宜多食性凉活血的食物，比如：生藕、黑木耳、竹笋、紫皮茄子、茭蔥菜、魔芋等。由于血脉毕竟有喜温恶寒的特点，因此，不宜大量食物，或需要温配温性食物一起吃。	含胸塌腰的坐姿会对心肺动能产生不良影响。如果用电脑时坐姿不对，很容易对心肺功能造成不良影响。为此应该多做一些运动，振奋心肺功能，从而促进瘀血的消散。注意保暖。	不宜剧烈运动。不宜冒风寒运动。	瘀血质的人常心烦、急躁、健忘，或多疑多虑、郁闷等，应根据"喜胜忧"的情志制约原则调摄。胸襟开阔，豁达开朗，热爱生活，积极向上。		针灸、刮痧、推拿都能起到一个很好的活血化瘀作用，对促进血瘀体质患者的血液循环有很大的帮助。	不宜用寒凉的药物及理疗方法。

肿瘤患者的体质类型	肿瘤患者的四季养生	饮食		运动		情志适宜		中医理疗	
		适宜	不宜	适宜	不宜	适宜	不宜	适宜	不宜
气郁质	春季	宜选用具有理气解郁作用的食物，如黄花菜、菊花、玫瑰花、茉莉花、金橘、柑橘、大麦、杨梅、草莓、杨桃、酸枣、桃子等。食疗方：韭菜炒虾仁、三花茶、黄花菜瘦肉汤。	少食用具有收敛酸涩的食物，如石榴、青梅、杨梅、草莓、酸枣、桃子、柠檬子、黄瓜、泡菜等。	宜走向户外，舒展身体，舒展情绪。起居作息宜规律，早睡早起。春季昼夜温差较大，出门衣着当下厚上薄，应注意顾护阳气。尽量增加户外活动和社交：居室宜宽敞、明亮。衣着宜柔软、透气、舒适。宜多参加较大强度、较大负荷的"发泄式"锻炼体育运动项目，坚持做体育性体育运动，如跑步、登山。	不宜默坐，避免独处，易复生郁气，有碍舒发。睡前避免饮用茶、咖啡和可乐等饮料。	宜乐观开朗，多与他人相处，不苛求自己也不苛求他人。如心境抑郁不能排解时，要积极寻找原因，及时向朋友倾诉；宜欣赏优美的乐曲。不妨将一些事情看得淡一些，不要过于重视，宜阅读一些佛教典籍，平心静气。	不苛求自己也不苛求他人。	常用香附、川楝子、小茴香、青皮、郁金等疏肝理气解郁的药为主组成方剂，如越鞠丸等。若气郁引起血瘀，当配伍活血化瘀药：穴位保健选穴：合谷、太冲穴，操作：采用指揉的方法。	不宜使用耗气、伤阴的理疗方法，如薰蒸等。
	夏季	多吃辛温、升散、甘缓等助阳生发的食物。辛散：如韭菜、洋葱、薄荷、紫苏、香菜。甘缓：如红枣、糯米、甘草、山药、榴莲。另外，宜食核桃、高梁、黄豆芽。茶：枣杞黄氏茶。粥：地黄粥。	忌吃：肝、生葱、蛙、蛇、羊肉、胡椒、白酒。少吃：乌梅肉、辣、反季水果、腌酱菜。	多参加体育锻炼及旅游活动，因体育和旅游活动均能运动身体，流通气血，既欣赏了自然美景，呼吸了新鲜空气，又能冰浴阳光，增强了精神。气功方面，以强壮功、保健功、动桩功为宜，着重锻炼呼吸吐纳功法，以开导郁滞。	避免竞技比赛，与人争夺高下。	根据《内经》"喜胜忧"的原则，应主动寻求快乐，多参加社会活动，集体文娱活动，常看喜剧、滑稽剧，听相声，以及富有鼓励、激励意义的电影、电视。多听轻快、开朗、激动的音乐，以提高情志。多读积极的、鼓励的、富有乐趣的书籍，以培养生活情趣，展现美好生活前景，畅达开朗、豁达的意识。	避免独自一人默坐、游览景园，避免触景生情，产生忧郁、惆怅、悲凉情绪。	每天掌心击打胸口十几次。5min推腹法（平躺，掌根从胃口向下推至肚脐）。	不宜使用耗气、伤阴调理的阴阳理疗方法，如薰蒸等

肿瘤患者的体质类型	肿瘤患者的四季养生	饮食		运动		情志适宜		中医理疗	
		适宜	不宜	适宜	不宜	适宜	不宜	适宜	不宜
气郁质	秋季	适宜：秋梨、萝卜、洋葱、百合、淮山、香菇、香蕉、核桃、黑木耳、黑芝麻。可多吃性味平和的食物如大米、玉米、山药、豌豆等。蔬菜类可多用豆腐、菠菜、生菜、黑蘑菇、豆豉、银耳、猴头菇、香菇等，以解郁、调理脾胃。应细嚼慢咽，既利于食物的充分消化和营养物质的完全吸收，又能通过纤维食物保持肠道水分的作用，以生津润燥，达到防治秋季咽喉干燥、肠燥便秘等不良反应。	不宜吃生温燥、辛辣、香浓的食物，如辣椒、葱、姜、蒜、酒、狗肉、羊肉等。不宜饮酒。忌吃：豆芽、首宿、生菜、肺脏、猪肚、芹菜、生蜜、鸡蛋。《千金方》曰白露、秋分节气：“勿食生葱，令人病。”《本草》云：“勿食雉肉（野鸡肉），勿食猪肚，冬成嗽疾。”勿食雄鸡肉，动气。勿食芹菜，恐病瘕，发则似癫，小腹胀，勿食鸡子，伤神。《金匮要略》：“三秋不可食肺。”	宜偏重调养肝肾。太极拳比较适宜。	不宜剧烈运动。	气郁质秋季调养可登高远眺，可使人心旷神怡，所有的忧郁、惆怅等不良情绪顿然消散，这是养生中的养收之一法，也是调节精神的一剂良方。要克服秋天的“秋风秋雨”引起的情绪低落，其中一点是要让阳光围绕着你，工作场所、居作，最好按照明充分。当情绪不好时，去参加适当的体力劳动，用肌肉的紧张去消除精神的紧张，这是因为运动能改善不良情绪，使精神愉快。有条件的最好去旅游，去游山玩水，因为临水使人开朗，游山使人幽静，年轻的攀山登岩，年纪大的采取琴棋书画移情法。此外，还可采取《理瀹骈文》里说：“七情之病也，看书解闷，听曲消愁，有胜于服药者矣。”	避免独处一室，抑郁寡欢。	养生要注意润秋燥，养脾胃，防秋凉。练健鼻功。《黄帝内经》：“肺气通于鼻，气和，则鼻能知香臭矣。”肺与鼻关系密切，若肺气不足，即见嗅觉不灵，清涕自出。方法是用两手拇指外侧相互摩擦，在有热感时，用手拇指外侧沿鼻梁、鼻翼两侧上下按摩30次左右，接着，按摩鼻翼两侧的“迎香穴”15~20次（迎香穴在鼻翼外缘中点旁开0.5cm，当鼻唇沟中）。每天摩鼻3~4次，可大加强鼻的耐寒能力，亦能治疗伤风，鼻塞不通。	不宜使用耗气、伤阴的理疗方法，如熏蒸等。
	冬季	注意饮食：温性疏泄。冬季气郁体质应注意饮食调补，宜进补调肝理气、健脾养胃的食物，不妨亲自动手，基或自己发明饮食药膳。	不吃太寒凉的食物，如加冰镇饮料、过多水果，生吃蔬菜。	注意保暖。		知足常乐，适可而止，压制一下自己的不良欲望，多关心他人。宜静气。宜宁心静，控制性生活。	不宜看各种利剧悲剧，苦剧。不宜在名利样上计较得失。	针刺理气的穴位：气海、气关、内关、膻中、太冲。每晚睡觉前，把两手搓得很热，擦两胁肋部，肋助是肝经行使的通道。	不宜使用耗气、伤阴的理疗方法，如熏蒸等。

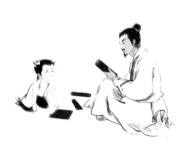

第十三篇

肿瘤患者的社会心理支持

第一章
心理社会肿瘤学与肿瘤病因

随着社会的不断进步和医学科学的不断发展,医学模式已由单一的生物医学模式向生物-心理-社会医学模式转变。心理社会肿瘤学作为一门新型的学科,既涉及肿瘤学的内容,又涉及心理学、社会学以及伦理学的内容。不仅重视心理因素在肿瘤的发生、发展、治疗、康复中的作用,还担负着指导健康、亚健康人群调整心理状态,预防肿瘤发生,也能在各个阶段给予肿瘤患者、家属及周围人群心理支持与干预。2005年4月15日,全国肿瘤防治宣传周期间,甘肃省肿瘤医院在省内率先成立了"甘肃省防癌抗癌俱乐部"。自成立之日至今,俱乐部的公益活动从未停止和中断。在每月1~2次固定的活动日,以及"世界癌症日""全国肿瘤防治宣传周"等特定纪念日,开展了科普知识讲座、心理支持与干预、抗癌明星评选、抗癌经验分享、医患才艺展示、健身文化等一系列人文关怀活动。在漫长而又短暂的12年志愿服务活动中,笔者作为甘肃省防癌抗癌俱乐部的一名志愿者,义务为肿瘤患者和家属进行心理干预,亲历了他们所经历的困惑、苦难,以及他们的家庭因疾病而发生的变故。有人茫然无措、有人过度紧张、有人丧失生活的信心、有人终日以泪洗面……但也有一批批坚韧刚毅的抗癌明星,在漫漫抗癌路上,能够正确直面疾病,调整身心状态。在这个大家庭里,医护志愿者、病友、康复者一起面对疾病,携手抗癌;大家一起哭过、笑过,感悟健康时、患病后的欣喜成功与悲哀伤痛……大家既是战友,又是朋友。同时,笔者也深深感悟到,对于肿瘤患者而言,最好的安慰就是倾听、陪伴、支持和鼓励。一本《肿瘤患者与家属心理康复手册》正是在这种情况下编写而成的。手册中既有相关肿瘤心理学理论基础,又结合了众多肿瘤患者的抗癌经历与成功经验,理论联系实际,结合实例分析,深入浅出,通俗易懂。希望这些经验能给广大患者及家属带来一些裨益。在这里也对防癌抗癌俱乐部的战友同伴、愿意分享自己抗癌故事的患者以及长期从事义务服务的医护志愿者致以崇高的敬意!

癌症对任何一个人、一个家庭来说,都是一个严峻的挑战,它带来的不仅是切肤之痛,还会打乱人们生活的步伐,使人无所适从,慌乱无助。很多研究报道,重大生活事件、日常生活应激或工作相关应激是癌症发生的危险因素,诸如家庭不幸(包括失去亲人、丧偶、离婚、家庭不和等)、劳累过度、人际关系不协调、工作变化等 。对于癌症的治疗,除了积极关注疾病以外,还应当用更多的时间和精力关注到把癌症患者作为一个完整的个体来对待。把预防、常规治疗与康复期、临终期的指导、照护、关怀整合起来。在手术、放化疗、免疫疗法等治疗之外,还应注重心理上的支持与陪伴、症状与疼痛的缓解、社会功能的重建、营养膳食的调理、居家照护的指导、临终期与居丧期的关怀等多方面的问题, 通过闭环式的管理使患者早日回归社会以及安宁、平等、有尊严地生活。

第一节　癌症患者的心理演变过程

一、心理因素与癌症

癌症是心身疾病,人们愈来愈重视心理社会因素在癌症发生、发展及转归中的作用。人格特点和应对方式、生活事件和负性情绪、社会经济地位和社会支持与癌症关系的研究比较常见。不良情绪可能是癌症发生的"活化剂",精神处于压抑状态可能增加罹患肿瘤的危险性。不良情绪可以作为直接诱因,影响内分泌功能或脑神经递质释放,削弱了机体的免疫系统机能,造成机体抵抗或回避致癌物质的能力下降,从而可能增加患癌的风险。心理社会肿瘤学作为一门年轻的学科,关注癌症患者和家属在疾病发展各个阶段的心理状态;导致肿瘤发生和促进恶性肿瘤向康复转归的心理、社会、行为因素。

(一)生活事件

在 20 世纪中叶, 由美国率先开始了在肿瘤心理学领域的研究,当时研究主要集中于女性癌症患者,如乳腺癌、子宫癌等,发现患者发病前都有共同的生活经历,都曾经历过最亲近的人丧失(死亡、离别),这种经历的负性情绪未得到及时有效地宣泄,可以导致癌症的发生。在此基础上对于癌症理论提出了一个包括心理因素的更为广泛的理论框架,从而补充了传统纯生物医学模式的不足 。

大多数恶性肿瘤病人在发病前都遇到过不同程度的生活变故,重要情感的丧失使他的水平长期处于悲哀和孤独之中, 当这种悲哀和孤独达到不可控制的程度时,他们就会处于一种失控状态,导致了机体内环境的变化,诱发癌细胞的生长。早在1954年,Stepheson 就发现相当多的子宫颈癌患者对性生活不满意,分居、离婚、被遗弃等事件的发生率也较高。Greer 对乳腺癌患者的研究表明,恶性肿瘤的诊断与最近或过去失去亲人等刺激事件的发生之间有明显的关系 。

(二)情绪因素

不良情绪影响致癌,通过三条途径促进癌细胞生长:损伤机体的免疫力、改变机体微体酶系的活性、影响其他化学致癌物的转变。此外,不良情绪不但是致癌的一种原因,而且还是癌症的结果,很多癌症病人情绪低落,丧失生活兴趣,死亡就不可避免地发生。这与临床上观察到的生存期较长的恶性肿瘤患者往往是乐观、积极向上的相吻合。心理学家还发现抑郁型个性者容易患胃癌。在 398 例胃癌患者中"生着气吃饭"和"好生闷气"两个因素与癌症发生有显著关联 。

(三)人格特质

人格是反映个体差异的普遍且相对稳定的行为倾向指标,是遗传和环境共同作用的结果 。许多有关人格的研究表明:人格在引发身心疾病的机制中起着更为基础的作用。尤其在对癌症患者的研究中,人格一直是一个很重要的影响因素 。恶性肿瘤与某些特定的人格属性有关。易发生于两种人格特征的人群:一种是缺乏情感表达或主动性情绪压抑者;另一种是在面临突发事件时,易产生失望、无助感者。吴炜进行的病例对照研究也表明:内向人格特性,对情感反应的压抑和掩盖是患大肠癌的危险因素。Kissen 在对肺癌以及良性肺部疾病患者的对照研究中发现,在肺癌的发生过程中,吸烟和特征性人格两个因素都在起作用 。

(四)社会支持系统

在中国,社会支持更多地理解为来自社会各方面包括家庭、亲属、朋友、同事、伙伴、党团、工会等个人或组织给予的精神上或物质上的支持和帮助。社会支持作为癌症发病的危险因素, 对心理健康具有积极的作用, 除此之外所获得的社会支持越多, 正性生活体验和正性的情感就越多, 负性情感、负性体验越少, 患者的总体幸福感越高, 而心理障碍的症状就越少。张灿珍等人在社会支持与不同癌症患者发病的关系研究中报告,社会支持与不同性别癌症患者发病相关。男性组的社会支持中的社会支持总分、主观支持分、对支持的利用度分比女性组的低,可能与男性患者在日常生活中较少获得社会支持, 特别是精神上的支持(主观支持)有关;男性对支持的利用度分值低,可能与常常拒绝别人的帮助有关。

二、患者的心理演变过程

当确诊为癌症后,每个人都会遭受严重的精神打击,出现情绪低落、易怒、哭泣、怨天尤人、失眠、食欲下降、行为失常等状态。一般可归纳为否认期、愤怒期、协议期、抑郁期、接受期五个心理阶段。在整个过程中,对生存状态的判断、情绪上的障碍以及担心疾病复发或转移、面对治疗失败或疾病进入晚期的心理状态会贯穿其中。

(一)否认期

当得知自己患恶性肿瘤后的第一时间里,有些人表现的并不是我们想象中的或是像在电影里面看到的号啕大哭,亦或晕倒在地,而是从内心深处拒绝承认或者不相信。"大夫肯定诊断错了,我身体这么好,怎么可能得癌症,会不会是和别人的诊断报告搞混了。"多数病人要求复查,有的时候会因心理拒绝而产生幻觉,感觉自己身体的发病部位恢复正常了。这一时期大多数人表现为坐立不安、心神不宁,企图逃离现实,怀着侥幸的心理四处求医。这种否认心理属于自我防御的策略,而当诊断再次被确认之后,随即出现孤独心理,不愿与他人交谈,封闭自己,这个阶段往往要多给患者一点时间和空间,让他(她)自己慢慢接受这个消息。

38岁的小林,在单位组织体检时被发现乳腺癌已经到了中晚期,坏消息如晴天霹雳般地将她打入冰窖。"不会的""是假的、大夫诊断错了"的想法一直萦绕于心,她坚决不相信自己得上癌症,怀疑医生的诊断,四处求医,反复检查,托朋友联系外地的医院复诊。最后听信美容院将乳腺癌说为"痛结"的谬误,接连三个月让美容师用手法按摩"痛结",最后错失及时治疗的机会。

(二)愤怒期

当诊断结果确定无疑后,患者开始面对现实。此时的心理反应是怨愤、委屈、气愤,认为"为什么我会得这种病,这不公平,灾难为什么偏偏落到我头上"!此阶段最易出现焦虑与恐惧,认为我得了不治之症,家人会不会觉得我是他们的累赘,会不会抛弃我,这样一系列的想法。有的患者会将这种气愤情绪迁怒于家人、朋友、同事、医护人员以及周围的人,常常会因为鸡毛蒜皮的小事抱怨家人、怀疑他人、挑剔医护人员等。这种愤怒是面对死亡威胁而出现的发泄性心理反应,应予以理解和疏导。

一位骨肉瘤患者在确诊后反复问医护人员说:"凭什么是我得癌症?难道是我做了什么错事上天惩罚我?"

一位前来心理咨询的淋巴瘤患者对我说,刚被确诊为癌症的那段日子,她极其痛苦,脾气暴躁得就像炸药包,整天冲丈夫和父母发脾气,在家里他们都躲着我,小心翼翼地,怕我一下子就爆炸,我自己没有了生活下去的信心,就好像死神随时都要到来。

（三）协议期

在埋怨愤恨结束之后，大部分患者求生欲望会变得强烈，不再怨天尤人，而是不断提出要求，期待好的治疗效果。同时，对过去的一些行为表示悔恨，请求宽恕。一般会出现两种分化，一部分病人能积极接受诊断，配合治疗和护理，并主动参加社会活动，总结经验，分享心得，超越自我；另一部分患者则消极接受命运，悲观地认为自己无法与命运抗争，经常交替出现愤怒与抑郁情绪。协议期的心理反应实际上是患者渴望延缓死亡的表现，这是自然的心理发展过程。

2005 年，甘肃省肿瘤医院成立了爱心公益支持团体"防癌抗癌俱乐部"，这个团队里有一群乐观积极、自强不息的抗癌明星，我作为一名心理咨询的志愿者和活动的组织者，亲历了这 12 年来他们自强不息的抗癌历程，他们在走过了一段不同寻常的抗癌生死路后，已经能够坦然处之、平静面对，甚至有与癌共处 10 个年头的直肠癌患者。在俱乐部的活动中，他们不仅是肿瘤康复者，也是抗癌勇士，更是志愿者，在俱乐部举行的"抗癌经验分享"活动中，他们通过分享抗癌经验鼓励正在接受治疗的病友，到病床旁为卧床的患者心理劝慰。还积极参加医院举行的"万人健步行""医患马拉松比赛""健康文化节"等健康促进活动，言传身教、传播健康、树立信心、战胜病魔。

王女士因身患淋巴瘤再次入住甘肃省肿瘤医院血液科接受治疗，情绪紧张，有求助心理干预的迫切要求。当我来到病床前，精神紧张的王女士示意心理咨询师尽量保持离她一米以外的距离。她有心悸、呼吸急促、出汗、四肢发冷、震颤、手足麻木等自主神经功能失调和运动性坐立不安的表现。急促短暂反复发问：我这么年轻，生命就要这样结束吗？心理咨询师用纸袋呼吸法（用纸袋捂住口鼻，然后在里面呼吸十分钟，缓解由于过度换气综合征导致二氧化碳缺少引起的手足麻木）以及冥想技术缓解急性焦虑发作症状，症状虽然有所缓解，但王女士情绪仍然激动，转介外院精神科，给予抗焦虑药物治疗。

（四）抑郁期

恶性肿瘤的整个治疗过程比较漫长，而且会有病情发展不稳定的情况出现，患者承受着癌痛与死亡的威胁，以及巨额医疗费用的压力，为自己成为家人的负担而内疚，甚至丧失治疗的信心。主要表现为显著而持久的情感低落，抑郁悲观。轻者闷闷不乐、无愉快感、兴趣减退、思维和行为迟缓、回避社交，重者痛不欲生、悲观绝望、度日如年、生不如死。典型患者的抑郁心境有晨重夜轻的节律变化。严重时连吃、喝等生理需要和个人卫生都不顾,甚至发展为不语、不动、不食的"抑郁性木僵",严重的患者会伴有消极自杀的观念或行为,需要引起照护的家属与医护人员的警觉。

住在放疗科里的张大爷已经是第四次住院了,他估算了这一次和前几次一样,又要有三个月的时间在病房里度过,一想起每天要重复的治疗过程,心脏就突突乱跳。看着孩子们不仅上班忙碌,还要往返医院照顾他,更是深深地内疚与不安。为了减轻家人的负担,他坚持让孩子们一周来一次医院。刚开始他还能自己去医院食堂吃点饭,顺便活动一下。但过了一周,他总感觉大家用异样的眼光看他,就再不愿去食堂和室外活动了,便让同病房的患者家属到食堂打饭时顺便带点儿。慢慢地,张大爷感觉越来越没胃口,话也越来越少,也不愿和病友们交流心得,躺在病床上闭上眼睛像一个蜡人一样一动不动。我在病床边为他做心理咨询时,感受到的是放弃一切的绝望情绪。

(五)接受期

经历了以上四个阶段后,病情仍在发展的患者产生了绝望及无力感,听天由命的接受事实,并希望延长生命,保证一定的生活质量。病情得到控制的患者内心存在康复的期望,积极主动配合治疗,能够从事一些力所能及的体力劳动、有氧运动及处理一些日常事务。

宋女士是一家企业的领导,曾经在甘肃省肿瘤医院乳腺科治疗时要求接受心理咨询。她经历了不去医院接受正规治疗、听信江湖游医开具偏方验方的阶段;也经历了愤怒、悲伤、痛苦、担心、自罪、自责阶段。内心萌生了离开人世、一走了之的念头,可是想到正在上高中的儿子以及为她送饭,在床旁守护她的70岁老母亲时,便决定不能这么自私,患癌虽然不幸,但通过查阅资料,与医生的交谈中得知,"癌症不等于死亡""随着现代医学的发展,治疗癌症的方法越来越规范"这样的正性资讯,她便决定重新调整自己的状态,摒弃以往不健康的生活方式和心理状态,积极治疗,坚强面对疾病。结合她的情况,我们共同制定了一系列的应对策略。虽然化疗的副反应让她感觉整个人都被掏空了,但是她结合冥想法、呼吸放松以及自创"酸物润舌、小口啜饮"(化疗时口中含山楂、西梅等酸甜食品或嚼食生姜薄片,啜饮并小口慢咽由黑山药、黑芝麻、黑豆、黑花生,黑米研磨的米糊,淡茶、温水)的方法转移注意力,缓解呕吐反应。晚上睡眠不佳时,宋女士根据心理咨询师的建议,采用"困倦时立即睡,失眠时听疗愈舒缓音乐,回忆美好有趣的事件,列出出院后的业余生活清单等方法"缓解焦躁情绪、积蓄力量。和众多患者一样,孙女士总觉得患病后力不从心,无法安排和应对以前得心应手的事情。我们挑选了一些力所能及的小事,让宋女士从计划、安排、处理入手,等身体状况好一点后,再处理中等大小的事情。当成功应对一件小事后,孙女士感受到了成功的喜悦,觉得好像一切不那么难了。她说:"患病后才知道生命的意义与价值,过往的物是人非不过是过眼云烟,现在改变了很多患病前、患病初期的不合理认知,学会了宽容他人、宽待自己。在心理咨询师的指导下,她和家人一起制定了"等所有治疗结束后,与儿子看一场喜剧电影,和母亲逛一次花市"的近期计划;制定了"一年后,和家人一起去海南居住一个月"的远期目标,有了计划和目标,感觉自己有了精神寄托和期望。

不同的癌症患者,其各种心理状态持续的时间长短不一,应对方式也是因人而异,作为家属、朋友、同事、医务人员,要懂得尊重他们,给他们独立的时间和空间应对这一切。

第二节　癌症患者及其家属的心理反应

一、癌症患者的心理反应

明确的诊断会给癌症患者带来巨大的心理痛苦冲击,出现恐惧、焦虑、抑郁、烦恼、愤怒、茫然等一系列适应性障碍症状。

(一)恐惧

1.对死亡的恐惧

对死亡的恐惧是癌症患者最根本的心理反应。在大多数人的观念里,癌症是没有办法治愈的,一旦得了癌症,就与死亡画上了等号。对死亡的恐惧源于大部分人认为"死亡就是失败"的观念。大部分患者不愿面对现实,出现绝望、无助、回避、幻想等心理状态。

2.对癌痛的恐惧

疼痛的来源主要有两类,一类是在癌症发展的过程中,肿块侵及周围机体组织引起的疼痛,还有一类是与治疗有关,手术、化疗、放疗等引起的并发症导致的疼痛,如皮肤炎症、溃烂等。很多恶性肿瘤患者都经历过癌痛,并且这难以忍受的癌痛降低了患者的生活质量。

3.对肢体残缺、毁容的恐惧

有些恶性肿瘤的根治需要手术切除,如骨癌的病人可能面临截肢;乳腺癌和妇科癌症患者要面对器官的残缺;有些头颈部的肿瘤还要面临毁容的风险。病耻感、疾病的侵袭感、社会功能受损等造成的感觉丧失,使患者产生焦虑、抑郁、恐惧等一系列的心理反应。

（二）焦虑

癌症最常见的精神症状,是患者受到疾病的巨大冲击而产生的复杂情绪反应,它不仅会影响患者的生活,也会降低患者对疾病的应对能力, 甚至影响治疗效果。俄国伟大的生理学家巴甫洛夫说过:"一切顽固沉重的忧郁和焦虑足以给疾病打开方便之门,一个人的内心冲击如果得不到解决,就可能导致癌症的发生和发展 。"焦虑症状可分为心理或者躯体上的,心理症状表现为情绪不稳定,突然哭泣或易怒,失眠、噩梦,醒后疲倦,感觉痛苦万分、绝望无助、易怒易激惹,甚至有自杀的想法,如焦虑惊恐发作,濒死感、发疯或失控等感觉。躯体症状表现为面容绷紧、肢体麻木、呼吸困难、多汗心悸、坐立不安、腹泻或便秘、头晕、震颤、易疲劳等。需要注意的是,焦虑会传播,如果家属及医护人员因为患者病情显得过分紧张,会加重病人的焦虑症状。必要的时候,请精神科医生会诊给予抗焦虑药物,缓解症状。

（三）抑郁

有研究显示,25%~45%的癌症患者在不同的病程和疗程中并发抑郁性障碍。一部分是由于病情引起的;还有一部分是由于治疗疾病过程中所用的一些药物引起的副作用,比如地塞米松、白介素等。轻者表现为情绪低落、悲观绝望、自罪自责、对生活缺乏兴趣、无精打采;重者表现为注意力和记忆力下降、睡眠障碍、精力丧失、晨重夜轻、消极厌世,甚至出现妄想幻觉。作为照护患者的家属以及医务人员,要早发现,早干预。多与患者沟通,解释存在的疑虑。帮助患者调动与疾病抗争的积极情绪,感受到他人与社会对自己的关心与支持。必要的时候,请精神科医生会诊,给予抗抑郁药物,缓解症状。

（四）愤怒

美国心理学家雅克·希拉尔(JaquesRillaer)说:"愤怒是一种内心不快的反应,它是由感到不公和无法接受的挫折引起的。"无论是一触即发,还是一味隐忍,愤怒都是坏情绪的红色警报。当一个人长期而艰难地与恶性肿瘤作斗争,在多次治疗无效,失去希望之后,终于意识到这场斗争不能取胜时,就可能产生愤怒的情绪,这是一种极度痛苦的呐喊。愤怒时除了面色发红、身体出汗、坐立不安、咬牙握拳、肌肉紧张、呼吸变快、心跳加速、头涨头痛等生理表现,还有易激惹、情绪激动等情绪体验,以及出现过激、攻击性行为。

（五）孤独无助

患者会因突如其来的疾病，或长期患病不能参加工作、学习，或与社会脱节，生活不能自理，或失去了与亲朋好友、同事的联系，切断了正常的社交，或社会功能受损，患者的情感无处寄托，会感到孤独、苦闷以及产生病耻感。

（六）绝望

由于长期与病魔作斗争，忍受着各种治疗的副作用，有的患者因病情反复或者经历漫长的治疗过程渐渐地失去信心，丧失希望。轻者表现为沉默少言、抑郁寡欢，不愿与人接触。重者表现为暴躁易怒、对立叛逆、故意挑衅等，更甚者可能消极厌世，产生自杀行为。

（七）自罪自责

很多人得了癌症后，会懊悔自己以前的一些行为，甚至自怨自艾。如有人说如果我以前多锻炼身体，养成良好的生活习惯，注意保养身体，或许就不会得癌症了；有人说以前我不应该凡事太较真，太钻牛角尖，也许就不会患病了；也有人说我很后悔以前经常吸烟，才得了肺癌；还有的人会疑问是不是我的前世今生没有积德行善才会得癌症……

二、癌症患者家属的心理反应

癌症带来的危机不仅是一个人的，更是一个家庭所要面临的。当一名家庭成员被诊断为癌症时，整个家庭都会笼罩在阴影里。家属此时的心理和情绪非常复杂。医生预期肿瘤患者存活时间的长短、患者在家中的经济地位、子女的养育问题、对病情的担忧、额外承担更多的责任与沉重的经济负担、长期照顾患者产生疲劳等可能成为影响主要照护者心理健康的重要因素，使他们产生心理障碍。配偶常常是癌症患者的主要照护者，他们几乎是在毫无防备的情况下迎接癌症给家庭带来的挑战，照护患者的繁重任务会使他们身心俱疲，眼睁睁地看着亲人承受癌痛的煎熬，却无能为力。

（一）恐惧

一方面是感觉家人得了癌症，就等于被宣判了死刑，害怕失去至亲，尤其是父母和子女；另一方面，现在的医学还未能完全证实恶性肿瘤是否有传染性，家属担心被传染，或者是担心会遗传，从而产生恐惧心理。

（二）悲伤

看着家人承受痛苦煎熬，病情加重，自己又无能为力，内心产生难以诉说的痛苦和悲伤，又无处释放。

（三）委屈

癌症患者的家属最易产生如下心理,认为患者承受了那么多的痛苦,钱也花了不少,病情却没有好转,加上照护患者身心俱疲,就会产生委屈和抱怨的心理,认为自己家人得癌症很不公平,而且最易把不满的情绪发泄到医护人员身上。

（四）矛盾

当癌症发展到晚期,照护者既不想看着家人因为无谓的治疗而痛苦,又不想放弃治疗,即使是明知道没有治愈的希望,依然希望奇迹的出现。

一位结肠癌患者的妻子接受心理咨询时哭诉:"我爱人去年6月份被确诊为结肠癌晚期,这一年多来我时时刻刻都处于精神高度紧张的状态,特别的疲劳,感觉自己越来越撑不住了,总是担心会在爱人最需要我的时候倒下。我也很清楚这是长期紧张、疲劳导致的,可是总也不能放松下来,我该怎么办?"

一位肺癌晚期患者的儿子说:"父亲日渐消瘦,却吃不下一口饭,和病前判若两人,整晚痛苦的呻吟。作为儿子的我,每天都在自责、愧疚、绝望中度过,感觉有一块大石头压在心里,非常沉重,有时候真的喘不过气来。"

因此,在关注癌症患者心理痛苦的同时,也要留意家庭成员和照护者的心理健康。只有这样,整个家庭才能以一种良好的状态共同应对癌症。

第三节　建立一个应对癌症的策略

如何应对癌症,并达到接受患癌事实,与癌"和平共处",平静自然的生活,这需要一个强大的内心来支撑。

一、冷静下来,接受现实

说起来也许有点残酷,接受现实是不是就等于接受死亡早晚会来一样? 但如果一味沉浸在痛苦中,不能自拔,疾病仍然存在,它不会因为你的遭遇而退却。过度悲伤的情绪反而会过多消耗你的精力。有研究表明:焦虑和抑郁会导致恶性肿瘤死亡的风险增加27%。应激易感人格、不良的应对方式、负性的情绪反应以及生活质量差的人, 恶性肿瘤生存期更短, 死亡率更高。20 世纪 50 年代, 心理学家 Eugene Blumberg 发现病情发展快的癌症患者大多是"过于严肃的、过于合作的、过于好的、过于焦虑的、对于痛苦敏感的、被动的、有自罪感的";而那些发展慢的患者一般都具有较好的应对紧张的能力。Sklar 和 Anisnan 有关应激、防御和肿瘤生长关系的小鼠试验正说明了这一问题,他们发现能进行积极主动防卫的一组小鼠在接种了癌细胞后,肿瘤的生长速度比不能进行积极主动防卫的一组小鼠要缓慢得多,且病死率也低。

尽量调整心情,积极地接受治疗,平静地对待患癌后将要经历的每一个环节,通过升华的方式应对将要面临的苦难,调适内心的压力,可以把每个过程想象成翻越山丘,翻越过"一个山丘"给自己一个奖励,在内心定一个停损点。(当币品下跌到某一幅度或某一价值时,投资者必须将币品卖出。这一预先设置的下跌幅度或价位,称为停损点)

一个女孩遗失了一块心爱的手表,一直闷闷不乐,茶不思、饭不想,甚至因此生了病。神父来探病时问她:"如果有一天你不小心掉了十万元,你会不会再大意遗失二十万呢?"女孩回答:"当然不会。"神父又问:"那你为何要让自己再丢失一块手表后,又丢掉了两个礼拜的快乐,甚至还赔了两个礼拜的健康呢?"女孩如梦初醒般跳下床说:"对,我拒绝再损失下去,从现在开始,我要想办法赎回一块手表。"

二、整理思路,列一个清单

当得知罹患癌症的噩耗后,会出现应激反应。应对是心理应激的重要中介变量,会影响患者的治疗效果、身心功能、社会功能恢复以及生存期、生活质量等。杨智辉等人对癌症患者应对策略的特点及其与社会支持的关系应对方式研究结果显示,以往采用不良应对方式者,由于不良心理社会因素在性格缺陷的基础上所造成的心理压力、心理紧张不能及早得到宣泄和逐步消除,这时就引起体内平衡调节系统的崩溃,损伤细胞 DNA 的自然修复。

尽快列举应对策略清单,最好用笔在一个固定的笔记本上按照主次进行条目式的逐一记录,以便调动资源,解决问题。如住院治疗时生活方面的准备;家庭生活与工作的安排;经济方面的需求和解决方案,尤其是罗列出对疾病目前状态、发展趋势及治疗相关疑问等。

三、建立抗癌联盟,发挥社会支持系统作用

社会支持包括信息支持、情感支持、归属支持、物质支持等。研究表明:大多数癌症患者在患病的不同阶段都需要与其疾病相关的诊断、治疗护理和康复预后等方面的信息,及时准确地给予患者信息支持可减少其不确定感,减轻焦虑、恐惧情绪,增强其自我护理能力。社会支持是癌症患者重要的支柱,可以帮助癌症患者增强抗病信心、减轻症状和痛苦。社会支持越多,患者的幸福感越强。1943 年,美国心理学家亚伯拉罕·马斯洛提出,人类需求从低到高按层次分为生理需求、安全需求、社交需求、

尊重需求和自我实现需求。其中对友谊、爱情、隶属关系的需求属于较高层次的社交需求,如果缺乏社交需求,会因为感受不到身边人的关怀,而怀疑个人价值,失去生活的意义。

(一)和家人共同商量一个亟待解决的目标

作为每个人重要的社会支持系统,家人的态度和作用对患者的治疗效果起着至关重要的作用。冯立俊等人在恶性肿瘤化疗患者抑郁状态调查与社会支持相关性分析的研究结果表明:社会支持越高,抑郁症状越轻。

摒弃"拖累"家人的错误观念,树立和家人一起面对病痛和困难的信念,与家人及时进行情感连接,将自己的担心、不适感等真实体验和想法告诉家人。一同讨论如何调动资源,建立应对方案,分享治疗资讯,达成共识,对患病期间将会发生的问题进行预估,并做好应对预案。同时,商量一个患癌后将要共同完成的近期计划和远期目标,一同搭建希望的灯塔。

(二)向最值得信赖的朋友倾诉

朋友是社会支持系统中另外一个比较重要的角色。许多研究证明,社会支持对机体的健康状况有很大的影响,社会支持可能通过两种途径影响机体的健康状态,其一是作为社会心理刺激的缓冲因素,对健康产生间接的保护作用;其二是社会支持直接作用,即:维持个体良好的情绪体验,从而保持健康所需的平衡心态。

真实地向一位值得信赖的好友倾诉,将内心的痛苦、困惑、紧张、恐惧等心理状态清楚地表达出来,从而获得情绪宣泄与舒缓、安慰与建议,感受来自朋友的支持带来的正性情感体验,缓冲压力,但要注意倾诉的频率、场合、时间。

(三)和医护人员做朋友

癌症不单纯是一个人遇到的问题,是整个家庭所要面临的问题,也是整个社会需要面对的问题;癌症的治疗不只是患者与家庭的事情,同样也是医护人员、心理咨询师、营养师、社工、宗教师、志愿者,乃至社会多个团体共同的责任。无论癌症患者接受多么高端的诊疗技术,都期望医护人员同时为他们的恐惧、无望、无知提供医疗帮助。这种医疗帮助就是情感触摸,同时也是医护人员走进癌症患者内心世界的所在。医患建立同盟关系,可以提高患者与他们的社会关系及医疗团队的协作性,共同应对,制定合理方案,解决所面临的困难。

医患之间建立彼此尊重、相互信任的良好关系。一是医护人员应该充分尊重和理解患者应对危机和困难的方式,发掘和激发他们内心面对危机的潜在能量和资源。给予患者和家属有关疾病状态、治疗护理、应对策略、经济支撑、社会支持、病情转归等方面准确的解读、科学的指导、人文的关怀、充分的支持。二是患者和家属及时与就诊医院及医护人员建立联系，了解疾病目前发展的状态和相对应的治疗手段、疾病预后等问题。很多患者被确诊为癌症后，将医护人员过度神化，紧张他们话语里的每一个措辞，并充分展开不切实际的想象，有时会因为自己延伸医护人员话语的意义而恐慌或者兴奋。经常会出现医护询问，家属回答，患者回避的现象。因此，患者或家属应清晰地表达疑虑、困难、愿望，在理性的环境下讨论病情、制定合理的应对策略。图 13-1-1。

（四）寻求心理咨询师的帮助

心理咨询在中国是新兴的学科，许多人不知道心理咨询师是如何工作的。他们或是觉得神秘，或是本能地排斥。在我们的文化里如果一个人承认他的心理需要帮助，就是混乱和精神分裂的代名词，是要招人耻笑和非议的。长久以来，人们淡漠自己的

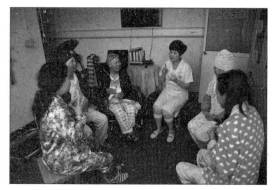

图 13-1-1　患者之家

精神心理状态，不呵护它，不关爱它。假如一个人伤风感冒，发烧腹泻，他本人和他的家人朋友，或许会敏锐地觉察，关切地劝他到医院就诊，督促他按时吃药，安排他的休息和静养。但是，人们在精心保养自己生理健康的同时，却往往忽略了心灵——这个我们所有高级活动的首脑机构。很多癌症患者存在适应性障碍、抑郁性障碍、焦虑障碍、创伤后应激障碍及治疗的不良反应引发的情绪紧张，有寻求心理咨询师帮助的意愿，但又望而却步，原因是有一部分患者认为找心理咨询师咨询就会被误认为是得了精神病；有一部分患者担心内心的秘密被泄露而不敢向心理咨询师诉说；还有一部分患者认为心理问题不重要，片面地认为缓解疾病只是解决生理上的病痛。在这里有必要普及一下相关的知识。①精神病指的是大脑机能活动发生紊乱，导致认识、情感、行为和意志等精神活动不同程度障碍的疾病，是精神科医生的工作范畴。一般心理问题指的是几乎人人都可能遇到，如失恋、落榜、人际关系冲突造成的情绪波动、失调，一段时间内不良心境造成的兴趣减退、生活规律紊乱甚至行为异常、性格偏离等等，这些由于现实问题所引起的情绪障碍，属于心理咨询师的工作范畴。②保密原则与制度是心理咨询师职业道德最基本要求。严格遵循保密原则，未经当事人许可，绝不暴露当事人隐私的信息。任何可以判断出来访者身份的资料、谈话内容都是保密的，个案记录、测验资料、信件、录音、录像和其他资料，均属专业信息，

会在严格保密的情况下进行保存。心理咨询师只有在来访者同意的情况下才能对咨询过程进行录音、录像。在因专业需要进行案例讨论，或采用案例进行教学、科研、写作等工作时，会征求来访者本人意愿，并隐去那些可能辨认出来访者的有关信息。有危害自身和他人的情况及触犯法律法规或者对于司法调查举证的需要属于保密例外。但会将有关保密信息的暴露程度限制在最低范围之内。③在与很多癌症患者及家属接触时，我们发现心理咨询师就像一个纽带，连接着患者与医生，家属与患者，患者与患者。咨询师倾听患者的诉说，使患者感觉得到了支持与安慰。同时也缓解了临床医生由于工作繁忙无法用过多的时间帮助患者及家属疏解情绪的两难问题。调整好心理状态有助于缓解躯体症状。有研究报道，心理治疗师好比一个压力源的中转、过滤系统，患者、家属、医务工作者更易接受和信任这个第三方角色，有效舒缓了患者、家属、医务工作者所面临的不同压力。

患者、家属应及时与心理咨询师建立联结，尽快清除心理垃圾，在抗击癌症的路上放下心理包袱，轻装上阵。心理咨询师除了对患者及家属尊重与接纳、倾听与理解、支持与鼓励，更多的是促进心理成长，缓解压力，帮助患者找到调节情绪的钥匙。

很多患者患病以后，以往处理事务的能力下降，自信心受挫；突如其来的疾病扰乱了正常生活与原定计划，茫然无措。通过在防癌抗癌俱乐部开展心理咨询工作，结合众多患者的现实情况和不良情绪，心理咨询师总结了一套心理干预策略和流程，帮助患者及家属管理压力情绪，有效地舒缓了紧张状态。

1.和患者、家属建立良好的同盟关系。

2.让患者通过回忆过往的良好经验、成绩、美好、收获，觉察自我。

3.帮助患者整理未尽事宜，从中选择一个力所能及的任务去完成，并在完成后给予检验、阳性肯定，建立患者的自信心，感受成功带来的喜悦。

4.帮助患者梳理心中的愿望，制定可行的近期计划和远期目标，并为这个目标做出努力；挖掘生命的意义和价值，构建生存的希望，转移注意力，淡化疾病带来的各种不适感。

5.加入病友会、防癌抗癌俱乐部等支持小组和社会公益团体组织的活动，和同病相怜的病友建立友情联结，抱团取暖，相互理解，交流沟通，互相激励。很多癌症患者经常感受到孤独、茫然、被边缘化或者特殊化、不被理解带来的困扰，渴望被理解、被接受；渴望了解相同经历病人的处境；渴望了解康复者有怎样好的抗癌经验。

甘肃省肿瘤医院 2005 年成立爱心公益团体——"甘肃省防癌抗癌俱乐部"，旨在团结癌症患者和抗癌工作者、社会热心人士，通过开展多种形式的健康促进活动，倡导科学应对、联盟抗癌的理念,提高肿瘤防治水平和癌症患者的生存质量,延长生存期。在这个团体里有医护人员、癌症患者和家属、抗癌明星、社会热心人士。每个月俱乐部都按时开展"科普宣讲、答疑解惑、互动交流、抗癌明星分享抗癌经验、心理辅导、才艺培养与展示、人文支持和关怀"等主题活动,为患者及家属提供了关怀和支持的延伸服务。我在俱乐部里为患者们团体心理辅导时,能感受到一种迫切、真诚,建立病友之间友谊的需求;也感受到病友之间的相互支持给他(她)们带来的温暖体验以及如获至宝的欣慰;看到正在接受治疗的患者从抗癌明星、康复者身上感受生的希望以及努力学习积极向上、乐观坚强的抗癌精神与经验的可喜变化。

四、调整患病后的生活作息规律

很多恶性肿瘤患者都会因为突如其来的病情以及各种治疗打乱了以往正常的生活模式。放化疗引发食欲下降、饮食量减少、恶心、呕吐、腹胀、腹痛、腹泻或便秘等消化障碍表现;发热、头晕、头痛、口干、口舌生疮炎症反应以及乏力、放射性溃疡、糜烂等其他反应,影响患者生活质量和康复效果。

调整由于以往生活模式被打乱而苦恼的心情,尝试一下暂时忘记固有的生活作息习惯,根据治疗或者修养时的需要,顺势调整生活节奏,舒缓心情。采用不同的科学方法缓解症状及治疗带来的副反应,比如治疗失眠,西医采用服用镇静催眠药,中医采用针灸、中药、按摩、足浴等方法,都能达到一定效果。很多患者是由于现实事件所引发的情绪障碍导致失眠,通过心理干预可以缓解焦虑情绪,改善失眠现象。

身患甲状腺癌的方女士在甘肃省肿瘤医院头颈外科接受治疗,主管医生介绍她来心理咨询。当得知她受长期失眠困扰,帮助她一起寻找原因,方女士患病前打理的生意失利,引发夫妻关系紧张是造成失眠的核心因素。心理咨询师通过认知行为矫正技术帮助方女士矫正认知偏差,教会她掌握科学应对压力的技能,并应用于当下和未来,失眠症状得到改善。

有的患者,既纠结进餐时间没有食欲、又担心每餐饭的营养摄取不够。不妨先做一组呼吸调整,尽量调整使此时此刻保持平静心态,选择少食多餐方式,进食低脂肪、高碳水化合物 、少量优质蛋白质、易消化以及植物活性硒食品(黑山药 、黑芝麻、黑豆、黑花生、黑米、大蒜)的配餐,反应较重的患者选择菜汤 、米汤、果汁及一些要素饮食为主的流质进行能量补充。也可以将平时喜爱的食品与营养餐食结合起来,小口慢慢地嚼食。大部分患者会出现味觉敏感性降低,可将精力尽量集中在食物的色泽、香味带给感官的刺激,弥补味觉不足。吃饭前、中可以选择观看美食节目,增加食欲。同时了解放化疗的特性和不良反应,给自己做个应对预案,做到心中有数,避免失控感带来的负性情绪。另外,家属应充分理解患者此时此刻进食习惯与饮食状态发生的变化。

本书关于心理咨询师与处于接受期的企业高管宋女士共同制定的解决方案值得借鉴。

五、应对病情的发展

(一)担心复发

疾病得到控制或者治疗已经结束,但患者仍然需要频繁复查,每次复诊就像一个暗示,时刻提醒着他(她)仍然是一个癌症患者。肿瘤复发会引起强烈的心理应激反应,出现内环境紊乱、免疫功能下降等生理反应,严重影响肿瘤患者的治疗和转归。

积极配合治疗的同时,应及时接受心理干预与支持,保持良好的心态可提高患者带瘤生存期间的生活质量和生活满意度。

罹患癌症后,应重新发掘你的精神或宗教信仰,不妨做个祈祷者。这些信仰能让你平静下来,甚至帮助你找到在疾病斗争过程中生命的意义。

为肺癌患者小于做心理咨询时,他问我:"我没有信仰,面对疾病我感觉很无助、很空虚。"我问他,有喜欢的什么物件吗? 他说:"喜欢那盆养了多年的君子兰可以吗? 我便鼓励他,当然可以,你每天观察它,侍弄它,赋予它生命的意义,向它倾诉,它便成为你的寄托,你的信仰。"一个月后,小于高兴地告诉我,自从把这盆君子兰当做"寄托"和"信仰"后,心一下静了许多,慢慢形成了一个习惯,每天定时与花交谈,这盆花也似乎通过成长变化传递给他一种希望的信息,当我问他:"如果这盆花有一天很不幸凋谢了呢? "小于说,自从把这盆花当做自己的信仰与寄托后,每天的心情发生着变化,看到叶子有黄有落时,似乎感悟到了一种豁达由心而生,感悟到每个生命都会面临生老病死。想到死亡时,不像以前那样恐惧,现在只是伤感,是对自己的幼子、少妻、年老父母深深的眷恋与不舍。

(二)病情复发后

病情复发后,一部分患者能感知到;一部分患者不太清楚,或者有感知而选择逃避;一部分患者始终不知道。当病情发展时,很多患者比初治者更容易陷入紧张、悲观、低落的情绪中,甚至不愿意继续治疗,家人的陪伴和支持在这个时候就更加重要。有的家属压抑悲伤的心情,不知如何安慰患者或者不断重复内容相同的话语安慰患者;有的家属抱怨患者因为某种原因造成现在的结局;有的家属选择逃避或者情绪崩溃无法面对……

当患者或家属问心理咨询师应该如何应对时,我选择与患者和家属建立同盟关系和真诚的陪伴,鼓励他(她)回忆、感悟曾经的成功、喜悦、难忘,通过他们的叙述提升自信心,帮助他(她)重新了解并审视自己。通过制定近期计划和远期目标的方法,给予希望,舒缓紧张情绪,并感悟自我价值与生命的意义。另外,癌症患者应及时将症状告诉医护人员,获得专业的指导与干预。

在甘肃省肿瘤医院妇瘤科,心理咨询师帮助一位手足无措的丈夫和晚期癌症妻子相处最后的时光,丈夫根据妻子喜爱的颜色更换了床单、窗帘,每天更换窗台上摆放的鲜花。将卧室布置得既温暖又温馨。他们共同回忆、畅谈相识、相知、相爱的经历、婚后的生活、女儿的出生与成长,制定近期要完成的计划——两周内,父母、孩子一起讨论孩子今后将选择怎样的大学和专业。制定了远期的目标——在三个月内由妻子口述,丈夫代笔,分别写三封给孩子在高考前、就业前、结婚前的信;一起哼唱喜欢的歌曲;用冥想的方法一同去想象愿望中的旅游胜地。妻子说:"得上癌症确实不幸,但能感受到丈夫的爱与女儿无限的依赖却是最幸福的事,以前因为害怕死亡什么的都不敢多想,现在和家人说开了,也为他们今后的生活做了安排了,感觉反而不担心什么了。"妻子昏迷后,丈夫仍然陪伴在她左右,轻声的诉说与安慰,直至她平静离世。丈夫和女儿虽然极度痛苦,但是他们认为这种痛苦是不舍亲人的离世,是平静的,没有遗憾的。那些努力的支持与陪伴,对缓解家属的哀伤情绪起到了一定的疗愈作用。

六、面对经济困境

一提及癌症,就让人想到一系列治疗带来的巨大经济包袱,给患者及家属带来极大的经济负担和精神压力。目前医学的快速发展使肿瘤已经成为可以治愈的慢性病,总的治愈率已经达到50%以上,所以得了肿瘤千万不要放弃,特别是早中期的患者,经过综合、科学的治疗,实现康复的目标。

根据患者实际情况及家庭经济状况,尽早到正规专科医院或综合医院的专科,选择科学的治疗方法,合理用药,合理花钱,才能事半功倍。切忌病急乱投医,盲目轻信非法经营的医疗机构,切不可盲目进补,更不可放弃治疗,使可治之症变成不治之症。

七、应对疼痛

癌症疼痛是一个多维度的复杂现象,涉及生理、感觉、情感、认知、行为和社会文化等诸多方面。癌性疼痛患者在精神、心理、生活方式上承受的痛苦、焦虑往往超过疾病本身所造成的疼痛。心理障碍不仅会严重影响到患者的情绪,还会影响到对于症状及疼痛控制,甚至有可能导致患者表现为难以控制的疼痛等症状。

三阶梯止痛联合心理、伦理干预可明显降低患者疼痛程度及显著提高患者生活质量。控制癌痛需要中西医肿瘤专家、护理专家、心理咨询师及心理治疗师、临床营养师、功能康复师、社工、志愿者、社会支持系统的共同关注,结合药物止痛、中医药辅助治疗、心理干预、营养支持缓解疼痛症状以及带来的恐惧、焦虑、抑郁等不良情绪。医护人员应加强患者和家属对于癌痛知识的了解和掌握,解除其担心。大部分癌症患者对疼痛治疗的效果及"成瘾"存在不同程度的疑虑和恐惧心理。有研究报道,长期使用麻醉性镇痛药,其成瘾性的发生非常罕见。心理咨询师指导患者通过冥想、自我暗示、分散注意力、催眠、呼吸放松认知行为矫正、Lamaze 型呼吸训练等技术及芳香疗法缓解慢性和急性疼痛。

八、康复期仍然需要保持良好的状态

随着 5 年生存率的不断提高,世界卫生组织将恶性肿瘤列入慢性病系列。越来越多的患者关注治疗结束后的生活方法与生活质量。有的人格外小心翼翼,犹如惊弓之鸟;有的人选择逃避,不敢问津;有的人误听误信,盲从跟风,过度"养身"。

选择专业的医院或专科,定期复查,充分掌握自己的身体状况。通过参加专业讲座掌握科学的健康知识,树立正确的养生观,坚持康复训练或有氧锻炼,开启科学的营养膳食、养生保健模式。调整心态,参加心理支持小组,放松心情。选择力所能及的劳动及有益的社会活动,培养情趣爱好,陶冶情操。关注与家人、朋友的感情联络。

九、被癌症诊断打乱的性生活

早在 1981 年,Derogatis 和 Kourlesis 就已报道,癌症治疗后多数患者会存在性方面的问题。Schover 报道,性生活是日常生活中首个被癌症诊断打乱的元素,并于 2008 年发现与癌症及其治疗的其他副作用不同,性生活问题在无病生存之后的几年里仍不会被解决。Schover 报道,育龄癌症生存者最大的顾虑之一就是治疗对生育的影响。有研究表明,多数年轻生存者很想要小孩,尤其是那些被诊断为癌症时没有小孩的患者。Leiblum 认为,所有患者,不论年龄、性取向、婚姻状况或生活环境如何,均应有机会与他们的医护人员共同讨论性生活问题。Bruner 和 Boyd 认为,促进性健康对于保持生存质量至关重要,并认为这是整体癌症管理中必不可少的一部分。但即使生活在一个充满明显的性形象、配有图形的歌词和简明广告的文化氛围中,性生活也不是一个便于讨论的话题。

可以通过查阅相关资料或求助性心理咨询专家提供的教育、支持和实际帮助。如果由于手术或是放疗引起女性患者的阴道萎缩,适合的润滑剂可以帮助她;引起

男性阳痿,抚摸、接吻等都可以保持患者和性伴侣之间的良好关系。完全拒绝性生活不解决问题。美国著名性健康网站"红书"的心理专家凯斯·艾伯罗建议,身体接触是最直接的关爱,当两人手脚不时地触碰时,能让人感受到温暖和安全。床单、被罩常换常新,创造卧室新鲜感。若隐若现的薄纱、色彩鲜艳的纯棉、细腻柔滑的真丝等不同材质的被褥以及保持卧室的私密性、柔和的灯光、温情的言语都可使人放松。

十、患者家属要了解的

一位结肠癌患者的妻子说:"亲戚朋友总是打电话来询问我丈夫怎么样,关于我应该如何照顾以及我过得怎样,却没有一个人关心我。"

癌症不仅是一个人需要面对的疾病,更是需要一个家庭长期面对的疾病。癌症遗传基因、家庭文化(包括家庭信仰、价值观、应对问题模式等)、癌症给家庭带来的变化及适应能力等诸多问题,带给主要承担照护任务的家庭成员需要应对如下问题:在情绪、情感上怎样表达恰当的支持,家庭成员怎样维持相互间的关系状态,选择怎样的状态应对癌症,怎样完成自我及配合完成彼此现有社会角色所赋予的使命,怎样面对家庭成员永久丧失及经济困难,治疗花费时间和效果,常规家庭和个人发展计划被扰乱等压力,出现生理、认知、情绪、行为耗竭及社会功能受损。家庭成员所承受的压力有时远远超过患者。

1.当患者的病情确诊后,家属要承担比病人还要大的压力,应该尽快调适自己的情绪,及时了解患者的全面情况,尽量掌握关于疾病发生、发展、诊疗、预后、康复的知识。担负起照顾家人的重担,并协助医生帮助患者选择最佳治疗方案,获得治疗的最佳捷径。

2.要根据患者个人的情况有选择性的告知病情。对性格比较内向或消极的患者,有必要适当保密或者选择循序渐进的方法告知,以免患者过于紧张与恐惧,被坏消息吓倒,不利于治疗;对坚强乐观或者已经知道自己患恶性肿瘤的患者,应在家属的陪同下听取医生对于疾病的发生、发展、治疗、预后等方面科学、全面的解释,避免患者盲目猜测引发过度恐慌,使患者能正确对待疾病,积极配合治疗。家属切忌用不切实际的谎言欺骗患者。

3.治疗过程中有很多副作用,使患者出现不同程度的不适感,有的人会变得脾气暴躁,甚至会像个孩子,这时候家属要比平时有更多的耐心和理解,疏导开解患者树立战胜病魔的信念。

4.作为患者家属应给自己的情绪找一个出口,面对亲人患病,家属既要参谋又要疏导;既要建议决策又要协助执行;既要搞内勤又要跑外联;既要适时微笑又要忍住悲伤;既要应对所有的困难,又要条理清晰、思路正确,忙里忙外不停歇,不能忽略了自己的身心健康状态,学会忙里偷闲,找朋友倾诉或者大哭一场,给自己好好睡一觉的机会或者排空思想,打坐冥想。

事业如日中天的张先生陪护患胃癌的妻子在甘肃省肿瘤医院接受治疗,参加防癌抗癌俱乐部的团体心理减压课时,我举的例子引发了张先生和其他听课人的共鸣。气球只有入口,如不断加压打气会爆炸,而三通管加压注入再多的水,也不会爆炸。要给自己的压力情绪一个出口,比如憋闷很久时要大声哭泣,释放压力;击打软布垫子放松紧张情绪;对着空旷的地方大声喊叫,放空自我……第三天,张先生专门找到我说,陪伴妻子时的心情太压抑了,每天在妻子面前要伪装情绪,还要小心翼翼地组织无懈可击的语言,不断安慰妻子,当看到治疗给妻子带来的痛苦,他内心煎熬,如鲠在喉。自从参加团体减压辅导课后,有勇气面对自己的无助,从小接受"男儿当自强"的教育彻底在那一刻被放下,这两天晚上他会到滨河路散会儿步,在一个没人的地方大声哭喊出来,感觉紧绷的情绪与身体得到了放松,回到病房后,也不像以前那样感到沉闷憋屈了。

5.哀伤处理:哀伤反应有三个阶段:第一阶段震惊与逃避期(数小时至数周,甚至数月),第二阶段面对瓦解期(数月至两年),第三阶段接纳与重建(数月、数年。甚至一生)。三个阶段都有生理、认知、情绪、行为和社会功能方面的反应。对逝者怀有强烈的内疚、自责,感觉逝者仍然存在,无法恢复正常的社交或工作能力,有人会出现抑郁症、创伤后应激障碍、焦虑障碍、哀伤引发的短暂性精神障碍、饮食障碍,继而产生胃痛、头痛、失眠等身心症状。

燕君的父亲去世后三年里,她一直无法从丧亲的事实里走出来。回忆父亲时,仍然有悲伤、绝望、内疚、自责的情绪,认为自己照顾父亲时不够尽心;父亲弥留之际由于经济无法支撑下去选择放弃治疗;父亲生病时自己因为要照顾年幼的孩子,而没有一直守候在旁边。经常梦见自己去往病房看父亲的路上,路很长却总也走不到,心里焦急,从梦中哭醒。每逢父亲生日、忌日、父亲节、重阳节等和父亲相关的特定日子,她悲伤欲绝,心中总是萦绕轻生的念头。心理咨询师为前来咨询的燕君进行了哀伤辅导,通过帮助燕君回忆父亲生前积极向上的往事;表达父亲离世的感受;通过写信的方式向父亲说出心里话;与姐妹兄弟一同完成父亲遗愿——将骨灰洒向大海,作以告别;帮助她分析自责的原因是否现实;规划今后的生活等方式帮助她接纳、适应生活中的改变,同时教会她应用呼吸放松、想象放松、渐进性肌肉放松的形式缓解紧张、痛苦情绪。

6.肿瘤患者家属,也需要照顾和关注自己的身心健康。①寻求其他家庭成员来帮助你处理一些琐事,和一两个家属一起共同照顾患者,减少疲惫感,有时间休息或做自己的事。②参加一些癌症患者家属的互助座谈会,从其他家属或辅导员那里寻求帮助,也可以向一些照顾患者比较有经验的家属请教学习,或提供自己的感受和心得,互相交流分享经验。③参加一些和患者疾病相关的医疗讲座,研读一些正确的抗癌资料,更多地了解疾病,才能更好地照顾患者,开导疏解患者。④如果感觉内心的压力无处释放,自己承受不了,也可以适当地参加心理辅导,给自己减压,能以良好精神状态出现在家人面前,更好地照顾患者。⑤在照顾患者的同时也要照顾好自己,抽时间做些放松身心的活动或自己感兴趣的事来疏导情绪。

(迟　婷)

第二章
不同癌症患者心理反应与心理社会干预

《中国居民营养与慢性病状况报告(2015年)》指出,糖尿病、心血管疾病、癌症等慢性病患病率逐年上升,是威胁中国居民健康的"头号公敌"。癌症每年新诊断病例429万例,总死亡281万例,相当于每分钟约8.2人确诊为癌症,约5.4人死于癌症。2015年甘肃省肿瘤登记中心结果显示甘肃省恶性肿瘤发病率为256.00/10万。恶性肿瘤因发病率高、死亡率高、预后差,伴严重并发症或残疾,对患者、家庭造成社会、经济身心破坏。随着医疗的进步及医学模式的改变,越来越多的人开始关注肿瘤患者及其家庭的生活质量和心理方面的问题。

第一节　头颈肿瘤患者心理反应与心理社会干预

头颈肿瘤(Head and Neck Cancer,HNC)是包括生长于头面部皮肤、唇、口腔、口咽、鼻咽、喉、鼻腔与副鼻窦、唾液腺和甲状腺等部位的恶性肿瘤。居全球恶性肿瘤发病率第6位,且每年全球新增病例约50万例。头颈部解剖复杂,组织器官密集,发生肿瘤的机会较多,而且是人的身体暴露最多的部位。头颈部手术作为一种创伤性的治疗手段可能会造成患者面部畸形、声音嘶哑、呼吸急促、吞咽困难、视力受损、颈部功能受限等问题,以及疾病侵袭感、病耻感、终身服用激素、婚姻功能受损使头颈肿瘤患者出现焦虑、抑郁、自卑等心理问题。这些心理障碍可以相互作用和累加,影响治疗效果、疾病转归和康复。

一、头颈肿瘤患者心理反应

(一)焦虑

有急性焦虑和慢性焦虑。急性焦虑常见于疾病被确诊后。主要表现为紧张苦闷、担心忧虑、烦躁不安、敏感多疑等。慢性焦虑常见于对癌症复发的担心。表现具有广泛性、持续时间长、阶段性发作、或与现实不符合、不确定感、紧张不安、恐惧忧虑等负性心理状态。后悔过去、埋怨家人、朋友以及医护人员对自己不够关心和重视。

(二)恐惧

主要是对死亡的恐惧。表现为精神紧张、情绪激动、易激惹、害怕失去生命、与家人和朋友分离、担心手术失败以及术后身体出现残疾、伤口疼痛等。

(三)抑郁

有研究证实,躯体痛苦、功能紊乱,个体、社会和环境的许多因素,包括社会支持、年龄、依恋安全感和信仰状况是抑郁症状最重要的预测指标。主要表现为表情淡漠、沉默少言、茶饭不思、精神萎靡、消极对待治疗。术后发音功能的丧失、容貌毁坏等引起的巨大精神压力导致患者情绪忧伤,有的患者出现自暴自弃,产生轻生行为,此时家属应给予更多的支持。

(四)自卑

主要表现为自我评价偏低,丧失信心,畏首畏尾,对家人过分依赖,甚至对手术和治疗丧失信心,常伴有自责、自卑,担心家人放弃自己,又埋怨自己拖累家人以及命运的不公。有时表现为过度敏感,有自杀倾向。由于病情反复,病痛折磨,尤其是晚期癌症或颈部淋巴结转移者或面部毁容者产生的心理压力更大。

二、头颈肿瘤患者心理社会干预策略

结合患者的心理特点,制定出合理、科学的心理干预计划,帮助患者本人或者在亲朋的协助下充分调动自身内在的积极因素,以自信乐观的心态应对疾病。

(一)避免过度压抑情绪

通过良好的社会支持系统和倾诉对象,及时宣泄情感。亲朋好友应充分理解患者的焦躁情绪以及过激言行。患者和家属应参加心理支持小组,听取他人积极地抗癌经验,增加抗病信心。鼓励患者出院后积极参加力所能及的社会活动,早日回归社会和家庭,实现个人价值。

(二)选择积极正确应对

通过积极应对的方法减轻疾病和治疗带来的不适感,舒缓紧张情绪。接受正确的功能康复指导,例如教会口腔癌手术后患者张口训练的方法可减轻颈部纤维化及张口困难;教会颈部手术后患者颈功能锻炼的方法可减轻颈部僵硬、肌肉疫痛;喉癌术后进行发音功能锻炼可减轻发音困难。也可以选择自己喜欢的围巾、头饰、首饰,安装义齿以及穿高领衣服掩饰颜面、颈部的瘢痕。术后疼痛,可以应用止疼药物、转移注意力、呼吸放松、冥想等方法控制或缓解。

一位甘肃省肿瘤医院头颈外科甲状腺癌住院患者的日记。

2016 年 11 月 8 日

31 岁的我顺产生下可爱的小公主,如今宝宝已经 5 个多月了,我们全家人正沉浸在甜蜜喜悦中时,我却被查出患了甲状腺乳头状癌。和很多人一样,我们也是闻癌色变。当我丈夫刚拿到穿刺结果的时候,他不敢相信,也不接我的电话,只是拍了张没有最后诊断的报告单照片发给我。这张报告让我很怀疑,觉得肯定有问题,就上网对报告进行查询,结果都是肿瘤和癌症的相关描述。我当时心情极度忐忑,可还心存一丝侥幸,想着就算是癌症只要不是晚期就有得救,因为我去年体检结果是良性的,不相信一年的时间就能发展成癌症晚期。晚饭后,我们开始了一大波的查询,加入了一个甲状腺疾病的病友群,看了专家的讲座,得知了癌与癌还是不一样的,甲状腺乳头状癌根据分型结果还是很不错的,可以治愈,一颗悬起的心才慢慢放下。这应该是不幸中的万幸吧!

我的生活也因此发生了翻天覆地的变化,我重新审视了自己以前的生活、工作方式。重新审视了这周遭的一切,突然觉得健康地活着比什么都重要。以前不该随意发脾气,为一点鸡毛蒜皮小事生闷气。得癌症是不幸的,但我明白了一个道理,乐观地对待生活和工作,懂得感恩,珍惜美好,学会释然;我该好好爱家人,善待身边的每一个人。从今天开始,我要坚持锻炼身体,坚持合理饮食。不以物喜不以己悲,坚持乐观向上,坚持微笑! 这世间的一切事物都显得那么美好。明天又是新的一天!

第二节 乳腺癌患者心理反应与心理社会干预

乳腺癌严重危害着妇女的身心健康。全球每年大约 130 万女性会被诊断为乳腺癌,大约 46.5 万死于乳腺癌,这使得乳腺癌成为继心脏病和肺癌之后,女性第二大死因。据 2015 年甘肃肿瘤登记中心报告显示:乳腺癌发病率居妇女恶性肿瘤首位。目前,越来越多的研究关注乳腺癌患者生存质量,尤其是关注社会文化环境等因素引发的一系列心理应激状态。不同阶段、不同状态、不同治疗都会引发患者产生不同的心理变化。唐丽丽等通过研究对 213 例乳腺癌患者确诊后的心理特点进行了分类：①紧张恐惧型：以工人和干部为主，一般文化层次较高，掌握一定的医学知识，享有一定的医疗保障，如知识女性，由于其对自身形象较为关注，往往担心手术失去乳房后，女性魅力降低或消失，失去对配偶的吸引力，严重者影响自信心以及感情生活。乳房缺失会让她们惊慌失措，对疼痛、死亡、形体残废等无比恐惧，担心治疗对身体的损害及效果，思想压力大，整日惶恐不安。②抑郁焦虑型：以普通居民为主，一般文化层次相对较低，缺乏相关医学知识及必要的医疗保障，经济状况较差，往往担心经受了手术痛苦及花费了一定的医疗费用仍不能解决病痛。农村家庭妇女更多则是担心家庭经济负担，心理负担程度往往表现在情绪上，严重者影响对治疗的配合和耐受。③悲观绝望型：多见于文化层次较高，且年龄较轻，对该病有一定的认识，明白术后会引起形体改变，担心会影响今后生活，心理压力较大，对生活失去信心，少数病人甚至有自杀倾向。

一、乳腺癌患者各阶段心理反应

（一）确诊期

确诊前表现为侥幸、恐惧、焦虑、疑病等心理状态，诊断明确后转变为极度的悲伤、愤怒、绝望、焦虑、抑郁等心理反应。主要来自对生命受到威胁，担心手术后体形改变及生活不能自理，担心家庭经济、子女抚养和照顾老人等家庭问题，这一阶段所要承受的心理压力相对较重。

（二）手术期

乳腺癌改良根治术导致乳房残缺，最主要的是引发自我认同感及自我价值降低、自卑、自责、焦虑、愤怒、紧张、性心理障碍等；保乳手术患者对手术质量高低及是否复发产生焦虑、抑郁、紧张等负性情绪；乳房重建术产生的心理社会因素相对较少，在自尊、女人味和性吸引力方面感受到的损伤相对较小，但也可能会引发焦虑、适应性障碍及性心理障碍。术前焦虑值得关注，甘肃省肿瘤医院综合康复中心与临床科室根据患者和家属的身心需求，共同整理研发了一套结合医疗、护理、心理、营养、功能康复等为内容的健康教育方案及干预模式，有效缓解了患者术前焦虑、恐惧等心理。

（三）放、化疗期

放疗化疗作为癌症的主要治疗手段，在杀灭癌细胞的同时，也会对人体正常细胞产生一定的损害，出现不同程度的副反应。大多数患者表现为食欲差、恶心、呕吐、脱发、脱皮、过敏、心脏毒性等躯体症状，这些副作用引发的负性情绪会使患者对治疗望而却步,甚至绝望放弃。化疗引发心理不适的原因来自对化疗的恐惧,担心疾病复发以及化疗副作用而产生的痛苦、焦虑、抑郁、恐惧;患者手术或者放射治疗引发的淋巴水肿、化疗脱发等体相改变、躯体不适、活动水平变化使患者产生焦虑、抑郁、烦恼、紧张、愤怒等负性情绪。

（四）内分泌治疗期

乳腺癌术后5年内接受内分泌治疗,导致患者体内雌激素水平下降,表现出月经失调、心烦易怒、潮热多汗、骨质疏松、抑郁等一系列更年期综合征,继而出现相应的心理问题。

（五）康复期

这一阶段的心理状态比其他时期的状态相对平稳。主要表现在对肿瘤复发转移的恐惧。年轻女性比较担心由于乳房缺失、体相改变,是否会减少女性魅力以及影响夫妻性生活,表现出自卑、忧虑,回避社交、工作,性生活困难,甚至对生活丧失信心。

在这里还需要提到的是男性乳腺癌,虽然发病率在所有乳腺癌中低于1.0%。近年来其发病率呈现逐步增长趋势。乳腺癌男性患者最大的心理障碍就是强烈的病耻感引发的社会功能受损,担心受到他人嘲笑,多表现为情绪易激惹、孤独、抑郁。可能与男性对社会支持的利用度低,常常拒绝别人的帮助以及解决心理压力方式有关,此时患者妻子的态度就显得尤为重要,应该给予更多的支持与理解。

二、乳腺癌患者心理社会干预策略

经过一系列的治疗,患者忍受了常人难以想象的痛苦,此时身心都极其脆弱,不仅希望医护人员能够重视自己,更希望得到亲朋好友的理解和关爱,来缓解疾病所带来的痛苦。随着医学发展以及社会的不断进步,乳腺癌患者的生活质量越来越受到关注。保持相对平和的心理状态,以及能够自觉运用心理干预技巧缓释压力情景,可以帮助患者和家属以更加积极、自信的心态去面对困难。

（一）参与健康教育及心理教育讲座

通过接受健康教育讲座,帮助患者正确认识疾病,了解规律生活作息,科学运动,合理营养及疼痛控制管理,压力情绪管理等方面的信息。

（二）修通有效沟通和真诚表达情感的渠道

通过有效及有意义的沟通传递真诚与爱。把自己的想法和感受分享给亲人,尤其是伴侣,让他们感受到你需要情感支撑。如果可以,去医院就诊时让家人陪伴,参与到治疗的过程中,和你共同对抗这个疾病,这会让你感觉自己不是孤军作战。

（三）参加团体心理支持小组互帮互助

参加团体支持小组，与有经验的抗癌明星和乳腺癌病友交流，互相支持，分享抗癌经验。

（四）接受个体心理干预，自助管理情绪

尝试与心理咨询师建立联盟并一起工作，掌握一些心理干预技术，学以致用并反复练习，在痛苦、悲伤时可以以自助的形式缓解压力、调节情绪。

有小部分患者无法面对疾病，或者在某个艰难的阶段产生想放弃的想法，此时不妨尝试内心对话，问自己，我究竟要的是什么，如果放弃，我会失去什么。有些患者会有这样积极的想法，乳房部分或全部切除，也总算是保住了生命，头发脱掉了还会再长，身体其他的副反应等化疗结束也就消失了，只要能活着，一切的苦都是值得的。

治疗结束后选择科学的养生保健方式提高生活质量，进行适当的户外活动和有氧运动，如散步、太极等，一方面能够加强身体素质，有助于疾病的恢复；另一方面转移注意力，缓解压力情绪。

有的患者因担心癌症遗传，让子女通过定期乳房自检，到肿瘤专科医院或专科请专家检查等方法做到早期预防，缓解担心与内疚。

32 岁的 Aniela McGuinness 是一名美国演员，2015 年 10 月被查出患乳癌。确诊三天后就做出了进行乳房切割术的决定。并决定用"我的乳房抉择"命名的摄影项目来记录自己的乳房切割术。她说："在我切除乳房之前，我想用照片记录它们曾经的样子，但是我不想在照片中露出一副苦相。"McGuinness 想通过这个项目探索"乳癌、双边乳房切割术和化疗对女性身体和灵魂的影响，并用幽默和诚实来超越生存。"听起来很高大上的解释背后其实是很实际的想法，她说："我主要是想有一件让我在接受治疗的过程中能把注意力转移过去的事件，让我能充分释放创意和让我感到自己还有用处的地方，她希望通过这个项目改变人们对乳房切除术的看法。"

海林是一位南方的婉约女子，大学毕业后嫁给了现在的丈夫留在了兰州。今年30 岁，在一所中学任教，生活过得很幸福。可是，去年单位体检时，被诊断为乳腺癌。海林前来心理咨询时对我说："刚听到这个消息时犹如晴天霹雳，不可思议。我还年轻怎么可能得癌，不敢告诉丈夫，担心一些也许不可能发生的事情。于是换了多家大医院求证判断无误时，才终于敢面对了。犹豫了很久，鼓起勇气把自己的病情告诉了丈夫，在后来的治疗过程中证实那些担心是多余的，丈夫给予了她莫大的支持与鼓励。由于她的肿块比较大，主治医生建议她先做 6 个周期的辅助化疗，再进行乳房的改良根治手术,切除癌肿。当知道必须要切除乳房的消息时,海林想象到自己的身体上有被切割成条索状的印记后,情绪极度恶劣,痛哭了无数次后,见到我时仍然在小声啜泣。她内心充满了担忧:以后如何面对镜子里的自己?丈夫会不会跟她离婚?手术后自己会变成什么样子?自己还有没有可能生孩子?需要把这个噩耗告诉远方年迈的父母吗?化疗后没有头发该怎么办?癌症会不会复发等一系列的困惑。我与海林共同制定了"认知行为矫正技术"联合"夫妻治疗"的心理工作方案,并一起开始了心路历程。通过心理疏导海林紧张的心理状态得到了放松,她自己制定了一系列的应对方案,和丈夫修通了情感表达与有效沟通的方式。随后她积极地配合医生制定了治疗计划,虽然化疗使头发脱落,让她有情绪上的小波动,但是接受过乳腺癌患者健康教育及已做好心理准备的海林决心面对困难,选择佩戴样式时尚的假发。她还经常和其他病友交谈,分享应对经验,提升了自我价值感和自信心。化疗结束后她接受了乳房切除术,在刚开始的一段时间内,她的坏情绪有所回弹,出现了轻度抑郁状态,接受了几次行为治疗和支持性治疗后,心理状态得到改善。手术后第6周,海林的乳房伤口痊愈,她在护士的指导下佩戴了义乳,虽然也出现了不适应的状态,但是她应用心理咨询过程中掌握的心理压力干预技术,以及通过掌握的关于义乳不仅完成女性对美的要求,也是保护胸肌缺损的胸部和不对称体型造成的颈、肩、上肢疼痛的信息,在不断地自我调节中达到身心平衡状态,义乳逐渐成为她身体的一部分,海林又恢复了以往的风采。现在重新回到工作岗位的她如凤凰涅槃,无惧困难,自信而坚强。

在乳腺癌的整个治疗过程中,应根据患者不同阶段的心理状态,介入压力与情绪的管理,给予心理支持和陪伴,使患者以积极乐观的心态参与到疾病的治疗、康复过程中,提高生存质量,早日回归社会。

第三节 消化系统肿瘤患者心理反应与心理社会干预

消化系统肿瘤是中国最常见的肿瘤类型之一。其中食管癌、胃癌、结直肠癌、肝癌较为高发。病因复杂尚无研究定论,多数学者认为可能与饮食结构、生活方式和习惯、遗传及疾病史、精神心理、应用水源和自身体质有关。早在20世纪80年代,心理学家将人类的性格分类为A、B、C、D四种,其中C、D型因有孤僻、多疑、抑郁、好生闷气、克制压抑、心胸狭窄、易躁易怒、爱抱怨等特质被誉为癌症性格。值得关注的是,有研究报道,患者性格对胃癌患者总体生命质量得分也产生影响。

消化系统的癌肿生长相对缓慢,早期并无特异性的表现,当出现临床症状时,大多数患者已丧失最佳治疗时机。继而引发患者出现负性情绪、自尊受损以及认知障碍。初诊怀疑为癌时,患者可能会因为潜在的"恐癌"意识而回避现实,不肯接受,拒绝治疗。确诊后患者受到极大的心理冲击,极度恐惧绝望,甚至出现情绪休克。

一、肝癌患者心理反应

肝癌作为严重威胁人类生命的疾病,因起病隐匿,发现时多为中晚期,引发患者及家属较为强烈的心理反应,并会伴随整个病情的发展过程。对死亡威胁、各种治疗、躯体不适、肝区疼痛、腹水的恐惧以及社会心理因素引发易怒、失眠、悲伤、抑郁、自罪、自责及自杀行为等。

二、胃癌患者心理反应

不同年龄段、不同性别的胃癌患者表现出不同的社会心理问题,老年患者会出现紧张、焦虑、孤独、抑郁、多疑、自卑等情绪反应,担心经济所带来的负担及遭遗弃是主要原因,因认知能力减退,心理反应强度可能不会过强,但负面情绪表现的时间会延长。中年患者因为担负更多社会责任、角色任务,有较为强烈的心理痛苦水平,会出现易怒易激惹、愤怒、担心、悲伤等情绪反应以及焦虑性障碍。青年患者因对人生以及自我发展寄予很高的期望,疾病带来的是强烈的打击,紧张、担心、痛苦、愤怒情绪过后,对治疗依存性较高。少部分青年患者因冲动的性格特质容易走极端,发生吸烟、酗酒、自伤、自杀。

65 岁的宋老先生是防癌抗癌俱乐部的一位抗癌明星,在一次无意的胃镜检查中发现自己已经是胃癌晚期患者。经过深思熟虑,他决定不再接受化疗,选择支持性的治疗和中医调养应对胃癌导致的营养缺乏,他和老伴一同学习、研究营养膳食,同时他又捡起曾因照顾孙子而放弃的书法爱好,制定了科学有序,放松恰当的养身计划:每天早上,喝一杯温水,打一套太极拳;侍弄一下花草与鱼鸟;听一段戏曲吼两嗓子;少食多餐蛋奶豆肉;午睡养神累了就睡;书法绘画调适心情。宋老先生经常说,辛苦了大半辈子,现在为自己而活,虽然癌症来得突然,但是让他更加懂得现在生活的可贵,要珍惜现有的时间,过好每一天。他度过的三年半时光,也创造了当时确诊时预计只有半年生存期的奇迹。

三、结直肠癌患者的心理反应

为了达到肿瘤根治的目的, 很大一部分患者需要接受彻底切除病灶的手术,当肠道的尾部不能重新连接时,就需要在腹壁做人工肛门,大便永久地从腹壁排出,改变了正常排便方式,术后在腹部就要一直带着一个袋子,大部分患者难以接受排便方式被改变,自我护理造口的过程、饮食习惯调整的不适应以及对并发症的忧虑。大部分患者会产生独立人格丧失的情绪体验,认为自己是个"废人",造成严重的心理负担,产生适应性障碍,生活满意度和生存质量受到直接影响。越是年轻、文化程度高的患者,肠造口引发的负面情绪越强,发生自我形象紊乱的概率也越高,对生活和工作影响巨大,影响夫妻性生活或择偶,产生愧疚和自卑心理,一些年轻患者甚至拒绝手术。

"做完手术后,我就必须带着这个袋子生活,我很讨厌这样,生病前我经常和院子里的老头们下棋,还喜欢和老伴去旅游,现在带上这个袋子,看来什么都做不了,可是还必须得接受它,尽管在手术前就已经有了心理准备,但我总觉得无法适应它。经常感到内疚和担心,害怕粪便漏出来,害怕传出臭味,害怕遗传给儿子,为这个事情我几乎夜夜失眠。给家里人说,他们一直劝我,但我觉得劝的那些话像隔靴搔痒,有几次社会公益活动,我认识了几个和我一样情况的病友,感觉他们的话比较中听,又同是一个病,好像找到了知音,现在我们总是在一起聚聚,说说康复养生的经验,心情好多了。

——一位接受结肠造口手术的肠癌患者说

四、消化道肿瘤患者心理社会支持

负性情绪影响肿瘤患者的生活质量。一支由医护人员、心理咨询师、营养师、康复治疗师、运动处方师、社工、志愿者组成的专业团队为癌症患者和家属提供全程化精准健康管理和康复方案,具有以人为中心的现实意义。甘肃省肿瘤医院体检中心、综合康复中心、营养膳食科不仅开展肿瘤筛查,早期预防工作;还通过心理干预、药膳养生、运动处方、功能康复、居家护理指导,开展个性化综合康复延伸服务,给肿瘤患者及家属更多的支持与帮助。

第四节 妇科肿瘤患者心理反应与心理社会干预

妇科肿瘤是女性常见肿瘤。好发部位有子宫颈、子宫内膜、卵巢、外阴、阴道等。主要的治疗方法有手术、放化疗、内分泌治疗等。因妇科肿瘤的检查及治疗暴露隐私部位,生殖器官连同病灶被切除,给女性带来病耻感,自尊被剥夺感,使患者出现反复重现的创伤性体验,持续回避,持续性焦虑和高警觉等心理状态。

一、妇科肿瘤患者心理反应

大部分女性患者除了因经济、社交、赡养老人、抚养孩子等问题引发社会心理问题之外，还存在引发负性情绪的原因。

由于对治疗方法、治疗效果的不了解而产生焦虑和恐惧，特别是担心放化疗导致的副反应和体相变化，由此给患者带来较大的消极影响，除她们自身外，其伴侣也往往持回避态度，这就更加重了患者心理压力。有的患者受传统观念及性知识神秘化的影响，担心别人知道自己的疾病后会嘲笑、躲避自己，不愿告知他人，从而得不到家人和朋友的关心和支持。表现出孤独、苦恼、紧张、恐惧、自卑、焦虑；有的患者得病后因担忧给家人增添麻烦，会默默忍受疾病煎熬，这都会导致不良情绪的产生。

担心手术意外和术后女性特征受影响；有的患者需经手术后方能确诊肿瘤恶化程度和转移情况，所以随着手术日期的到来，她们表现得更为紧张、焦虑。

不管是良性肿瘤还是恶性肿瘤，由于术后生殖器官均有不同程度的残缺，患者往往对婚姻表示担心和对丈夫感到内疚，"这会给我的性生活带来哪些影响？丈夫会不会接受残缺的自己？自己会不会被抛弃？"等问题。

子宫卵巢切除是许多患者不愿接受的，尤其是未婚、未育者，更加担心丧失生育能力和绝经，而产生强烈的恐惧、焦虑、愤怒、悲伤、抑郁情绪。老年妇女因经历生活的磨难和艰辛，会因患病觉得自己命运不好，怨天尤人。

癌症不仅仅是一个人需要面对的困难，更是一个家庭要面对的困难。对于癌症患者家庭来说，化疗和放疗产生昂贵的医疗费用，给全家生活带来巨大影响。由于患者的女性特质，患者会更加顾虑家庭的承担能力，以及担心在家庭和工作中的重要作用受到影响。尤其对术后劳动能力的恢复情况，赡养老人及照顾孩子，保障丈夫的事业发展等问题产生内疚、矛盾、疲劳、焦虑、抑郁情绪。

在中国多数人主张对患者隐瞒病情，担心患者知道病情后产生强烈的负性情绪，导致自伤、自杀、放弃治疗的状况。很多患者因为被隐瞒病情，存在对疾病的认知不足和错误认知，但会在以后接受检查或治疗时感觉自己可能患癌，而产生矛盾、愤怒、焦虑、悲伤的心理状态。

二、妇科肿瘤患者心理社会干预策略

肿瘤临床治疗、护理与心理辅导和健康教育相结合，可以提高患者对相关癌症知识的知晓程度，充分了解掌握自己的病情，避免采用盲目的办法应对癌症。

家庭成员在肿瘤患者社会支持中起着重要作用，尤其是配偶的精神支持与理解。应鼓励患者与家人、配偶多沟通交流，同时也要鼓励患者与家人珍惜相处的美好时光，从而发挥家庭对患者的支持作用及重要意义。

卵巢癌患者温女士是某单位的管理层领导。住院期间，主动要求心理辅导。经过5次的共同工作，我和她建立了良好的咨访同盟关系，确定了咨询目标，征求她的意见后，她也希望我将她的心路历程讲给患者们，给予大家帮助和启示。下面是咨询的部分实录：

马上就要出院了，温女士担心小区里的左邻右舍看到她略显浮肿的面容和大病初愈的模样，让大家都知道她得了不治之症。我让温女士把一张白纸从中线位置上叠了一下，叠好后，分别在纸的两部分写下自己的优点和缺点，并朗读。她用了大约20min写完这项作业，写优点时，刚开始比较快，然后速度渐渐慢下来，她开始思考，最后还是有些艰难的写完了。温女士读出写下来的缺点——强势、以自我为中心、完美主义。她又读出写下来的优点——敬业、认真、执着、爱美、有上进心、有责任心、敢于承担、有大局意识、综合素质及工作能力较强、完美主义。她说，我觉得我这人就是为工作而生的，我在学校上学的时候就是班干部、学生会主席，非常优秀。上了班以后，更加敬业，我不想听到别人说我在工作上的任何一个不字。经常为了一项工作彻夜不睡，加班加点不在话下。大家都说我是女强人，单位上领导对我非常信任，我所在的处室年年都获优秀，我个人也是先进工作者。我也知道有些人背后说我爱表现，抢尽风头，还有人当面也说，让我悠着点。但是我知道大家还是很认可我的。我也非常爱美，你别看我现在头发秃了，脸也肿着，我可是在单位上一直在引领时装潮流呢。我以前很自信，可是现在得了病，觉得一下子就矮了一截。现在别人都兴高采烈的上班去了，可我却在医院里治疗。感觉被社会抛弃了，心里很自卑，所以写起来感觉底气不足了。至于完美主义，我以前很自豪这是我的优点，但是现在看来，其实是事事较真儿，不允许自己失败，也不允许身边人失败，其实不仅达不到好的效果，对健康也非常有害。这一刻，我非常替温女士感到高兴，她有良好的自我觉察力。我告诉她：其实每个人心里都会有不正确的观念产生，这些观念会引起负性情绪，如果不及时发现和矫正，久而久之会变成一种"定势"。在您应对事和人的时候跃然而出，影响您的心理健康水平。我教给她另外一种应对技能——自信训练。要求她每天清晨和晚上睡觉前洗漱完毕后，对着镜子里的自己由衷地赞美自己。在咨询室里我让温女士对着镜子练习一遍，她准备了10min，先开始不敢看镜子里的自己，慢慢地敢于面对镜子，酝酿了半天鼓足勇气对着镜子大声说：我是一个勇敢的人，我是一个坚强的人，现在艰难是一时的，我会好起来的。我要努力战胜病魔，找回原来自信的我。完成这个练习后,温女士如获重负。她说:"我明天早上办完手续就回家,要是在小区里碰到熟人,如果有人问我,我就告诉她我的情况,我还要告诉问我的人要重视健康、科学养生。"

本次咨询结束时,为强化和巩固温女士咨询时学习的心理干预技能,我给她留了家庭作业,让她将掌握的心理干预技能运用于出院休养的生活当中,并记成日记,如"我怎样面对和处理这个压力""我怎样能感觉不被压垮了""我怎样可以认可自己"。

三个月后,温女士如约来到心理咨询室,在一同检验她完成的家庭作业时,温女士讲述了回家休养时遇到的一件事。她说:"我儿子为了让我不寂寞,就让5岁的小孙子到我家来看望我,没想到,小孙子进门一看到我秃着的头就哇哇大哭,怎么也不愿靠近我,哭着说害怕。我明知道是不懂事的孩子,加上又是自己的孙子,硬忍着心里的难受,不让儿子责怪小孙子。"第2次小孙子又来我家,虽然儿子提前给孩子打了"预防针",可是小孙子怎么都不让我接近。我心里难受极了。恨自己得了这个病,吓着了自己的孙子。还有以后的疗程,头发一时长不出来。想到这儿心里久久不能平静,我做了冥想和呼吸调节放松术后,完成了认知家庭作业——合理自我分析。①我怎样面对和处理这个压力:其实孩子还小,他无法理解我得的这个病,他不是有意识哭和疏远我的,以前小孙子非常爱我。我不必计较。再说我的头发总有一天也会长出来的,到那个时候他就不害怕我这个样子了,还会和我很亲近。②我怎样能感觉不被压垮了:以后我出去还会碰到不知情的人,我想我不必在意,不知者不为怪。还可以买一顶质量好的假发,现在很多时尚人士都流行戴假发。③我怎样可以认可自己:我都光着头去了我最在意的单位,我还害怕什么,足以说明我很勇敢,我能正确对待现在的状况,这些小问题只是一时的,那么难受的化疗我都忍过来了,我不会被打倒的!坚强!加油!

我感受到了温女士面对困难时的勇敢和坚强,感受到了她的个人成长和改变。便以她为角色,引用了一个关于认知的故事,引导她边听边想象和体验——风和日丽的星期天,在小孙子的一再要求下,您精心做了一个非常漂亮的燕子风筝,带着小孙子来到滨河路游玩,你们祖孙二人把漂亮的风筝放得很高很高,就像一只真的燕子在天空翱翔。小孙子开心的又跳又笑,你们非常快乐,一会儿,你们玩累了,看见有一个长条椅子,您带着小孙子坐在椅子上休息,忽然来了一个戴墨镜的年轻人坐在了您的旁边,可是他看都没看就一屁股坐在了您放在凳子上的风筝上面。风筝被坐破了,小孙子很伤心地哭了起来。听到这儿,温女士紧张地喊了起来:哦,快起来,我的风筝,你怎么是这样一个人呀,真没礼貌!这时我告诉她:看到您如此生气,我想告诉您一个信息,他其实是一个盲人。沉思了很久,温女士说:一个人心中想象的也许并不代表是真实的事件,我的不开心都源于自己内心的纠结。

第五节　骨肿瘤患者心理反应与心理社会干预

恶性骨肿瘤是一种致残率、复发率、病死率都很高的疾病,表现为低龄、症状不明显的特点,确诊时多为晚期,甚至需要截肢,预后较差。患者对其认知程度低,治疗除外科手术外,术前、术后都需要化疗,而且持续时间长,对患者全身及局部损害都较大,面临着剧痛,甚至截肢的巨大难题,大部分患者容易出现不良情绪,甚至长期处于对治疗、预后的忧虑和恐惧中。巨大的心理压力,影响了患者的生活质量,并有可能加速肿瘤的发展。研究发现对于明显情绪障碍者,手术、化疗等治疗过程中出现并发症或不良反应的概率更高,非常不利于病情控制。

一、骨肿瘤患者心理反应

(一)焦虑、恐惧

恶性骨肿瘤会造成骨骼变形,长期伴随骨痛。大多数晚期患者需要进行截肢,甚至危及生命。焦虑、恐惧是恶性骨肿瘤患者普遍存在的心理反应,尤其是复发的患者,主要原因包括癌症对生命的威胁以及带来的疼痛、对手术成败的担忧、治疗带来的痛苦、害怕肢体缺失以及家属紧张神态的刺激等。

(二)抑郁

癌症患者伴发抑郁是常见的,它会加重治疗的不良反应,影响治疗效果,影响肿瘤的复发、转移、恶化,还会降低患者的生活质量、延长住院时间、增加治疗费用等。患者往往因为各种社会心理问题而产生抑郁情绪。表现为心情苦恼、情绪低落、不愿活动、应答缓慢、对周围事物缺乏兴趣、回避和他人交流等。

(三)悲观、绝望

当患者确切知道自己患有恶性骨肿瘤或病情恶化后,同时由于疼痛的折磨以及治疗过程中的不良反应,常常表现出悲观失望、情绪不稳定,许多患者认为生命到了尽头,生活没有意义,对治疗采取消极的态度,甚至产生轻生念头。

二、骨肿瘤患者心理社会干预策略

患者和家属应通过健康教育掌握骨肿瘤方面的知识。修通良好的社会支持系统以获得理解和陪伴。医生鼓励的话语,护士无微不至的护理,温馨舒适的病房环境对于骨肿瘤患者来说至关重要。心理咨询师的支持与陪伴可以帮助患者和家属舒缓压力。亲朋好友的支持缓解患者的孤独与自卑。WHO 推荐癌性疼痛三阶梯疗法联合通络止痛的中医外治方法可以缓解癌性疼痛,提高患者生活质量。

第六节　晚期癌症患者生活质量及心理社会支持

晚期肿瘤是对患者身体的长期慢性消耗的一种疾病,不断扩散后引起机能紊乱,给患者带来极大痛苦,且在治疗过程中,大多数患者均存在不同的心理障碍,严重影响对病情和疼痛的控制情况。

一、癌症疼痛与心理痛苦

疼痛是与之伴随的常见症状,对患者生活、精神、心理等方面都会造成严重影响,使患者生活质量日益恶化 。心理痛苦研究小组将心理痛苦定义为:由多重因素引起的一种不愉快的情绪体验。本质上是心理(认知、行为和情感)、社会和精神上的变化。这种情感体验能够明显地干扰患者应对癌症、躯体症状以及治疗的能力,并对治疗效果产生负面影响。患者在每个阶段表现出来的痛苦程度也不同。表现为适应性障碍,是以不适应一个或多个包括工作、人际关系、日常生活的心理社会层面为特征;抑郁性障碍的患者产生悲观、震惊、否认、焦虑的情绪体验及睡眠紊乱、食欲改变、疲劳、自我形象降低、注意力不集中、自杀意念;焦虑性障碍的患者会因为癌症可能导致的死亡、外形受损、残疾所产生一系列严重心理反应。

二、晚期癌症患者的生活质量

当今,随着人类社会发展和疾病谱的变化,人们逐渐认识到原有医学模式的不足,提出了生物-心理-社会医学模式,为现代医学开拓了广阔的空间,赋予了更丰富的内涵,拓展了医学的境界。强调关心病人、关注社会、注重技术与服务的共同提高。现代医学模式更加准确地肯定了生物生理因素的含义和生物社会医学的价值,全方位探求影响人类健康与疾病的因果关系,恢复了心理社会因素在医学研究系统中应有的位置 。在治疗癌晚期症时,更加关注患者的尊严与人性,生存率、生存期、生活质量成为肿瘤治疗领域的重要组成部分。肿瘤患者愤怒、抑郁、痛苦、恐惧的内心冲突缘由对未尽事宜的遗憾,对疼痛与死亡的恐惧,大致可以归纳为:对自我价值的怀疑;对家庭成员之间关系修通的渴望与矛盾;对配偶及子女的爱与不舍、生活目标、今后发展的展望与担忧；对年老父母赡养照护的遗憾与担忧；对未完成工作、学业的遗憾；对巨额医疗花费和治疗效果的质疑与焦虑等。

三、晚期癌症患者的心理社会支持

大多数患者及家属认为疼痛是癌症转移复发、病情加重的征兆，也害怕止痛药会上瘾，所以有一部分患者选择逃避对待，自我忍受痛苦，只有在疼痛剧烈无法忍受之时服用止痛药，致使生存质量下降，不利于患者康复。患者及家属应转变这种错误观念，及时走出误区，遵照医嘱，科学治疗，接受规范正确止疼，增强信心。

"建立应对癌症的策略"中提到了以下应对疼痛的办法：呼吁探索开展多学科专家联合应对癌性疼痛；通过癌痛规范化治疗控制疼痛；心理干预、营养支持；亲友陪伴、病友交流。另外，温馨舒适的房间、柔软蓬松的被褥、柔和的暖色灯光、香熏疗法及认知干预、放松训练、音乐治疗等心理支持与技能训练都能够缓解紧张心情和躯体不适感。香熏疗法是一种较为常见的自然疗法。通过萃取芳香植物精油配合吸入、熏陶等途径缓解神经压力和疼痛感觉，有文献报道香熏可以有效缓解产妇分娩时的阵痛。

另外，停止对自己的过低评价，放低对任何事和人的不切合实际的期望值。与家人、好友修通、维护亲密关系；与医护人员建立良好的同盟关系；通过回忆过往的良好经验、成绩、美好、收获，觉察自我；梳理未尽事宜并进行排序，从中选择一个力所能及的任务去完成，感受生命的意义和价值，转移注意力，淡化疾病带来的各种不适感。

（迟　婷　代红红）

第三章
癌症患者的综合康复与技术关怀

2018 年 1 月 30 日,《柳叶刀》在线发表了全球癌症生存分析工作组(CONCORD)完成的《2000-2014 年全球癌症生存趋势监测报告》。"报告"覆盖 71 个国家 3750 万份确诊癌症的成人和儿童患者的医疗记录,涉及 18 种癌症,是目前覆盖人数最多、时间跨度最长、涵盖病种最多的癌症生存研究。全球癌症生存分析工作组的中国专家代表、全国肿瘤防治研究办公室、全国肿瘤登记中心副主任陈万青教授介绍,2000-2014 年,全球范围内癌症整体与年生存率均有明显提升,数据显示,2012-2015年,中国癌症 5 年相对生存率为 40.5%,呈稳步提高态势。在 20 世纪 70 年代,美国等西方国家就已在癌症持续管控轨迹中明确癌症幸存者肿瘤康复的概念和规范指南等,至今已取得长足进步。然而在中国,肿瘤患者在手术和放疗、化疗后,缺少规范的康复方案和系统化的健康管理,致使许多癌症幸存者生活质量较差或康复方案设计或实施不当而死亡,发展精准医疗和精准康复技术迫在眉睫。

第一节　癌症患者及家属的心理社会干预

心理干预遵循医学伦理学的基础原则,即尊重、有利、无伤、公正、公益、身心并治、整体综合与心理关怀结合等。

一、心理咨询的基本概念和内容

心理咨询或心理治疗有不同的流派与技术。对心理咨询和心理治疗影响较大的有四个派别,即精神分析心理学、行为主义心理学、人本主义心理学和认知心理学。

咨询性质有发展心理咨询(适应新环境、为事业突破个人弱点)及健康心理咨询(挫折引起行为问题、心理健康遭到破坏)。

咨询的规模可分为个体咨询和团体咨询。个体咨询适用于解决个体的情绪问题,痛苦来源于家庭、婚姻、自我形象、性等问题,一般是心理咨询师和来访者一对一的咨询,针对性强。团体咨询适用于解决多个团体成员的适应行为引导成长,从多角度了解自己、洞察自己,成员间相互支持,共同探寻共性问题。对于人际关系的不适应,可由团体咨询来改善和矫正,使患者在充满信任的团体气氛中,通过示范、模仿、训练等方法,尝试与他人建立良好的人际关系。

咨询时程可分为 1~3 周的短程咨询,1~3 月的中程咨询,3 月以上的长期咨询。咨询可通过门诊、电话、互联网进行。

二、心理社会肿瘤学的发展与应用

发展于 20 世纪下半叶的心理社会肿瘤学研究癌症患者及其家属在疾病发展的各阶段所承受的压力和他们所表现的心理反应,以及心理、行为因素在恶性肿瘤发生、发展及转归中的作用。帮助每位患者在患病期间培养积极的应对方式,促进健康发展。对于癌症患者和家人的支持性心理治疗是肿瘤心理医师最重要的工具,在它的帮助下,患者往往能够在错综的疾病进程中找到力量,坚持完成癌症治疗。

目前心理社会肿瘤学在斯隆凯瑟琳癌症纪念医院的研究范围非常广泛和深入,所研究的课题长期得到美国国立肿瘤研究基金和美国抗癌协会等机构基金的大力支持,也取得了丰硕的研究成果。现在他们的精神与行为医学有超过一百人的临床和科研队伍,这一百多人包括医生、护士、研究人员、教师及管理人员。其中有一部分医生拥有处方权,称为精神病学家;另外一部分医生不具有处方权,对患者和家属进行心理咨询和治疗,称为心理学家;还有一些人专门从事研究,很多人还要承担教学和培训任务。在这个科室中,计算机发挥着巨大的作用,从科室管理、人员信息、共享资源和患者信息到数据统计分析,甚至人们之间的联系也都通过计算机进行。所涉及的心理社会肿瘤学的临床工作可以说是包罗万象;所干预的精神障碍有适应障碍、抑郁性障碍、自杀、焦虑障碍、谵妄、痴呆、药物和酒精滥用引起的障碍、创伤后应激障碍、人格障碍、人体功能受损引起的障碍、化疗药物的不良反应引起的神经精神副作用、人体代谢紊乱引起的神经精神副作用等;治疗的症状有疼痛、恶病质、恶心呕吐、疲劳、性功能障碍等;心理治疗的方式有个体心理治疗、集体心理治疗、夫妻心理治疗、家庭心理治疗、认知行为治疗、冥想、艺术治疗、心理教育性干预、危机干预、精神急症的处理及姑息治疗和临终关怀等。中国对心理社会肿瘤学的研究起步较晚,1990 年 11 月,在中国心理卫生协会下专门成立了"心理治疗和心理咨询专业委员会"。随着国际交流的加强,中国的心理治疗和资料中心发展十分迅速,各方面的需求也不断增加。

20世纪80年代末，在国内一些学术期刊中只能零星查到几篇有关肿瘤患者心身特点方面的文献，如1989年辽宁省人民医院的谢洪和辽宁省肿瘤医院的刘文忠、李奕将艾森克个人问卷作为研究工具开展的头颈部恶性肿瘤患者的心身医学研究。1990年8月，中国抗癌协会（民间学术团体）成立了中国癌症康复会二级学会，奉行"让社会知道恶性肿瘤不等于死亡，恶性肿瘤患者需要康复治疗"的宗旨，贯彻生物—心理—社会医学模式，提倡患者积极参与治疗。20世纪90年代初，张宗卫等在北京肿瘤医院首先建立了康复科，主要从事肿瘤心理问题的临床和研究工作，虽然规模很小，但标志着中国肿瘤领域开始了心理社会肿瘤学的临床研究工作。继张宗卫之后，北京肿瘤医院肿瘤康复科的唐丽丽医生继续致力于心理社会肿瘤学方面的研究和临床工作，并作为该院第一个派出到斯隆凯瑟琳癌症纪念医院和加拿大的汤姆贝克肿瘤中心学习的专业人员（2005~2006）。北京肿瘤医院还开设了睡眠、疼痛、心理门诊，是国内肿瘤医院中第一家建立该领域临床科室的单位，并在首都科研发展基金的支持下开展了多项集体心理治疗干预的研究。

2005年，甘肃省肿瘤医院在省内率先成立了肿瘤患者及家属的支持性公益团体——"甘肃省防癌抗癌俱乐部"。自成立之日至今，俱乐部的志愿服务活动从未停止和中断。除了每月一次固定的活动日，以及"世界癌症日""全国肿瘤防治宣传周"等特定的纪念日，开展科普知识讲座、心理支持与干预、抗癌明星评选、抗癌经验分享、医患才艺展示、健身文化等一系列活动外，志愿者还为肿瘤患者和家属进行团体心理辅导、个案心理咨询、心理健康教育讲座，共计义务心理援助532h，受益人群达10万余人次。2016年，医院培养国家三级心理咨询师22位，心理咨询师志愿者38位。2017年甘肃省肿瘤医院成立了综合康复中心，在各临床科室建立心理康复小组，邀请高级心理专家定期督导，为患者及家属提供心理支持。

三、癌症患者和家属常见的心理干预手法

（一）支持性心理治疗

支持性心理治疗最早出现在20世纪初，是心理动力学治疗中的一种。Mumford等回顾了在心肌梗死和外科手术患者中进行支持性心理治疗疗效评估的对照研究，治疗包括对疾病和躯体治疗的教育、认知行为技术以及在支持性关系中运用宣泄与保证技术。结果发现，治疗后患者疼痛减轻，治疗依从性提高、康复进度加快，并发症和住院天数减少。在肿瘤患者压力情绪管理方面，值得大力推广。支持性心理治疗是一种间断的或持续进行的治疗性干预，旨在帮助患者处理痛苦情绪，强化自身已潜

在的优势,促进对疾病的适应性应对,它能在相互尊重与信任的治疗关系中,帮助患者自我探索,适应体象改变和角色转换,方法包括:帮助患者积极处理负性情绪,与患者及其照顾系统和谐相处,理解他们等。在肿瘤的各个阶段,支持性心理治疗的表扬、保证、鼓励、合理性和重构、建议和教育预期性指导技术都能对焦虑、抑郁和痛苦等负面情绪进行有效管理,在患病最艰难的时期,最应该尝试的是给患者提供情感上的安慰和支持,对癌症患者及其家属的支持性心理治疗是肿瘤心理医生最重要的工具。家庭也是为癌症患者提供支持性心理治疗的一部分,当家人们都真诚地关爱患者,并始终不离不弃地陪伴他们时,很多患者都展现出卓越的毅力、勇气和豁达。他们往往能脚踏实地、面对现实、积极主动地安排和配合治疗,与家人相互关心,毫不避讳地与家人谈论痛苦,处理自己未尽的心愿,珍惜与家人在一起的时光。

(二)行为治疗

行为治疗的概念最早由斯金纳和利得斯莱于 20 世纪 50 年代提出。是以减轻或改善患者的症状或不良行为为目标的一类心理治疗技术的总称,具有针对性强、易操作、疗程短、见效快等特点。主要的行为技术包括:系统脱敏法、厌恶疗法、行为塑造法、代币制疗法、暴露疗法、松弛反应训练、生物反馈治疗等。通过学习不同的方法来减少身体的压力反应,诱导"放松反应"。其特点是让人感觉到一系列自然的生理反应和协调的心理现象,如降低心率、扩张外周血管、促进腹式呼吸、促进大脑波活动、降低肌肉张力。心理治疗师为患者进行放松训练时,要提前向患者解释放松原理,减轻患者的恐惧,增加减压效果。

(1)呼吸放松训练:在感觉情绪紧张、焦虑时,深吸一口气,想象全身的力量集中在丹田,间隔 1~2s,慢慢呼气,体验将体内不健康、失衡的想法、状态都呼出去,结束时配合自我指导语"我很放松",每次做三组,过程中将注意力集中在鼻尖,关注气流的流动。

(2)渐进式肌肉放松训练:系统地紧张和松弛肌肉可以摆脱压力。具体技术包括收缩和放松所有主要的肌肉群(如手臂、腿、脸、腹部和胸部)。患者训练的时候按肌肉顺序逐渐完成,每组肌肉需要 30s(其中 10s 保持肌肉紧张,20s 保持肌肉放松),保持每组肌肉群逐步放松,直到感觉所有肌肉完全放松。方法:取舒适姿态,每日在家中或病房等安静环境下练习。训练时,摒弃杂念,调整呼吸,体验肌肉收缩和放松时的感觉。想象紧张从指尖流走。手心向上,攥紧拳头 3~5s,快速伸展五指;前臂向上收紧 3~5s,快速放下;耸肩向后→放松,提肩向前→放松;保持肩部平直转头向右→放松,保持肩部平直转头向左→放松;屈颈使下颌触到胸部→放松,仰头→放松;尽力张大嘴巴→放松,闭口咬紧牙关→放松;尽可能的伸长舌头→放松,尽可能的卷起舌头→放松;舌头用力抵住上腭→放松,舌头用力抵住下腭→放松;用力睁大眼睛→放松,紧闭双眼→放松;肩胛抵住椅子,拱背→放松;收紧臀部肌肉→放松,臀部肌肉用力抵住椅垫→放松;尽可能地收腹→放松,绷紧并挺腹→放松;伸腿并抬高 15~20cm→放松;伸直双腿,足趾上翘背屈→放松,足趾上翘趾屈→放松。

（3）模仿法:是建立在 A.班杜拉社会学习理论基础上的一种咨询治疗法,具体方式有生活示范、象征性示范、角色扮演、内隐示范等,心理咨询师通过向患者呈现抗癌明星的示范行为,引发思考及模仿。

（三）认知行为

认知行为治疗是一种结构、短程认知取向的心理治疗方法,主要针对抑郁症、焦虑症和不合理认知导致的心理问题。着眼于患者不合理的认知问题上,通过改变患者对自己、他人、事件的看法与态度改变的心理问题的治疗。具有代表性的有美国著名临床心理学家阿尔伯特·艾利斯创立的合理情绪疗法（REBT）。其基本理论主要是 ABC 理论,艾利斯认为人的情绪不是由某一诱发性事件的本身所引起,而是由经历了这一事件的人对这一事件的解释和评价所引起的。在 ABC 理论模式中,A 是指诱发性事件;B 是指个体在遇到诱发事件之后相应而生的信念, 即他对这一事件的看法、解释和评价;C 是指特定情景下,个体的情绪及行为的结果。通常人们会认为,人的情绪的行为反应是直接由诱发性事件 A 引起的, 即 A 引起了 C。ABC 理论则指出,诱发性事件 A 只是引起情绪及行为反应的间接原因,而人们对诱发性事件所持的信念、看法、解释 B 才是引起人的情绪及行为反应的更直接的原因。

两个人一起在街上闲逛,迎面碰到他们的另一位朋友,但对方没有与他们招呼,径直走过去了。这两个人中的一位对此是这样想的:"他可能正在想别的事情,没有注意到我们。即使看到我们而没理睬,也可能有什么特殊的原因。"而另一个人却可能有不同的想法:"是不是上次顶撞了他几句,他就故意不理我了,下一步可能就要故意找我的岔子了。"

两种不同的想法就会导致两种不同的情绪和行为反应。前者可能觉得无所谓,该做什么继续做什么,而后者可能忧心忡忡,以至无法冷静下来做好自己的工作。从这个简单的例子中可以看出,人的情绪及行为反应与人们对事物的想法、看法有直接关系。在这些想法和看法背后,有着人们对一类事物的共同看法,这就是信念。这两个人的信念,前者在合理情绪疗法中称之为合理的信念,而后者则被称之为不合理的信念。合理的信念会引起人们对事物适当、适度的情绪和行为反应,而不合理的信念则相反,往往会导致不适当的情绪和行为反应。如果人们坚持某些不合理的信念,长期处于不良的情绪状态之中,最终将可能导致情绪障碍。艾利斯通过临床观摩,总结出日常生活中常见的产生情绪困扰,甚至导致神经症(体诉与情绪因素有关而临床上又查不到肯定的体征者)的 11 类不合理信念:每个人绝对要获得周围环境尤其是生活中每一位重要人物的喜爱和赞许;个人是否有价值,完全在于他是否是个全能的人,即能在人生中的每个环节和方面都能有所成就;世界上有些人很邪恶、很可憎,所以应该对他们做严厉的谴责和惩罚;如果事情非己所愿那将是一件可怕的事情;不愉快的事总是由于外在环境因素所致,不是自己所能控制和支配的,因此人对自身的痛苦和困扰也无法控制和改变;面对现实中的困难和自我所承担的责任是件不容易的事情,倒不如逃避它们;人们要对危险和可怕的事情随时随地加以警惕,应该非常关心并不断注意其发生的可能性;人必须依赖别人,特别是某些与自己相比强而有力的人,只有这样,才能生活得好些;一个人以往的经历和事件常常决定了他目前的行为,而且这种影响是永远难以改变的;对人生中的每个问题,都应有一个唯一正确的答案。许多学者对上述不合理信念进行归纳研究,总结出了不合理信念的几个特征:

①绝对化要求:是指人们以自己的意愿为出发点,对某一事物怀有认为其必定会发生或不会发生的信念,它通常与"必须""应该"这类字眼连在一起。比如:"我必须获得成功""别人必须很好地对待我""生活应该是很容易的"等等。怀有这样信念的人极易陷入情绪困扰中,因为客观事物的发生、发展都有其规律,是不以人的意志为转移的。就某个具体的人来说,他不可能在每一件事情上都获得成功;而对于某个体来说,他周围的人和事物的表现和发展也不可能以他的意志为转移。因此,当某些事物的发生与其对事物的绝对化要求相悖时,他们就会受不了,感到难以接受、难以适应并陷入情绪困扰。合理情绪疗法就是要帮助他们改变这种极端的思维方式,认识其绝对化要求的不合理、不现实之处,帮助他们学会以合理的方法去看待自己和周围的人与事物,以减少他们陷入情绪障碍的可能性。

②过分概括化:这是一种以偏概全、以一概十的不合理思维方式的表现。艾利斯曾说过,过分概括化是不合逻辑的,就好像以一本书的封面来判定其内容的好坏一样。过分概括化的一个方面是人们对其自身的不合理的评价。如当面对失败就是极坏的结果时,往往会认为自己"一无是处""一钱不值",是"废物"等。以自己做的某一件事或某几件事的结果来评价自己整个人、评价自己作为人的价值,其结果常常会导致自责自罪、自卑自弃的心理及焦虑和抑郁情绪的产生。过分概括化的另一个

方面是对他人的不合理评价,即别人稍有差错就认为他很坏、一无是处等,这会导致一味地责备他人,以致产生敌意和愤怒等情绪。按照埃利斯的观点来看,以一件事的成败来评价整个人,这无异于一种理智上的法西斯主义。他认为一个人的价值就在于他具有人性,因此他主张不要去评价整体的人,而应代之以评价人的行为、行动和表现。这也正是合理情绪治疗所强调的要点之一。因为在这个世界上,没有一个人可以达到完美无缺的境地,所以每个人都应接受自己和他人是有可能犯错误的。

③糟糕至极:这是一种认为如果一件不好的事发生了,将是非常可怕、非常糟糕,甚至是一场灾难的想法。这将导致个体陷入极端不良的情绪体验如耻辱、自责自罪、焦虑、悲观、抑郁的恶性循环之中,而难以自拔。糟糕就是不好、坏事了的意思。当一个人讲什么事情都糟透了、糟极了的时候,对他来说往往意味着碰到的是最坏的事情,是一种灭顶之灾。艾利斯指出这是一种不合理的信念,因为对任何一件事情来说,都有可能发生比之更好的情形,没有任何一件事情可以定义为是百分之百糟透了的。当一个人沿着这条思路想下去,认为遇到了百分之百的糟糕的事或比百分之百还糟的事情时,他就是把自己引向了极端的、负的不良情绪状态之中。糟糕至极常常是与人们对自己、对他人及对周围环境的绝对化要求相联系而出现的,即在人们的绝对化要求中认为的"必须"和"应该"的事情并非像他们所想的那样发生时,他们就会感到无法接受这种现实,因而就会走向极端,认为事情已经糟到了极点。"其实非常不好的事情确实有可能发生,尽管有很多原因使我们希望不要发生这种事情,但没有任何理由说这些事情绝对不该发生。我们必须努力去接受现实,尽可能地去改变这种状况;在不可能时,则要学会在这种状况下生活下去。"在治疗中,心理咨询师需注意发掘和了解患者存在的"自动性思想",并告诉患者如何识别这些负性想法。一旦患者能够学会识别这些认知错误,下一步便是指导患者去诘难和纠正它们。例如,颌面部术后患者感到"我已面目全非了,今后让我如何见人?可以让患者逐步学会用新的认知内容来代替原先的想法。

四、其他心理减压治疗技术

1.正念减压训练包括:静坐冥想、身体描述、瑜伽和非正式的正念训练。正念减压训练的最终目标是帮助患者获得一项正念技能,这项技能可以帮助患者在日常生活中增强正念意识。随着患者坚持练习,他们会发现自己学习的目的已经从自我管理转变为自我探索。同时也更能够意识到自己那些不健康的行为或反应,甚至会选择改变或去除它们。

有证据支持正念减压训练在改善癌症患者心理痛苦和情绪障碍方面取得明显

改善,他们在抑郁、焦虑、压力、疲乏和对癌症复发的恐惧测试中都获得较低的分数。另外,患者在乐观、社会支持、应对能力和生活质量方面有明显的增高,除了心理方面的改善,参加正念减压训练的癌症患者还可以在生理方面取得明显改善,睡眠情况得到改善,心率和静息收缩压有所降低。更有趣的是,正念减压训练还可以改善参与者的免疫功能。大量研究表明:坚持正念减压训练的癌症患者免疫功能达到更健康的水平。

2.音乐治疗是运用一切音乐活动的各种形式,包括听、唱、演奏、律动等各种手段对人引发的生理、心理、情绪、认知和行为体验,来达到保持、恢复、改善和促进身心健康的目的。一般一个月为一个疗程。选择曲目尽量不重复,每次不应超过 60min,音量控制在 70dB 以下。须注意对症选曲。

(1)失眠:《二泉映月》《春江花月夜》《寒江月》《平沙落雁》《苏武牧羊》以及贝多芬的奏鸣曲、肖邦和施特劳斯的圆舞曲、柴可夫斯基的《花之圆舞曲》、门德尔松的《第四交响曲》、德彪西的《月光》、海顿的《小夜曲》等。

(2)过度疲劳:《假日的海滩》《矫健的步伐》《锦上添花》《梁祝》《彩云追月》等。

(3)焦虑、易激动:《塞上曲》、韩德尔的组曲《焰火音乐》、圣桑的《天鹅》《一个梦》《夏日圣地》《抚摸》《蓝色的爱》《小夜曲》《圣母玛丽亚》《圆舞曲》《献给爱丽丝》《小步舞曲》、《圣母的珠宝石》等。

(4)心情抑郁:《光明行》《喜洋洋》《雨打芭蕉》《春天来了》《步步高》《喜相逢》、莫扎特《第 40 交响曲(b 小调)》、格什文《蓝色幻想曲》、李斯特《匈牙利狂想曲》、门德尔松《第三交响曲》等。

另外减压古典音乐有《小夜曲》《天鹅》《威尔斯船歌》《圆舞曲》《乡村骑士》《献给爱丽丝》《慢柔板》等。

3.引导想象疗法:目前,想象疗法已经成为治疗恶性肿瘤患者心理障碍最主要的方法,其目标是引导患者进入一种内心远离烦恼,变得平静与自由的状态,让患者自己通过想象和意念来树立与疾病斗争的信心和勇气,从而减轻精神上的压力,促进身心压力舒缓。通常情况下,这项技术最开始的步骤是简单的放松过程,如渐进的肌肉放松。鼓励患者放松,清除杂念,让自己置身于一个平静和安宁的画面中。为了提高效果,我们要求患者关注"此时此地",忽略任何掠过大脑的想法和意念。一旦患者进入最佳放松状态,就可以引导患者想象一个"特殊的地方",可以是患者熟悉的地方,或者能使患者平和与安静的地方。这一步的目的是让患者在内心构建一个画面,让她(他)感到更安全,也可以让他(她)远离目前的忧虑。方法:找一处清静舒适、安全的地方,取坐姿或卧姿。双目轻闭,集中意念,调整呼吸,同时想象温暖的金色阳光从自己的头顶流到腹部穿过脚底,体验温暖的感觉,并自我暗示:"此时我很温暖,很放松。"当进入一种放松的状态后,开始想象竹林、沙滩、大海等安静美好的景色并自我暗示"此时我感觉非常健康,非常放松"。用于癌症患者的一种特殊的视觉想象技术是指导患者想象体内的自然防御系统如白细胞摧毁癌细胞。患者通过这种想象来促进健康,提高生命活力,有"战斗精神"的癌症患者可以想象自己在和癌症进行一场"战斗",就像一支队伍在寻找癌细胞并攻击他们。

五、家庭治疗

1970~1985 年,家庭治疗理论规模化,广泛应用于治疗各种心理障碍,尤其在婚姻或人际关系问题等方面效果更好。癌症带给家庭和个人同样的冲击。应该在治疗个体的同时,关注其家庭成员的心理健康水平。给予个体支持的同时,也应给予家庭成员支持。家人对肿瘤患者心理上的支持,在其康复过程中具有重要意义。"五年前,我被确诊为乳腺癌。当时感觉特别崩溃,但是想到孩子还那么小,父母就我一个女儿,以后谁照顾他们"? 章女士回忆说,"幸好丈夫对我不离不弃,他在医院寸步不离地照顾我。妈妈白天帮我带孩子,晚上来医院和我说说话,鼓励我坚持下去……因为有这些至亲至爱的家人鼓励帮助,我才得以坚持下来,积极配合医生治疗。我现在又回到工作岗位。感谢家人对我不离不弃的照顾和支持,要是没有他们,真不知道我还有没有勇气活下去,虽然癌症让我失去了很多,可是也让我得到了很多……"

六、团体心理治疗

团体心理治疗最早于 1905 年由美国医生 Pratt JH 开展,是在团体情境中提供心理帮助与指导的一种心理咨询与治疗形式。对于癌症患者及家属进行团体心理辅导的优势在于讨论共同关心的问题,观察和分析有关自己和他人的心理与行为反应、情感体验和人际关系,从而使自己的行为得以改善,获得经验和支持。

另外,鼓励患者和家属参与防癌抗癌俱乐部、病友会,可以让他(她)们相互交流抗癌经验,消除孤独感,变消极被动地接受治疗为积极主动参与治疗,肿瘤康复期的患者对正在接受治疗的患者可以起到正向激励作用。安排病友参与表演节目,激励他们对健康、乐观生活方式的追求与向往,提高自我价值感。

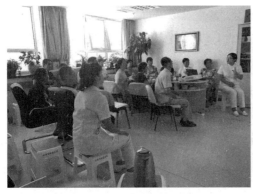 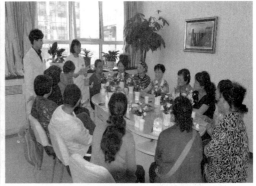

图 13-3-1　支持性团体治疗工作坊　　　　图 13-3-2 表达性艺术治疗工作坊

恶性骨肉瘤患者王阿姨说:两年前的一件事情彻底毁灭了我幸福的生活,那个噩耗就是使人不寒而栗的癌症。我一直感觉癌症很遥远,真的没想过有一天它也会降临到我的身上,我是无意中发现右臂上出现了一块蚕豆大小的突起,经过反复的检查,最后确诊为恶性骨肉瘤。我用了好长时间才接受了这个事实,当时觉得自己完了,那是我人生最绝望的时候。记得我住院的时候,邻床的一个病友就放弃了治疗,当时我不停地想,会不会有一天,我也会消极对待生命。化疗带来的副作用,以及对未来的恐惧,几乎将我整个人压垮,整天哭哭啼啼,不愿意见任何人,这种状态严重影响了我的家人,他们变得小心翼翼,家中不敢有一丝笑声,可以说,我的病给全家人的心里压上了一块大石头,每个人脸上都愁云密布。

一个偶然的机会,我进入了防癌抗癌俱乐部,见到了那些乐观的病友,他们有的已经进入康复期;有的也正在接受治疗。虽然都经受着磨难,但是他们都非常乐观、快乐,一点也不像癌症患者。我被这些坚强可爱的病友们深深地感染着、带动着,我决定向他们学习,不管以后的日子还有多少,把握住现在,活在当下。

可以说,经历过绝望才知道什么是幸福,现在我眼中,花儿努力的绽放是美的,小动物们欢快地嬉戏是美的,我能笑能唱,更是觉得每一天都那么珍贵。

白血病患者刘女士说:"每个人刚生下来时,起点都是一样的,可是往后的命运却是大不相同。"2005 年 8 月 13 日,噩梦就从这一天开始了,我因为出现低热、乏力多汗、体重减轻等症状,经检查诊断为慢性粒细胞白血病。这突如其来的打击让我极度绝望,无法接受这残酷的现实。当死神突然来临时,每一个人都是从恐惧、悲伤,到愤怒、孤独,最后消沉、绝望的走完人生最后的旅程,难道我也要这样吗? 我不甘心,我的人生应该还很长,我还有太多太多的事没有做。在家人的陪伴下我住进了甘肃省肿瘤医院,做了全面的检查,便开始了化疗,伴随着一次次的化疗,我的身体越来越弱，我咬紧牙关，用尽全身的力气努力地支撑着，在难以言说的痛苦中煎熬着。可是这痛苦却不能告诉家人，我心里矛盾、痛苦、茫然、不知所措……不知道接下来的路该怎么走，那是我生命中最灰暗的一段日子。同病房的一个阿姨看我如此颓废，就带我去参加防癌抗癌俱乐部，我看到了女病人因为化疗头发都掉了，索性剃个光头；有的因为手术，身体出现缺陷，可是她们并没有垂头丧气，而是把自己收拾得干干净净，打扮得漂漂亮亮。抗癌明星用顽强的毅力，克服着各种困难与癌症抗争，努力地活着。我不敢相信，一群身患癌症、被判了死刑的人竟还有那样的活法，竟然是那样坚定、自信和乐观。我决定和他们一样，绝不被病魔打倒，我积极参加俱乐部的活动，抗癌明星们向我们讲述着他们抗癌的经历以及他们用智慧和生命总结出来的癌症康复道路。一天天的，我被他们顽强的意志力感染着、鼓舞着。我告诉自己，我也可以！我还要去帮助曾经和我一样陷入绝望的人。2006 年 3 月，我加入到甘肃省防癌抗癌俱乐部这个大家庭中，迄今已经十年过去了，这十年来，我一直和其他病友互相支持，并且帮助其他新病友，鼓励他们与疾病抗争，我还参加了"兰州国际马拉松比赛"，我不再觉得我是个不幸的人，我要珍惜当下，把握现在，更多地去关爱自己、关爱他人。谁也无法阻止生命中注定的苦难和不幸的到来，但我可以调整自己的活法，不论怎样的艰难，都不轻言放弃，有时看似悲剧的结果，可能是你又一次崭新生命的开始。

七、工娱治疗

工娱治疗是通过工作、轻体力劳动、娱乐和文体活动，缓解不良情绪的一种治疗方法，能起到促进疾病康复，转变其对病态体验的注意力，有改善情绪的作用，其新颖的形式和丰富的内容可调动患者全身心参与。可以根据患者自己的喜好，选择陶艺、泥塑、舞蹈、插花、绘画、书法、手工艺制作等方法释放内心的不良情绪。甘肃省肿瘤医院综合康复中心自 2017 年以来通过组织不同类型的工娱活动，有效地舒缓了患者和家属的压力情绪。

八、如何与孩子谈癌症与死亡

有一部电影讲述的是，年轻的妈妈因患癌而不久于世，弥留之际，七岁的儿子抱着妈妈声嘶力竭地喊："妈妈，求求你不要离开我，是不是因为我太淘气不听话，你现在要惩罚我，离开我？我以后一定会听话的……"这个场景引发很多人的触动，孩子根本不懂什么是癌症、死亡，他（她）潜意识里认为妈妈的离开是因为自己不听话，他（她）把妈妈的离开归咎于自身，非常自责。

作为父母亲总是希望自己的孩子能一直无忧无虑，快快乐乐。可是，生死本就是自然现象,如果父母亲能早一点与孩子沟通,清楚地告诉孩子妈妈的病情,对孩子造成的伤害会小一点,利于孩子以后的成长。如果家里有人患了癌症,该如实告诉孩子还是隐瞒呢?孩子对大人的情绪和非语言交流十分敏感,当家里气氛沉重时,孩子也可以感受到。一家人在一起谈论,分享彼此的感受,鼓励孩子说出自己的担心、疑惑。

在生活中,如何与孩子谈论死亡,引导孩子认识死亡是自然的生命现象呢?可以从死亡教育绘本开始。

死亡是什么?

秋天来了,树上的叶子变黄,有些会变红。一阵西北风吹过来,他们落在地上,时间一长,变成泥土。房檐下的燕子有时会从窝里跌到地上,躺在那儿,一动不动。金鱼在玻璃缸里游着游着,不知怎么一来就会肚皮朝天。小猫、小狗生下来,有的会动、会叫、会吃奶。可有的生下来什么都不会。要是忘了浇水,花盆里的花会打蔫,会干,一捏就碎了。

这时候我们会想,他们怎么了?为什么会这样?他们死了。可什么是死呢?要是小孩子拿这事去问家长和老师,他们大都会愣一愣,然后摸摸孩子的头说,等你们长大了就知道了。别以为长大了就真知道了。大人们这么说是因为他们即使长大了也不知道,可他们不好意思承认。死是什么,孩子不知道,大人们也不知道。这也没什么奇怪。就因为谁都不知道,所以谁都想知道。不光花草树木,小猫小狗会死。许多非常大、非常强壮的东西也会死。狮子、老虎、大象。连火山和海也有人说他们死了呢。就管它叫做死火山或者死海。科学家还告诉我们,我们生活的地球、照耀我们的太阳、甚至整个宇宙,都不会像今天看见的这样,都有一天会死。自然界里所有活过的东西都会死。那当然就是说——我们人也会死。

幼小的生命都很可爱,他们活泼好动,充满好奇心。世界上的事对他们来说都很新鲜,他们很愿意通过学习和模仿慢慢长大。孩子是大自然的礼物。谁家生了孩子都很高兴。不光爷爷奶奶、爸爸妈妈、叔叔阿姨、或者兄弟姐妹,连街坊邻居都跟着高兴。这让大家都觉得活着很快乐,今后的日子充满阳光和希望。对年轻快乐的人来说,死亡距离很远。不过也有很多想不到的事。比如生病,尤其那种医生治不好的,很重很重的病。或者是出了车祸或其他意外。当然还有一出生就死去的孩子,只在妈妈的肚子里活过。

死也常常很突然,跟谁也不打招呼,说来就来。昨天我们还和一个人在一起。可今天他就不在了,永远回不来了。这让人很想不通,是不是?我们会听到许多老人生病和去世的消息。人老了为什么那么容易生病呢?科学家说,人跟机器差不多,用的年头多了就会出毛病。人老了还会越来越记不住事,走不动路,上楼下楼都很困难,再严重点,只能坐在轮椅上。不是所有的人都一样,有些人身体好,年龄很大了还很健康。可是随着越来越老,人总会感觉到活着越来越累。这是大自然的规律。所有活过的,时间一到就得离开这个世界。要不然,大家都不离开,这个世界会越来越挤。很多新东西也只有新生命才能带来。谁都不喜欢一成不变,连世界也是这样。

人死了,看起来像睡着了一样。可又不是睡着了,因为不管你怎么叫他,他也不会再醒过来跟你说话跟你玩。那他去哪了呢?没人能说清楚。为什么?因为能说话的人肯定没死过,死去的人又再也不会说话了啊。可是人们还是很想知道。有人相信死后会变成长着翅膀的天使。小狗、小猫、狮子、老虎、大象是不是都会变成长翅膀的天使?有人相信死后会变成天上的星星。在天上眨着眼睛往下看。可有人不同意。他们说:不对,天上一颗星,地上一个人,星星掉下来,就是流星划过夜空的时候,就是有人死了。有人相信死后会去一个叫天堂的地方,在那里等着和家人团聚。可他们是怎么上去的,是坐太空飞船吗?

还有很多人非常努力的不做坏事。他们说是因为不想死去以后被罚去一个叫地狱的地方,那儿可非常闷热。还有人相信人能转世,就是活完这一辈子,下辈子变成另外的东西。就是说很可能不再是人,而是树林里的小鸟,是水里的一条鱼,或者是草原上的一匹马。你家那条狗狗,会不会是你上辈子的同学?说这些话的人其实都没有太大把握。可为什么还是忍不住这么说呢?是因为他们非常想念死去的朋友和亲人,这么说会让他们心里不太难过。还有人说人死了会变成幽灵,会在月圆之夜回来看我们,还常常顺便给我们捣点乱。捣乱的除了幽灵还有鬼。因为在不同的场合捣不同的乱,所以他们有很不一样的奇怪名字。什么山鬼、灶鬼、伥鬼、大头鬼,还有吸血鬼等等。古今中外的鬼全加起来可太多了,说起来很麻烦、很复杂。为了让他们别捣乱,我们会给他们过节,告诉他们别担心,我们在这边过的还行。我们还给他们准备糖果、糕点和烟酒什么的,猜他们喜欢什么就准备什么。是为了跟他们说说话,让他们在那边也好好的。不管他们能不能听见或者看见,我们反正挺喜欢这么做,因为这样能让我们自己安心。如果我们曾经做错过什么事,也请他们原谅。

人死了,他们的身体怎么办?有很多人活着的时候就很认真的考虑这个问题。被别人或自己认为很了不起的人,喜欢修建一些超大的坟墓。在一个叫埃及的地方,有很著名的金字塔。有人相信死后埋在这样的大家伙里比较容易到天上去。还有些活得很得意的人,喜欢把自己生前用的好东西带到坟墓里去。有漂亮的首饰、黄金面罩、金缕玉衣,甚至还有兵器、车马,还有乐器。他们很怕死后没这些东西会不快乐。没人知道他们死后到底用没用上这些东西。不过很长时间以后,考古学家也许会挖出他们,让我们想象出他们曾经的生活。可是,稍微想想就能明白,死去的人已经越来越多。早就比现在世界上活着的人多多了。要是每一个死去的人都建一个坟墓,地球就该塞满了。还好,不是所有人都希望死了以后把身体埋起来。从很久很久以前一直到现在,印度人觉得死了以后能在一条叫恒河的大河边被火化,然后让骨灰顺着大河流走,是一件很幸福的事。在西藏,人们很愿意把死后的自己献给神,他们管这叫天葬。还有人愿意在死后把自己变成一棵树或者几朵花,他们觉得这样做很聪明,也很酷。要不然,把骨灰撒到海里,和鱼儿们共舞一番也不错。骨灰还能做成钻石呢,不少人觉得钻石很美丽。

人一辈子只能死一次,所以死是一件挺大的事。死了以后就再也见不到亲人和朋友了,这让人有点伤心。可以留下一份清楚的遗嘱,告诉大家想把自己的财产和好东西留给谁。亲人和朋友都不许吵,更不许抢,遗嘱是怎么说的就得怎么办。还有人愿意死后帮助别人。他们把身体上还能用的部分送给有需要的人。在中国,一个出生才 25d 的小宝宝,因为生病不能活下去,但他的肝脏被捐给了另一个 10 个月大的宝宝。他的爸爸妈妈相信,自己的宝贝能这样子在另一个孩子的身上活着。

一个人死了,活着的人会伤心好一阵子。他们总会想起他,想和他说话,和他玩,不肯相信他再也不回来了。可是随着时间越来越久,人们就会好一些。他们明白,无论世界上少了谁,日子都得过下去。这是自然规律。死能提醒活着的人好好活着。要是知道这个,死去的人都会心里挺高兴的吧?

——罗点点《死亡是什么?》

第二节　肿瘤患者的综合康复

根据世界卫生组织(WHO)对人类健康定义为"健康是身体上、精神上和社会适应上的良好状态,而不仅仅是没有疾病或者不虚弱"。中国在 2015 年提出了《中国癌症防治三年行为计划(2015-2017)》,其中把提高肿瘤患者生活质量,降低死亡率,增加 5 年生存率作为肿瘤防治领域的主要目标。国家卫计委发布《关于加强肿瘤规范化治疗管理工作的通知(国卫办医发[2016]7 号)》提出丰富肿瘤治疗服务内涵,关注患者的心理和社会需求,推进肿瘤全过程管理。营养膳食指导、运动处方、康复治疗、居家养护指导的介入能有效提高患者生活质量。

一、运动康复

参与适宜的身体锻炼能够使人产生较多的运动愉快感、舒适感、满足感、充实感,呈现出一种总体心理良好状态。运动愉快感是身体锻炼后产生的一种最优化的心理感受,对抑郁者的情绪和情感影响很大;舒适感的获得对抑郁者缓解动作迟缓、排除疲倦感具有重要作用;而满足感、充实感的获得对抑郁者排除因兴趣缺乏或丧失而导致的空虚感具有重要作用。在身体条件允许的情况下,可以经常练习气功、瑜伽、太极拳、八段锦等,或观看轻松、愉悦的文艺演出、电视节目,缓和精神紧张,克服情绪波动。适度的漫步行走、游泳、登山、球类运动都是帮助病人恢复健康的有效途径。

甘肃省肿瘤医院根据癌症患者的生理病理特点,按照运动疗法的规范要求,结合有氧运动、心理放松、中医拍打经络、按压穴位、舒筋活络、行气活血等理论,自行设计、编排了一套康复保健韵律操。迟婷等人在康复保健韵律操对肿瘤患者生活质量改变的研究中报道,肿瘤患者在进行康复保健韵律操运动后,对乳腺、胸腹、骨软、妇科肿瘤等多种恶性肿瘤及放化疗患者的康复有明显的促进作用,尤其表现在对提高躯体功能的恢复、生活质量的提升和心理状况的改善方面,可增加患者在治疗过程中的耐受力,降低压抑程度,改善睡眠质量,增进食欲。在团体进行康复保健韵律操的训练时,还能够有效转移患者的注意力,调节情志,在一定程度上减轻患者的主观疼痛感,从根本上提高患者的生活质量。研究结果还表明:健康人群与亚健康人群进行康复保健韵律操的训练,也能较好的改善生活质量。

二、营养膳食

在肿瘤的整个治疗以及康复过程中,营养支持是一个比较重要的因素,营养失衡将使前期所做的治疗及康复效果大打折扣。癌症患者康复的物质基础是食物,合理的营养能增强肌体的抵抗力,提高患者对治疗的耐受力,促进患者康复。

三、外出旅行

治疗结束后,很多康复期的患者选择在力所能及的状态下,在气候宜人的季节去公园、海边等美景游览,走进大自然,呼吸新鲜空气,放松心情,陶冶情操。

东北之旅——心灵的洗礼

仲夏的北国大地一派绿色,在这最壮观的季节,我们抗癌明星一行8人怀着对生活的热爱、对祖国北部壮美山河的憧憬,开始了令人难忘的东北之旅。

雄浑大美的长白山似乎也在迎接我们的到来而云开雾散，我们领略到各种美景，严冬飞雪形成的雪墙俨然顽强地展示着它倔强的个性；远处山峰重峦叠嶂与蓝天白云形成极致的美！沿栈道拾阶而上，壮观的天池美景以它沉静、浑厚而展现出它独特的美……在边陲城市集安，我们乘坐在鸭绿江游船上，北岸的荒凉萧条与集安崛起的市容形成了鲜明的反差。那一刻，我们的心情无比放松，我们高歌一曲《我的祖国》，由衷地为祖国的繁荣昌盛感到自豪！

祖国北部的壮美河山令我们陶醉，东北良好的生态环境也使我们眼界大开！由此而激发我们持之以恒、坚持康复锻炼的信心和带瘤生存、分享美好生活的信念。科学抗癌，和健康人群一样的生活是我们追求的永恒目标。

——甘肃省防癌抗癌俱乐部抗癌明星们出游后感悟

第三节　临终关怀

临终癌症患者是一个特殊的群体，在身心方面承受了巨大的压力与痛苦。在患者有限的生存期内，实施临终关怀将带给他（她）们充分的尊重。舒适的环境、症状的控制、心理支持与陪伴、营养支持以及对家属的关注、关心，能够提高患者的生活质量，有尊严地走完人生最后一站。

20世纪60年代中期，英国学者提出，对于因恶性疾病而濒临死亡的患者而言，最值得关注的是患者躯体上及精神上的痛苦，这种全方位的痛苦包括躯体上的不适、精神上的痛苦、社会方面的压力及情感上的创伤。1967年，伦敦建立了圣克里斯多夫临终关怀医院，把临床治疗、教学和研究有机结合起来，寻找一条介于过度治疗与不治疗之间的新道路，开创了临终关怀运动。在美国临终关怀体系鼓励病人尽可能住在家里，他们会把仪器设备和情感支持带到病人家中。有时情况不允许患者住在家中，临终关怀病房就尽量装饰得像个家。

1991年，甘肃省肿瘤医院内二科的医护人员就尝试对肿瘤临终期患者进行临终关怀。家庭式的温馨病房，护理操作细心轻柔，适时和家属谈家常，鼓励患者回忆过去，评价往事，开展生死教育，提供精神文化生活；给家属提供休息的地方，倾听他（她）们的诉说，给予一定的支持与关注，使临终期患者的生存质量获得提升。很多患者在最后的时光里完成了人性的飞跃——个人成长，他们不再哭泣与悲伤。感悟感恩，回忆过去的美好，嘱托并寄语未来。

托尔斯泰笔下的《伊万·伊里奇之死》是其晚年的一部力作,人们也普遍认为它是一部震撼人心的艺术杰作,它描述了一个普通文官身患肿瘤后面对死亡而发生的对生命的认识与反省。临死前,他突然领悟到一个令人震惊的真理——他死得很糟糕是因为过去活得很糟糕。在临死前的最后几天,伊万经历了彻底的转变——个人成长,他更能与他人共情;他长久以来的怨恨、傲慢和自我膨胀都消失了。简而言之,他的生命在最后几天里达到了前所未有的完整。

第四节　抗癌明星

为了让更多的新病友在患癌后的艰难过程中看到希望,获得经验,防癌抗癌俱乐部的抗癌明星们分享自己的患癌经历、抗癌历程、康复经验。在这些抗癌勇士中大部分是中晚期癌症患者,他(她)们有的带癌乐观生活;有的仍在抗癌路上;有的已经康复。我们感动他们尊重生命的态度,感动他们不言放弃的勇敢精神。一场生命的灾难,改变了他们对人生的态度。罹患癌症后,他们没有气馁,他们不但活着,而且活的是那么快乐,那么潇洒,并且更加懂得悦纳、感恩、珍惜。

> 耄耋老翁成明星,全仗天使献爱心,
>
> 医患协力驱病魔,病后重生十八春。
>
> ——八十岁抗癌明星,直肠癌康复者吴某志

抗癌明星杨某秀:女,73岁,卵巢癌。

爱好:跳舞。

抗癌时间:29年。

抗癌经验:如果癌症赶不走,不如和它交朋友。

人生格言:已经发生的事情不能改变,不如真正接受它,多活一天就赚到一天,我已经赚了20多年了!

坚强抗癌,快乐生活

我出生于1944年,今年73岁,是一名卵巢癌患者。1988年我44岁时发现腹部有肿块,进行了手术切除。没想到1992年复发了,医生又为我进行了第二次手术,术后接受了化疗和放疗。放疗不幸,造成了放射性肠炎,又切除小肠78cm。2002年第4次复发后再次接受手术治疗。从1988年到2002年,我共接受手术治疗五次,感觉我

的肠子都被掏空了。经历了这么多的磨难,有时觉得自己能活着是个奇迹。当时也非常沮丧,想不通为什么我会得癌。在家人和医生的帮助支持下,很快我将心态放坦然,心想:再痛苦也要活下去!于是我积极接受治疗,乐观面对癌症。在病房里为病友讲笑话,逗大家开心,医生都说我住的病房是"解放区"。那时候,我就感受到,好心态太重要了。我也很注重运动,经常和一些年轻的舞蹈爱好者跳舞,并经常参加病友组织的爬山、聚会等活动,身体也逐渐硬朗起来。饮食方面,我很注重食补,以粗粮、水果、蔬菜为主。平时多吃抗癌饮食,例如:西兰花、芦笋、地瓜、香菇、西红柿等;坚决不吃煎、炸、油腻和腌制、发霉、变质的食物。防治病从口入,少食多餐,细嚼慢咽,养成健康的饮食习惯。总之一句话,"管住嘴,迈开腿"。现在身体康复的很好。每年体检,身体各项指标都健康。现在帮大儿子带孩子,享受天伦之乐。这些年和家人一起计划、组织自驾游,感受祖国的山山水水、人文轶事。开心每一天,幸福快乐地生活。

抗癌明星:郝某静,女,55岁,卵巢癌晚期并有部分扩散。

爱好:唱歌,跳舞,尤其是患病后处于康复期时,每天都进行1h的有氧运动。

抗癌时间:11年。

抗癌经验:合理饮食,保持愉快心情,闲时多看看书,可以缓解压力。

人生格言:怎么开心,你就怎么过,怎么快乐,你就怎么活!

"十年"的信念

不经意间,生命中又渡过了一个十年,这十年对千千万万个平常人来说普普通通,但是对一个癌症患者来说,却是弥足珍贵的,其间的酸甜苦辣只有自己明白:我曾在病痛缠身的时候,认为自己没有了未来,痛苦过、茫然过、绝望过,跌跌撞撞地一路走来,实在是太不容易!怎能忘记?住院期间经受过痛苦的六个周期的化疗和六周超强度的放疗,这些治疗都很苦,苦得经常要用深呼吸去忍受,但我始终没有放弃。上有年迈的双亲,下有一双待养的儿女,容不得我有丝毫的却步,我只能活着,必须活着! 这份信念伴随我顺利完成了为期一年的痛苦治疗。

一位病友说过:患癌不是人生的终点,只是自己人生一段新旅程的起点! 出院后,我徘徊过,无助过!但想活下去的信念支撑我坦然面对当前的一切。我努力调整自己的心态,想办法充实自己的生活:学会了太极拳、太极剑的基本套路,经常在院子里和邻居们一起练习,感受太极的美妙;学习了葫芦丝,享受到了旋律的美感;学会了广场舞;并且还爱上了旅游,在大自然中亲近山水,愉悦心情,无论是哪一项活动,我都抱以最大的热情参与,过得很充实,很快乐。

十年来,我懂得了亲情的重要,我的家庭也和大多中年人的家庭一样出现过危机,沟通少了,感情淡了,得病后不自信甚至想过放弃!但是,在我生病后,爱人全身心地照顾我、安慰我,始终不离不弃!一双儿女孝顺懂事,虽然不是出类拔萃的孩子,但健健康康,诚实善良,心已足矣!为了不想有"子欲孝而亲不待"的遗憾,每逢节假日,我尽可能抽时间和爱人带着孩子回两边老人身边看看,陪他们说说话,帮他们做做家务,让他们在有生之年尽可能多地享受到天伦之乐。

十年来,我积极投身于抗癌群体活动,参加了抗癌俱乐部,结交了一群坚强、积极、乐观的癌友,大家同病相怜,一起欢笑、歌唱、互相安慰、激励,如同枯木逢春,再次发芽。其他时间,就找些能让自己轻松开心的事情去做,比如打打牌,或和朋友去河边垂钓,调剂自己的生活。

十年来,我经常认真反省自己,寻找致病的原因。发现曾经的我凡事追求完美,喜欢自我加压,什么事情都自己扛在肩上,不知道适时地释放身体的压力,日积月累,身体健康受到了严重摧残。身体以疾病的方式向我敲响了警钟,我不能再有懈怠,必须努力改变以前一些不良的生活习惯,调整自己的生活方式、饮食和情绪,慢慢调养性情,保持平和的心态,放慢生活的节奏,遵循生命的自然规律。

经历这场灾难,我懂得了健康才是人生最重要的东西,明白了在有限的生命里,凡事脚踏实地就好,做人坦诚善良就行。今后的我将把健康快乐地活着当作人生的唯一追求!我会好好爱自己,珍惜拥有的一切,简单生活,让阳光浸透心情,静候年轮的洗礼,坚信生命可以创造奇迹!向下一个十年奋斗!

抗癌明星:韩某兰,女,55 岁,乳腺癌。

爱好:旅游、运动。

抗癌时间:9 年。

抗癌经验:知足常乐。综合治疗、科学生活,最终战胜死神。走出生命谷底,获得新生。

人生格言:知事忍事不多事,自然无事;安心养心不欺心,才得放心。

知足常乐、科学抗癌

我叫韩某兰,甘肃兰州人。2008 年 3 月发现了乳腺癌,曾经历过手术、化疗以及放疗等治疗。2010 年参加了甘肃省防癌抗癌俱乐部,在俱乐部里我感受到从未有过的生命乐趣和自我价值体现。

我的抗癌经验是,在家人、亲朋好友的关怀鼓励下,从面对死亡的恐惧下觉醒出来,积极寻求生的机会,配合医护人员的治疗,闯过一道道难关,最终战胜死神,走出生命谷底,获得新生。归纳起来有以下几点:

一是知足常乐。每个人的命运都由自己的言行所决定,因此改变自我,心理治疗是首位,人生不如意事十之八九,生活困难,工作繁忙,常会相伴而来,如果怨天尤人,整天满腹牢骚或郁郁寡欢,也不能解决问题,不能活在自己的小圈子里,要广交朋友,与人为善,以自己的能力大小关心朋友,做到知足常乐。

二是综合治疗。中西医结合药物治疗、食疗、病友间的话疗、多种气功治疗、改善和恢复机体功能。

三是改善膳食和行为方式,科学生活。日常生活中,多参与适当的运动和家务劳动。饮食多样化,多吃蔬菜水果、粗粮,少吃烟熏炸烤的食品,少吃高脂肪、过烫、过热的食物,改变不良生活习惯,科学生活。

韩某兰

2017 年 3 月 11 日

抗癌明星:王某宁,女,65 岁,乳腺癌。

爱好:太极拳,太极扇,乒乓球,游泳,跳舞,唱歌。

抗癌时间:10 年。

抗癌经验:心态要积极乐观,坚持合理用药,坚持体育锻炼和运动康复,健康营养饮食,综合治疗,调整心态,敞开胸怀,在运动中放松,增强体质。

人生格言:善待自己,关爱家人,宽容朋友,把握自己的生命,开开心心过好每一天。

活着就是幸福

我叫王某宁,女,65 岁,曾当过知青、工人,退休前在省机电设备总公司任专职综合统计工作,统计师职称。曾被省统计局授予先进统计者称号,曾被27省机电设备公司系统授予先进工作者称号。

2007 年退休后,正要享受退休美好生活时,乳腺发现了病灶,最后确诊为乳腺癌，2009年在甘肃省肿瘤医院做了手术和化疗，至今已10年。经过与疾病的抗争，我的切身体会是：正确积极勇敢的面对现实，少悲伤、少害怕，多自信、多自强，虚心听取医护人员的意见，坚持按时合理用药，多学新的医学药学知识，掌握科学的养生护理知识，坚持体育锻炼和运动康复，健康营养饮食，综合治疗，调整心态，敞开胸怀，在运动中放松，增强体质。不要每天把注意力完全集中在病情上，只要身体允许就让自己忙碌起来，做想做的事情。我的爱好很多，原来因为工作忙，时间少，许多体育锻炼和社会活动都没参加。手术后期恢复时，我就把家务也当作简单运动，并参加室外的体育锻炼。我一直坚持打太极拳、太极扇，打乒乓球，跳舞，还学唱歌，游泳，现在身体状况很好。

还有重要的一点，得到家人关爱呵护的同时，自己更要亲近关爱家人。和老同学、老战友相聚时，多交谈、多沟通。和病友及新朋友在一起，要互相帮助、鼓励，多体谅，有事不要憋在心里，小事做到尽量不计较，少计较。

一定要学会使用积极的心理暗示。首先是要有充分的自信：我能行！我一定能战胜癌症！其次，对自己要实现的目标不要设计的太高，尤其是对自己生命长度的预期要贴近现实。生命的意义不在于长度而在于宽度；不在于形式而在于内容，不在于把握而在于感受。理解了这个道理，你就不会为自己生命的长度而忧心忡忡。

我对自己的格言是：善待自己，关爱家人，宽容朋友，把握自己的生命，开开心心过好每一天。

王某宁

2017年3月25日

抗癌明星：高某玲，女，60岁，淋巴瘤。

爱好：唱歌、运动。

抗癌时间：14年。

抗癌经验：以坚强勇敢的心态正确面对病魔，广交朋友，多运动。

人生格言：生命的长度并不重要，生命的宽度更加可贵；生命在你心中，希望在你脚下。每一个能够自由呼吸的日子，都是生活的馈赠。

勇敢快乐地面对每一天

每天早上睁开眼睛,能看见太阳升起,看见美丽的世界万物充满生机,能继续生活感觉真的很美好。回想2003年初,无意中发觉自己的右下颌有肿物,说话有点不清楚,在家人的督促下到好几个大医院做了检查,显示是肿瘤,不太乐观。2003年4月进行了手术切除,手术很成功,可是病理结果确诊为淋巴转移癌,神经内分泌癌。当得知自己真得了癌症的时候,整个人差点崩溃了,尽管已经过了十多年了,但回想起来仍记忆犹新。心中极度的愤懑和无奈,像爆炸所产生的冲击波在我的周身急速蔓延,并无情地摧毁我的精神防线。那段时日里,再好的天气,再好的环境也扭转不了我沮丧的心情;平时再喜欢做的事儿都丝毫勾不起兴趣。就像是一个行将凌迟的死囚犯,默默地等待大限的到来,更不敢去想自己的以后,记不清,那天究竟睡了多久,感觉世界一片黑暗,听不到,看不到……唯一能做的就是把自己深深地埋藏在黑暗里……

手术后正好赶上非典,医院不能久留,还没来得及做其他治疗,带点药就出院回家了,回家后看着自己的孩子还那么小,想想我得了这样可怕的病,不知道自己还能活多久,将来怎么照顾未成年的孩子,看到他可爱的笑脸我流下了眼泪。那时候对癌症的概念就是不治之症,我一度处于非常消极绝望的状态,当时的心态直接影响了我的饮食和睡眠,难以摆脱一生中从来没有过的痛苦。

患病时,家人和我一样痛苦,日夜陪伴在我身边,照顾我,安慰我,鼓励我一定会把病治好,只有好好活着,一家人才会幸福。我躺在床上,翻来覆去、思前想后,终于醒悟了:我要坚强地活着,勇敢地同病魔拼搏,同死神抗争。这时,我感觉像被搬掉了压在心头的一块大石头,轻松了很多,突然就有了活下去的勇气。人生最大的力量,就是希望的力量。感谢家人和朋友的支持,最难的时候他们让我知道了什么是依靠。后来我去社区报名加入到综治员的行列,和年轻人一起为社区居民服务,爱岗敬业。2012年11月被评为兰州市政法系统人民满意的十佳综治员。

后来,朋友介绍我参加甘肃省肿瘤医院组织的活动并成为甘肃省防癌抗癌俱乐部大家庭中的一员,在这个温暖的大家庭里,我得到了甘肃省肿瘤医院医护人员的热情帮助和爱心服务,经常来医院听专家健康讲座,参加面对面的康复指导,我在这里学到了很多保健知识,还和众多病友交流康复经验并结为朋友,且连续几年跟病友们一起积极参加兰州市马拉松、万人健步行,精气神一天比一天好。

在我看来生命的长度并不重要,生命的宽度更加可贵,虽然患病让人始料未及,但也让自己有机会换个角度看待人生。从今天开始,不能妄为,因为要始终保持对生命的敬畏;学会正念,毕竟不应再与生命较真。从今以后,毋需抱怨,更不要小心翼翼,要真的从容,照顾好自己。这也许就是成长的变化,在乎的不在乎的,重要的不重要的,值得的不值得的,只有那些实实在在的才是最珍贵,才是最值得你为之努力的方向。未来的路还很长,还会经历很多的第一次,该来的时候我们要勇敢去面对,该珍惜的人我们要仔细珍惜。过程即使艰辛,时间即使难熬,心怀善念,相信美好,你就不会仓皇迷惘。欢喜开心地过好每一天,让快乐永远伴随我们!生命在你心中,希望在你脚下。

高某玲

2017 年 3 月 30 日

抗癌明星:高某彦,女,52 岁,宫颈癌。

抗癌时间:8 年。

抗癌经验:困难并不可怕,癌症并不可怕,只要坚持,前面的路很宽广。

人生格言:癌症像弹簧,你强它就弱,你弱它就强。

与"癌"共存

我叫高某彦,今年 52 岁,曾患宫颈癌。2002 年的时候我又处于待业状态,也找过很多工作,甚至还自己开过小饭馆,但由于经营不善关门了,后来终于找了个稍微稳定的工作——销售,工作很辛苦,身体、心理压力都很大,又忽视了自己的身体健康,好几年都没有体检。到 2009 年,我被查出患了宫颈癌,当时情况很不好,面对家人,尤其是女儿,除了痛哭似乎无法排解心中的绝望和无助,那可能是我人生中最绝望的几天!埋怨自己,埋怨老天爷,觉得命运很不公平,什么倒霉事都落到自己身上,更令人绝望的是,当时大夫诊断说我已经到了癌症晚期不能做手术,当时真的是心灰意冷,不想治疗了,因为我的妹妹也得过癌症,想到父母和女儿,怕他们接受不了,就在亲人面前伪装坚强,其实是自己脆弱的伪装。但当自己冷静下来后,只有一个信念：好好治疗，因为我是个妈妈，必须是孩子无论何时何地都可以依靠的强大母亲。我就咬牙开始治疗了，放化疗期间更痛苦，由于体质的原因，我的白细胞一直很低，每次都要打升白细胞针。虽然有家人、亲戚、朋友陪伴，但还是没有真正从负面情绪里走出来，每次做完检查都伤心到顶点了，思想非常消极。

后来别人介绍我参加甘肃省防癌抗癌俱乐部，在俱乐部里，其他病友教跳舞、唱歌，我也有了成就感，和大家一起放松，成为朋友，与他们交往的过程中，我被他们积极乐观的情绪所感染，慢慢的，我从生病的状态里走了出来，甘肃省肿瘤医院提倡的让我们这些得过癌症存活下来的人来开导、鼓励刚查出病和正在治疗的病人，我觉得是个很好的方法，因为我们都是一样的心情走过来的。

当时心情越来越好，身体恢复的差不多的时候，我又找了个工作上班，一直到退休，现在每天就是跳舞、唱歌、玩，心情越来越好，身体素质也越来越棒，走到街上谁能认出我是个癌症患者呢？现在医疗条件越来越好、医疗技术越来越高、社会资源越来越丰富，为什么不相信能战胜病魔呢？我觉着癌症并不可怕，关键是自己要有信心战胜病魔，癌症现在已经成为慢性病，得了癌症并不意味着死亡。在这里衷心地祝愿刚查出病和正在治疗的病友、癌友们：大家要坚定信心，战胜病魔，好好的生活，你们也一定会赢的。

高某彦

2017 年 4 月 2 日

抗癌明星：郭某芝：女，64 岁，乳腺癌。

抗癌时间：10 年。

抗癌经验：积极运动，保持乐观心态；多听健康讲座，科学有效抗癌。

人生格言：忘掉病痛，忘记怨恨，忘记年龄，心情愉快，向往美好，做阳光女人。

活着，就好好活

我叫郭某芝，今年 64 岁，是一名乳腺癌患者。2007 年 11 月 22 日，阴雨连绵，我的心情也像那满天乌云一片灰暗，一场灾难毫无预兆地降临到了我的头上，我患上了癌症！这场灾难来得太突然，打得我措手不及！我和我的家人都感觉像天塌下来了一样，感觉整个世界都黑暗，弥漫着恐惧、无助，那时候我天天脑子里总想着我要死了，回家把自己的衣服收拾了往垃圾堆里扔，想着，省得以后让家里人看见了难过。

2008 年 1 月,在甘肃省肿瘤医院做了乳腺癌全切手术。做完手术后需要化疗,看到红药水更可怕,医护人员看在眼里急在心里,天天给我做思想工作,让我要坚强、自信、保持好的心情,才能战胜疾病、战胜病魔。为了缓解我的恐惧焦虑情绪,他们推荐我参加了医院的抗癌俱乐部,在这期间,我听了很多健康讲座,了解了一些饮食与锻炼的知识,更好的是能与病友们交流,有了志同道合的伙伴,思想上的负担、阴影也随之解开了一点,思想一通,心情也就好起来了,我原来的爱好又都恢复了。我爱打太极拳,唱歌、跳舞。我是武术六段、国家级社会指导员,在俱乐部里指导病友们打太极拳、健身气功。带动大家强身健体,用积极向上的信念去战胜病魔。

抗癌的过程是漫长而复杂的,经过这几年和病魔的斗争,我深深地体会到:人生,有鲜花,有阳光,也会有暴风雨。有低谷,有悬崖,只有经历过后才更懂得,只有你自己足够强大,以及有强大的信念,才能战胜疾病,战胜一切。

郭某芝

2017 年 4 月 21 日

抗癌明星:唐某莲,女,53 岁,乳腺癌。

抗癌时间:6 年。

抗癌经验:正确面对,积极配合治疗,改变不良生活习惯,快快乐乐每一天。

人生格言:癌症并不可怕,可怕的是缺少活着的信心,丧失生存的勇气。

快快乐乐每一天

我叫唐某莲,今年 53 岁了。2011 年体检的时候发现乳房有肿块,在甘肃省肿瘤医院接受了治疗。化疗之后做了保乳手术,因为我是 HER2 阳性,容易复发转移,就用赫赛汀靶向治疗了一年,已经过了六个年头了。所有的治疗做完以后,到 2012 年的 3 月份我就开始上班了,我是一名中学的音乐教师,刚开始上班的确很困难,坐着站着都不太舒服,一步一步走来的确很艰难,因为我的手术和乳房全切不同,淋巴结清扫以后,胳膊伸不直,背部肿的很难受,很痛苦,好在上班了之后,又在康复过程中,的确不能累,领导都很照顾我,所以我的工作相对轻松。

回想当时,得知穿刺结果显示是恶性的时候,觉得天都要塌下来了,我想我的家人肯定比我更痛苦,就在这样的情况下,我咬着牙坚持下来了,灾难既然已经降在我的身上了,我就该为了我的家人咬着牙坚持下去,所以一定要调整好心态。在吃的方面我也很注意,尽量吃新鲜的食物,多吃水果。每天早上我会在操场走四十分钟,加强锻炼,每次的大型活动我都积极参加,而且结果也不错,还有拿奖。有时间就跟着大家去户外活动、唱歌、打球、散步,经过长期的锻炼,我的胳膊也恢复得差不多了,可能有点后遗症,但这个疼痛我能忍住,比起刚做完手术,现在已经好得多了。

总的来说,刚得病时各方面压力确实很大,一时难以承受,但是经过一段时间的调整、治疗,慢慢就把事情看开了、看淡了。我今年已经 53 岁了,距治疗已经有 6 个年头了,我要继续勇敢抗癌。得病不可怕,最主要的是面对疾病时的态度。放松心态、注意饮食、经常和朋友一起去户外走走,外面的环境使人的心情特别放松,对病情特别有帮助。现在我周围朋友、邻居都用我的亲身经历来鼓励他人。前几天我去了一趟乳腺科,有些病人的情绪很消极,我与她们聊了很多,把我的经验分享给她们,鼓励她们。听完我的故事,她们说对自己有了希望,一定会咬牙坚持。我想对他们说:得病不可怕,我们要学习贝多芬的精神,扼住命运的喉咙,不被它压垮,用积极向上的心态面对生活,每天快快乐乐、开开心心。

唐某莲

2017 年 5 月 28 日

抗癌明星:郝某军,男,48 岁,结肠癌。

抗癌时间:7 年。

抗癌经验:饮食清淡,素食为主。闲暇时多与癌友互相交流,话疗可以缓解压力。

人生格言:宽窄都是路,前后皆为空。

活在当下　感悟生命

生命的不可预知赋予了她神秘的色彩,

每个人的终点都是一样的,却有不一样的过程。

在被宣判的那一刻,时间霎时停止,

我仍然能够回忆起七年前的那一段经历,犹如掉落进冰冷深渊的苦状。

虽然现代医学的手段摘走我身体中的那个肿物,

而我心里却留下魔鬼会伴我同行的阴影。

时时刻刻提醒我,就好比头顶上悬着一把寒光四射的剑。

对生的渴望、死的恐惧、亲情的眷恋,满满占据我的身体,充斥着我的大脑、挑动着每一根神经。

从死神身边擦肩而过,我才明白健康是一件华丽的奢侈品,只有失去的时候才知道她的珍贵。

岁月轻浅,在抗癌的 1390 个日夜里,我努力挣扎,

回望走过的每一步,都是染了血色的脚印,

历程痛苦而又艰难。

但却收获了眷恋与感伤,坚强与勇敢……

我想,上天安排的每一次劫难都有意义。

我放下了以往的躁动与不安,

感恩生活中的每件事和每个人;感悟每一次成功与失败;感怀亲情与友情。

这些编织在一起,犹如一本好书,时时翻阅,犹如溪流汇聚缓缓奔入大海。

雨后的清新、凉爽扫去了昨日的炎热、忘记了心灵的躁动。

我正积极、阳光的重新来过,

善待劫后每一天。

在防癌抗癌俱乐部里,

我们不再陌生,相互靠近心灵。

医护志愿者与病友们,

温暖的话语、诚恳的眼神、真诚地提醒与问候;

紧握在一起的手,坚毅的步伐,

共同筑起生命的长城。

郝某军

2017 年 6 月 26 日

抗癌明星:惠某荣,女,75 岁,肺癌。

抗癌时间:15 年。

抗癌经验:永远不把自己看成是癌症病人,始终保持乐观心态,树立与病魔做斗争的勇气和信心。

人生格言:我无法阻止生命中注定的苦难和不幸的到来,但我可以调整自己的人

生轨迹，不论怎样的艰难，都不轻言放弃。

永不放弃

我是惠某荣，今年75岁了，曾是一名肺癌患者。得病后在医生护士们的悉心关心及反复开导下，我对癌症有了新的认识，主动配合治疗，做最后的拼搏。2002年5月进行了手术，切除了肿瘤，那一刻我感觉我又活过来了，感谢甘肃省肿瘤医院的医护人员给了我第二次生命。

漫长的康复过程，是癌症患者又一艰难的关口。2005年，我加入甘肃省防癌抗癌俱乐部，在这里我学到了很多的康复知识，结识了很多病友，我们相互交流抗癌经验，在这里我获得了很多的快乐、安慰、鼓励，俱乐部是一个快乐的大家庭。

通过这15年的抗癌经历，我有一点感悟分享给大家：首先，不可病急乱投医，会耽误治疗的最佳时机；其次，也是最重要的，就是尽快调整心态，树立治疗的信心，密切配合医护人员的治疗。合理营养，生活规律，加强锻炼。亲爱的病友们，让我们在与病魔做斗争的过程中，主动出击，永不放弃，力争最后的胜利。加油！

惠某荣

2017年6月12日

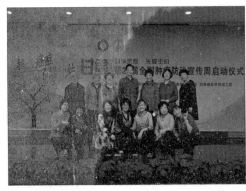 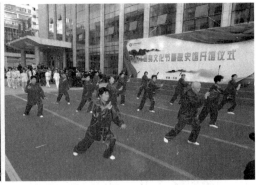

图13-3　部分抗癌明星　　　　　　图13-4　抗癌明星队的表演

这些勇敢坚强的抗癌明星们的故事，会更加坚定正在抗癌路上与病魔做斗争的病友们的勇气和信心。

第五节 抗癌名人

一、抗癌老妇蓝舌照掀名人"染蓝"潮

来自美国印第安纳州的 80 岁女子辛普森 2014 年被确诊患上肺癌,她的孙子贝尔登(Zach Belden)在社交网站上登出祖母多张表情趣怪的照片,吸引了多达 60 万名追随者,其中一张伸出蓝色舌头的相片(图 13-3-5),更吸引众多名人明星争相仿效。贝尔登在辛普森的 Instagram 网页上载祖母多张生活照,其中一张因吃蓝色糖果而令舌头变蓝的相片掀起热潮,英国女模 Cara Delevingne 和美国明星 Selena Gomez 等名人均仿效。贝尔登称,此前有患癌网民留言称想过轻生,但看到辛普森的经历和照片,便鼓励自己一定要撑下去。他希望祖母的经历能带给更多人力量。

二、抗癌名记获终身成就奖,入选体育媒体人名人堂

在患上白血病两年多来,赛格一直在与病魔做斗争,坚强的赛格并没有离开工作岗位,而是选择继续奋战在第一线。赛格用这样的方式,热爱着他为之付出了一生的工作。克雷格·赛格1951 年出生,1972 年开始就一直从事体育工作,先后在 TNT 和 TBS 担任兼职记者。1973 年大学毕业后,克雷格·赛格还曾经在 CBS 和 CNN 工作过。作为 TNT 的场边记者,克雷格·赛格总喜欢穿着颜色花哨的彩色西装,这让他赢得"彩装先生"的称号,他也被视为 TNT 直播时的一道风景线,号称 NBA 场边第一巨星。

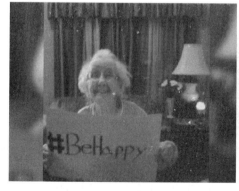

图 13-3-5 抗癌老妇——辛普森

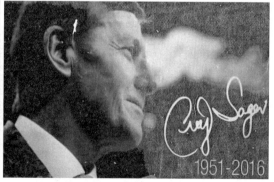

图 13-3-6 抗癌名记——赛格

三、抗癌斗士李开复

曾就读于卡内基梅隆大学,获计算机学博士学位,后担任副教授的李开复是一位

信息产业的经理人、创业者和电脑科学的研究者。曾在苹果、SGI、微软和 Google 等多家 IT 公司担当要职。2009 年 9 月从谷歌离职后创办创新工场,并任董事长兼首席执行官。因工作压力过高,经常熬夜等原因罹患淋巴癌,他开始反思自己,把得癌归结为四个方面没有做好:睡眠、饮食、压力和运动。患癌后他除了系统规划治疗,保持积极乐观心态,还坚持每天晚上 10 点半上床休息,并保证每天睡到自然醒。

四、南希·里根

1987 年,当时的美国"第一夫人"南希·里根被确诊患上乳腺癌。她没有选择乳房肿瘤切除术,而是立即接受了乳房切除术。南希的这种做法得到了后来很多乳腺癌患者的效仿。乳房切除术曾让很多乳腺癌患者讳疾忌医,毕竟美丽的乳房是女人一生的情怀。不过,南希说她希望的是健康地活着,她要一劳永逸地绝对地战胜癌细胞。她最关心的是自己是否健康活下去,其他的事情不重要。她以第一夫人的大将风度,以实际行动告诉所有的美国妇女,健康比什么都重要。

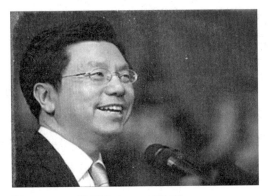
图 13-3-7 抗癌斗士——李开复

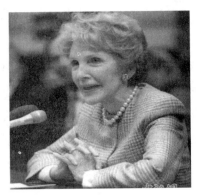
图 13-3-8 "第一夫人"南希·里根

五、令人敬佩的母与女

2004 年 9 月,雷德格雷夫和女儿出版了一本书《母女从乳癌走向重生》,其中照片全是女儿安娜贝尔的作品,而文字则出自雷德格雷夫之手。她们希望其他有同样遭遇的人能从书中汲取力量。雷德格雷夫在 2002 年年底得知自己患上乳腺癌时,她担心的并不是自己而是小女儿安娜贝尔。那年安娜贝尔二十岁,是个摄影系学生。母亲本来担心她如此花样年华,无法承受母亲患病的影响,而女儿选择了自己的方式来战胜恐惧。那就是绝不逃避,用照相机记录下母亲治疗的每一个阶段:乳房切除、化疗、脱发……安娜贝尔拍摄的照片给予母亲安慰,也把她与母亲紧紧联系在一起。雷德格雷夫不但可以坦然面对以后的生活,还到克罗地亚的海滩晒日光浴,这是她第一次对暴露出身上的伤疤和残缺毫不在意。这对母女抗癌的佳话已经成了女性战胜乳腺癌的经典传奇。

六、坚强女孩熊顿的故事

熊顿,本名项瑶,1982年出生,超人气绘本达人。因《熟女养成日志》一炮而红,被誉为中国版的高木直子。2011年8月21日,被查出患有非霍奇金淋巴瘤。治疗期间,熊顿用画笔将自己与癌症做斗争的经历记录了下来。漫画中的熊顿,是一个极为开朗活泼,喜欢开脑洞想象万事万物的乐观主义,即便患病,在医院里的点点滴滴也全然不苦情。这就是笑中带泪的漫画《滚蛋吧!肿瘤君》。熊顿虽然过世了,但她的精神却长久留存在大家心中。每遇到生活中的挫折,大家都会想起这个坚强、勇敢的姑娘,以她的精神激励自己。借用熊顿母亲为女儿写下的诗句作为结尾:你用微笑赶走这世界的阴霾,你的活泼开朗、坚强乐观、幽默诙谐将永远展现在世人面前。

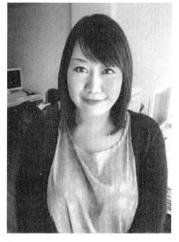 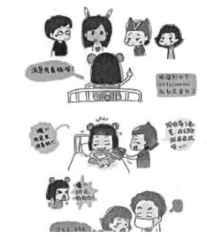

图 13-3-9　坚强女孩熊顿

（迟　婷）

参考文献

[1]唐丽丽,王建平.心理肿瘤社会学[M].北京:北京大学医学出版社,2012.

[2]唐丽丽.肿瘤患者身心重塑与功能锻炼 康复人生的新起点[M].北京:人民卫生出版社,2010:5.

[3]王秀,曹海涛.肿瘤心理学的研究进展[C].中华医学会心身医学分会第12届年会论文集,2006-10-01.

[4]洪炜.医学心理学[M].北京:北京医科大学/中国协和医科大学联合出版社,1996:121-122.

[5]Greer S.Psychologicalattributes of women who develop breast cancer[J].Journal of psychosomatic research, 1975, 19(2):147-149.

[6]吴鸿云.论情绪与癌症[J].江西教育学院学报,1997,18(5):42.

[7]张宗卫.心理因素与癌症[J].中国肿瘤,2006,15(11):711-713.

[8]Geyer S. Life events prior to manifestation of breast cancer: A limited prospective study covering eight years before diagnosis [J]. Journal Psychosocial Research,1991,35(2) : 355-363.

[9]杨智辉,王建平. 癌症患者人格类型及其应对策略·社会支持的关系[J].心理学探新,2007,27(2):88-90.

[10]吴炜.心理社会应激与大肠癌关系的病例对照研究[J].中国慢性病预防与控制,1995,3(2):56-58.

[11]Kissen DM.Personality characteristics in males conductive to Lung cancer[J]. British Journal of medicine Psychology,1973,36:27.

[12]黄丽, 罗健.肿瘤心理治疗[M].北京:人民出版社,2000:75-86.

[13]闻吾森,王义强,赵国秋,等.社会支持·心理控制感和心理健康的关系研究[J].中国心理卫生,2000,14(4):258-260.

[14]张灿珍,沈丽达,任宏轩,等.社会支持与不同性别癌症患者发病的关系研究[J].临床肿瘤学,2002,7(5):353-355.

[15]Cnochinor HM.Depression in cancer patients[J].Lancet Oncol,2001,2:499-505.

[16]杨智辉,王建平,付丹丹.癌症病人应对策略的特点及其与社会支持的关系[J].中国行为医学,2007,16(2):111-113.

[17]LiPW,So WK,Fong DY,et al.The information needs of breast cancer patients in Hong Kong and their levels of satisfaction with the provision of information[J].Cancer Nursing,2011,34(1):49-57.

[18]Beckjord EB,Arora NK,McLaughlin W,et al. Health-related informationneeds in a large and diverse sample of adult cancer survivors:implications for cancer care[J]. Journal of Cancer Survivorship, 2008,2(3):179-189.

[19]冯立俊,王淑静,王花.癌症化疗患者抑郁状态调查与社会支持相关性分析.齐鲁护理,2011,17(13):31-32.

[20]吴小桃, 刘旭峰.社会支持的本质及其测定[J].中国社会医学,1995 ,(3):7-8.

[21]刘君.医护人员应该走进癌症患者的内心世界[J].中国实用医药,2010,5(34):257-258.

[22]迟婷,李雄鹰,杨碎胜,等.运用压力接种训练对乳腺癌患者实施心理干预研究[J].卫生职业教育, 2015,(3):151-153.

[23]加琳达.卡尔森,迈克尔.斯佩卡. 孙玉静,译.正念癌症康复[M].北京:机械工业出版社,2016.

[24]美吉米·霍兰.唐丽丽,译. 癌症人性的一面[M].北京:中国国际广播出版社,2007.

[25]许亚萍,许进军.心理护理的意义及探讨[J].现代医药卫生,2006, 22(18):2871.

[26]Akechi T. Psychotherapy for depression among patients with advanced cancer[J].Jpn J Clin Oncol,2012,42(12):1113-1119.

[27]Plumbm,Hollandj.Comparative studies of psychological function in patients with advanced cancer Ⅱ.Interviewer-rated current and past psychological symptoms [J]. Psychosom Med,1981,43(3):243-254.

[28]Lloyd-williams M, Friedman T.Depression inpalliative care patients - a

prospective study[J].Eur J Cancer Care（Engl）,2001,10（4）:270-274.

［29］玛黎清,亓小改.三阶梯止痛联合心理伦理学干预对癌痛患者生活质量的影响[J].中国医学伦理学 2013,26（4）:467-468.

［30］Derogatis LR,Kourlesis SM.1981An approach toevalualion of sexual problems in the cancer patient[J].CA:A Cancer Jourmnal for Clinicians,1982,31（1）,46-50.

［31］Schyover LR.（2008）Permature ovarian failure and its consequences:vasomotor symptoms,sexualaty,and fertility[J].Journal of Clinicaln Oncology,2008,26（5）,753-758.

［32］李志红,田斌斌.9 例宫颈癌术后放化疗患者性功能障碍的心理护理与性生活指导[J].中国性科学,2008,17（5）:44-45.

［33］Parkin DM,Bray F,Ferlay J,et al.Global cancer statistics 2002[J].CA Cancer J Clin,2005,55（2）:74-108.

［34］Barber B,Dergousoff J,Nesbitt M,et al.Depression as a pre－dictor of postoperative functional performance status （PFPS）and treatment adherence in head and neck cancer patients: a prospective study[J].J Otolaryngol Hcad Neck Surg,2015,44（1）:1-8.

［35］Rodin G,Lloyd N,katz M,et al.The treatment of depression in cancer patients:a systematic review[J].Support Care Cancer,2017,15（2）:123-136.

［36］唐丽丽,陈显春.乳腺癌患者围手术期的心理调查及护理对策[J].第三军医大学学报,2004,26（21）:1923-1927.

［37］Sammarco.Psychosocial stages and quality of life of women with breast cancer[J].Cancer Nursing,2001,24 （4）:272-277.

［38］Rusten Tone,Begnum Susanne.Quality of life in women with breast cancer:A review of the literature and implications for nursing practice[J].Cancer Nursing,2000,23（6）:416-421.

［39］张亚花.乳腺癌根治术术后护理 31 例[J].中国实用护理,2005,21（10）:72.

［40］Teresa Deshields,Tiffany Tibbs,Ming－Yu Fan,et al.Differences in patterns of depression after treatment for breast cancer[J].PsychoOncology,2004,15（5）:398-406.

［41］梁薇.乳腺癌患者 79 例的心理护理[J].职业与健康,2006,22（1）:80.

［42］Boehmer U,Linde R,Freud KM. Breast reconstruction following mastectomy for breast cancer:the decisions of sexual minority women[J].Plast Reconstr Surg,2007,119:

464-472.

[43]Contractor KB,Kaur K,Rodrigues GS,et al,Male breast cancer:is the scenario changing[J].world J Surg Oncol,2008,6:58.

[44]Johansson I,Killander F,Linderholm B,et al. Molecular profiling of male breast cancer-lost in translation[J]. Int J Biochem Cell Biol, 2014,53:526-535.

[45]王红乔.恶性骨肿瘤化疗患者的心理状态调查及其干预策略研究[D].北京:解放军医学院,2014.

[46]王莉,哈晓英,胡志雯.骨肉瘤患者化疗后的心理反应调查分析与护理对策[J].齐鲁护理,2010,16(9):46-47.

[47]刘盼盼,王汝娜,陈燕,等.骨肿瘤微波灭活手术患者全程心理干预的效果研究[J].中华全科医学,2012,10(9):1430-1431.

[48]邓文珍,杜瑞琴,迟婷.对临终期恶性肿瘤病人实行临终关怀的体会[J].护士进修,1992, 7(10).

[49]石大璞.肿瘤临床治疗中的伦理学研究[J].中国医学伦理学,2013,26(4):414-416.

[50]赵岩. 心理治疗对癌症康复的作用[J].工企医刊,2006,19(6):86-88.

[51]林汉英,林琳,刘辉,等.结直肠癌患者团体心理护理实践与效果[J].护理管理,2013,13(10):729-730.

[52]王建治,苏俊鹏,杨静,等.集体对抗性体育运动对医学院校大学生抑郁情绪疗效的相关研究[J].医学与社会,2008,21(8):58-60.

[53]迟婷,李娜,赵辉,等. 康复保健韵律操对肿瘤患者生活质量改变的研究[J].甘肃医药,2017,36(5):355-357.

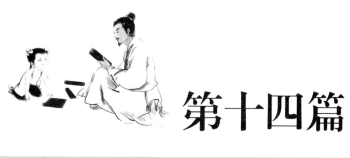

第十四篇

康复保健韵律操

第一章
概 述

随着体育运动知识的普及和科学利用运动手段在疾病治疗中的突破,运动疗法对癌症患者在治疗中的作用越来越受到大家的关注。适当的身体活动有助于癌症患者治疗期间的康复,有助于患者改变体重、提高健康水平、增强肌肉力量、提升柔韧性和生活质量,同时也有助于改善类似疼痛、疲劳的症状,从而改善患者生活质量,并将心理健康状况和生活质量作为衡量治疗结果的重要指标。2005 年,甘肃省肿瘤医院成立爱心公益团体——防癌抗癌俱乐部,医护志愿者通过音乐、运动、舞蹈等形式有计划地使患者达到身心舒缓。康复保健韵律操是在此基础上,自行构思、设计、编排的综合体操,融合现代康复医学、运动医学、心理学、中医整体观念及脏腑经络理论,集有氧运动、心理放松技术、音乐疗法及经络拍打、穴位按摩一体,经临床推广,获得了患者和家属好评。长期坚持锻炼,可强身健体,增强体魄,增强肌力,改善循环,增强对疲劳的耐受能力,从而起到未病先防,已病辅助治病,病后康复保健的作用。

第一节　有氧运动与癌症康复

进入 21 世纪,康复医学越来越受到人类的重视和应用。疾病的康复除了具有改善器官功能、提高生活质量之外,还应具有针对不同患者特殊性的康复内容。有研究报道,有氧运动可以成功地帮助众多不同阶段和不同性质种类的癌症患者进行安全有效地康复治疗。

有氧运动(Aerobic Exercise),全称为有氧代谢运动,指以有氧代谢提供能量的运动,特点是强度低、有节奏、不中断、持续时间长。有氧运动由于长时间进行运动

（耐力运动），使得心（血液循环系统）、肺（呼吸系统）得到充分地有效刺激，提高了心、肺功能，从而让全身各组织、器官得到良好的氧气和营养供应，维持最佳的功能状态。这种运动过程可增加人体对氧气的吸入、输送和使用，提高机体的耗氧量，改善呼吸和心血管系统功能。有氧运动对于防止癌症发生，抑制肿瘤细胞生长，帮助癌症患者减少癌症不适症状和并发症，维持和提高生理功能，改善体脂、体重指数和机能代谢，增强机体免疫力，改善癌症患者心理状态，恢复职业和社交活动能力，提高生存概率和生活质量均有积极作用。

祖国医学中功法锻炼防治疾病由来已久，如太极拳、五禽戏、易筋经、八段锦以及气功等一些特殊的功法是较为流行和推崇的中国传统健身功法，通过疏通经络、吐故纳新等，以改善气血运行、调节阴阳平衡，起到强身健体及防治疾病的目的。运动有利于使身体各部位肌肉放松，调整各器官的生理功能，达到对机体的主动控制，改善人体的紧张状态。例如癌症手术后病人需要综合的恢复过程，故手术后医生会鼓励病人伤口拆线后就开始功能锻炼。早期活动有助于身体各种机能恢复，也使患者看到自己具备的生活能力，对生命的延续增强信心。

化疗期患者可循序渐进地选择适宜、轻微的活动，如散步、气功、太极拳等。散步应从短时间开始，每天定时定量，稍感疲劳即可停止，最初可步行数米、数十米或数百米，逐步增加至数千米。散步应选择温度适宜、阳光充足的时间段。散步时要身体放松，神情安定，排除杂念。散步归来时可卧床或静坐，调整气息。应对放疗副反应，可选择药物和功能锻炼对症处理。功能锻炼可选择气功锻炼为宜，气功具有调解情志、安定心神、纠正植物神经功能紊乱、提高免疫力、防病治病的作用。气功锻炼着重于内脏锻炼，能使脏腑经络及气血运行活跃，同时由于其消耗体力不大，又可使气血得养，配合放疗可预防血象下降，加强脾胃运化功能，减轻放疗中食欲下降等不良反应。

有氧运动的主要种类包括走、慢跑、跳绳、登山、野游、自行车、游泳、划船等；交谊舞、国标舞、舍宾、有氧健身操、有氧舞蹈、秧歌以及扇舞等集体舞；太极拳、太极剑、八卦拳等；瑜伽、垫上普拉提等。研究表明，最有益的锻炼项目有散步、骑自行车、游泳等。

一、有氧运动可能会控制肿瘤细胞的增长

Good 和 Fernaudes 研究发现给大鼠训练 1~8 周再接种肿瘤细胞，其肿瘤生长率比没有经过训练的大鼠明显降低。Barocos 等将雌雄各半的鼠体内注入 Morerishepatoma7777 肝脏肿瘤细胞，对大鼠进行 6 周的游泳试验，发现 15%~32% 的肿瘤细胞增长被抑制。

二、有氧运动可以减轻癌症患者的躯体不适症状

Macvicar 等对 49 例乳腺癌Ⅱ期病人进行有氧运动锻炼,运动量采用储备心率的 60%~80%,训练时间为每周训练 3 次,共 10 周,在 18 例成功治疗的病例中,有 40% 的乳腺癌Ⅱ期病人有氧能力增加,恶心反应减少。Winningham 和 MacVicar 研究也发现女性乳腺癌患者在化疗过程中, 有氧训练可以控制乳腺癌患者恶心反胃的症状。Dimeo 等人实验结果表明:有氧训练可以减轻大剂量化疗患者及自身外周干细胞移植患者的不适症状, 验证了有氧运动可以减轻癌症患者相关症状的可行性和有效性。

三、适当运动有助于减轻疲乏、促进食欲、改善情绪和器官功能

癌因性疲乏是一种虚弱、缺乏激情及易受累的主观感觉,是癌症病人的重要症状之一,极大地影响病人的康复及生活质量。有报道显示,体育锻炼与疲乏呈负相关。有氧运动改善癌因性疲乏的机制是因为有氧运动刺激垂体腺分泌最好的生理镇静剂——8-内啡肽。运动时,机体神经系统产生微电刺激,这种刺激能缓解肌肉紧张和精神抑郁,而且能使大脑皮层放松,减轻心理紧张。另外,运动时新陈代谢增加,使重要脏器的血液增加,营养供应充足,器官功能增强,可达到减轻或消除疲乏的作用。

乳腺癌病人的疲乏程度明显高于其他癌症病人。Mock 在对乳腺癌患者癌因性疲乏的研究中,指导患者进行有计划的有氧运动,包括步行锻炼(80~100 步/min);上下楼梯,3 次/d,20~30/min·次。结果显示有氧运动方式可以消除和缓解癌因性疲乏。肺癌是所有癌症中发生癌因性疲乏最严重的疾病之一,有氧运动不论在癌症治疗过程中还是治疗结束后,都是战胜癌因性疲乏的最有效而便捷的方法。

有氧运动还能发挥另一个层面的作用。有研究报道,当癌症患者穿着运动装后,便会在意别人对自己的期望,从而产生积极的自我暗示:我是运动员,我有顽强的生命力。当他(她)投入到某项运动中去并产生兴趣时,情绪便可以得到良好调控。这种积极的情绪取代了消极情绪。对于那些可进行户外活动的癌症患者,应当鼓励他们穿着运动装,促进产生积极向上的心理效应,从而调动其自身的康复能力。有研究应用心境状态量表及心理健康自测量表观测有氧运动效果,结果显示,有氧运动对心境状态及心理健康有积极作用,特别是对紧张、抑郁、精力慌乱、自尊受损等不良情绪有积极影响,可改善强迫、焦虑等症状。

在这里还需一提的是,运动康复还适用于一般情况良好可以进行适度活动的患

者和一般情况良好需要提高免疫、改善肢体功能、预防复发的患者。故患者运动康复过程中应按照自己的身体状况量力而行、适可而止、科学合理的运动。

第二节　康复保健韵律操与癌症康复

一、心理放松技术

随着科学的不断发展,人们逐渐认识到社会心理因素在疾病发生、发展和预后中起着非常重要的作用。例如癌症患者从怀疑诊断起,普遍存在着不同程度的心理压力,这种心理压力作为应激源可引起机体强烈的应激反应,并通过降低机体免疫力、影响进食和睡眠等,大大减低机体的抗病能力,促进肿瘤发展,降低治疗效果。临床上也发现,心理素质较好、心理压力较小的患者,治疗效果及预后相对理想。因此,适当的心理干预和支持对于提高癌症患者的治愈率和生活质量可起到支持作用,其特点是让人感觉到一系列自然的生理反应和协调的心理现象,如降低心率、扩张外周血管、促进腹式呼吸、层架大脑波活动、降低肌肉张力。康复保健韵律操中应用了放松训练法。放松训练法又称松弛疗法,它是一种通过训练有意识地控制自身的心理生理活动、降低唤醒水平、改善机体紊乱功能的心理治疗方法。通过一定程式有规律的训练,可以使个体学会从精神上和躯体上(骨骼肌)进行放松,包括通过学习不同的方法来减少身体的压力反应,诱导"放松反应"。

二、音乐治疗与癌症康复

音乐疗法又称为音乐治疗(Music therapy),是利用乐音、节奏对生理疾病或心理疾病的患者进行治疗的一种方法。音乐疗法属心理治疗方法之一,利用音乐促进健康,作为消除心身障碍的辅助手段。根据心身障碍的具体情况,可以适当选择音乐欣赏、独唱、合唱、器乐演奏、作曲、舞蹈、音乐比赛等形式。心理治疗家认为,音乐能改善心理状态。通过音乐这一媒介,可以抒发感情,促进内心的流露和情感的相互交流。

音乐疗法在中国应用有数千年的历史,在中国现存最早的医学典籍《黄帝内经》里就有记载,将五音引入医学领域。中医的"五音疗法"是根据宫、商、角、徵、羽5种民族调式音乐的特性与五脏五行的关系来选择曲目,入行治疗。如宫调式乐曲,风格悠扬沉静、淳厚庄重,有如"土"般宽厚坚固,可入脾;商调式乐曲,风格高亢悲壮、铿锵雄伟,具有"金"之特性,可入肺;角调式乐曲构成了大地回春,万物萌生,生机盎然的旋律,曲调亲切爽朗,具有"木"之特性,可入肝;徵调式乐曲,旋律热烈欢快、活泼轻松,构成层次分明、情绪欢畅的感染气氛,具有"火"之特性,可入心;羽调式音乐,风格清纯,凄切哀怨,苍凉柔润,如天垂晶幕,行云流水,具有"水"之特性,可入肾。

在第二次世界大战中,美国军队医生为受伤的战士播放音乐,使伤口感染率减少,死亡率降低,引起了人们的注意,战后音乐疗法从军人医院、精神病院传至其他医疗部门,逐渐得到了广泛应用。1940 年,音乐治疗在美国卡萨斯大学正式成为学科。经过半个多世纪的发展,音乐治疗成为一门成熟完整的边缘学科,目前已经确立的临床治疗方法多达上百种,并形成众多理论流派。国外在该方面的研究取得了丰硕的成果。事实证明,在患者接受疾病治疗后及疾病康复时,选配一些柔和优美的轻音乐,不仅能使人感到轻松愉快,而且能起到镇静、镇痛的作用,体现一种和谐与安全的氛围。音乐治疗对众多的心身疾病均有效。综合各方面研究结果发现,采用聆听放松性音乐的方法,对肿瘤患者在整个治疗过程和康复中起着有效的辅助调节作用。音乐治疗的方法有主动性、被动性和综合性 3 种。轻松愉快的音乐可以调节内脏器官的功能,与大脑皮质、内分泌、植物神经系统、丘脑下部边缘系统有密切关系,对听觉神经起作用而影响肌肉、血液循环及其他脏器活动。

三、中医保健与癌症康复

经络学说是祖国医学基础理论的核心之一,源于远古,服务当今。在两千多年的医学长河中,一直为保障中华民族广大群众的健康发挥着重要作用。以强身健体为主要目的保健拍打,是属于传统按摩疗法中的一种常规手法,即以手指、掌、拳等拍击穴位或患处,以达到祛病防病和健康身心的效果,其轻者为"拍",重者为"打"。经络拍打可疏通经络、活跃气血、消除疲劳、解痉镇痛、增进健康、防治疾病;而且具有方法独特、简便易行、安全可靠、适用面广、效果显著等特点。

穴位按摩是祖国医学的重要组成部分之一,它是以祖国医学理论为指导,以经络腧穴学说为基础,以按摩为主要施治,是用来防病治病的一种手段。穴位按摩具有刺激人体特定的穴位,激发人的经络之气,以达到通经活血、调整人的机能、祛邪扶正的目的。

四、康复保健韵律操的意义

康复保健韵律操以现代康复医学、心理学、运动医学及中医整体观念、脏腑经络理论为指导,创造性的将有氧运动、心理放松技术、音乐治疗、穴位按压、经络拍打等多种疗法融为一体,相互取长补短,融会贯通,既能调节气血升降,调理脏腑功能,又能疏通经络气血,促进躯体功能恢复,更能调达情志,促进疾病康复。目前,有关不同康复操在肿瘤患者康复中实施的研究,国内有相关报道。但结合有氧运动、心理放松技术联合音乐疗法,国内未见研究报道。

康复保健韵律操简单易学,容易理解,便于推广、适用于健康、亚健康、疾病人群。经临床推广,获得了患者和家属好评。长期坚持锻炼,可强身健体,增强体魄,增强肌力,改善循环,增强对疲劳的耐受能力,起到未病先防,已病辅助治病,病后康复保健的作用。

(迟 婷 李 娜 段 赟 郭炳涛)

第二章
康复保健韵律操分解动作及穴位图解

　　康复保健韵律操对于癌症患者的情绪、社会认知等方面的康复效果十分明显，对于躯体功能的恢复，也有重要的意义。通过引导患者锻炼结合有氧运动、呼吸放松、经络拍打、穴位按压、音乐治疗为一体，可以改善大部分肿瘤患者的生活质量。运动前，需放松身体，选择舒适的站姿，配合呼吸开始运动。

第一节　准备运动

　　双腿分开与肩同宽，双手置于丹田（图 14-2-1），嘴唇做口哨状呼气，发出"嘘"的声音。深吸-1、2、3 呼，深吸-1、2、3 呼；右手置于胸前，左手放在腹部，深吸-1、2、3 呼（图 14-2-2），深吸-1、2、3 呼；还原。

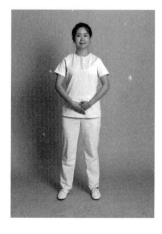

图 14-2-1　双手置于丹田

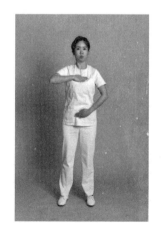

图 14-2-2　右手置于胸前、左手放在腹部

第二节　头部运动

1.预备姿势

两脚开立,两臂体侧下垂(图14-2-3)。

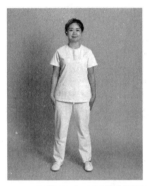

图14-2-3　两脚开立,两臂体侧下垂

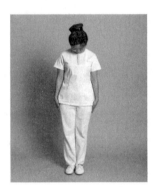

图14-2-4　头部前屈

2.第一个8拍

1~2拍,头部前屈(图14-2-4);3~4拍,头部还原。

注:配合鼻吸口呼运动,鼻吸即闭口缓慢深长吸气,口呼即微微张口从容吐气,下同。闭口吸气头部前屈,张口呼气还原,适度用力,冥想督脉经气经后项部上注头顶百会穴。交替拉伸—放松项韧带、斜方肌等软组织,改善局部微循环、软组织弹性和张力,加强对颈椎的保护作用。辅助呼吸运动及意念活动,有助于激发项部督脉及膀胱经经气运行,舒展经筋,通经活络。5~6拍,头部后仰(图14-2-5);7~8拍,头部还原。

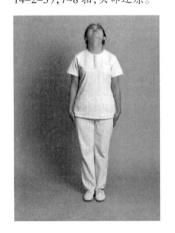

图14-2-5　头部后仰

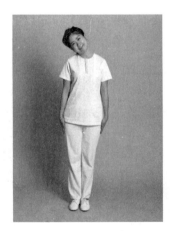

图14-2-6　头部右侧屈

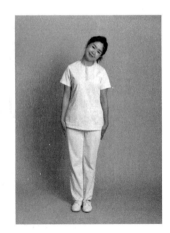

图14-2-7　头部左侧屈

3.第二个 8 拍

1~2 拍,头部右侧屈(图 14-2-6);3~4 拍,头部还原;5~6 拍,头部左侧屈(图 14-2-7);7~8 拍,头部还原。

注:配合鼻吸口呼运动,闭口吸气头部右／左侧屈,张口呼气还原,冥想气流经胸部膻中穴下沉腹部关元穴。交替拉伸—舒展左／右侧胸锁乳突肌、斜方肌、肩胛提肌等肌群,激发左／右侧手少阳三焦经、足少阳胆经侧头部经脉气血运行。

4.第三个 8 拍

1~2 拍,头部右转(图 14-2-8);3~4 拍,头部还原。5~6 拍,头部左转(图 14-2-9);7~8 拍,头部还原。

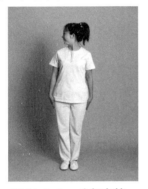 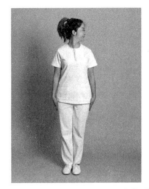

图 14-2-8 头部右转 　　　　图 14-2-9 头部左转

注:配合鼻吸口呼运动,闭口吸气头部右/左转,张口呼气还原,冥想气流经胸部膻中穴下沉腹部关元穴。头部右/左转动颈项部尤其左/右侧肌群受力明显,左/右颈部手少阳三焦经、足少阳胆经、足太阳膀胱经及督脉经经气同时受到有效激发。

5.第四个 8 拍

1~6 拍,头部经右、后、左、前环绕一周(图 14-2-10);7~8 拍,头部还原。

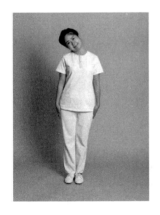 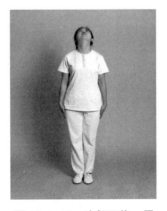 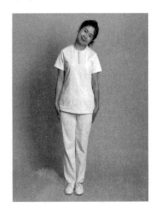

图 14-2-10 头部环绕一周

注:鼻吸口呼,身心放松,呼吸运动保持气息均匀、和缓、细长、绵密、无声。

第三节　肩部运动

1.预备姿势

两脚并立,两臂体侧下垂(图 14-2-11)。

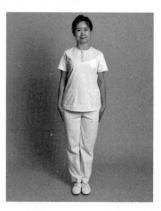

图 14-2-11　两脚并立、两臂体侧下垂

2.第一个 8 拍

1~4 拍,右脚起步走一字步(图 14-2-12),两臂屈肘胸前交叉,掌心拍打对侧肩髃、肩髎穴(图 14-2-13);两臂屈肘胸前平开,再次拍打对侧肩髃、肩髎穴(图 14-2-14);两臂前伸,与肩同宽,掌心相对(图 14-2-15),还原;5~8 拍,同 1~4 拍。

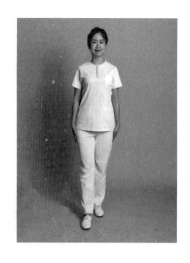

图 14-2-12　右脚起步走一字步

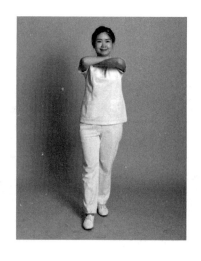

图 14-2-13　拍打肩髃、肩髎穴

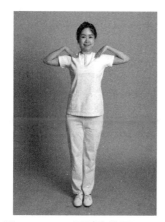 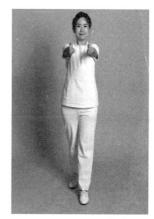

图 14-2-14　屈肘胸前平开　　　　　图 14-2-15　两臂前伸

注：鼻吸口呼，闭口吸气两臂前伸，张口呼气两臂还原，冥想气流经胸部膻中穴下沉腹部关元穴。

3.第二个 8 拍

1~2 拍，右肩上提（图 14-2-16）、还原；3~4 拍，左肩上提（图 14-2-17）、还原；5~6 拍，双肩上提（图 14-2-18）、还原；7~8 拍，同 5-6 拍。第三个 8 拍：1~2 拍，右肩前绕（图 14-2-19）；3~4 拍，右肩后绕（图 14-2-20）；5~6 拍，左肩前绕；7~8 拍，左肩后绕。第四个 8 拍：1~2 拍，双肩前绕（图 14-2-21）；3~4 拍，同 1~2 拍；5~6 拍，双肩后绕（图 14-2-22）；7~8 拍，同 5~6 拍。

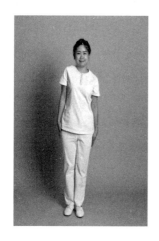 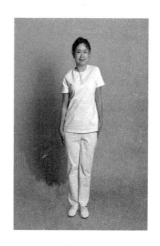

图 14-2-16　右肩上提　　　　　　图 14-2-17　左肩上提

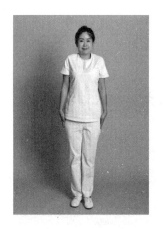

图 14-2-18　双肩上提

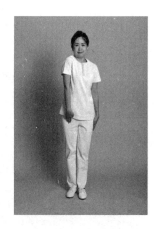

图 14-2-19　右肩前绕

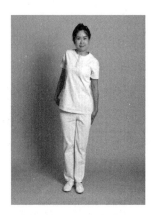

图 14-2-20　右肩后绕

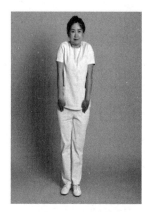

图 14-2-21　双肩前绕

注：鼻吸口呼，闭口吸气肩部上提、张口呼气肩部还原。肩部前后环绕时自然呼吸。该节设计旨在促进肩胛肌肉运动的协调性以及局部微循环的改善，保护肩关节功能灵活自如。头颈部肿瘤颈部淋巴结清扫术后、乳腺肿瘤术后肩关节疼痛、瘘困、麻木、无力以及运动功能障碍的患者，坚持做我们设计的这节肩部运动，有助于肩关节症状的缓解和肩关节功能的康复。肩部运动也适合普通颈椎病、颈肩综合征患者、肩周炎患者以及健康人群用于肩部锻炼和肩部保养。

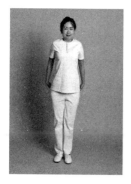

图 14-2-22　双肩后绕

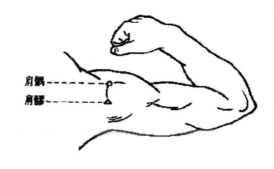

图 14-2-23　肩髃、肩髎穴

肩髃穴（图 14-2-23）：属手阳明大肠经。

【主治】上肢不遂，肩痛不举，瘰疬，瘾疹。

肩髎穴（图 14-2-23），属少阳三焦经。

【主治】肩臂挛痛不遂，上肢麻痹或瘫痪，肩关节周围炎等。

第四节　胸部运动

1.预备姿势

两脚并立，两臂体侧下垂（图 14-2-11）。

2.第一个 8 拍。

1~6 拍，左手叉腰，右脚右前方迈出 45°，右手阶梯式自下而上抓握拳三次（图 14-2-24）；7~8 拍，还原。

3.第二个 8 拍

同第一个 8 拍，动作相同，方向相反。

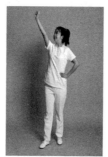

图 14-2-24　右手阶梯式自下而上抓握拳

4.第三个8拍

1~6拍,右脚右前方迈开一小半步,屈膝,脚跟下压点地3次,点压失眠穴、坐骨神经及生殖腺反射区;同时右手背于腰际,左手空心掌拍打膻中穴3次(图14-2-25);7~8拍,还原成直立。

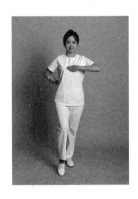

图 14-2-25　左手空心掌拍打膻中穴

注:胸前中部经脉主要有任脉经及两侧经胸分布的肾经经脉,拍打气之会穴膻中部位,有助于宽胸顺气,起到开胸膈、调气机、利肺气的作用,可缓解肺部肿瘤患者放疗后肺组织纤维化引起的胸闷、气短等症状。

5.第四个8拍。

1~4拍,并腿屈膝,同时含胸低头(图14-2-26),两臂经侧向前环抱;5~8拍,直立。

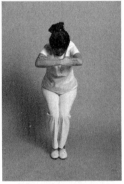

图 14-2-26　并腿屈膝、同时含胸低头

注:配合鼻吸口呼,闭口吸气两臂经侧向前环抱,张口呼气直立。意念集中于手臂桡骨内侧面的手太阴肺经,冥想脉中经气自双手大指指端经手臂桡骨内侧面向胸部流行,以调呼吸、补肺气,舒缓心律。

同时抬头挺胸,掌心向上(图14-2-27),两臂平开,还原至体侧。

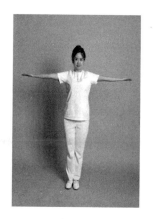

图 14-2-27　抬头挺胸,掌心向上

注:鼻吸口呼,闭口吸气两臂平开,张口呼气还原,冥想气流经胸部膻中穴下沉腹部关元穴。

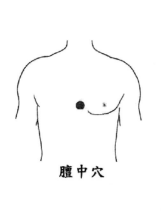

图 14-2-28　膻中穴

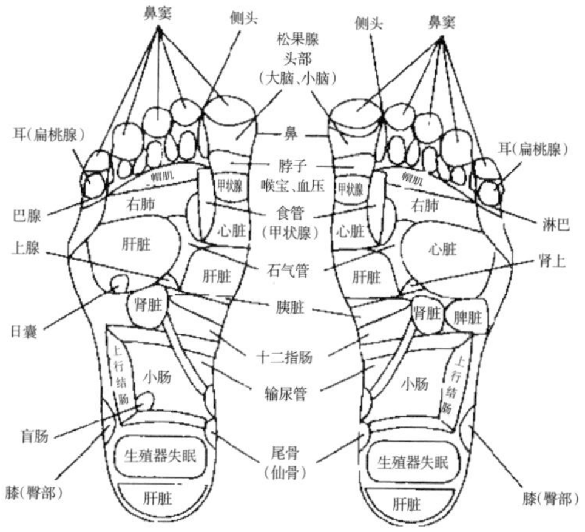

图 14-2-29　足底穴位图

膻中穴(图 14-2-28):属迁脉。

【主治】胸闷,气短,胸痛,心悸,咳嗽,气喘;呕逆,呕吐。

第五节　上肢运动

1.预备姿势

两脚并立,两臂体侧下垂(图 14-2-11)。

2.第一个 8 拍

1~8 拍,右脚起步,原地踏步 8 拍,两臂向右(图 14-2-30)、上、左侧方向依次摆动至还原。

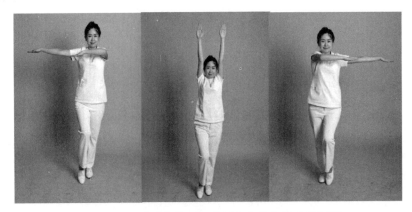

图 14-2-30　两臂向右、上、左侧方向依次摆动至还原

3.第二个 8 拍

1~2 拍,屈膝,低头,双手十指交叉胸前(图 14-2-31),掌心向胸刺激八邪穴;3~4拍,向前翻掌,双臂前伸,上身前倾 45°,目光平视(图 14-2-32)。5~6 拍,向后翻掌(图 14-2-31),低头;7~8 拍,直立,两臂收至体侧。

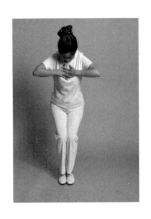

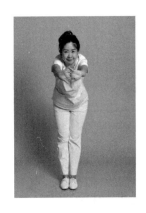

图 14-2-31　双手十指交叉胸前　　　　**图 14-2-32　向前翻掌**

注:配合鼻吸口呼,闭口吸气双手十指胸前交叉,张口呼气两臂前伸并前翻掌,拉伸上肢屈侧肌群运动,激发手三阴经脉气血运行。

注:配合鼻吸口呼,闭口吸气低头后翻掌,张口呼气直立,手臂还原。

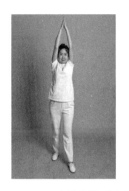

图 14-2-33　右脚起"V"字步

4.第三个 8 拍

1~4 拍,右脚起"V"字步,两臂向内交叉斜上举,击掌 2 拍(图 14-2-33),拍打手穴,导引手三阴、三阳经。5~8 拍,右脚起"A"字步,两臂合掌前平举(图 14-2-34),屈肘击掌 2 次拍打手穴。第四个 8 拍:1~8 拍,直立,手臂自然下垂,脚跟提起一下压 7 次,点压失眠穴、坐骨神经及生殖腺反射区;双手交替空心掌拍打手臂(图 14-2-35),激发手三阴经络气运行,还原预备式。

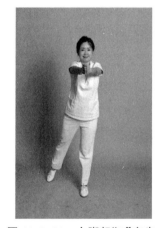 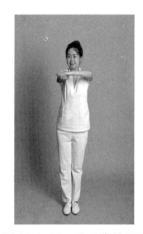 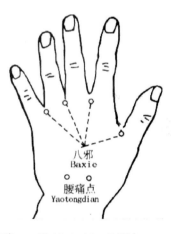

图 14-2-34　右脚起"A"字步　　图 14-2-35　空心掌拍打手臂　　图 14-2-36　八邪穴

八邪穴(图 14-2-36):经外穴。

【主治】烦热,目痛,头痛,项强,咽痛,牙痛,手指麻木,毒蛇咬伤,手臂红肿等。

第六节　腰部运动

1.预备姿势

两脚并立,两臂体侧下垂(图 14-2-11)。

2.第一个 8 拍

1~2 拍,右脚向右侧迈一步,两臂侧平举,掌心向前(图 14-2-37);3~4 拍,屈肘,食指点按风池穴(图 14-2-38);5~6 拍,上体前屈 45°(图 14-2-39);7~8 拍,上体直立,手臂还原。

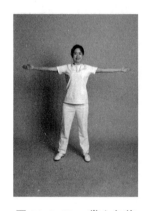 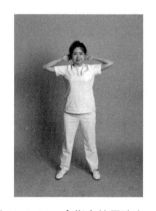 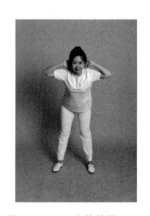

图 14-2-37　掌心向前　　　图 14-2-38　食指点按风池穴　　　图 14-2-39　上体前屈 45°

注:鼻吸口呼,闭口吸气两臂侧平举并上体前屈,张口呼气身体直立,手臂还原。

3.第二个 8 拍

1~2 拍,两臂前平举,与肩同宽,掌心向下(图 14-2-40);3~6 拍,双臂随上体向右后(图 14-2-41)、向左后转动;7~8 拍,还原。 以强督脉,通任脉,平阴阳,理三焦。

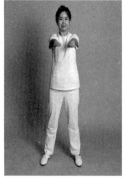 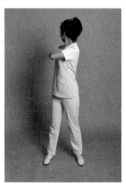

图 14-2-40　两臂前平举　　　　图 14-2-41　双臂随上体向右后

注:弯腰前屈以及双手臂适当用力向身体两侧转动的动作设计强度适中,活动幅度适宜,以双臂转动带动腰部软组织、脊柱关节、骨盆部协调运动,改善腰背部软组织的弹性和张力,增强肌肉力量,加强对脊柱的保护作用,同时激发背部膀胱经经气运行,适用于肿瘤患者放化疗后疲劳、乏力者适当锻炼,也适用于肿瘤脊柱转移不宜剧烈运动的患者适当锻炼身体。

4.第三个8拍

1~2拍,两臂侧平举,掌心向下;3~4拍,右手食指点按同侧天枢穴,上体右侧屈,左臂上举,侧身运动(图14-2-42);5~6拍,向右前方伸展,同时右臂向右后方伸出,上体右侧前展,掌心向下(图14-2-43);7~8拍,上体还原。

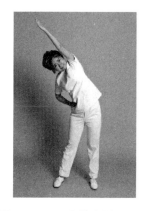
图 14-2-42   上体右侧屈

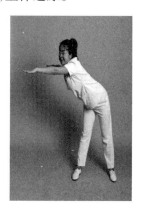
图 14-2-43   上体右侧前展

5.第四个8拍

1~2拍,两臂侧平举,掌心向下;3~6拍上体右转,同时右手掌心拍击腰背部,左手掌心拍击小腹部关元穴(图14-2-44);上体左转,同时右手掌心拍击小腹关元穴,左手空心掌拍击腰背部;7~8拍,还原预备式。

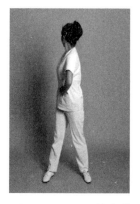
图 14-2-44   上体右转

注:腰为肾之府,肾为先天之本,腰背部脊柱正中的督脉以及两侧竖脊肌附近是足太阳膀

胱经循行分布之处,分布着命门、肾俞穴、志室、气海俞、大肠俞等具有强腰健肾、调理下焦的众多腧穴,拍打能激发整个腰背部穴区内的气血运行,具有强脊健肾的作用。拍打腰背部肌肉、韧带等软组织,有助于局部微循环和代谢保持良好状态,增强肌肉力量,从而保证人体最重要的负重关节——腰椎各关节受到有效保护。小腹部关元是人体具有强壮作用的重要腧穴,又名大中极,乃男子藏精、女子蓄血之处,击打关元部位能激发穴内气血,起到保健强身的作用。

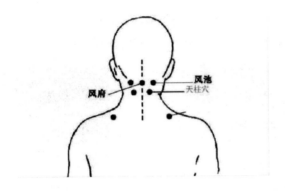

图 14-2-45　风池穴

风池穴(图 14-2-45):属足少阳胆经。

【主治】头痛,眩晕,失眠,癫痫,中风;目赤肿痛,视物不明,鼻塞,

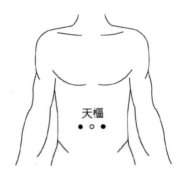

图 14-46　天枢穴

天枢穴(图 14-2-46):属足阳明胃经。

【主治】腹胀肠鸣,绕脐腹痛,便秘,泄泻,痢疾,月经不调,痛经。

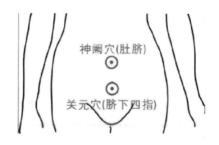

图 14-2-47　关元穴

关元穴(图 14-2-47):属任脉,小肠募穴。足三阴经交会穴。

【主治】中风脱证,眩晕;阳痿,遗精,月经不调,痛经;腹痛,泄泻。

第七节　下肢运动

1.预备姿势

两脚并立,两臂体侧下垂(图 14-2-11)。

2.第一个 8 拍

1~4 拍,右脚起,前进 4 步,双手握拳,相互击打后溪穴(图 14-2-48);5~6 拍,前吸右腿,右手握拳击打右侧足三里穴,左手握拳击打右侧三阴交穴,右脚还原,双手臂相互击打后溪穴部位 1 次;7~8 拍,前吸左腿,左拳击打左侧足三里穴,右拳击打左三阴交穴(图 14-2-49),左脚还原,双手握拳相互击打后溪穴部位 1 次。

3.第二个 8 拍

同第一个 8 拍。

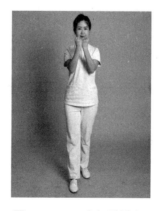

图 14-2-48　击打后溪穴

注:尺侧第五掌骨小头外侧缘赤白肉际处为手太阳小肠经后溪穴所在。后溪穴是治疗头项腰背强直、疼痛症远端取穴的主穴,有柔筋止痛、清心安神之功。击打能激发穴内气血,有利于颈椎病患者颈部僵硬、俯仰不便、急性腰扭伤等症状的改善。

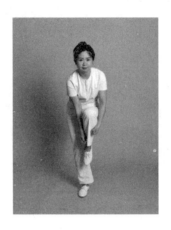

图 14-2-49　击打足三里穴三阴交穴

4.第三个 8 拍

1~8 拍,右脚开始向前做"曼波"2 次,每拍两手虎口相互撞击 1 次(图 14-2-50),共 8 次。

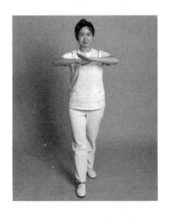

图 14-2-50　两手虎口相互撞击

5.第四个 8 拍

1~4 拍,右脚向右前方上步(图 14-2-51),左腿踢腿 1 次,右手向右上方伸展,掌心向下,左手食指点按左侧天枢穴,右手拍击左腿风市穴(图 14-2-52),还原;5~6 拍,右脚向右前方上步,同时双手击掌 1 次(图 14-2-53),左腿向右前方吸腿,同时右手掌心拍击左腿风市穴、左手掌心拍击左侧京门穴(图 14-2-54),还原预备式。

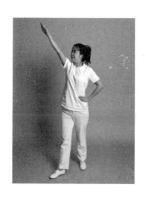

图 14-2-51　右脚向右前方上步

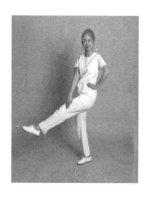

图 14-2-52　点按左侧天枢穴

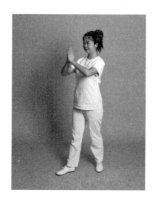

图 14-2-53　右脚向右前方上步

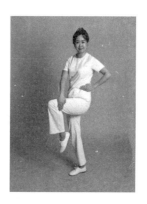

图 14-2-54　拍击风市穴、京门穴

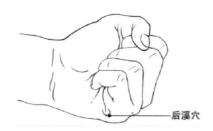

图 14-2-55　后溪穴

后溪穴(图 14-2-55):属手太阳小肠经。

【主治】头项强痛,腰背痛;咽喉肿痛,耳聋,目赤,癫狂痫;盗汗,疟疾;手指及肘臂挛痛。

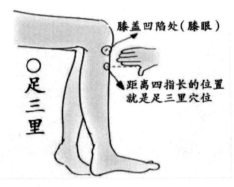

图 14-2-56　足三里

足三里(图 14-2-56)：属足阳明胃经。

【主治】腹胀，腹痛，呕吐，便秘；心悸气短，头晕；失眠癫狂；膝痛，脚气，水肿。

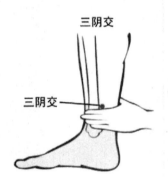

图 14-2-57　三阴交穴

三阴交穴(图 14-2-57)：属足太阴脾经。

【主治】月经不调，崩漏，带下，阴挺，经闭，难产，阳痿，不孕，遗精，水肿；肠鸣腹胀，便秘；失眠，眩晕；下肢痿痹，脚气。

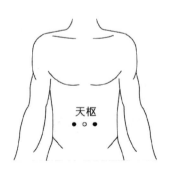

图 14-2-58　天枢穴

天枢穴(图 14-2-58):属足阳明胃经。

【主治】腹痛,腹胀,便秘,腹泻,月经不调等。

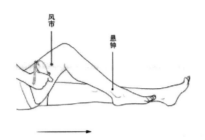

图 14-2-59　风市穴

风市穴(图 14-2-59):属足少阳胆经。

【主治】下肢萎痹,遍身瘙痒,脚气。

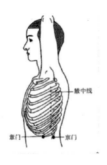

图 14-2-60　京门穴

京门穴(图 14-2-60):属足少阳胆经。

【主治】腹胀,泻泄,腰痛,小便不利,水肿等。

第八节　腹背运动

1.预备姿势

两脚并立,两臂体侧下垂(图 14-2-11)。

2.第一个 8 拍

1~3 拍,右脚开始向右交叉步 1 次,两臂左右打开(图 14-2-61)-交叉(图 14-2-62)-打开各 1 拍;第 4 拍十指交叉胸前平屈(图 14-2-63);5~6 拍,右脚侧迈 1 大步,两臂翻掌前伸(图 14-2-64);7~8 拍,上体前屈 45°,目光平视(图 14-2-65)。

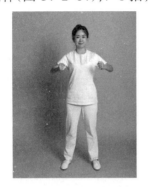

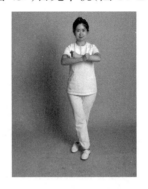

图 14-2-61　两臂左右打开　　　　图 14-2-62　右脚向右交叉

注:配合鼻吸口呼运动,闭口吸气两臂打开,张口呼气两臂交叉。

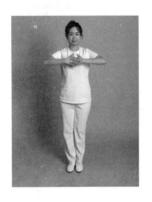

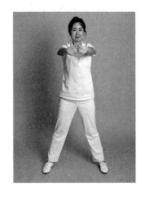

图 14-2-63　十指交叉胸前平屈　　　图 14-2-64　两臂翻掌前伸

3.第二个 8 拍

1~4 拍,上体弯腰向下前屈 90°,两臂翻掌下压 2 次(图 14-2-66);5~6 拍,上体前屈 45°,两臂翻掌前伸 1 次;7~8 拍,还原。

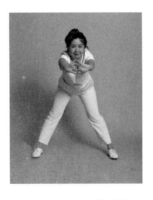

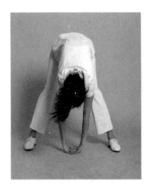

图 14-2-65　上体前屈 45°　　　　图 14-2-66　两臂翻掌下压

注:配合鼻吸口呼运动,闭口吸气翻掌前伸并上体前屈,呼气;闭口吸气弯腰,张口呼气还原。

4.第三个8拍

1~4拍,右臂后上举,掌心向下,左臂屈肘与膝相对(图14-2-67),弹动2次;5~8拍,同1~4拍,动作相同,方向相反。第四个8拍:1~8拍,左右手交替拍打对侧三阴交穴(图14-2-68),3次,还原预备式。

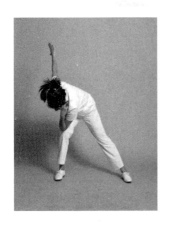
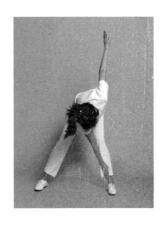

图14-2-67　左臂屈肘与膝相对　　　　　图14-2-68　拍打对侧三阴交穴

注：反复而适度的上体前屈、侧屈运动，使背部肌群、下肢后侧肌群受到反复拉伸——放松——拉伸——放松锻炼，位于人体后侧的足太阳膀胱经分布区也受到反复的良性刺激。中医认为背部是人体免疫的宝库，背部竖脊肌两侧膀胱经第一侧线自上而下分布着人体五脏六腑经气输注于背部的背俞穴；脊柱督脉总督一身阳气，其上分布着膏肓俞、命门等具有补益强壮作用的重要腧穴。背部肌肉运动不但增强肌肉力量，加强对脊柱关节的保护作用，同时促使背部腧穴中经气流注运行旺盛，调理五脏六腑机能，调节免疫状态。背部康复韵律操适用于健康及亚健康人群保健锻炼，对肿瘤患者治疗后疲劳、乏力状态亦有积极的改善作用。

第九节　手腕、脚踝运动

1.预备姿势

两脚并立,两臂体侧下垂(图14-2-11)。

2.第一个8拍至第四个8拍

提压脚跟,刺激足跟底部,胸前屈肘,双手空心拍掌,分别向前(图14-2-69)、向上、向右、向左击掌各8拍。

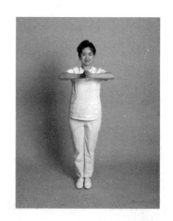

图 14-2-69　向前空心拍掌

注：配合鼻吸口呼运动，闭口吸气脚跟上提，张口呼气脚跟下压。身体随着脚跟上提下压逐渐放松。双足踝关节是人体重要的负重关节之一，围绕踝周分布有许多穴位：踝前正中解溪穴；内侧中封、照海、太溪、大钟穴；外侧丘墟、申脉、昆仑、仆参穴。通过足踝屈伸活动，间接激发踝周腧穴气血运行。双下肢各肌群受到牵拉—放松循环刺激，促进下肢静脉和淋巴回流，对盆腔和腹股沟淋巴结清扫术后下肢淋巴水肿有辅助锻炼的作用。足跟按摩也能缓解跟部跖筋膜炎、跟骨骨刺、跟腱炎引起的足跟疼痛症状。

3.第五个 8 拍至第六个 8 拍

提压脚跟，双手放松，指尖相对叩击十宣穴（图 14-2-70）。

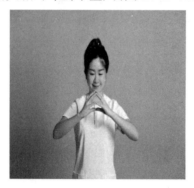

图 14-2-70　叩击十宣穴

注：刺激十宣穴有助于改善颈椎病手指麻木及化疗后周围神经损害患者的末梢循环状况。

4.第七个 8 拍至第八个 8 拍

右脚开始做滚动步 8 拍，同时双手十指交叉相握，手腕前绕（图 14-2-71）4 拍，后绕 4 拍，松动双腕关节；还原预备式。

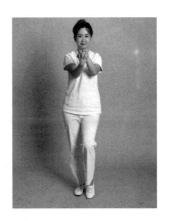

图 14-2-71　手腕前绕

注:经常做腕部韵律操可使腕部灵活有力,指掌关节及手指自如敏捷。腕部周围腧穴众多,内侧面从桡侧向尺侧分别有太渊、大陵、神门;外侧面从桡侧向尺侧分别有阳溪、阳池、养老、阳谷穴,腕部运动带动各腧穴内气血运行,根据腧穴的近治作用,腕部腧穴运动能使腕关节滑利灵活,对腕部保健十分有利。

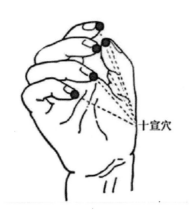

图 14-2-72　十宣穴

十宣穴(图 14-2-72):属经脉奇穴名。

【主治】昏迷,高热,晕厥,中暑,癫痫;咽喉肿痛。

第十节 整理运动

双腿分开与肩同宽,双手置于丹田(图 14-2-73),嘴唇做口哨状呼气,发出"嘘"的声音。

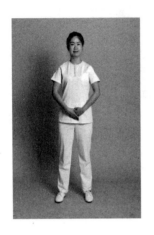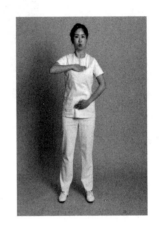

图 14-2-73 双腿分开与肩同宽,双手置于丹田　　图 14-2-74 右手置于胸前,左手放在腹部

深吸—1、2、3 呼,深吸—1、2、3 呼;右手置于胸前,左手放在腹部,深吸—1、2、3 呼(图 14-2-74),深吸–1、2、3 呼;还原。

(迟　婷　赵　辉　张　熙　李　娜　李雪松　米　艳)

参考文献

［1］Schmitz KH,Holtzman J,Courneya KS,et,al.Controlled physical activity trials in cancel survious:a systematic review and meta-analysis ［J］.Cance Epidemiol Biomarkers Prw,2005,14（7）:1588-1595.

［2］王玉侠.运动干预对癌症发生、患者生存及预后的影响［J］.中国运动医学, 2011:397-410.

［3］Saltin B,Grimby G.Physiological analysis of middleaged and old former athletes Comparison with still active at hletes of the same ages［J］.Circulation,1968,38（6）:1104-1115.

［4］Garabrant DH,Peters JM.Mack TM,et al.Job activity and colon cancer risk［J］. Epidemiology,1984,119:10052。

［5］Brownson RC,Zahm SH,Chang JC,et al.Occupational risk of colon cancer.An analysis anstomic subsite［J］.Epidemiology,1989,130:675-687.

［6］李旭.乳腺癌的预防［J］.中国实用医药,2008,9（3）:178-179.

［7］Ohovade S.Peripheral blood T cell Subsets as a prognostic factor in gastric cancer［J］.Jpn J Clin oncol,1994,24:7-9.

［8］Feiedenreich CM.Physical activity and cancer prevention:from observational to intervention research.Cancer Epidemiol Biomarkers Prew,2001,10（4）:287-301.

［9］罗兴华,冯云辉.2004.单纯性肥胖与有氧运动关系的探讨［J］.辽宁体育科技, 2004,26（05）:48~49.

［10］Good RA,Fernandes G.Enhancement of immunologic Function and resist nce to tumour grown in Balbic mice by exercise［J］.Federation proceedings,1981,40:1040.

［11］Baracos VE.Exercise inhibits progressive growth of t he Morris hepatoma 7777 in male and female rats［J］.Physiology and Pharmacology,1989,67:846-870.

［12］Macvicar MG,Winningham ML,Nickel JL.Effecfs of acrobic intervalt raning on cancer patients functional capactiy［J］.Nursing Research,1989,38:348-357.

［13］ Winningham ML,MacVicar MG.The effect of aerobic exercise on patient reports of nausea［J］.Oncol Nurs Forum,1988,15(4):447-450.

［14］Dimeo FC,Tilmann MH,Bertz H,et al.Aerobic exercise in t he rehbilitation of cancer patient s afer high dose chemot herapy and autlolgous peripheral stem cell t ransplantation［J］.Cancer,1997,79(9):1717-1722.

［15］赵闵江,有氧运动对人体健康的影响探析［J］.喀什师范学院学报,2005,26(SI):73-74.

［16］王婷,赵江,张淼,等.癌症患者癌因性疲乏干预策略的研究现状与展望［J］.护理学报,2011,18(4A):20-23.

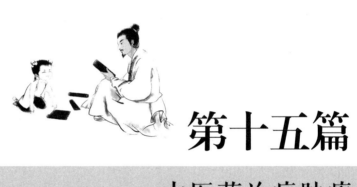

第十五篇

中医药治疗肿瘤

第一章
概　述

中医药凝聚着深邃的哲学智慧和中华民族几千年的健康养生观念及其实践经验,是中国古代科学的瑰宝,是伟大的宝库。其历史悠久,有独特的理论基础和丰富的临床经验积累。临床实践证实,中医药不但可提高肿瘤患者的临床疗效,还能延长肿瘤患者的生存期,改善肿瘤患者的生活质量,而且中医药与手术、放疗、化疗配合应用可起到减毒增效的作用。此外,在预防肿瘤的发生和发展中,也发挥着重要作用。中医药是中国肿瘤治疗的特色。

近几十年,中医药在肿瘤的防治中经历了一个理论继承、探索、创新的过程,并且有了长足发展。提出了扶正培本、活血化瘀、清热解毒、软坚散结、以毒攻毒等治则;同时在辨证论治的基础上,以"平衡阴阳,整体论治"、"明辨标本,权衡缓急""扶正祛邪,阶段论证""异病同治,异病异治"等基本原则为指导,形成了辨病与辨证相结合,祛邪与扶正相结合,局部与整体相结合,短期与长期相结合的治则;还提出肿瘤治疗早期以祛邪为主、扶正为辅,中期扶正祛邪并重,晚期以扶正为主、祛邪为辅等策略。

第一节　中医药治疗肿瘤的理论基础

一、整体观

整体观是中医药的重要特色之一, 是古代唯物论和辩证思想在中医药中的体现,《素问·生气通天论》曰:"阴平阳秘,精神乃治,阴阳离决,精气乃绝。"中医学认为,人体是一个整体,肿瘤是"全身为虚,局部为实"的全身性疾病,虽然恶性肿瘤患者局部存在明显的癌灶,但是局部的癌灶可以侵犯器官组织,影响全身,而机体的全身情况又往往会影响癌灶的发展,可以说肿瘤病变的过程中局部的病变与机体全身息息相关,相互影响,因此对肿瘤的治疗,不能单纯着眼于局部癌灶的处理,还应考虑整体调治。中医药整体观贯穿于肿瘤的生理、病理、诊法、辨证、治疗等各个方面。

二、辨证论治

辨证论治是中医药认识和治疗疾病的核心和基本原则,是中医药对疾病的一种特殊的研究和处理方法。《内经》奠定了辨证论治的理论基础,张仲景创立六经辨证,确立了辨证论治体系。中医药辨证论治遵循法从立本,以法统方,据方遣药的原则,具备治疗方法的多样性,处方用药的个体化的特点和优势。

历代医学对肿瘤的辨证论治积累了丰富的经验,在肿瘤的辨证方面,中医重视辨病,同时更重视辨证。辨证与辨病的有机结合是中医治疗肿瘤的重要组成部分。赵锡武先生对病症关系的总结:"有病始有证,而证必附于病。若舍病谈证,则皮之不存,毛将焉附?"在肿瘤防治中用到的具体辨证方法,常有六经辨证、脏腑辨证、八纲辨证、三焦辨证等多种辨证方法,用于指导临床治疗。如肿瘤患者合并少阳郁热,发热而呕或见寒热往来,伴有口苦、咽干、目眩、默默不语者选用小柴胡汤;心肾不交见心烦失眠、腰痠腰痛证选用交泰丸;肿瘤辨寒热,热性病者用虎杖、草河车、黄芩,寒性病者用附子、干姜、半夏等。徐灵胎提出:"一病必有主方,一方必有主药",现代学者根据肿瘤的发病部位和肿瘤细胞的特性,选择针对某种肿瘤作用较强的中药,如肺癌选用贝母、白花蛇舌草、补骨脂、仙鹤草、鱼腥草、山慈菇等;食管癌选用石见穿、急性子、龙葵、威灵仙、薏苡仁、黄药子等;胃癌选用半枝莲、半边莲、白花蛇舌草、马钱子、半夏、全蝎等;结直肠癌选用败酱草、苦参、马齿苋、蛇莓等;肝癌选用莪术、僵蚕、蚤休、山慈菇、郁金、枸杞等;乳腺癌选用蒲公英、王不留行、半边莲、威灵仙、柴胡、当归等;甲状腺癌选用夏枯草、黄药子、牡蛎、茯苓等,慢性粒细胞白血病选用苦参、黄柏、黄芩、雄黄、当归、青黛、水蛭、地鳖等。在肿瘤的舌诊辨证方面,中国中西医结合学会肿瘤专业委员会诊断协作组,组织全国 29 个单位,制定统一观察指标,对 16865 例癌症患者舌象进行临床观察,发现食管癌、肺癌、肝癌多见青紫舌,青紫舌占 57.35%,明显高于非癌症组和健康人组,中晚期癌症及转移癌紫舌占 78%,为中医舌诊应用于癌症患者的辅助诊断、推测预后,以及采用活血化瘀法治疗癌症提供了理论基础。

辨证与辨病有机结合,就能兼顾病、证的两方面,从不同的侧面更好地揭示疾病的本质,取得更好的疗效。

在论治方面,中医非常重视治病求本的思想,有"坚者削之""结者散之""留者攻之""提者益之"四大基本原则。

三、养正除积

"积之成也,正气不足,而后邪气踞之",肿瘤的形成过程是机体内部正邪斗争相互消长的过程,其临床大多由于机体的正气亏损,外邪乘虚侵入,导致机体气滞、血瘀、痰凝等一系列病理结果,人之正气具有维持机体正常生理功能的作用,同时具有抵御外邪之能力。在人体内环境的稳定性及机体内外的相对平衡遭到破坏后,机体免疫功能低下,内分泌功能失调,精神状态不佳或本身遗传基因存在缺陷时,外界的物理、化学、生理等各种致癌因子在人体内起作用,使正常细胞发生突变,导致肿瘤的形成,因此中医治癌着眼于"养正除积",增强免疫功能,调节内分泌,平衡阴阳,激发人体自身正气来达到目的。

四、防微杜渐

肿瘤的早发现、早诊断、早治疗尤为重要,在预防中要特别重视癌前病变,如骨髓增生异常综合征、萎缩性胃炎、肠上皮化生、食管上皮重度增生、乙型肝炎、乳腺增生等。这些癌前病变若不及时治疗, 就可能由癌前病变发展为癌,因此防治癌前病变,有助于降低癌症的发病率,是二级预防的重要方法。中医药在这个方面有着独特的优势。

第二节　中医药治疗肿瘤的优势

一、中医药治疗肿瘤的适应证

1.各种晚期恶性肿瘤患者,以及年迈,心肺功能不佳, 不适合手术及放疗、化疗患者;

2.对于手术、放疗、化疗疗效较差的恶性肿瘤患者;

3.恶性肿瘤患者手术后,肿块虽已切除,但仍有残癌及区域淋巴结转移,或血管中仍有癌栓;

4.与放疗、化疗结合,增效减毒;

5.恶性肿瘤放疗或其他局部治疗后,仍有癌灶者;

6.预防及治疗恶性肿瘤术后及放疗、化疗后的复发与转移。

二、中医药在肿瘤中的治疗作用

(一)中医药在围手术期的治疗

手术目前仍是大部分实体恶性肿瘤的主要手段,很多肿瘤患者在进行肿瘤根治性手术以后,还需要进行辅助性的化疗和放疗。在这期间中医药的治疗非常关键,也是中医药的优势之所在。肿瘤患者在术前常有不同程度的阴阳失衡状态,常表现为电解质紊乱、营养不良、贫血、炎症、精神恐惧而出现阴虚或阳虚症候,会降低患者机体耐受力和抗癌力,术中易出现出血或血压下降,术后并发症较多,患者身体恢复较慢,术前配合扶正培本中药如四君子汤、补中益气汤、四物汤、八珍汤、十全大补汤、六味地黄汤等以补气养血、健脾和胃、滋补肝肾,可调理患者脏腑功能和气血、阴阳,增强体力以利手术。手术损伤往往造成身体脏器功能紊乱、免疫功能下降等。但术后的复发或转移是威胁患者生存的主要原因,术前应用中医药能加快术后康复,减轻患者痛苦,提高患者的生存质量,降低患者复发和转移,提高患者远期疗效。例如胃癌患者做完根治性手术以后,会出现很多并发症,外用理气健脾类中药可以缓解术后的腹胀、腹痛等症状,内服中药参苓白术散加减可以尽快恢复患者的食欲和消化功能,而补中益气汤加减不仅可以促进患者术后体力的恢复,还可以提高患者的免疫力,预防老年患者术后骨质疏松的发生。在围手术期辨证使用中医药治疗,可以发挥承前启后的作用。各种不同肿瘤手术期间中医药治疗的具体治则和方药是不同的,但原则上,以调理脾胃、益气养阴、预防复发转移为主。调理脾胃常用的中药有太子参、黄芪、党参、甘草、当归、炒谷芽、炒麦草、焦山楂、鸡内金、茯苓、陈皮等;益气养阴常用的中药有沙参、麦门冬、石斛、天花粉、玉竹、橘皮、竹茹、生地、太子参等。防治肿瘤复发转移要兼顾扶正和祛邪。

(二)中医药与放疗、化疗相结合

中晚期肿瘤患者大多要接受化疗或放疗,其目的是清除体内潜在的转移病灶,或是消减体内正在增加或蔓延的肿瘤细胞,但放疗、化疗也给患者带来极大的痛苦。中医药治疗不仅可以改善放疗、化疗引起的乏力、汗出、食欲下降等各种症状,而且还可以解决一些放疗、化疗并发症问题,提高患者抗癌治疗的依从性,保障患者治疗期的生活质量,从而促进患者的康复。例如香砂六君子汤合半夏竹茹汤加减可治疗化疗引起的消化道反应;生脉饮、参麦口服液可有效预防心功能损伤;柴胡、山栀、丹参、当归、女贞子、茯苓、桑寄生、黄精、枸杞等可治疗肝肾功能损伤;生姜泻心汤加减预防伊立替康引起的迟发性腹泻;温经通络法治疗化疗性周围神经毒性和手足综合征;益气养阴法防治放射性肺炎、食道炎;活血生肌法治疗口腔黏膜炎。中医药的治疗是根据病人体质和放疗、化疗不良反应的差异而不同,辨证施治,对症治疗。如头颈部放疗会出现咽痛、口干、进食困难等肺胃阴伤之症,治疗以养阴清热,生津解毒为主,常用中药有黄芪、生地、玄参、金银花、板蓝根、山豆根、牛膝、芦根、石斛、天花粉、麦门冬、桑叶、玉竹、沙参、蝉蜕、马勃、射干等;胸部放疗会出现发热、咳嗽、气短等燥热灼肺的症状,所致的放射性肺损伤以清热解毒、养阴利肺为主,常用中药有金银花、野菊花、黄芪、桔梗、石斛、天花粉、前胡、杏仁、丹皮、知母、玄参、射干、太子参、天麦门冬、沙参、甘草等;放射性肺纤维化则以活血化瘀、软坚散结为生,常用中药有穿山甲、赤芍、丹参、莪术、川贝、款冬花、鱼腥草、川芎、王不留行、僵蚕、昆布、海浮石、地龙、夏枯草等;放射性食道炎以健脾利水、活血化瘀为主,常用中药有炒白术、山药、薏苡仁、白芨、茯苓、陈皮、苏梗、徐长卿、元胡、白芷、蜂房、甘草、三七粉等;放疗所致的膀胱炎以清热解毒、利尿通淋、凉血止血为主,常用中药有生地、茅根、大蓟、小蓟、仙鹤草、旱莲草、萹蓄、槐花炭等;结直肠的放射性损伤以清热凉血、敛阴止血为主,常用中药有生地榆、白头翁、大黄等。放射增敏常用有中药黄芪、枸杞、女贞子、山药、太子参、白术、桃仁、红花、苏木、鸡血藤等;减轻放疗、化疗消化道反应以健脾和胃、降逆止呕为主,常用中药有太子参、黄芪、党参、白术、云苓、陈皮、半夏、代赭石、旋覆花、焦三仙(麦芽、山楂、神曲)、砂仁、鸡内金等;预防骨髓抑制以健脾补肾、补气养血为主,常用中药有黄芪、党参、当归、龙眼肉、大枣、阿胶、紫河车、枸杞等;白细胞减少常用中药有黄芪、沙参、黄精、女贞子、菟丝子、鸡血藤、补骨脂、仙灵脾等;血小板减少常用中药有花生衣、龟板胶、鸡血藤、山茱萸、生地等。防止生物碱类化疗药引起的周围神经毒副反应以活血通络、补益肾气为主,常用中药有络石藤、鸡血藤、首乌藤、川芎、枳壳、厚朴、巴戟天、肉苁蓉、骨碎补、生地、熟地等;防治化疗引起的心肌的损害以宁心安神、益气活血为主,常用中药有五味子、菖蒲、柏子仁、太子参、丹参等;防治化疗引起的肝脏功能的损害以清热利湿、疏肝利胆为主,常用中药有茵陈、郁金、姜黄、柴胡、五味子等;防治化疗引起的肾损害和膀胱毒性以清热利湿、解毒通淋为主,常用中药有萆薢、鸭跖草、车前草、白茅根、大蓟、小蓟、乌药、益智仁等。

（三）中医药在维持治疗中的作用

肿瘤已经成为现代社会的一种慢性疾病,随着现代医学对肿瘤治疗的认识和理念的更新,提出了"肿瘤的维持治疗",这一概念和治疗方法与中医长期以来主张的"带瘤生存"理念是相一致的,肿瘤的维持治疗越来越受到重视。中医药在长期稳定瘤体、防止复发转移、改善远期生存率等方面具有显著的优势。中医自古即有"祛邪不伤正,扶正不留邪"的治疗原则。在患者完成一个阶段的放疗、化疗之后,不仅要用抗癌药物维持治疗,还要发挥中医药扶助正气的优势,通过对肿瘤的局部控制和对患者机体的整体调节两个方面来控制肿瘤的发展。因此,肿瘤患者在完成放疗、化疗之后或在放疗、化疗期间,可以辨证选用适宜的抗癌中药和扶正培本的中药。因此需要长期的、系统的、有规划的治疗方案,以发挥中医药在肿瘤维持治疗中的积极作用。

(四)中医药在晚期肿瘤姑息治疗中的作用

对于不能手术、放疗、化疗的晚期肿瘤患者,或者年纪较大、体质较差的肿瘤患者,中医药的治疗不仅可以减轻患者的痛苦,而且可以使不少患者长期带瘤生存,提高患者的生活质量。如恶性胸腹水,它是中晚期肿瘤患者常见的并发症,也是病情恶化或预后不良的标志。中医认为:癌肿蕴结肺脏,肺失宣发肃降、通调水道、呼浊吸清、朝百脉之功能减弱,脏腑经络等组织器官生理活动衰弱,血和津液生成,行动迟缓,水液停滞。恶性胸水属中医的"悬饮",饮为阴邪,遇寒则凝,得温则行,临床以利水、逐饮、发汗之法配以温药,以升发阳气,使阴邪速去,遣方用药时多配伍肉桂、桂枝、附子等。恶性腹水属中医的"鼓胀",《诸病源候论》认为是"水毒气结聚于内",临床治疗通过行气利水、化积消瘀以消胀减水,遣方用药时多配伍三棱、莪术、甘遂、大戟、葶苈子等。如癌性疼痛,是中晚期肿瘤患者的常见症状,也是最痛苦的症状之一。中医把癌痛归结为"不荣"与"不通"两个方面,"不通则痛""不荣则痛",其病机为本虚标实,虚实夹杂。早、中期以实痛为主,晚期以虚痛为主。"不通则痛"是指五脏六腑、周身经络的气血循行不通畅而发生各种实证疼痛,多采用温经散寒、活血化瘀、祛风除湿等治法。"不荣则痛"则是机体脏腑经络失去了气血的温煦和濡养,导致的虚证疼痛,采取益气养血、填精助阳、养血柔肝、甘缓和中等治法,常用方剂有失笑散、血府逐瘀汤、黄芪建中汤等。中药止痛还可采用外敷的方法来缓解症状。外治中药多选择气味浓烈、芳香走窜的药物,辅以穿透性强的虫类药物,以温经祛寒、理气活血、化痰散结为主要治法。恶性肿瘤往往会对患者的精神心理产生负面影响,引起抑郁、焦虑等不良情绪,不良情绪还会在一定程度上加重疼痛、疲劳等躯体症状。常见的类型是肝气郁结、肝血不足,以及由此导致的心神失养,选用疏肝、清热、养心、安神的中药可以有效调节患者的精神状态,缓解患者忧愁、焦虑、抑郁等情绪,可选用柴胡舒肝散、逍遥散、天王补心丹、甘麦大枣汤等方剂以疏肝解郁、养心安神,使患者睡眠和精神状态逐步恢复正常。中医药不仅对癌痛具有治疗作用,而且可以减轻麻醉药品的不良反应。

晚期肿瘤患者由于癌症消耗较大,容易出现体质衰弱的恶病质状态,中医将恶病质归结为虚劳,包括气、血、阴、阳的亏虚,应注重调理脾胃,采用益气、养阴、温阳、补血的方法,常用参麦注射液、黄芪注射液。选用具有扶正培元、补益虚损的中药来调节人体阴阳气血和脏腑经络的生理功能,增强机体内在的抗病能力,达到缓解病情、提高生存质量、延长生命的目的。

(五)中医药在提高肿瘤患者生活质量中的作用

中医药对肿瘤患者生活质量的改善贯穿于肿瘤患者的整个诊治过程中,肿瘤患者初始治疗时就应积极地关注生活质量, 这与现代医学姑息治疗的理念相一致,已被现代肿瘤学研究所证实。中医药是一种针对症候的治疗医学,在改善生活质量方面具有独特的疗效。

由于恶性肿瘤日益威胁人们的健康,北京市科委于 2013 年启动了"中医药提升恶性肿瘤疗效系统研究"重大项目,由北京地区中、西医肿瘤防治单位共同参与,研究过程中获得了总计 1990 例临床病例信息,形成了中医药治疗芳香化酶抑制剂治疗相关骨关节症状、消化系统肿瘤患者术后胃瘫等并发症治疗有效的方案,建立了放射性皮肤损伤、手足综合征、周围神经毒性等中医药外治恶性肿瘤及其治疗相关并发症特色技术规范。

近年来,研究结果验证了一系列中药制剂的临床疗效。例如,广安门医院的"二黄煎"喷雾对于放射性皮肤损伤性疼痛、水肿及受试者中医临床症状的疗效优于比亚芬,且价格低廉;"参草手足润肤膏"可有效地缓解手足综合征的临床症状,尤其在改善感觉迟钝、麻木感、针刺感、烧灼感、红斑、肿胀、干燥脱屑、溃疡、疼痛症状有较明显的改善和缓解作用;北京中医医院的"益肾健骨颗粒"能够明显改善芳香化酶抑制剂引起的骨骼肌肉关节的疼痛、僵硬及功能下降,提高乳腺癌患者的生活质量,安全性高,耐受性好;东方医院的"胃瘫外敷方"穴位贴敷治疗消化系统肿瘤患者术后胃瘫,解决术后患者进食问题,帮助患者尽早康复出院,药物使用方便、疗效确切,且经济实惠;中日友好医院的"实脾消水膏"在改善恶性腹腔积液患者腹胀、腹痛,以及食欲减退上具有显著作用;甘肃省医学科学研究院、甘肃省肿瘤医院研发的"促愈灵擦剂"治疗射线损伤、水火烫伤、口腔溃疡等病具有显著疗效。

三、中医药可减轻放疗化疗的不良反应

患者接受放疗、化疗时会出现恶心、呕吐、食欲减退、腹泻等消化道反应、白细胞减少等骨髓抑制,全身乏力、气短、失眠、出虚汗、发热、疼痛、口腔溃疡等,中医认为主要是由于癌症患者在接受放疗、化疗后机体内热毒过盛、津液受损、气血不和、脾胃失调等所致。中医以清热解毒、养阴生津、健脾和胃、补气养血、滋补肝肾等为治疗原则。如香砂六君子汤合半夏竹茹汤加减可治疗化疗引起的消化道反应;生脉饮、血腑逐瘀汤、参麦口服液可有效治疗化疗引起的心肌损伤;生姜泻心汤加减预防伊立替康引起的迟发性腹泻;温经通络法治疗化疗性周围神经毒性和手足综合征;益气养阴法防治放射性肺炎、食道炎;活血生肌法治疗口腔黏膜炎等。

中医药在肿瘤治疗当中发挥着积极的、重要的作用,贯穿肿瘤患者治疗的整个过程,已逐渐被越来越多的患者和专家所认同。它在不同阶段、不同病情、不同个体体质条件下,具有不同的特点。

1.已病防变,遏制复发转移。

2.改善症状,提高生存质量。

3.增效减毒,为手术和放化疗保驾护航。

4.价格低廉,节约医疗资源。

第三节　中医药治疗肿瘤的注意事项

一、忌活血药用得太过

活血化瘀是中医治疗肿瘤的一种方法,但是必须注意其适应证及剂量,如果肿瘤尚未切除,或确有血瘀之象,且患者身体尚实,可用大剂量行气通络、活血化瘀之品。如果患者肿瘤已经切除,或已发生多处转移,体质较虚者,则尽量少用活血之品。因长期应用活血之品,可使病体更虚,并有可能激活癌细胞,极易造成血行转移、加速复发。有的因活血太过,可造成血小板减少,引起吐血、咳血、尿血、便血等出血倾向。如丹参、红花等,消化道肿瘤合并溃疡者要慎用。服药后注意面色、神志、脉搏、呼吸、血压、体温等的改变,以及排泄物带血量,必要时查大便潜血,如有出血先兆症状,如胃癌患者有欣快感、心慌、出冷汗,肺癌患者自觉胸闷、呼吸不畅,以及可能有腔内出血者要停止用药,卧床休息。肝癌患者使用活血药需慎之,因一些活血化瘀药可促使肝内转移,容易诱发大出血,导致肝昏迷。

活血化瘀中药有增加出血的倾向,有潜在的促进转移的可能性,但确能延长肿瘤患者的生存期。在中医药理论指导下,根据辨证论治原则,谨慎用药,合理配伍,选择正确的品种、剂量,发挥活血化瘀中药在肿瘤治疗中的作用。

二、忌以毒攻毒药量过大

治疗恶性肿瘤的中药有许多种,有清热解毒、活血化瘀、软坚散结、化痰利湿、理气和血等。以毒攻毒之法,要根据病情、病位、病程及体质的强弱来决定使用何种药物,既辨证又辨病,不可一味地以毒攻毒。如果过多过量地应用毒性较大的中药,而不采用其他中药佐之,那么后果是严重的。临床常用以毒攻毒的中药有斑蝥、蟾酥、全蝎、马钱子、蜂房、黄药子、狼毒、雄黄、蜈蚣、金钱蛇等,一定注意剂量和疗程;如果已经做完手术,体内肿瘤病灶全部摘除了,就不宜用此法,而应该用清热解毒等疗法较为稳妥。使用有毒中药,即使是小剂量,也应当注意不要长期使用,避免蓄积中毒。

三、忌泻下攻伐过猛

恶性肿瘤是一种全身性消耗性疾病。癌细胞在生长繁殖过程中,大量消耗着机体内的能量和营养物质,造成体内空虚,同时又带来一系列的营养障碍和代谢紊乱。此时治疗,当以扶正为主、祛邪为辅,切忌使用泻下药攻伐太过。如果大量使用泻下药攻伐过猛,则使患者体质更加虚弱,正气大伤,免疫功能和抵抗力急剧下降,尤其是手术后的患者,很难恢复元气,这无疑会造成"雪上加霜"的结局。

四、软坚散瘀的药不可通用

现代临床研究表明,对于甲状腺癌的患者,用此类中药要非常小心,软坚散结中药往往含碘量高,如海带、昆布、山豆根等。甲状腺癌本身就与碘摄入太多有关,再用含碘量高的中药,只能加重病情。

五、忌补药用之不当

由于恶性肿瘤造成的消耗,以至患者表现出相应脏器的虚损及全身体质的下降。盲目服用一些补药,如人参、鹿茸、胎盘、蜂王浆等,不但不起好作用,反而使病情加重,究其原因,关键是没有对症。因为中药补益药临床上分为四大类,分别是补气药、补血药、补阴药、补阳药。在药性上又有寒、热、温、凉之区别。具体治法上又有补心、补脾、补肺、补肝、补肾之不同。所以根据病人具体虚损程度及肝脏状况来有的放矢用药。如果不加区分,乱补一气,不但不能起到补虚扶正之目的,反而会加重病情。如有的病人本来就阴虚内热,结果过量服用人参、鹿茸等,造成咽干舌燥、口鼻出血、嘴唇起泡。因感染发热或癌性发热,患者大量使用人参、黄芪等温热之品,可引起发热持续不退。

第四节　抗肿瘤中药常见的不良反应

近年来有关中药引起的药物不良反应/不良事件(ADR/ADE)和药源性疾病逐年

增多,引起人们的广泛重视,抗肿瘤中药的不良反应可归纳为两个方面。

一、全身中毒反应

主要涉及神经系统、造血系统、呼吸系统、泌尿系统、消化系统、循环系统的不良反应及过敏反应、重金属中毒等。如服用马钱子、斑蝥、砒霜等极毒中药或提取物,可引起全身中毒性休克、昏迷、恶心、呕吐、发热、药疹、皮下出血性紫癜等反应;盲目使用蟾蜍、蜈蚣、全蝎、药黄子、雷公腾、斑蝥、关木通等,可引起心脏、肝脏、肾脏等脏器功能的损伤或衰竭。有研究报道对103种中药长期毒性观察,有44种中药(42.7%)可引起机体脏器的病理形态学改变。

二、局部毒性反应

主要是局部组织的反应,如皮肤损伤、接触性皮炎等,如用白芥子、斑蝥等中药外敷,可引起局部疱疹、接触性皮炎、过敏性皮炎,甚至局部组织坏死;使用莪术、鸦胆子、红豆杉、喜树等的提取物制成的注射剂,进行静脉注射或腔内给药,可引起静脉炎、胸腹腔刺激征等不良反应,要注意防护。

第五节 抗肿瘤中药不良反应的预防

一、提高认识

高度重视抗癌中药本身不良反应及潜在的毒副作用。

二、辨证用药

明确诊断,辨证论治,按照理法方药,合理组方。遵循"勿用相恶、相反""若有毒宜制,可用相畏相杀者,不尔,勿合用也"等中医辨证施治原则。使用有毒中药,要严格掌握适应证,要熟悉中药的"性味""归经""四气""五味""升、降、沉、浮"的药性,了解药物"君、臣、佐、使"和"七情和合"理论及功能主治和毒性级别,合理配伍。在使用"以毒攻毒"中药时要遵循"邪实正亦实""大毒治病、去其六"的经旨和"中病即止"等原则,切不可过量,严密观察毒副反应,一旦出现须立即停药,采取积极的解毒措施。

三、区别体质

全面了解患者的体质、年龄、症候特点等状况,既要了解肿瘤的病况,还应了解机体脏腑等的功能状况,如肝、肾、心、骨髓等功能,抗肿瘤中切勿滥用中药,盲目攻补。用药时定期检测复查,及时处理损伤。如虚寒体质者用寒凉中药,可引起恶心、呕吐、腹泻或胃肠不适,实热体质用了热性中药,可出现口腔溃疡、咽干口燥、尿黄便秘,甚至发热、出血等。因感染发热或肿瘤患者大量使用人参、黄芪等,可引起发热持续不退。

四、守量用药

中药的毒性与剂量密切相关,用药是以药典和常规剂量为准,切勿盲目使用大剂量和超大剂量,特别是毒性中药。

五、严格炮制

严格按照中药的炮制规范进行炮制,特别是毒性中药,通过炮制可减缓或消除毒性。

六、控制疗程

用药时间适当,不要超长时间用药。针对慢性消耗性肿瘤,应把握好用药时间。长期应用中药易造成人体对药物的依赖性和体内的毒性蓄积。

七、合适剂型

合适的剂型和给药途径是保证和提高中药抗肿瘤疗效的重要因素。不同的剂型,对药物的剂量均有不同要求,其理化性质甚至药效、毒性也会有所差异。治疗用药选择最佳疗效和剂型,尽量减少毒副反应。

八、注意观察

用药后注意药物的反应,特别是抗肿瘤的中药注射剂,注意滴速。静脉用药时注意观察有无静脉炎反应,如使用刺激性药物,有可能引起静脉炎,尽量选用中心静脉置管,避免药物引起的局部刺激反应。使用外用中药,注意观察局部的不良反应,如有无接触性皮炎、溃疡、水疱等,外用中药吸收后可能引起全身的不良反应。

九、注意品质

制定严格的中药质量标准。中药的不良反应的产生与其本身的质量、采集、贮存、加工炮制、配伍、剂型、给药途径、配置、滴速、用量、疗程等环节有关,所以把好各环节质量关,保证患者的用药安全。

十、加强宣教

加强中药的用药安全宣传教育。医者正确认识中药的安全性、有效性与不良反应的关系,全面掌握所用中药的功能主治,严格用药指征。患者切勿轻信秘方、偏方,避免滥用、多用、错用中药,提高自我保护和预防意识,降低抗肿瘤中药不良反应的发生。

第六节　中医药在肿瘤治疗中存在的问题

中医药在肿瘤的综合治疗中发挥着越来越重要的作用，可贯穿肿瘤治疗的全过程，但其在研究及临床运用中也存在着一些问题，表现在以下几个方面：

一、基础研究有待进一步提高

中药对机体的作用是多方面的，目前在机制研究方面中药以单一性研究居多。单味中药的多种药理作用对肿瘤治疗甚至会导致相对或相反的效果。中医的辨证用药精华是多部位多靶点的作用，能够全面调节人体的内部环境。临床研究缺乏复方制剂方面的研究，对药物剂量、剂量与配伍、疗效之间的关系，剂量与毒性、不良反应之间的关系研究较少，目前对中医药治疗肿瘤的基础研究还不够广泛和深入，需要进一步的努力。

二、缺乏大规模、多中心临床研究

中医药对肿瘤的临床疗效由于缺乏大规模、随机的多中心临床协作的大样本研究，高质量、可信的、有说服力的证据较少，导致中医药治疗肿瘤的研究进展缓慢。

中药在肿瘤的治疗上确有显著的疗效，但中药成分复杂，药理作用广泛，如何从多层次、多学科对其抗肿瘤作用机制进行具体化、客观化、定性定量的研究，目前尚无明确的循证医学的支持；另组方依据不足，缺乏创新，主攻方向不明，是以抗癌为主，还是抗癌的辅助治疗为主，则强调的是加强临床循证医学研究，仍缺乏中药新药临床研究癌症病种及并发症的指导原则和评价标准。

三、实验研究思路与方法有待进一步完善

中医药抗肿瘤的实验研究方面，没有自身疗效评价标准，以西医药实验标准来评价中医药的疗效，在很大程度上限制了中医药抗肿瘤研究的步伐，同时在某些方面违背了中医药治疗疾病的辨证论治的理论体系。准确评价中医药的疗效，需要大规模、双盲、随机多中心大样本的实验及临床观察，而目前的研究状况往往不能满足上述标准。这使得中医药治疗肿瘤的试验临床研究在国际上未得到权威的广泛认可。

四、缺乏客观化和规范化的疗效评价标准

衡量中医药临床疗效的关键之一是建立客观化和规范化的临床疗效标准。目前仍以瘤体大小、生存时间为主，增加了状态测量的 KPS 评分标准，但以医生为主体，无法避免主观因素的影响。不包含生存质量研究的多维度，未重视患者的生理性和心理

性、自然性和社会性评价,评价重点和终点应是患者如何获得最大的益处,研究的重点应是在满足的生活质量和较长的生存时间基础上取得最大限度的肿瘤缓解率,而不是过去强调的无瘤生存时间。改善生活质量、延长生存时间也是中医药治疗肿瘤的优势所在。因此,制定客观化和规范化的疗效评价标准就显得尤其重要。

五、抗肿瘤中药开发上重单方轻复方

在中药的现代化研究中,一批从中药中具有独特化学结构及作用机理的抗癌药诞生了,青黛之靛玉红、喜树碱之喜树碱衍生素、莪术之榄香烯、粗榧之高三彬酯碱、红豆杉之紫杉醇、砒霜之三氧化二砷、薏苡之康莱特等,但抗肿瘤中药复方制剂研究与开发不足。在中医理论的指导下,探索组方配伍规律及机理明确的抗肿瘤复方中药制剂具有重大意义。

第七节　中医药治疗肿瘤的展望

未来中医药治疗肿瘤的临床与科研工作应重点是建立行效明确的中医药治疗常见肿瘤的规范治疗体系,使中医症状量化,症候规范化,通过制定中医药治疗常见肿瘤的疗效评价标准,带动中医药治疗其他恶性肿瘤的规范治疗体系和疗效评价体系的确立,整体提高中医药治疗恶性肿瘤的临床疗效水平和科研水平。

首先,要重视中医药抗肿瘤的基础研究,结合当前科学前沿的基因、分子生物学等开展更深层次的课题研究,统一恶性肿瘤的中医症型,开展中医症型的客观化、微观化研究,便于临床操作,建立大样本的研究。

其次,尽快建立和完善中医药治疗肿瘤疗效客观化、定量化和标准化标准,建立有效的、合理的、规范的、有指导意义的中医药规范化治疗的诊疗指南,突出中医药特色。

随着国内外中医肿瘤学者对中医药治疗现状的进一步认识,对中医药的重视、科研队伍的建设及人才的培养,中医药治疗肿瘤机制的进一步研究,中医药对肿瘤基因调控,抗转移,提高免疫功能,中药合并放疗、化疗增敏中的某些方面将有突破性的成果,通过确定肿瘤中医疗效评价的客观化、定量化和标准化标准及以人为本、重视生活质量等治疗观点的确立,中医药在防治肿瘤方面会发挥出更大的作用。

（王玉洁）

第二章
常用抗肿瘤中药

  中药是中医治疗疾病的物质基础,在恶性肿瘤的治疗中具有多方位、多靶点、不易产生耐药等的优势,符合肿瘤多因素、多环节致病的机理,其抗癌的有效部位、成分及作用成为国内外研究的热点。

  随着肿瘤细胞生物学及分子生物学的研究与进展,为中药抗肿瘤研究提供了新的思路和方法,其抗肿瘤机制得到了进一步地阐明,主要从以下几个方面。①诱导细胞分化凋亡,使肿瘤细胞向正常细胞分化。如中药汉防己的有效成分汉防己甲素可逆转人乳腺癌对阿霉素、长春新碱的耐药菌株。川芎嗪可增加对阿霉素耐药肿瘤细胞的敏感性。葛根的有效成分可诱导人早幼粒细胞向粒细胞系统分化,使 G_1 期细胞群体明显增多, 细胞中的黑色素含量增加。淫羊藿的有效成分淫羊藿甙可以诱导 HL-60 细胞分化。三氧化二砷治疗急性早幼粒诱导分化。②抗肿瘤转移。活血化瘀中药改善肿瘤患者的高凝状态,减少肿瘤细胞的血行扩散和转移,如川芎嗪、水蛭可有效控制黑色素瘤的肺转移; 莪术有效成分姜黄素可抑制原位癌向外扩散和转移。③免疫调节作用。机体的免疫系统具有限制肿瘤生长的作用,通过生物调节剂改变宿主对肿瘤细胞的反应,可以达到治疗肿瘤的目的。以扶正为主的中药大多可以起到生物调节作用,如黄芪、人参等可以活化巨噬细胞,促使 B 细胞产生抗体,调节细胞亚群,提高 NK 细胞、LAK 细胞活性诱生 HL-2、INF 杀伤肿瘤细胞。④细胞毒作用。许多中药的有效成分可以抑制肿瘤细胞的分裂和 DNA 的复制, 直接杀伤瘤细胞。如青黛、长春碱类、喜树碱、三尖杉等可抑制 DNA 聚合酶而发挥作用;马钱子素、苦参碱、斑蝥素、华蟾素等都具有杀伤肿瘤细胞的作用。⑤促进肿瘤细胞凋亡。中药莪术的有效成分揽香烯可阻止细胞从 S 期进入 G_2 期和 M,促进细胞凋亡;天花粉蛋白可使肿瘤细胞的 G_0/G_1 呈现明显的阻止现象,较大剂量时 24h 诱导凋亡最为明显。砒霜的有效成分三氧化二砷治疗白血病缓解后骨髓中可见粒细胞退行性改变,核固缩、核破裂的"凋亡小体"。⑥抗肿瘤血管生成。中药莪术的有效成分姜黄素可抑制肿瘤内血管生成,可使肿瘤细胞中 NF-κB 信号通路被激活,导致肿瘤坏死因子-α(TNF-α)表达增加,而 TNF-α 表达增加则会促进血管内皮生长因子(VEGF)的表达,进而诱导肿瘤血管的生成;人参提取物 Rg3 抗肿瘤新生血管方面已为国内外学者认可。薏苡仁通过抑制血管内皮细胞分裂和增殖,肿瘤细胞释放血管生成正向调控因子,干扰内皮细胞分化等作用抑制肿瘤新生血管生成等。⑦逆转肿瘤多药耐药(MDR)。P 糖蛋白(permeability lycoprotein,Pgp)高表达被认为是产生 MDR 最主要的原因,中药补骨脂提取物对 MCF7/ADR 细胞通过抑制 P-糖蛋白(Pgp)具有耐药逆转作用;斛皮素可对抗 ADM 对 MCF27/ADR 细胞 Pgp 的作用并持续下调其表达等。中药所含成分复杂,对肿瘤血管的影响有可能是多靶点、多层次,既作用于相关的基因,又作用于相应的蛋白和受体。

中医认为肿瘤是外邪、七情、饮食不节、脏腑功能失调等多种病因综合的结果,其发病机制可归纳为气滞血瘀、痰结湿聚、热毒内蕴、气血亏虚、经络瘀阻等,常采用清热解毒、活血化瘀、补益药、软坚散结、化痰散瘀、利水渗湿等中药的配伍。

第一节　清热解毒类

清热解毒中药具有清解热邪、祛除肿毒的作用。传统医学认为热毒是恶性肿瘤发生、发展的重要原因之一。其与气滞、血瘀、痰凝、湿聚等共同致病,影响脏腑的正常功能,日久形成积块。恶性肿瘤特别是中晚期有转移患者常见发热、肿块增大、局部灼热、疼痛、口渴、便秘、舌红苔黄、脉数等证,皆属邪热瘀毒之候,治疗当以清热解毒之法。现代药理研究表明:清热解毒中药主要通过抑制肿瘤、调整机体的免疫力、阻断致癌和反突变、诱导肿瘤细胞凋亡、抗炎排毒、抑制癌基因转录、调控基因表达等方面来治疗恶性肿瘤。清热解毒药,性味苦寒者多,久服能损伤脾胃及阳气,故脾胃虚弱者须慎用。

白花蛇舌草　(《广西中药志》)

【来源】茜草科植物白花蛇舌草[Oldenland:adiffusa(Willd.)Roxb]的干燥全草。

【别名】蛇舌草、蛇舌癀、蛇针草、蛇总管、二叶葎、白花十字草、尖刀草、甲猛草、龙舌草、蛇脷草、鹤舌草。

【性味归经】微苦、甘、寒。入胃、大肠、小肠经。

【功能主治】清热解毒,利水通淋。用于痈肿疮毒,咽喉肿痛,毒蛇咬伤,热淋涩痛。

【化学成分】本品含鸡屎藤次苷及其甲脂、车叶草苷酸、去羟栀子苷酸、熊果酸、齐墩果酸、对香豆酸及 β-谷甾醇、多糖、烷烃类、白花蛇舌草素及微量元素、氨基酸等。

【现代研究】本品对 U14、小鼠肝癌细胞有抑制作用,能刺激网状内皮系统增强白细胞的吞噬作用,促进小鼠 B.T 淋巴细胞的增殖和单核细胞发挥协同作用;白花蛇舌草提取物对 S-180 肿瘤细胞有显著的抑制作用,抑制小鼠肉瘤 S-180 细胞的有丝分裂,且对化疗药物引起的化学损伤有保护作用。能诱导人乳腺癌、肺癌、K562、HL-60 等肿瘤细胞凋亡。白花蛇舌草总黄酮具有增强机体特异性免疫功能和非特异性免疫功能的作用。

本品具有细胞毒作用、诱导细胞凋亡、调节人体免疫功能、抗肿瘤多药耐药、抗肿瘤血管生成、延缓癌细胞增殖等抗癌药理作用。

【临床应用】白花蛇舌草为广谱抗癌中药,对各种恶性肿瘤均有一定的疗效,尤其适用于肺癌和各类消化道肿瘤。治疗肺癌,配伍南沙参、北沙参、天冬、麦门冬、女贞子、五味子等滋阴药,可达到滋阴养肺、清除肺热的效果。治疗食管癌,配伍砂仁、蜈蚣以解毒抗癌、行气止痛;治疗胃癌,配伍鳖甲、水红花子有解毒抗癌、软坚散结之功;治疗肝癌,配伍紫苏子、地龙以解毒抗癌、降逆平喘等。

【用法用量】内服:煎汤,15~30g,大剂量可用至60g;或捣汁。外用:适量,捣敷。

【注意事项】本品苦寒,脾胃虚弱的患者不宜久服多服,配伍辅助正气的药物同服。

半枝莲 (《江苏植物志》)

【来源】唇形科植物半枝莲[Scutellaria barbata D.Don(S.rivulais Wall.)] 的干燥全草。

【别名】并头草、韩信草、牙刷草、四方马兰、挖耳草、通经草、紫连草、盒挖耳、耳挖草、溪边黄芩、野夏枯草、方儿草、半向花、半面花、偏头草、四方草、小号向天盏、虎咬红、再生草、赶山鞭、狭叶向天盏。

【性味归经】辛、苦,寒。入肺、肝、肾经。

【功能主治】清热解毒,散瘀止血,利尿消肿。用于热毒痈肿,咽喉肿痛,肺痈,肠痈,瘰疬,毒蛇咬伤,跌打损伤,吐血,衄血,血淋,水肿,腹水。

【化学成分】本品含高山黄芩素、高山黄芩苷、红花素、异红花素、半枝莲素、二萜类(scuteliarin)、半枝莲内酯类(scuterivulactone)、半枝莲内酯生物碱类(scutebartine)、半枝莲素(barbatin)、挥发油,多糖及其他等。

【现代研究】本品提取物半枝莲二氧甲烷能有效抑制白血病细胞 U937 增殖,经由线粒体信号通路诱导 U937 凋亡;本品有效成分汉黄芩素、野黄芩苷等对人卵巢癌 SKOV3 细胞增殖具有明显抑制作用,同时黄芩素与卡铂联用能增强卡铂的细胞毒作用;半枝莲多糖在 C26 结肠细胞移植瘤模型中能抑制肿瘤的生长,提高肿瘤细胞中 Caspase3 和 Caspase9 活性,增加 Bax/Bcl-2 的比率,引起肿瘤细胞周期性停滞,诱导肿瘤细胞凋亡。本品通过抑制肿瘤血管生成来阻断人体对肿瘤细胞的供养,抑制肿瘤细胞增殖和转移。对肉瘤 S-180、艾氏腹水癌、宫颈癌 U14、脑瘤 22 等均有一定抑制作用,JTc-26 瘤细胞体外抑制率达 100%,对急性粒细胞型白血病细胞有抑制作用。

本品具有细胞毒作用、诱导细胞凋亡、抗肿瘤转移、调节人体免疫功能、抑制癌基因表达、抗肿瘤血管生成等抗癌药理作用。

【临床应用】半枝莲是抗癌常用中药之一,可用于各种癌症,尤其适用于胰腺癌、胃癌、食管癌、肝癌、肠癌等消化道肿瘤证属湿热者为宜。半枝莲药性偏凉,对手术、化疗后的患者所表现的虚寒怕冷、四肢乏力、动则气喘之虚寒证须慎用。治疗胰腺癌常与茯苓、猪苓、泽泻等利湿药配伍,可以达到清除热象,纠正人体内水液代谢异常的效果。胰腺癌病变侵犯到胃肠则发生消化道出血,配合云南白药、三七粉、白芨粉、茜草炭、煅乌贼骨、仙鹤草等。半枝莲与泽漆、龙葵等配伍可减少癌性腹水。

【用法用量】内服:煎汤,10~30g;或鲜品捣汁内服,30~60g。或入丸、散。外用:适量,鲜品捣敷患处。

【注意事项】

①本品对胃有强烈的刺激作用,可能会咽干、头晕、心慌、胸闷、胃部不适等。

②本品苦寒,脾胃虚弱者不宜久服。

半边莲 （《本草纲目》）

【来源】桔梗科植物半边莲［Lobelia chinensis Lour.］的干燥全草。

【别名】急解索、蛇利草、细米草、蛇舌草、鱼尾花、半边菊、半边旗、奶儿草、半边花、箭豆草、顺风旗、单片芽、小莲花草、绵蜂草、吹血草、腹水草、疳积草、白蜡滑草、金菊草、金鸡舌、片花莲、偏莲、瓜仁草、蛇啄草、长虫草等。

【性味归经】甘，平。入心、肺、小肠经。

【功能主治】清热解毒，利尿消肿。用于痈肿疔疮，蛇虫咬伤，腹胀水肿，湿热黄疸，湿疹湿疮。

【化学成分】本品含芹菜素(apigenin)、木犀草素(luteolin)、香叶木素(diosmetin)、白杨黄酮(chrysoeriol)、橙皮苷(hesperidin)、木犀草素-7-O-β-D-葡萄糖苷(luteolin-7-O-β-D-glucoside)、芹菜素-7-O-β-D-葡萄糖苷(apigenin-7-O-β-D-glucoside)、蒙花苷(linarin)、香叶木苷(diosmin)等黄酮类,6,二生氧基香豆素、6-羟基-5,7-二甲氧基香豆素、5-羟基-7-甲氧基香豆素和5-羟基-6,7-甲氧基香豆素(3、5,7-二甲氧基香豆素,6-羟基-7-甲氧基香豆素类，异山梗菜酮碱（norlobelanine、山梗菜碱(lobeline)、山梗菜酮碱(lobelanine)等生物碱,环桉烯醇(cycloeucalenol)、24-亚甲基环木波罗醇(24-methylenecycloartanol)、植物醇(phytol)、植物烯醛(phytenal)萜类及异阿魏酸、迷迭香酸乙酯、cirsiumaldehyde、5-hydroxymethyl-furancarboxaldehyde、棕榈酸、正丁基-O-β-D-吡喃果糖苷等。

【现代研究】本品的有效成分木犀草素可以显著增敏 Bexarotene 对人宫颈癌细胞 HeLa 的增殖作用，其体外剂量依赖性地抑制卵巢癌细胞 HO-8910PM 的转移能力，可能与木犀草素抑制 MMP-9 的分泌及下调 ERK2 表达有关；本品可通过提高肝癌细胞内游离钙离子浓度诱导癌细胞凋亡；半边莲煎剂对小鼠 H22 型肝癌有明显抑制作用， 其机制可能与肿瘤细胞内 C-erbB、p53 蛋白表达有关；半边莲总生物碱对骨髓瘤细胞 U266 体外有明显的抑制作用,呈浓度依赖效应半边莲水提取物可明显抑制。对小鼠内瘤 37 有抑制作用。

本品提取物有明显的镇痛和抗炎作用。具有细胞毒作用、诱导细胞凋亡、影响癌基因表达、提高免疫力、抗肿瘤血管生成等抗癌药理作用。

【临床应用】半边莲多用于结直肠癌、食管癌、胃癌、肝癌等消化道肿瘤,可治疗晚期恶性肿瘤的癌性腹水、黄疸等各种并发症。治疗肠癌,可与茯苓、黄芩、黄连等配伍,可有效缓解患者大便时干时稀,便中带脓血黏液的症状。治疗晚期肠癌肺转,可配伍葶苈子、紫苏子、桑白皮、大枣等。

【用法用量】内服:煎汤,10~15g,鲜品 30~60g,或捣汁。外用:适量,捣敷,或捣汁调涂。

【注意事项】

①虚症水肿禁服。

②单剂量太大,易引起血压升高、心动过速、流涎、恶心、腹泻等中毒症状。

蒲公英 (《名医别录》)

【来源】菊科植物蒲公英〔Toaraxacum mongolicum Hand. Mazz.〕碱地蒲公英〔Toraxacum sinicum Kitag.〕或同属数种植物的干燥全草。

【别名】蒲公草、尿床草、西洋蒲公英、凫公英、耩褥草、地丁金簪草、孛孛丁菜、黄花苗、黄花郎、鹁鸪英、婆婆丁、白鼓丁、黄花地丁、蒲公丁、黄花草、古古丁、茅萝卜、黄花三七、仆公罂。

【性味归经】苦,甘,寒。入肝、胃经。

【功能主治】清热解毒,消肿散结,利湿通淋。用于痈肿疔毒,乳痈,内痈,目赤,肺痈,肠痈,湿热黄疸,热淋涩痛。

【化学成分】本品含蒲公英甾醇(Taraxasterol)、咖啡酸(Coffee acid)、绿原酸(Chlorogenicacid)、胆碱(Choline)、菊糖(Inulin)、果胶(Pectin)、蒲公英醇(Taraxol)、豆甾醇(Stigmasterol)、β-香树脂醇(β-Amyrin)、β-谷甾醇(β-Sitosterol)、蒲公英赛醇(Taraxerol)、蒲公英素(Taraxacerin)、蒲公英苦素(Taraxacin)、木犀草素(Luteolin)、槲皮素(Quercetin)、木犀草素-7-0-葡萄糖苷(lutedin-7-0-glucside)、胡萝卜苷(daucosterd)、槲皮素-3-0-葡萄糖苷(quercetin-3-0-glucoside)、芹菜素(apigenim)、芹菜素-7-0-葡萄糖苷(apigenin-7-0-glucoside)、芸香苷(rutinoside)和维生素 A、B、C 等。

【现代研究】本品明显地抑制由于环磷酰胺(CP)引起的染色体畸变率,同时对CP诱发的微核率也有显著的抑制效应。蒲公英提取物在体外对肝癌细胞、大肠癌Lovo 细胞的增殖有显著的抑制作用,在体内对肿瘤细胞有明显的抑制作用。对小鼠肉瘤 S-180、肺癌细胞具有明显的抑制作用和抗炎作用。蒲公英煎液有促进地塞米松诱导免疫功能低下小鼠的 IL-2、IL-4、IFN-y 的分泌，通过改善机体的免疫抑制状态，增强和调节免疫功能的作用,蒲公英多糖能显著提高小鼠免疫器官指数,促进免疫器官发育,增强机体免疫。蒲公英提取物总黄酮具有类 SOD 的作用,能有效清除超氧阴离子自由基、羟自由基,抑制不饱和脂肪酸的氧化。蒲公英对 CCI4 诱导的大鼠肝细胞损伤具有保护作用,能减轻大鼠肝细胞病理变化,增加琥珀酸脱氢酶活性和糖原含量,降低酸性磷酸酶活性。

本品具有细胞毒作用、诱导癌细胞凋亡、抗突变、抗转移、类生物反应调节剂等抗癌药理作用。

【临床应用】蒲公英用于乳腺癌、肺癌、鼻咽癌、食道癌、胃癌、皮肤癌等属热毒蕴结证者。蒲公英治疗乳腺癌,可单药煎服,又可配伍其他药物,尤其适用于热毒明显者,常配伍金银花、菊花、紫花地丁、桃仁、红花、赤芍、生地等。

【用法用量】内服:煎汤,9~15g。外用:鲜品适量,捣敷或煎汤熏洗。

【注意事项】不是湿热证的患者或阳虚寒凝表现为乳房肿大,不发热,口不渴,舌质淡,苔白者慎用。

仙鹤草 （《本草图经》）

【来源】蔷薇科植物龙牙草[Agrimonia pilosa Ledeb.]的干燥地上部分。

【别名】龙芽草、施州龙芽草、瓜香草、黄龙尾、铁胡蜂、金顶龙芽、老鹳嘴、子母草、毛脚茵、黄龙芽、草龙芽、地椒、黄花草、蛇疙瘩、龙头草、寸八节、过路黄、毛脚鸡、杰里花、线麻子花、脱力草、刀口草、大毛药、地仙草、蛇倒退、路边鸡、毛将军、鸡爪沙、路边黄、五蹄风、牛头草、泻痢草、黄花仔、异风颈草、子不离母、父子草、毛鸡草、群兰败毒草、狼牙草。

【性味归经】苦、涩,平。入心、肝经。

【功能主治】收敛止血,截疟,止痢,解毒、补虚。用于吐血,尿血,崩漏便血,咯血,衄血,赤白痢疾,脱力劳伤,痈肿疮毒,阴痒带下。

【化学成分】木犀草素-7-葡萄糖甙(Luteolin-7-glucoside)、芹菜素-7-葡萄糖甙(Apigenin-7-glucoside)、槲皮素（Quercetin）、大波斯菊甙(Cosmosiin)、金丝桃甙(Hyperoside)、芦丁(Rutin)、儿茶素(Catechin);鞣花酸(Ellagic acid)、没食子酸(Gallic acid)、咖啡酸(Caffeic acid);仙鹤草内酯(Agrimonolide)、香豆素(Coumarin)、欧芹酚甲醚(Osthole)、仙鹤草醇(Agrimonol)、鹤草酚(Agrimophol)及鞣质、甾醇、皂甙和挥发

油、微量元素等。

【现代研究】仙鹤草水浸膏在体外对人癌细胞 JTC-26 有强烈的抑制作用,对小鼠肉瘤 S-180、肝癌 H22、宫颈癌 U14、脑瘤 B22、艾氏腹水癌 EAC、黑素瘤 B16 和大鼠瓦克癌 W256 体外培养细胞均有较好抑制作用。仙鹤草水煎剂可以诱导人白血病细胞系 HL-60 凋亡,同时能明显增强荷瘤机体细胞因子 IL-2 的活性。仙鹤草水提取物对体外培养的肠腺癌细胞 SW620、肝癌细胞(HepG2)、成人 T 细胞白血病细胞(MT-II)、小鼠成纤维细胞(L929)、人卵巢癌细胞(SKV20)、白血病细胞(K562)和人食管癌细胞(Eca109)均有明显的抑制作用,抑制肿瘤细胞 DNA 合成、下调 bcl-2 蛋白表达及上调 P_{53} 蛋白表达。仙鹤草注射液抑制人胃癌细胞株(BCC-803)的生长,干扰肿瘤细胞周期进程,阻滞肿瘤细胞由 G_1+G_0 期向 S 期和 G_2+M 期转化。仙鹤草鞣酸通过抑制肿瘤细胞,增强免疫细胞活性,对体外培养的人癌细胞裸鼠转移瘤、肺癌细胞株(SPC-A-1)、宫颈癌细胞株(Hela)、人乳腺癌细胞株(MCF-7)和低分化胃黏液腺癌(MgC803)均具明显抑制作用。

本品具有细胞毒作用、诱导细胞凋亡、防止正常细胞癌变、抗肿瘤转移、调节人体免疫功能、影响癌基因表达、抗肿瘤血管生成等抗癌药理作用。

【临床应用】临床上常用仙鹤草、白花蛇舌草、夏枯草、旱莲草、益母、莪术组成五草饮,根据临床辨证,配合其他中药治疗各种恶性肿瘤。仙鹤草 30g、大枣 10 枚煎服,治疗肺癌咯血,还可减轻癌症放疗、化疗后对造血系统的损害。血小板减少症,可配伍党参、大枣、旱莲草等。

【用法用量】内服:煎汤,3~12g;大剂量可用至 30~60g。外用:适量。

【注意事项】

①非出血不止者不用。

②过敏反应:表现为胸闷、气短、心悸、烦躁、头晕眼花、大汗淋漓、面色苍白、四肢冰冷、寒战、血压降低等,重者尚有头晕、面色潮红、大汗淋漓等。

败酱草 (《神农本草经》)

【来源】败酱草科植物黄花败酱[Patrinia scabiosaefolia Fisch.ex Link]、白花败酱(苦斋)[P.villose(Thunb.)Juss.]干燥全草。

【别名】黄花败酱、龙芽败酱、黄花龙牙、败酱、泽败、鹿酱、苦菜、苦荬菜、苦麻菜、苣菜等。

【性味归经】辛、苦,凉。入胃、大肠、肝经。

【功能主治】清热解毒,祛痰排脓。用于肠痈、肺痈及疮痈肿毒,实热瘀滞所致的胸腹疼痛,产后瘀滞腹痛等。

【化学成分】白花败酱含有挥发油,干燥果枝含黑芥子甙等。根茎中含莫罗忍冬甙(Morroniside)、番木鳖(Loganin)、白花败酱甙(Villoside)等。黄花败酱根和根茎含齐墩果酸、常春藤皂甙元、β-谷甾醇-β-D-葡萄糖甙,多种皂甙中已知结构的有败酱皂甙(Patrinoside) C、D、C1、Dl,黄花败酱皂甙(Scabioside)A、B、C、D、E、F、G。根中尚含挥发油8%、生物碱、鞣质、淀粉。种子含硫酸败酱草皂甙(sulfpatrinoside)I.II,熊果酸-3-O-A-I[3-O-A-L-rhamnopyranosyl(1-2)-A-I-arabinopyranosylurrsolic acid,patriniaglycoside A-I]、齐墩果酸-3-O-A-吡喃鼠李糖基(1-2)-A-L-吡喃阿拉伯糖甙、熊果酸-3-0-A-L吡喃葡萄糖基;黄花龙芽根含挥发油约8%,油中特有成分为α-古芸烯(gurjunence)、败酱皂甙 A、B、C、D、E、F、G(scabioside A,B,C,D,E,F,G),以及 β-谷甾醇葡萄糖甙、黄花龙牙甙(patrinoside)。白花败酱根及根茎含番木鳖甙(loganin)、莫诺甙(morroniside)及白花败酱甙(villosicle);全草中尚含肌醇、齐墩果酸、棕榈酸及白花败酱醇(viliosol)、白花败酱醇甙(villoside)等。

【现代研究】黄花败酱草水提物对小鼠 H22 肝癌血道转移具有一定的抑制作用;不同浓度的白花败酱草提取物作用于 Siha 细胞 24、48、72h 后,均出现显著的生长抑制。白花败酱草抗妇科肿瘤的有效部位对 Siha 细胞生长具有显著的抑制作用,其抑制作用分别与药物浓度和作用时间相关;白花败酱草总黄酮能够有效抑制 U14 肿瘤的生长,显著延长 U14 肿瘤模型小鼠的生命延长率。白花败酱草乙醇提取物可清除体内脂质过氧化物,减轻机体的过氧化损伤,具有明显的抗氧化作用。小剂量白花败酱草提取物对丙酸睾酮所致小鼠前列腺增生具有显著的拮抗作用。

本品具有细胞毒作用、诱导癌细胞凋亡、影响癌基因表达等抗癌药理作用。

【临床应用】败酱草为治疗肠痈的要药。可用于肠癌、肺癌、胃癌、肝癌、宫颈癌、卵巢癌、子宫内膜癌、白血病等。尤其适用于湿热蕴结的患者。治疗肠癌,可配伍薏苡仁、茯苓、蒲公英、莪术、白花蛇舌草、凤尾草等利湿清热,缓解患者湿热蕴结的症状。治疗肺癌,可配伍金银花、黄芩、荆芥、白花蛇舌草等;治疗宫颈癌,可配土贝母、土茯苓、炒槐花、夏枯草等。

【用法用量】内服:煎汤,6~15g;或入丸散;也可研末外敷。鲜品适量,捣敷。

【注意事项】脾胃虚弱及孕妇慎用。

龙　葵　（《药性论》）

【来源】茄科植物龙葵［Solanum nigrum L.］的地上部分。

【别名】苦菜、苦葵、老鸦眼睛草、天茄子、天茄苗儿、救儿草、天泡草、老鸦酸浆草、天泡果、七粒扣、乌疔草、野茄子、黑姑娘、乌归菜、野海椒、黑茄、地泡子、野茄菜、野辣角、天野葡萄、酸浆草、水苦菜、野伞子、飞天龙、黑天儿等。

【性味归经】苦、微甘，寒，有小毒。入肝、胃经。

【功能主治】清热解毒，消肿散结，利尿。用于疮痈肿毒，皮肤湿疹，小便不利，老年性慢性气管炎，白带过多，前列腺炎，痢疾。

【化学成分】本品含龙葵碱和澳洲茄碱、澳洲边碱、皂苷；苷元是澳洲茄碱（solasonine）、澳洲茄边碱（solamargine）、β-澳洲茄边碱（β-solamargie）等多种生物碱苷，薯蓣皂苷元和替告皂苷元，还含较多量的维生素类物质。

【现代研究】本品对艾氏腹水癌、淋巴细胞白血病 615、小鼠肉瘤 S-180、小鼠肉瘤 S-37 有抑制作用，可提高小鼠体内自然杀伤细胞的活性。龙葵碱有抗核分裂作用。

本品具有细胞毒作用、诱导癌细胞凋亡、调节人体免疫功能、抗化疗药物的多药耐药、抗肿瘤血管生成等抗癌药理作用。

【临床应用】龙葵适用于多种恶性肿瘤，常用于肝癌、肺癌、鼻咽癌、食道癌、胃癌等。对癌性胸水、腹水有一定疗效。龙葵配伍泽漆、泽泻、茯苓、大腹皮、生姜皮等可促进腹水的排出，减轻患者的痛苦。治疗肝癌，配伍茯苓、猪苓、泽泻等利湿药，可以达到消除热象，纠正人体内水液代谢异常的效果。治疗癌肿，可配伍蛇莓、白花蛇舌草、白英等。治疗癌性腹水，配伍白花蛇舌草、蜀羊泉等。

【用法用量】内服：煎汤，15~30g，外用：适量，鲜品捣烂敷患处。

【注意事项】本品苦寒，脾胃虚弱者不宜多服久服。

马齿苋　（《本草经集注》）

【来源】马齿苋科植物马齿苋［Portulaca oleracea L.］的干燥地上部分。

【别名】马苋、五行草、长命菜、五方草、瓜子菜、麻绳菜、九头狮子草、酸米菜、长寿菜、麻子菜、马思汗、马斯汗、麻生菜、心不甘、太阳草、报恩草等。

【性味归经】酸,寒。入肝、大肠经。

【功能主治】清热解毒,凉血止血,止痢。用于热痢血痢,痈肿疔疮,丹毒,蛇虫咬伤,便血,痔血,崩漏带下。

【化学成分】本品含丙二酸(Malonic acid)、柠檬酸(Citric acid)、苹果酸(Maliceacid)、抗坏血酸(Ascorbic acid)、琥珀酸(Butanedioic acid)、乙酸(Acetic acid)、芥子酸(erucic acicl)、花生四烯(arachiclic acid)、亚麻酸(linolenic acid)、棕榈酸(palmitic acid)、壬酸(pelargonic acid)、月桂酸(lauric acid)、癸酸(capric acid)、油酸(oleic acid)、肉豆蔻酸(myristi cacid)、二十四碳酸(lignoceric acid)、亚油酸(linoleiacid)、祁软脂酸(palmitoleic acid)、芳樟醇(linalool)、亚麻酸酯、总甜菜色苷(Beta lin)、马齿苋素 II(Oleracin II)蛋白质、氨基酸、多糖、维生素和矿物质、萜类等。

【现代研究】马齿苋多糖可抑制 SMMC7721 肝癌细胞的增殖,其抑癌效果与剂量呈正相关;对 S-180 实体瘤和腹水瘤均有抑制作用,其主要通过增强机体免疫功能和直接抑制肿瘤细胞的分裂而达到抗癌作用。马齿苋能显著提高家兔淋巴细胞和植物凝素诱导的淋巴细胞的增殖能力,提高机体的免疫功能;可显著减少小鼠扭体反应次数,有明显的镇痛作用。

本品具有细胞毒作用、诱导癌细胞凋亡、类生物反应调节剂作用、抗肿瘤血管生成的抗癌药理作用。

【临床应用】马齿苋用于食管癌、胃癌、肝癌、肠癌、宫颈癌、膀胱癌、白血病等多种恶性肿瘤,可防治放疗引起的放射性肠炎。治疗肠癌及放疗致湿热蕴结证的患者,可配伍白头翁、黄连、半枝莲、地榆等以清化湿热、凉血止血;治疗胃癌,可配伍藤梨根、蒲公英、白花蛇舌草、山慈菇等;治疗宫颈癌,可配伍仙茅、石见穿、蜀羊泉、龙葵等;治疗乳腺癌所致上肢肿胀或丹毒肿痛,可单用本品煎汤内服或外洗,也可鲜品外敷。

【用法用量】内服:煎汤,10~15g,鲜品 30~60g;或绞汁。外用:适量,捣敷;烧灰研末调敷;或煎水洗。

【注意事项】脾胃虚寒,肠滑泄泻者忌服。

蛇 莓 (《名医别录》)

【来源】蔷薇科植物蛇莓[Duchesnea indica(Andr.)Focke]的全草。

【别名】蛇泡草、龙吐珠、三爪风、鼻血果果、珠爪、蛇果、鸡冠果、野草莓、蛇蔗、蚕莓、三点红、狮子尾、疗疮药、蛇蛋果、地锦、蛇泡草、三皮风、三爪龙、老蛇泡、蛇蓉草、三脚虎、蛇皮藤、蛇八瓣、龙衔珠、小草莓、地杨梅、蛇不见、金蝉草、三叶蘸、老蛇刺占、老蛇蔂、龙球草、蛇葡萄、蛇果藤、野草莓等。

【性味归经】味甘、酸苦,寒,有小毒。入大肠经。

【功能主治】清热解毒,凉血止血,散瘀消肿。用于痢疾,肠炎,白喉,颈淋巴结核,水火烫伤,蛇咬伤,疔疮肿毒;感冒发热,咳嗽,小儿高热惊风,咽喉肿痛,痢疾,黄疸肝炎,泄泻痢疾,赤白带下。

【化学成分】本品含甲氧基去氢胆甾醇、委陵菜酸、杜鹃素、白桦苷、野蔷薇芍药糖酯、β-谷甾醇、蛇莓苷等。

【现代研究】本品对 S-180 及艾氏腹水癌有抑制作用。蛇莓水提物可使体外培养的人食管癌 Eca-109 细胞系分裂指数明显抑制,使 Eca-109 细胞密度降低,结构模糊,对 Eca-109 细胞 DNA 合成抑制作用。

本品具有细胞毒作用、诱导癌细胞凋亡、抗转移、类生物反应调节、抗肿瘤血管生成等抗癌药理作用。

【临床应用】蛇莓主治肠癌、食道癌、胃癌、肝癌、胰腺癌、肺癌、乳腺癌、宫颈癌、肾癌、膀胱癌、前列腺癌、白血病、多发性骨髓瘤等。治疗肠癌,配伍苦参、蟾皮、地锦草等。对瘀毒内阻的肠癌患者,可配伍红花、桃仁、当归、赤芍、白花蛇舌草等。治疗肝癌,配伍丹参、黄芪、白花蛇舌草、龙葵等;治疗食道癌,配伍白毛藤、龙葵、黄毛耳草、石见穿等;治疗肺癌,配伍金刚刺、龙葵、白毛藤、金荞麦等;治疗膀胱癌,配伍白花蛇舌草、白英、土茯苓、苦参等;

【用法用量】内服:煎汤,9~15g,鲜品 30~60g,或捣汁饮。外用:捣敷或研末。

【注意事项】本品苦寒,脾胃虚弱的患者不宜久服。

鱼腥草 (《名医别录》)

【来源】三白草科植物蕺菜 [Houttuynia cordata Thunb.] 新鲜全草或干燥地上部分。

【别名】岑草、蕺菜、紫背鱼腥草、蕺子、臭猪巢、侧耳根、猪鼻孔、九节莲、狗贴耳、肺形草、鱼鳞珍珠草、秋打尾、狗子耳、臭草、野花麦、臭菜、臭质草、臭腥草、臭牡丹、臭灵丹、辣子草、奶头草、红桔朝、臭蕺等。

【性味归经】辛,微寒。入肺、膀胱、大肠经。

【功能主治】清热解毒,消痈排脓,利尿通淋。用于肺痈吐脓,肺热喘咳,热毒疮毒,湿热淋证,湿热泻痢。

【化学成分】本品含甲基壬酮(methylnonylketone)、鱼腥草素(decanoylacetalbehyde)、桂叶烯、辛酸、癸酸;另含槲皮甙、异槲皮甙、金丝桃甙、芸香甙、芝麻素、催吐萝芙木醇、3-癸酰基-6-壬基吡啶、头花千金藤二酮 B、马兜铃内酰胺 A Ⅱ等。

【现代研究】新鱼腥草素对艾氏腹水癌具有抑制作用,可能与提高癌细胞中的 CAMP 水平有关。本品对 CHO 肿瘤细胞具有抑制作用和增强白细胞的吞噬能力,提高血清备解素。

本品具有诱导细胞凋亡、影响癌基因表达等抗癌的药理作用。

【临床应用】鱼腥草可用于肺癌、鼻咽癌、喉癌、食道癌、胃癌、甲状腺癌、乳腺癌、脑癌等多种恶性肿瘤,因其既可清热解毒,又可消痈排脓,对肺癌尤为适应。治疗肺癌,常与黄芩、金荞麦、冬瓜子、山慈菇等配伍。

【用法用量】内服:煎汤 15~25g,不宜久煎;鲜品用量加倍,水煎或捣汁服。外用适量,捣敷或煎汤熏洗患处。

【注意事项】虚寒证及阴性外疡忌服。

苦 参 (《神农本草经》)

【来源】豆科植物苦参[Sophora flavescens Ait.]的干燥根。

【别名】苦骨、地骨、牛参、川参、山槐、野槐、牛参、地参等。

【性味归经】苦,寒。入心、肝、胃、大肠、膀胱经。

【功能主治】清热利湿,祛风杀虫。用于热痢,便血,黄疸尿闭,赤白带下,阴肿阴痒,湿疹,湿疮,皮肤瘙痒,疥癣麻风;外用于滴虫性阴道炎。

【化学成分】本品含苦参碱(matrine)、氧化苦参碱(oxymatrine)、N-氧化槐根碱(N-oxysophocarpine)、槐定碱(sophoridine)、右旋别苦参碱(-allomatrine)、右旋异苦参碱(I-somatrine)、右旋槐花醇(sophoranol)、槐花醇 N-氧化物(sophoranol N-oxide)、左旋槐根碱(sophocarpine)、左旋槐胺碱(sophoramine)、右旋-N-甲基金雀花碱(N-methylcytisine)、左旋臭豆碱(anagyrine)、赝靛叶碱(baptifoline)、苦参醇(kurarinol)、苦参查耳酮(kuraridin)、苦参查耳酮醇(kuraridinol)等。

【现代研究】苦参碱对小鼠艾氏腹水癌及肉瘤 S-180 有抑制作用。苦参总碱及氧化苦参碱有明显的升白作用,对环磷酰胺、X 射线与钴射线照射引起的白细胞减少有明显的治疗作用。苦参碱可抑制肝细胞株 HepG$_2$ 细胞 hTERT 的表达,对慢性粒细胞白血病(CML)患者外周血集落的形成有显著的抑制作用。

本品具有细胞毒作用、诱导细胞凋亡、调节人体免疫功能、抑制癌基因表达、抗肿瘤对化疗药的多药耐药、抗肿瘤血管生成等抗癌药理作用。

【临床应用】苦参主要用于膀胱癌、宫颈癌、卵巢癌、外阴癌、阴道癌、肠癌等证属湿热壅结者,也可用于皮肤癌、肝癌等。治疗癌痛,可配伍黄芪、生牡蛎、土鳖虫、炮山甲、乳香、没药等。

【用法用量】内服:煎汤,3~10g;或入丸、散。外用:适量,煎水熏洗;或研末敷;或浸酒擦。

【注意事项】

①用量不宜过大,苦参不宜与藜芦同用。

②脾胃虚寒者禁服,孕妇忌用。

青黛 (《开宝本草》)

【来源】爵床科植物马蓝［Baphicacanthus cusia(Nees)Bremek.］蓼科植物蓼蓝［PoLygonum tinctorium. Ait.］或十字花科植物菘蓝［Isatis indigotica Fort.］的叶或茎叶经加工制得的干燥粉末、团块或颗粒。

【别名】靛花、青蛤粉、青缸花、蓝露、淀花、靛沫花。

【性味归经】咸,寒。入肝、肺、胃经。

【功能主治】清热解毒,凉血消斑,泻火定惊。用于温毒发斑,血热吐衄,胸痛咳血,口疮,痄腮,喉痹,小儿惊痫。

【化学成分】本品含靛玉红(isdirubin)、靛蓝(indigo)、异靛蓝(isoindigo)、N-苯基-2-萘胺(N-phenyl-2-naphthylamine)、β-谷甾醇(β-sitosterol)、虫漆蜡醇(lac-cerol)、靛甙(indican)、松蓝甙(isatan)B、色氨酮(tryptan-thren)、青黛酮(qigdainone)等。

【现代研究】本品对体外白细胞有抑制作用,并有抗菌和抗病毒、提高人体免疫功能的作用。靛玉红治疗慢性粒细胞白血病,使骨髓白细胞急骤减少,电镜观察有大量变性坏死细胞,而且均属幼稚粒细胞,都是以肿胀、溶解性坏死方式进行的,细胞质、细胞核都有明显破坏。靛玉红有破坏白血病细胞的作用。实验中发现靛玉红能增强动物的单核巨噬系统的吞噬能力。单核巨噬系统在机体免疫反应中起一定的作用,故靛玉红的抗癌作用可能与提高机体免疫能力有关。靛玉红腹腔注射或皮下注射,对大鼠 W256 实体瘤和小鼠肉瘤 S-180 有抑制。

本品具有调节人体免疫功能,防止正常细胞癌变等抗癌药理作用。

【临床应用】青黛治疗急性早幼粒细胞性白血病和慢性粒细胞白血病,中晚期鼻咽癌、胃癌和肝癌等。青黛、牛黄、野菊花等辅助治疗肝癌、胰腺癌,配伍雄黄、明矾、乳香、没药、冰片、血竭等。

【用法用量】内服:1~3g,宜入丸、散用。外用:适量。

【注意事项】中寒者勿用。

射干　(《新修本草》)

【来源】鸢尾科植物射干[Belamcanda chinensis(L.)DC.]的干燥根茎。

【别名】乌扇、乌蒲、野萱花、地扁竹、较剪草、黄花蒿蓄、开喉箭、黄知母、冷水丹、冷水花、扁竹兰、金蝴蝶、金绞剪、紫良姜、铁扁担、六甲花、扇把草、鱼翅草、山蒲扇、剪刀草、老君扇、高搜山、凤凰草等。

【性味归经】苦,寒。入肺经。

【功能主治】清热解毒,消痰,利咽。用于热毒痰火郁结,咽喉肿痛,痰涎壅盛,咳嗽气喘。

【化学成分】本品含鸢尾甙(shekanin,tectoridin)、铁扁担甙(belam-candin)、香鸢尾甙(iridin)拳脱篾拔菜兀(risflorentin)、洋鸢尾素(Irisflorentin)、野鸢尾苷元、射干异黄酮、茶叶花宁、异德国鸢尾醛、香草乙酮、射干酮(Sheganone)、鸢尾苷(Iridin)、鸢尾黄酮苷(Tectoridin)等。

【现代研究】射干提取物可抑制小鼠 S-180 肿瘤的生长,有雌激素样作用;射干醇提取物有解热、祛痰作用,还可抑制胃溃疡形成,对抗番泻叶等引起的腹泻。

本品具有细胞毒、调节人体免疫功能等抗癌药理作用。

【临床应用】射干用于喉癌、扁桃体癌、食管癌、咽喉癌、肺癌、鼻咽癌等。治疗咽喉肿瘤、鼻咽癌,多与山豆根、半枝莲、桔梗、马勃等配伍。

【用法用量】内服:煎汤,3~10g。

【注意事项】脾虚便溏及孕妇忌服。

山豆根 （《开宝本草》）

【来源】豆科植物越南槐 Sophora tonkinensis Gagnep.的干燥根和根茎。

【别名】广豆根、苦豆根。

【性味归经】苦，寒，有毒。入肺、胃经。

【功能主治】清热解毒，利咽消肿。用于火毒蕴结，乳蛾喉痹，咽喉肿痛，口舌生疮。

【化学成分】本品含苦参碱、氧化苦参碱、臭豆碱和甲基金雀花碱等生物碱，并含紫檀素和三叶豆紫檀苷(Trifolirhizin)等黄酮类及槐花二醇、山豆根皂苷。

【现代研究】本品对小鼠 S-180、S-37、S-14 和大鼠的实体型及腹水型肝癌均有抑制作用；可增强免疫系统功能，抗溃疡、抗菌。

本品具有细胞毒作用、调节人体免疫功能等抗癌药理作用。

【临床应用】山豆根用于治疗喉癌、食道癌、扁桃体癌、胃癌及肝癌。治疗喉癌，配伍玄参、大青叶、开金锁等。

【用法用量】内服：煎汤，3~6g。

【注意事项】虚火喉痹及脾胃虚寒泄泻者忌服。

重　楼 （《神农本草经》）

【来源】百合科云南重楼［Paris polyphylla Smith var.yunnanensis(Franch)Hand.-Mazz.］或七叶一枝花［Paris polyphylla Smith var.chinensis(Franch)Hara］的干燥根茎。

【别名】蚤休、虫休、重台根、整休、草河车、重台草、白甘遂、金线重楼、虫蒌、九道箍、鸳鸯虫、枝花头、螺丝七、海螺七、灯台七、白河车、陀螺三七、土三七。

【性味归经】苦，微寒，小毒。入肝经。

【功能主治】清热解毒，消肿止痛，凉肝定惊。用于疔疮肿痛，咽喉肿痛，蛇虫咬伤，跌扑伤痛，惊风抽搐。

【化学成分】本品含薯蓣皂苷元-3-O-α-D-吡喃葡萄糖苷（diosgenin-3-O-α-D-glucopyranoside）、蚤休皂苷（pariphyllin），薯蓣皂苷（dioscin），薯蓣皂着苷-3-O-α-L-呋喃阿拉伯糖基-(1→4)-β-D-吡喃葡萄糖苷［diosgenin-3-O-α-L-arabinofuranosyl-(1→4)-β-D-glu-copyranoside］，喷诺皂苷元-3-O-α-L-呋喃阿拉伯糖基-(1→4)-［a-L-吡喃鼠李糖基-(1→2)-β-D-吡喃葡萄糖苷（Pennogenin-3-

O –α –L –arabinofuranosyl –（1 →4）–［a –l –rhamnopyranosyl –（1 →2）］–β –D –glucopyranoside）、喷诺皂苷元-六乙酰基-3-O-α-L-吡喃鼠李糖基（1→2）-β-D-吡喃葡萄糖苷［pennogenin –hexaacetyl –3 –O –α –L –rhamnopyransyl –（1→2）–β –D –glucopyranoside］、蚤休甾酮（paristerone）、甲基原薯蓣皂苷（methylprotodioscin），以及丙氨酸（alanine）、天冬酰胺（asparagine）等多种氨基酸。

【现代研究】本品对 S–180、S–37 实体型肝癌有抑制作用，对小鼠艾氏腹水瘤及肝癌细胞、小鼠肉瘤均有抑制作用，对 RNA 癌病毒逆转录酶有一定的抑制作用；

本品具有细胞毒作用、诱导细胞凋亡、调节人体免疫功能、影响癌基因表达、抗肿瘤血管生成等抗癌药理作用。

【临床应用】重楼广泛用于各种恶性肿瘤，尤其是用于属热毒壅盛者。可用于治疗甲状腺癌、鼻咽癌、肺癌、食道癌、胃癌、肠癌、脑肿瘤、恶性淋巴瘤等，对癌性发热及癌性疼痛有明显的疗效。

【用法用量】内服：煎汤，3~10g；研末，每次 1~3g。外用：磨汁、捣敷。

【注意事项】超量应用可致中毒。对消化系统、神经系统和心脏均有毒害作用。

墓头回 （《本草纲目》）

【来源】败酱科败酱属植物异叶败酱［Patrinia heterophylla Bunge］及糙叶败酱［Patrinia rupestris(Pall) Juss.subsp.scabra(Bunge)H］的根。

【别名】地花菜、墓头灰、箭头风、九头鸟、追风箭、脚汗草、铜班道、虎牙草、摆子草、木头回、自脚跟。

【性味归经】苦、微涩，凉。入心、肝经。

【功能主治】燥湿止带，收敛止血，清热解毒。用于赤白带下，崩漏，泄泻痢疾，黄疸，疟疾，肠痈，疮疡肿毒，跌打损伤，子宫颈癌，胃癌等。

【化学成分】本品含挥发油，其主要成分有：β-丁香烯（β-caryophyllene）、α-葎草烯（α-humulene）、十氢-4,8,8-三甲基-9-亚甲基-1,4-亚甲基薁（decahydro-4,8,8-trimethyl-9-methylene-1,4-methanoazulene）、3,7,11-三甲基-1,3,6,10-十二碳四烯（3,7,11 -trimethyl–1,3,6,10-dodecatetraene）、荜澄茄醇（cadinol）、β-芹子烯（β-selinene）等。异叶败酱根含挥发油，主要成分为异戊酸（isovalericacid），还含倍半萜烯类，倍半萜醇类和醛、酮、醇等含氧化合物及单萜烯类。另据报道挥发油中含 α 和 β-蒎烯（pinene）、柠檬烯（limolene）、γ-和 ξ-榄香烯（elemene）、龙脑（borneol）、柠檬烯

（α–terpineol）、β–橄榄烯（β–maaliene）、β–愈创木烯（β–guaiene）、ξ–荜澄茄烯（ξ–cadinene）等。

【现代研究】墓头回可提高小鼠腹腔巨噬细胞，对移植性小鼠内瘤 S-180 及艾氏腹水癌均有抑制作用；墓头回提取物对 HepG$_2$ 细胞具有良好的抑制性，诱导细胞凋亡，对慢性白血病细胞 K562 体外生长有明显抑制作用，上调 Bax 蛋白的表达。墓头回多糖及皂甙具有全面提高小鼠机体免疫系统的作用。

本品具有细胞毒作用、诱导癌细胞凋亡、抗肿瘤转移、提高免疫功能、抗肿瘤血管生成等抗癌药理作用。

【临床应用】墓头回可用于各种肿瘤，多用于膀胱癌、宫颈癌、肝癌、大肠癌、胃癌、白血病、恶性淋巴瘤等。治疗白血病，可与羊蹄根配伍。治疗膀胱癌湿热者，可与车前子、萹蓄、瞿麦、木通、滑石、山栀子、大黄同用。

【用法用量】内服：煎汤，9~15g。外用：适量，捣敷。

【注意事项】虚寒证慎用。

第二节　活血化瘀类

瘀血凝滞是肿瘤形成的病机之一，活血化瘀药具有活血通络、祛瘀消肿之功，通过改善微循环、增加毛细血管网的作用，改善肿瘤患者血液高凝状态。现代药理学研究证明，活血化瘀对肿瘤患者的作用是多方面的：①抑制或直接杀伤肿瘤细胞作用；②改善恶性肿瘤患者的血液流变学指标，缓解血液的高凝状况；③增加局部血流量，改善局部乏氧状态，使抗癌药物易于发挥作用，对放疗、化疗有减毒增效作用；④调节机体免疫功能的作用；⑤具有不同程度的镇痛、抗炎、抗感染作用，可用于中晚期肿瘤并发感染、癌性疼痛等。本类药物有诱发出血倾向，对妇女月经过多、出血性疾病或有出血倾向者慎用或忌用。

当归　（《神农本草经》）

【来源】伞形科植物当归[Angelica sinensis（Oliv.）Diels]的干燥根。

【别名】干归、秦哪、西当归、岷当归、金当归、涵归尾、当归曲、山蕲、白蕲、文无、土当归。

【性味归经】甘、辛,温。入心、肝、脾经。

【功能主治】补血活血,调经止痛,润肠通便。用于血虚萎黄,眩晕心悸,月经不调,闭经痛经,虚寒腹痛,风湿痹痛,跌打损伤,痈疽疮疡,肠燥便秘。

【化学成分】本品含藁本内酯(Ligustilide)、阿魏酸、樟脑酸、癸二酸、月桂烯、当归酸、黄樟醚、香荆芥酚、对甲苯酚、鞘磷脂、磷脂酰肌醇、香草酸、新当归内酯、琥珀酸、烟酸、尿嘧啶、维生素 B_{12}、维生素 A 类物质和 β-谷甾醇等。

【现代研究】低分子量的当归多糖组分对 S-180 实体瘤具有抑制作用。当归煎剂及当归多糖增加脾细胞的总数量,提高单核吞噬细胞的吞噬能力,促进非特异性免疫功能。

本品具有诱导细胞凋亡、调节人体免疫功能等抗癌药理作用。

【临床应用】当归为补血圣药,配伍得当,可用于一切虚证。常用来治疗妇科肿瘤、消化道肿瘤、白血病、淋巴瘤等。在放疗化疗过程中,配伍黄芪、党参等补气药,可以升高白细胞、血小板、预防骨髓抑制;治疗癌性疼痛,常配伍白芍、补骨脂、自然铜、骨碎补同用。治疗骨转移疼,常配伍透骨草、补骨脂、自然铜、骨碎补等。

【用法用量】内服:煎汤,6~12g;或浸酒;或敷膏。

【注意事项】湿阻中满及大便溏泄者慎服。

丹参 (《神农本草经》)

【来源】唇形科植物丹参[Salvia miltiorrhiza Bge.]的干燥根及根茎。

【别名】郄蝉草、赤参、木羊乳、逐马、奔马草、山参、血山根、红丹参、蜜罐头、血参根、朵朵花根、烧酒壶根、野苏子根、山苏子根、活血根、靠山红、红参等。

【性味归经】苦,微寒。入心、肝经。

【功能主治】活血祛瘀,通经止痛,清心除烦,凉血消痈。用于胸痹心痛,脘腹胁痛,癥瘕积聚,热痹疼痛,心烦不眠,月经不调,痛经经闭,疮疡肿痛等。

【化学成分】本品含丹参酮(tanshinone)、隐丹参酮(cryptotanshinone)、异丹参酮(isotanshinone)、异隐丹参酮(isocryptotanshi-none)、羟基丹参酮(hydroxytanshinone)ⅡA、丹参酸甲酸(methyl tanshinonate)、丹参新醌(dan-shexinkum)、二氢异丹参酮(dihydroi-sotanshinone)Ⅰ、新隐丹参酮(neocryptotanshinone)、去羟新隐丹参酮(deoxyneocryptotanshinone)、去甲丹参酮(nortanshinone)、丹参二醇(tanshindiol)、二氢丹参内酯(dihydrotanshinlactone)、丹参螺缩酮内酯(danshen-spiroketallactone)、表丹

参螺缩酮内酯（epidanshenspiroketallac-tone）、丹参螺缩酮内酯Ⅱ、丹参隐螺内酯（cryptoac-etalide）、鼠尾草酮(miltiodiol)、异阿魏酸、原儿茶酸、琥珀酸（succinic acid）、迷迭香酸、丹参酚酸A。

【现代研究】丹参增加冠脉流量,改善心肌缺血,减轻急性实验性心肌梗死所引起的病变,并扩张外周血管,改善微循环,有抗凝,促进纤溶,抑制血小板聚集,可抑制或减轻肝细胞变性、坏死及炎性反应;提高耐缺氧能力,促进组织修复,增强免疫;对大鼠Walker256癌细胞血行插散和C57BL小鼠Lewis肺癌自发肺转移有明显促进作用,阻止植物凝集素与癌细胞表面受体发生作用。

本品具有细胞毒作用、诱导细胞凋亡、分化、抗肿瘤转移、提高免疫功能等抗癌药理作用。

【临床应用】丹参作为活血化瘀中药的典型代表,常用于肿瘤的治疗。

【用法用量】内服:煎汤,5~15g,大剂量可用至30g。

【注意事项】

①丹参不宜与藜芦同用。

②正在服用抗凝药物的心脏病人,不适合服用丹参,以免引起严重出血。

赤芍 （《神农本草经》）

【来源】毛茛科植物芍药[Paeonia lactiflora Pall.]或川芍药[Paeonia veitchii Lynch]的干燥根。

【别名】木芍药、草芍药、红芍药、毛国赤芍。

【性味归经】苦,微寒。入肝经。

【功能主治】清热凉血,散瘀止痛。用于热入营血,温毒发斑,吐血衄血,目赤肿痛,肝郁胁痛,经闭痛经,癥瘕腹痛,跌扑损伤,痈肿疮疡。

【化学成分】本品含芍药苷、芍药内酯苷、氧化芍药苷,羟基芍药苷、苯甲酸芍药苷、牡丹酚、没食子酰基葡糖糖、儿茶精及挥发油、胡萝卜甾醇等。

【现代研究】本品抗血小板聚集,抗血栓,改善微循环,扩张冠状动脉,抗心肌缺血,提高耐缺氧,抗炎,可提高荷瘤小鼠CD8表达,降低CD4/CD8比值。赤芍正丁醇提取物抑制小鼠S-180实体癌,赤芍A、C、D分别增加S-180实体癌,S-180腹水癌或Lewis肺癌组织中的CAMP水平。

本品具有细胞诱导作用、调节人体免疫功能等抗癌药理作用。

【临床应用】赤芍用于多种恶性肿瘤的治疗,可改善肿瘤患者的高凝状态,改善微循环。

【用法用量】内服:煎汤,6~12g。

【注意事项】

①不宜与藜芦同用。

②闭经者禁用,血虚者慎服。

三棱 (《本草拾遗》)

【来源】黑三棱科植物黑三棱［Sparganium stoloni ferum Buch.-Ham.］的干燥块茎。

【别名】京三棱、红蒲根、黑三棱、草三棱、醋三棱、光三棱等。

【性味归经】苦、辛,平。入肝经。

【功能主治】破血行气,消积止痛。用于癥瘕痞块,痛经,瘀血经闭,胸痹心痛,食积胀痛。

【化学成分】本品含挥发油,主要是苯乙醇(benzeneethanol)、对苯二酚(1,4-benzenediol)、十六酸(hexadecanoic acid)、去氢木香内酯(dehydrocostuslactone)、β-榄香烯(β-elemene)、2-呋喃醇(2-furanmethanol)、2-乙酰基吡咯(2-acetylpyrrole)、琥珀酸(succinic acid)、三棱酸(sanleng acid)、壬二酸(azelaic acid)、癸二酸(decanedioic acid)、脂肪酸、刺芒柄花素(formonetin)、豆甾醇(stigmasterol)、β-谷甾醇(β-sitosterol)、胡萝卜甙(daucosterol)等。

【现代研究】本品具有抑制血小板聚集、延长血栓形成时间、缩短血栓长度和减轻重量的作用,还可延长凝血酶原时间及部分凝血致活酶的趋势,降低全血黏度。

本品具有细胞毒作用、诱导癌细胞凋亡、抗肿瘤转移、调节人体免疫功能、抗肿瘤血管生成等抗癌药理作用。

【临床应用】三棱用于所有恶性肿瘤属气滞血瘀证者,主要用于膀胱癌、肝癌、肺癌、甲状腺瘤、乳腺癌等。治疗膀胱癌,配伍桃仁、红花、川芎、当归、白芍等;治疗瘀血所致的癌性疼痛,常与三七、白屈菜、郁金、川芎、川楝子、八月札、猫爪草等同用。

【用法用量】内服:煎汤,5~10g;或入丸、散。

【注意事项】

①三棱药性峻猛,活血行气的力量较强,长期大量使用会损耗人体的正气。月经

过多者忌用。

②不宜与芒硝、玄明粉同用。

莪术 （《药性论》）

【来源】姜科植物莪术［Curcuma aeruginosa Roxb.］郁金［C. aromatica Salisb.］或广西莪术［C. kwangsiensis S. G. Lee et C. F. Liang］的干燥根茎。

【别名】篷莪茂、篷莪、蓬术、羌七、广术、黑心姜、文术、山姜黄、绿姜等。

【性味归经】辛、苦，温。入肝、脾经。

【功能主治】行气破血，消积止痛。用于癥瘕痞块，血瘀经闭，胸痹心痛，食积滞胀痛。

【化学成分】莪术根茎含挥发油，油中主要成分为莪术呋喃烯酮（curzenone）、龙脑（borneo1）、大牻牛儿酮（pormacrone）、α-和β-蒎烯（pinene）、樟烯（camphene）、柠檬烯（limonene）、1,8-桉叶素（1,8-cineole）、松油烯（terpinen）、异龙脑（isborneol）、丁香烯（caryophyllene）、姜黄烯（curcumene）、丁香烯环氧化物（caryophyllene epoxide）、姜黄酮（turme）、芳姜黄酮（ar-turmerone）、莪术二酮（cudione）以及莪术烯醇（curcurmenol）、异莪术烯醇（isourecumenol）、二呋喃莪术烯酮（difurocumenone）、莪术二醇（aerugi-diol）、姜黄素类（curcuminoids）等。

【现代研究】莪术油制剂在体外对小鼠艾氏腹水癌细胞、615纯系小鼠的L615白血病及腹水型肝癌细胞等多种瘤株的生长有明显抑制和破坏作用；莪术醇增强免疫细胞的活性，调节机体的免疫力和免疫源性，并可诱导白血病L1210细胞凋亡，可影响K562细胞bcr/ab1融合基因表达。莪术油通过抑制HepC2细胞环氧化酶2和血管内皮生长因子基因表达，诱导瘤细胞凋亡，减少肿瘤血管形成等。

本品具有细胞毒作用、诱导癌细胞凋亡、防止正常细胞癌变、抗肿瘤转移、影响癌基因表达、抗肿瘤对化疗药物的多药耐药、抗肿瘤血管生成等抗癌药理作用。

【临床应用】莪术用于所有恶性肿瘤属气滞血瘀证者，常与三棱配伍，可以增强破血行气的功效。用于肝癌、胰腺癌、肠癌、腹腔恶性淋巴瘤等消化道肿瘤，也可用于肺癌、乳腺癌、宫颈癌、卵巢癌、外阴癌、皮肤癌等。

【用法用量】内服：煎汤，6~9g。外用：适量。

【注意事项】

①莪术有耗气伤血之弊，中病即止，不宜过量或久服。月经过多及孕妇忌服。

②血小板低下的患者应该谨慎使用。

三七 （《本草纲目》）

【来源】五加科植物三七［Panax notoginseng（Burk.）F.H. Chen.］的干燥根或根茎。

【别名】山漆、参三七、田七、金不换。

【性味归经】甘、微苦，温。入肝、胃经。

【功能主治】散瘀止血，消肿定痛。用于咳血，吐血，衄血，便血，崩漏，外伤出血，胸腹刺痛，跌打瘀肿。

【化学成分】本品含多种人参皂苷、三七皂苷（Notoginsenoside）和绞股蓝苷（Gypenoside）XⅦ、田七氨酸、人参炔三醇、三七多糖A、槲皮素等。

【现代研究】三七总皂苷有抗血小板聚集作用，对实验性血栓形成有防治作用和止血作用。三七皂苷Rh1对肝癌细胞有明显的抑制作用，三七皂苷Rh2诱导癌细胞逆转，可抑制小鼠黑色素瘤（B16）的生长；三七多糖能增强机体免疫功能；三七能明显延长荷瘤S-180及Lewis肺癌小鼠的生存时间，减轻环磷酰胺骨髓抑制。

本品具有细胞毒作用、诱导癌细胞凋亡、抗肿瘤转移、影响癌基因表达、抗肿瘤多药耐药、抗肿瘤血管生成等抗癌药理作用。

【临床应用】三七善于止血，又能化瘀生新，具有"止血而不留瘀，化瘀而不伤正"的特点，内服外用均有良效，尤其适用于瘀血阻滞所导致的肿块、出血、癌性疼痛。食道癌出现呕血，单用三七米汤调服，可配伍白芨粉、茜草炭、煅乌贼骨、仙鹤草、花蕊石等。

【用法用量】内服：煎汤3~9g；研末吞服，每次1~3g；或入丸、散。外用：适量。

【注意事项】
①孕妇及月经过多者慎用。
②恶性肿瘤术后，血小板低下、易出血的患者慎用。

肿节风 （《江西草药》）

【来源】金粟兰科植物草珊瑚［Sarcandra glabra（Thunb.）Nakai］的干燥全草。

【别名】接骨金粟兰、九节茶、九节花、九节风、竹节茶、接骨莲、观音茶、粉莲。

【性味归经】苦、辛,平。入心、肝经。

【功能主治】清热凉血,活血消斑,祛风通络。用于血热紫斑、紫癜,风湿痹痛,跌打损伤。

【化学成分】本品含挥发油、酚类、脂类、鞣酸、黄酮、氰甙、香豆素、内酯等。果实中含蹄纹天竺素李葡萄糖甙。肿节风内酯 A 及 D、6,8-二甲氧基-7-羟基香豆素、β-谷固醇基-B-D-葡萄糖甙以及延胡素酸、琥珀酸、异岑皮定等。

【现代研究】本品能改善肿瘤细胞和荷瘤小鼠的能量代谢,提高过氧氢酶活力,对癌细胞和荷瘤机体的耗氧能力有直接的抑制作用;肿节风对体外人前列腺癌细胞 PC-3、人乳腺癌细胞 MCF-7、人肺癌 A-549、结肠癌 HCT-29、肾癌 BGC-82 均有较强的细胞毒作用,并呈剂量依赖性。肿节风提取物通过下调 Bcl 蛋白和上调 Bax 蛋白的表达,促进肿瘤细胞凋亡。

本品具有细胞毒作用、诱导癌细胞凋亡、调节人体免疫功能等抗癌药理作用。

【临床应用】肿节风可单独或配合其他药物,用于膀胱癌、食道癌、胃癌、肝癌、胰腺癌、肠癌等,可用于缓解癌性疼痛;治疗膀胱癌瘀血内阻证,可与蛇莓、三棱、桃红四物等同用;治疗癌性发热,可与莪术、赤芍、山慈菇、白花蛇舌草、金银花等同用;与枳壳、三七粉等同用,可有效缓解癌性疼痛。

【用法用量】内服:煎汤,3~9g;或入丸、散;也可研末外敷。

【注意事项】

①阴虚火旺及孕妇禁服。

②宜先煎或久煎。

③本品具有活血化瘀的功效,血小板低下、手术后及化疗、放疗后骨髓抑制及肿瘤有出血倾向者慎用。

全蝎 （《开宝本草》）

【来源】钳蝎科动物东亚钳蝎[Buthus martensii Karsch]的干燥体。

【别名】钳蝎、全虫、蝎子、茯背虫、沂蒙全蝎。

【性味归经】辛,平、有毒。入肝经。

【功能主治】息风镇痉,通络止痛,攻毒散结。用于肝风内动,痉挛抽搐,小儿惊风,中风口喎,半身不遂,破伤风,风湿顽痹,偏正头疼,疮疡,瘰疬。

【化学成分】本品含蝎毒、三甲胺、甜菜碱、牛磺酸、花生酸、正十七碳酸和多种氨基酸、卵磷脂及胆甾醇,全蝎水解液含氨基酸有:天冬氨酸(aspartic acid)、苏氨酸(threonine)、丝氨酸(serine)、谷氨酸(glutamic acid)、甘氨酸(glycine)、丙氨酸(alanine)、胱氨酸(cystine)、缬氨酸(valine)、蛋氨酸(methionine)、异亮氨酸(isoleucine)、亮氨酸(leucine)、酪氨酸(tyrosine)、苯丙氨酸(phenylalanine)、赖氨酸(lysine)、组氨酸(histidine)、精氨酸(arginine)、脯氨酸(proline),钠、磷、钾、钙、镁、锌、铁、铝、铜、锰、氯等 29 种无机元素,三甲胺(TCMLIBimethylamine)、甜菜碱(betaine)、铵盐,苦味酸羟胺(hydroxylamine picrate)、胆固醇(cholesterol)、卵磷脂(lecithine)、蝎酸(katsu acid)、牛磺酸(taurine)、软脂酸(palmitic acid)、亚麻酸(linolenic acid)、山萮酸、正十七碳酸(15-methymargaric acid)、异油酸、二十碳酸(arachidic acid)等。

【现代研究】本品对 S-180 肉瘤有抑制作用,抗血栓,镇痛,镇静,有拟胆碱作用,拟肾上腺素作用增强心肌收缩力;马氏钳蝎毒 (SVC) 能明显延长艾氏腹水癌(EAC)小鼠的生存期,有明显的细胞毒作用;能阻止拮抗裸鼠大肠的肝转移,阻止大肠癌细胞的增殖;可通过抑制癌细胞 DNA 合成,阻断癌细胞有 G0/G1 向 S 期的增殖。蝎毒可对抗肿瘤细胞引起的血小板聚集及癌栓的形成,抑制转移,改善血液循环,增加局部血流量,改善局部缺氧。

本品具有诱导细胞凋亡、抗肿瘤转移、调节人体免疫功能、抑制癌基因表达、抗肿瘤对化疗药物的多药耐药、抗肿瘤血管生成等抗癌药理作用。

【临床应用】全蝎是常用的抗癌中药之一,在临床多用于治疗癌性疼痛,治疗胃癌,常与白花蛇舌草、蜀羊泉、石见穿、藤梨根、柘石、干蟾皮等同用;治疗癌性疼痛,具有镇痛作用强且无成瘾的特点,常配伍壁虎、露蜂房、乳香、没药等。也可用于胃癌、淋巴癌等。

【用法用量】内服:煎汤,2~5g;研末入丸、散,每次 0.5~1g;蝎尾用量为全蝎的 1/3。外用:适量,研末掺、熬膏或油浸涂敷。

【注意事项】

①本品有毒,用量不宜过大;孕妇慎用。

②血虚生风者慎用。

水蛭　(《神农本草经》)

【来源】水蛭科动物蚂蟥［Whitmania Pigra Whitman］、水蛭 ［Hirudo nipponica Whitman］或柳叶蚂蟥[Whitmania acranutata Whitman]的干燥全体。

【别名】蛭蟝、至掌、蚑、马蜞、蜞、马蟥、红蛭、蚂蝗蜞、黄蜞、水麻贴、沙塔干、肉钻子、门尔哥蚂里、蚂蟥等。

【性味归经】咸、苦,平;有小毒。入肝经。

【功能主治】破血通经,逐瘀消癥。用于血瘀经闭,癥瘕痞块,中风偏瘫,跌扑损伤。

【化学成分】本品含水蛭素(Hirudin)、肝素(Heparin)、抗血栓素(Antithrombin)、谷氨酸(glutamic acid)、天冬氨酸(asparti acid)、亮氨酸(leucine)、赖氨酸(lysine)和缬氨酸(valine),钠、钾、钙、镁、锰、锌、硅、铝等 28 种微量元素。

【现代研究】水蛭素能阻碍血液凝固,抗血小板聚集、抗血栓,并有溶栓作用,可降血脂、降低血黏度、改善心肌营养;促进实验性血肿吸收,改善血液流变性作用;对肾缺血有明显的保护作用,能降低血清尿素氮,对升高的血清肿瘤坏死因子有明显的降低作用;复方水蛭素对 W256 肿瘤具有明显的抑制作用。可使荷瘤小鼠低下的 Th1 类细胞因子增多,免疫能力提高,促使漂移失调的 Th1/Th2 类细胞达到平衡状态。水蛭素能诱导人舌鳞细胞株 TCA8113 细胞凋亡;可降低肿瘤组织中 P_{53} 的表达。本品的高抗凝作用,有利于抗癌药物及免疫活性细胞进入癌组织杀伤癌细胞。

本品具有细胞毒作用、抗肿瘤转移、诱导癌细胞凋亡、抑制肿瘤血管生成、抗血小板聚集和抗凝血、调解人体免疫力、抗肿瘤多耐性药等抗癌药理作用。

【临床应用】水蛭用于恶性淋巴瘤,甲状腺癌。配䗪虫,用于慢性粒细胞性白血病、宫颈癌、真性细胞增多症;配大黄,用于肝癌、宫颈癌、慢性粒细胞性白血病、脑瘤等。

【用法用量】内服:煎汤,3~9g;或入丸、散,每次 0.5~1.5g,大剂量每次 3g。

【注意事项】体弱血虚,无瘀血停聚及孕妇忌服。

蜈蚣 (《神农本草经》)

【来源】蜈蚣科动物少棘巨蜈蚣 [Scolopendra subspinipes mutilans L.Koch] 的干燥体。

【别名】天龙、百脚、吴公、百足虫、千足虫、天虫、千条腿、蜘蛆等。

【性味归经】辛,温,有毒。入肝经。

【功能主治】息风镇痉,通络止痛,攻毒散结。用于肝风内动,痉挛抽搐,小儿惊风,中风不遂,破伤风,风湿顽痹,中风口㖞,破伤风,风湿顽痹,偏正头疼,疮疡,瘰疬。

【化学成分】本品含组胺（Histamine）样物质及溶血性蛋白质、脂肪油、胆固醇（Cholesterol）、蚁酸（Formic acid）、δ-羟基赖氨酸（δ-Hydroxylysine）；氨基酸有组氨酸、精氨酸、鸟氨酸、赖氨酸、甘氨酸、丙氨酸、缬氨酸、亮氨酸、苯丙氨酸、丝氨酸、牛磺酸（Taurine）、谷氨酸等。

【现代研究】蜈蚣提取物对胃癌细胞、肝细胞有一定的抑制作用，蜈蚣多糖显著抑制 HeLa 细胞增殖，改变 HeLa 细胞的周期，使细胞阻滞于 G_2/M 期，诱导细胞凋亡；蜈蚣显著增强机体吞噬细胞活性，改善机体免疫功能。

本品具有诱导细胞凋亡、抗肿瘤转移、防止正常细胞癌变、调节人体免疫功能、抑制癌基因表达、抗肿瘤血管生成等抗癌药理作用。

【临床应用】蜈蚣用于治疗恶性淋巴瘤、脑肿瘤、胃癌、食管癌、肝癌、鼻咽癌、结肠癌、宫颈癌、皮肤癌等，蜈蚣可有效缓解癌性疼痛。常与地龙、全蝎、僵蚕等同用，通畅脉络，缓解疼痛。

【用法用量】内服：煎汤，3~5g；研末，0.6~1g；或入丸、散。外用：适量，研末撒、油浸或研末调敷。

【注意事项】蜈蚣有毒，用量不宜大，年老体弱者慎用，孕妇禁用。

地龙　（《神农本草经》）

【来源】钜蚓科动物参环毛蚓[Pheretima aspergillum（E. Perrier）]、通俗环毛蚓[Pheretima vuLgaris Chen]、威廉环毛蚓[Pheretima guillelmi（Michaelsen）]或栉盲环毛蚓[Pheretima pectinifera Michaelsen]的干燥体。前一种习称"广地龙"，后三种习称"沪地龙"。

【别名】蚯蚓、蟪蟭、螼蚕、丘蟪、蜿蟺、引无、附蚓、寒蚓、曲蟺、曲蟮、土龙、地龙子、虫蟮、曲虫、珠串、却行、广地龙、土蟺、寒欣等。

【性味归经】咸，寒。入肝、脾、膀胱经。

【功能主治】清热定惊，通络，平喘，利尿。用于高热神昏，惊痫抽搐，关节痹痛，肢体麻木，半身不遂，肺热喘咳，水肿尿少。

【化学成分】本品含溶血成分：蚯蚓素（lumbritin）；解热成分：蚯蚓解热碱（lumbrofebin）；有毒成分：蚯蚓毒素（terrestro-lumbrilysin）等。还含 6-羟基嘌呤（hypoxanthine）、黄嘌呤（xanthine）、腺嘌呤（adenine）、鸟嘌呤（guanine）、胍（guanidine）、胆碱（choline），以及丙氨酸（alanine）、缬氨酸（valine）、亮氨酸（leucine）、苯丙氨酸（phenylalanine）、酪氨酸

(tyrosine)、赖氨酸(lysine)、胆碱、胍琥珀酸及花生四烯酸等。

【现代研究】本品在体外对胃癌细胞 MGC803 的胸腺嘧啶脱氧核酸(H3-TdR)的渗入有明显抑制作用;对荷瘤小鼠(S-180)有促进脾淋巴细胞转化作用,对给予直线电子加速器照射小鼠脾淋巴细胞转化也有促进作用;对小鼠脾淋巴细胞和人血淋巴细胞转化均有抑制作用;地龙提取物可能通过提高机体免疫能力而抑制肿瘤细胞生长。

本品具有细胞毒作用、诱导细胞凋亡、抗肿瘤转移、调节人体免疫功能、抑制癌基因表达、影响癌细胞代谢等抗癌药理作用。

【临床应用】地龙可治疗多种恶性肿瘤,用于肺癌、肝癌、胃癌、胰腺癌、前列腺癌、恶性淋巴肿瘤等,可缓解化疗所致的神经毒性。对于肺癌咳嗽气喘伴有发热、呼吸粗大、痰黏难吐、舌红苔黄等热象的患者,配伍麻黄、白果、桑白皮、黄芩等;化疗引起的神经毒性,常与黄芪、当归、赤芍、川芎、桃仁、红花配伍;地龙配伍蜈蚣、全蝎等虫类药可缓解患者的癌性疼痛。

【用法用量】内服:煎汤,4.5~9g,研末服,每次 1.5~3g,日服一至二次。

【注意事项】

①孕妇禁服。

②脾胃虚寒或无实热证者忌服。

斑蝥　(《神农本草经》)

【来源】芜青科昆虫南方大斑蝥［Mylabris phalerata Pallas］或黄黑小斑蝥［Mylabris cichorii Linnaeus］的干燥体。

【别名】斑蚝、花斑毛、斑猫、芫菁、花壳虫、章瓦、黄豆虫。

【性味归经】辛,热,有大毒。入肝、胃、肾经。

【功能主治】破血逐瘀,散结消癥,攻毒蚀疮。用于癥瘕,经闭,顽癣,瘰疬,赘疣,痈疽不溃,恶疮死肌。

【化学成分】本品含斑蝥素(ca-ntharidinC10H12O4)、羟基斑蝥素、脂肪油、树脂、蚁酸、色素及磷、镁、钙、铁、铝、锌、锰、镉、锶和铜等。

【现代研究】斑蝥素对小鼠腹水型及网状细胞肉瘤有抑制作用,抑制癌细胞蛋白质的合成和生长分化;斑蝥酸钠提高肝细胞的 CAMP 水平和 CAMP/CGMP 的比值,抑制 CAMP 磷酸二酯酶活性;能提高癌细胞和荷瘤细胞的能量代谢,提高过氧化氢酶的活力,降低荷瘤小鼠癌毒素水平;提高肝癌细胞的呼吸抑制率,增加酸性磷酸酶和脱氧核酸酶的活性;去甲斑蝥酸钠对细胞有丝分裂有干扰作用;能刺激骨髓引起的白细胞升高。斑蝥素对小鼠 S-180 有抑制作用,能使瘤组织呈碎块及糜烂状。

本品具有细胞毒作用、诱导癌细胞凋亡等抗癌药理作用。

【临床应用】斑蝥是常用抗肿瘤中药,用于原发性肝癌、食道癌、肺癌、骨肉癌、皮肤癌等恶性肿瘤,尤其是对恶性肿瘤晚期患者有明显的疗效。治疗肝癌,与陈皮、粳米同用;治疗食道癌,配伍山豆根、乌梅、红娘、蜈蚣、大枣等;治疗肺癌,配伍滑石、车前子、木通等;治疗骨肉癌,配伍蟾蜍、金钱蛇、仙鹤草等。

【用法用量】内服:炒炙研末,每次 0.03~0.06g;或入丸剂。外用:适量,研末敷贴发泡,酒、醋浸或制成膏涂。

【注意事项】

①有剧毒,内服宜慎。

②体弱及孕妇忌服。

麝香 (《神农本草经》)

【来源】鹿科动物林麝［Moschus berezovskii Flerov］、马麝［Moschus sifanicus Przewalski］或原麝［Moschus moschiferus Linnaeus］成熟雄体香囊中的干燥分泌物。

【别名】当门子、脐香、麝脐香、四味臭、臭子、腊子、香脐子。

【性味归经】辛,温;入心、脾经。

【功能主治】开窍醒脑,活血通经,消肿止痛。用于热病神昏,中风痰厥,惊痫,气郁暴厥,中恶昏迷,经闭,癥瘕,难产死胎,胸痹心痛,心腹暴痛,痹痛麻木,咽喉肿痛。

【化学成分】本品含麝香酮(Muscone)、降麝香酮(Normuscone)、麝香醇(Muscol)、麝香吡喃(Mus-copyran)、麝香吡啶(Muscopyridine)、羟基麝香吡啶-A(Hydroxymuscopyridine A)、羟基麝香吡啶-B(Hydroxymuscopyridine B)、3-甲基环十三酮(3-Me-thylcyclotridecan-1-one)、环十四烷酮(Cyclotetrade-can-1-one)等。亦含胆甾-4-烯-3-酮(Cholest-4-ene-3- one)、胆甾醇和它的酯类、睾酮(Testosterone)、雌乙醇(Estradiol)、5α-雄烷-3,17-二酮(5α-Androstan-3,17-dione)、蛋白质与氨基酸,即精氨酸、脯氨酸、甘氨酸和丙氨酸及钾、钠、钙、镁、铝、铅、氯、硫酸盐、磷酸盐、碳酸铵、尿囊素(Allantoin)、尿素、纤维素等。

【现代研究】本品对小鼠艾氏腹水癌 S-37、S-180、U14 及小鼠肝癌细胞具有抑制作用。麝香水溶性蛋白对体液免疫和细胞免疫有增强作用。麝香肽 SX15 和 SX32 促进活化的淋巴细胞因子（IFN-V）刺激后巨噬细胞表面 CD80 上调,同时也上调 IL-10 的分泌。SX17 和 SX26 还可下调脑多糖（LPS）刺激后巨噬细胞分泌 INF-V 和 IL-6,抑制巨噬细胞介导的炎症和免疫。麝香 207 与蜂花粉有选择性地直接作用于肿瘤细胞的 DNA,抑制其分裂与增殖,并修复 DNA 损伤,对正常细胞具有保护作用。

本品具有细胞毒作用、诱导癌细胞凋亡、抑制癌基因表达、调节免疫功能等抗癌药理作用。

【临床应用】麝香可用于食道癌、胃癌、肺癌。

【用法用量】内服:入丸散,每次 0.06~0.1g。外用适量。不宜入煎剂。

【注意事项】孕妇不宜服用。

王不留行 （《神农本草经》）

【来源】石竹科植物麦蓝菜[Vaccaria segetalis（Neck.）Garcke]的干燥成熟种子。

【别名】留行子、王不留、麦蓝子、大麦牛、奶米、王母牛、不母留。

【性味归经】苦,平。入肝、胃经。

【功能主治】活血通经,下乳消肿,利水通淋。用于闭经,乳汁不下,淋证,小便不利,睾丸炎,痈肿疔疮,带状疱疹。

【化学成分】本品含皂甙（vac-segoside）、棉根皂甙元（gypsogenin）、黄酮甙（vaccarin）、异肥皂草甙（isosaponarin）、植酸钙镁（phytin）、磷脂（phospholipid）、豆甾醇（stigmasterol）、呫吨酮（vaccaxan-thone）、麦蓝菜呫吨酮（sapxanthone）、1,8-二羟基-3,5-二甲氧基 9-呫吨酮（1,8-dihydroxy-3,5-dimethoxy-9H-xanthen-9-One）等。

【现代研究】本品对组织缺血、缺氧有保护作用。王不留行的提取物显著抑制荷瘤小鼠 H22 移植性肿瘤的生长。

本品具有细胞毒作用、诱导癌细胞凋亡、抗肿瘤血管生成等抗癌药理作用。

【临床应用】王不留行善于通利血脉,用于乳腺癌、甲状腺癌、肺癌、肝癌、前列腺癌、白血病、恶性淋巴瘤等属血瘀证者,并可用于缓解癌性疼痛;治疗骨肿瘤疼痛,可配伍全蝎、桑寄生、白屈菜、僵蚕等。

【用法用量】内服:煎汤,5~10g;或入丸、散。外用:适量,研末调服。

【注意事项】

①王不留行有活血通经的作用,术后有出血倾向、血小板低下的患者慎用。

②孕妇禁用。

乳　香　(《名医别录》)

【来源】橄榄科植物乳香树［Boswellia carterii Birdw.］及同属植物［Boswellia bhawdajiana Birdw.］树皮渗出的树脂。

【别名】熏陆香、马尾香、乳头香、塌香、西香、天泽香、摩勒香、多伽罗香、浴香目、香、尔香、制乳香、炒乳香、醋炒乳香、炙乳香、生乳香、明乳香。

【性味归经】辛、苦，温。入心、肝、脾经。

【功能主治】活血定痛，消肿生肌。用于胸痹心痛，胃脘疼痛，痛经经闭，产后瘀阻，癥瘕腹痛，风湿痹痛，筋脉拘挛，跌打损伤，痈肿疮疡。

【化学成分】本品含树脂、挥发油，树脂的主要成分为游离 α-乳香脂酸（α-Boswellic acid）、β-乳香脂酸（β-Boswellic acid）、结合乳香脂酸、乳香树脂烃（Olibanoresene）；树胶为阿糖酸（Arabic acid）的钙盐和镁盐、西黄芪胶黏素（Bassorin）和苦味质；挥发油含蒎烯（Pinene）、莰烯（Camphene）、香桧烯乳香（Sabinene）、榄香烯（Elemene）、消旋-柠檬烯（Dipentene）及 α-水芹烯（α-Phellandrene）、β-水芹烯（β-Phellandrene）、1-壬烯（1-Nonene）、己醛（Hexanal）、庚醛（Heptanal）、辛醛（Octanal）、壬醛（Nonanal）、2,4-壬二烯醛（2,4-Nonadional）、间-异丙基甲苯（1-Methyl-3-isopropyl benze-ne）、桉树脑（Cineole）、异辛醇（Isooctanol）、1-辛醇（1-Octanol）、1-壬醇（1-Nonanol）、乙酸正辛酯（Octyl acetate）、乙酸龙脑酯（Bornyl acetate）等。

【现代研究】乳香挥发油具有镇痛作用；能促进多核白细胞增加，改善新陈代谢。

本品具有细胞毒作用、诱导癌细胞凋亡、抗肿瘤血管生成等抗癌药理作用。

【临床应用】乳香可以用于一切癌性疼痛，常用于胰腺癌、胃癌、肝癌、乳腺癌、鼻咽癌、骨肿瘤、脑肿瘤及转移骨肿瘤疼痛等。乳香走串的药性很强，与没药配伍，是宣通脏腑经络气血的中药，治疗癌性疼痛常配伍五灵脂、当归、川芎、桃仁、丹皮等。

【用法用量】内服：煎汤；或入丸、散，3~5g；外用适量，研末调敷。

【注意事项】孕妇及胃弱者慎用。

没 药 （《药性论》）

【来源】橄榄科植物地丁树〔Commiphora myrrha Engl.〕或哈地丁树〔Commiphora molmol Engl.〕的干燥树脂。

【别名】末药。

【性味归经】辛苦,平。入心、肝、脾经。

【功能主治】散瘀定痛,消肿生肌。用于胸痹心痛,胃脘疼痛,痛经闭经,产后瘀阻,癥瘕腹痛,风湿痹痛,跌打损伤,痈肿疮疡。

【化学成分】本品含树脂、挥发油、树胶、丁香酚、间甲基酚、枯茗醛(cuminaldehyde)、桂皮醛(cinnamaldehyde)、甲酸酯、乙酸酯、没药酸酯(ester of myrrholic acid)、罕没药烯(heerabolene)、没药脂酚含原儿茶酸(protocatechuic acid)、儿茶酚(catechol)、罕没药氧化树脂(heeraboresene)、树胶类化阿拉伯树胶。

【现代研究】没药水浸剂对红色毛癣菌等皮肤真菌有抑制作用。没药降低兔、大鼠及鸡的血胆甾醇水平,并有抗炎作用;没药水提物对 A549、LIC、Panc-1、Panc-2、MCF-7、MCNeuA、PC-3 和 LNCaP 肿瘤细胞株的生长有抑制作用。

本品具有细胞毒作用、诱导癌细胞凋亡、调节人体免疫功能、抑制癌基因表达、抗肿瘤血管生成、抗肿瘤对化疗药的多药耐药等抗癌药理作用。

【临床应用】没药止疼效果较强,用于胰腺癌、食道癌、胃癌、肝痛、乳腺癌、皮肤癌、骨癌、脑癌等剧烈疼痛者。没药常与乳香配伍使用,是促进气血运行、缓解疼痛的中药材。

【用法用量】内服:煎汤,3~10g;或入丸、散。

【注意事项】

①孕妇忌服。

②骨节痛与胸腹胁肋痛,非瘀血停留而因于血虚者不宜用。

③产后恶露去多,腹中虚痛者不宜用。

④痈疽已溃不宜用。

⑤目赤肤翳非血热甚者不宜用。

第三节　扶正固本类

中医理论认为"邪之所凑,其气必虚""正气存内,邪不可干"。扶正培本是通过药物扶助正气和培植本元,使人体正气加强,有助于机体抗御和祛除病邪,达到治疗疾病目的的一种治疗方法,调节机体免疫功能状态,使机体的抗肿瘤免疫功能得以加强。化疗药物在杀灭癌细胞的同时,也损伤正常的组织细胞,给本已虚弱的机体增加了新的损害,常使治疗不能继续进行。因此,要注重致病因素,更注重机体的反应性,对肿瘤及宿主双方面因素综合考虑,不仅杀灭肿瘤细胞,同时增加和调动机体自身抗癌能力。在应用放疗、化疗时应配合扶正培本中药,增强患者体质,保证放疗、化疗顺利进行。当术后或放疗、化疗后患者出现体质下降,毒副反应明显时,及时应用扶正培本药,扶助正气,促进骨髓和免疫功能恢复。尤其对中晚期癌症患者,扶正固本中药对延长生存期,提高生存质量有明显作用。

黄芪　(《神农本草经》)

【来源】豆科植物蒙古黄芪[Astragalus membranaceus (Fisch.) Bge. var. mongholicus (Bge.) Hsiao]或膜荚黄芪[Astragalus membranaceus (Fisch.) Bge.]的干燥根。

【别名】北芪、北蓍、黄耆、黄蓍、棉芪、绵芪、绵黄芪、棉黄、箭芪、箭黄芪、内蒙古黄芪、戴芪、戴糁、戴椹、独椹、蜀脂、百本、百药棉、百药绵、土山爆张根、独根、大抽、二人抬、大有芪、蒙芪、元芪、红蓝芪、白皮芪、黑皮芪、膜荚黄芪、东北黄芪、内蒙黄芪、冲正芪、武川芪、炮台芪、浑源芪。

【性味归经】甘、微温。归肺、脾经。

【功能主治】补气升阳,固表止汗,利水消肿,生津养血,行滞通痹,托毒排脓,敛疮生肌。用于气虚体乏,食少便溏,中气下陷,久泻脱肛,便血崩漏,气虚水肿,内热消渴,血虚体黄,半身不遂,风痹麻木,久溃不敛。

【化学成分】膜荚黄芪含黄酮、皂甙。黄酮类成分:芒柄花黄素、3′-羟基芒柄花黄素(毛蕊异黄酮)及其葡萄糖甙、2′,3′-二羟基-7,4′-二甲氧基异黄酮、7,2′-二羟基-3′,4′-二甲氧基异黄芪黄烷及其葡萄糖甙、7,3′-二羟基- 4′,5′- 二甲氧基异黄烷、3-羟基-9,10-二甲氧基紫檀烷及其葡萄糖甙等。皂甙类成分:黄芪皂甙Ⅰ~Ⅷ及大豆皂甙Ⅰ、黄芪甲甙(即黄芪皂甙Ⅳ)与黄芪乙甙、蒙古黄芪含黄芪多糖、芒柄花黄素、甲氧基异黄烷毛蕊异黄酮、黄芪皂甙、木糖、半乳糖、大皂甙葡萄糖醛酸、鼠李糖等。

【现代研究】黄芪多糖(Astragalus polysaccharide,APS)对小鼠移植性肿瘤肝癌(Heps)均有明显抑制作用。APS与IL-2联合应用可明显提高LAK对靶细胞的杀伤率,可明显延长荷瘤小鼠生存期;黄芪辅助化疗可增强肿瘤抑制,减少毒副反应,并可增进机体细胞免疫功能,改善肿瘤患者的生活质量。

本品具有诱导细胞凋亡、防止正常细胞癌变、抗肿瘤转移、调节人体免疫功能、抑制癌基因表达、抗肿瘤对化疗药物的多药耐药、影响癌细胞代谢周期等抗癌药理作用。

【临床应用】黄芪用于治疗呼吸道肿瘤、消化道肿瘤、妇科肿瘤、淋巴瘤、急性白血病等恶性肿瘤;也可用于晚期恶性肿瘤患者的恶病质、癌性腹水,可缓解放疗、化疗的毒副反应;治疗肺癌与仙鹤草、鱼腥草、天门冬、浙贝母等配伍,可明显改善患者气短咳喘、咯吐黏痰的症状。治疗肝癌,配伍蚤休、牡蛎、白术、穿山甲等。

【用法用量】内服:煎汤,9~30g。

【注意事项】

①从体质上来说,黄芪不适合气虚脾湿型的患者。

②从身体状况来说,感冒、经期都不宜吃黄芪。

③湿热、热毒炽盛者禁用。

④阴虚患者使用黄芪,必须配伍养阴药使用,如生地、熟地、玄参、麦门冬、天冬、玉竹等;湿热患者必须配伍清利湿热药,如黄连、茵陈、黄芩等;热毒炽盛的患者必须配伍清热解毒药,如黄连、栀子、大黄、败酱草等。

⑤西方最新研究证实,服用黄芪的时候,最好不要使用环磷酰胺,否则互相会相克。

人　参 (《神农本草经》)

【来源】五加科植物人参[Panax ginseng C. A. Mey]的干燥根和根茎。

【别名】人、黄参、血参、人衔、鬼盖、神草、土精、地精、海腴、皱面还丹。

【性味归经】甘、微苦,微温。入脾、肺、心、肾经。

【功能主治】大补元气,复脉固脱,补脾益肺,生津止渴,安神益智。用于体虚欲脱,肢冷脉微,脾虚食少,肺虚咳喘,津伤口渴,内热消渴,气血亏虚,久病虚羸,惊悸失眠,阳痿宫冷。

【化学成分】本品含皂苷、挥发油、胡萝卜甾醇、多种糖类和人参三糖、氨基酸、有机酸以及胆碱、胆胺、维生素 B_1、维生素 B_2、维生素 C 等。

【现代研究】本品有抗应激作用，能提高机体对各种有害刺激的非特异性抵抗力,对免疫系统有双向调节的正性作用。人参皂苷可增强心肌耐缺氧能力,保护心血管系统;有促性腺激素,促进动物生长的作用。所含多糖部分具有降血糖作用。人参能促进肝细胞的核糖核酸、蛋白质及脂质的生物合成,促进骨髓中血细胞脱氧核糖核酸的生物合成,抑制高脂血症和脂肪肝形成,对神经—垂体—肾上腺皮质系统有兴奋作用。人参皂苷 Rh2 诱导人恶性黑色素瘤 A375-S2 细胞凋亡;Rg3 处理人肝癌 SK-HEP-1 细胞,可选择性的升高 P_{53} 和 P_{21}WAF1 蛋白水平。人生皂苷 Rb2、Rb3 抑制新生血管生成。人参皂苷 Rh2、人参皂苷 Rh1、人参皂苷 Rg3 和人参皂苷 Rg5 对吉田肉瘤、小鼠肉瘤 S-180 均有抑制作用。人参甾体化合物对小鼠肉瘤 S-180、胰腺 S-755 有抑制作用。

本品具有调节人体免疫功能、诱导细胞凋亡、抗肿瘤血管生成等抗癌药理作用。

【临床应用】人参为大补元气,扶正祛邪,回阳救脱常用药,主要用于食道癌、胃癌、肺癌、子宫颈癌、乳腺癌、白血病等属气血亏虚、气阴两伤、久病正虚者,甚至虚极欲脱或邪实气虚者。

【用法用量】内服:另煎,3~10g;或敷膏;或泡酒;或入丸、散。

【注意事项】

①不宜与藜芦、五灵脂同用。

②邪气亢盛、正气不虚之实证慎用。

党 参 (《草本丛生》)

【来源】桔梗科植物党参［Codonopsis pilosula （Franch.） Nannf.］素花党参［Codonopsis pilosula Nannf. var. modesta （Nannf.） L. T. Shen］或川党参[Codonopsis tangshen Oliv.］的干燥根。

【别名】防风党参、黄参、防党参、上党参、狮头参、中灵草、黄党。

【性味归经】甘,平。入脾、肺经。

【功能主治】健脾益肺,养血生津。用于脾肺气虚,食少倦怠,咳嗽虚喘,气血不足,面色萎黄,心悸气短,津伤口渴,内热消渴。

【化学成分】本品含挥发油、棕榈酸、α-蒎烯、龙脑、水溶性多糖、氨基酸和钾、钠、钙、镁、钴、铜、锌、锰、铬、钼等人体必需的元素、丁香苷、党参苷Ⅰ、胆碱、黑麦草碱、蒲公英赛醇及其乙酸酯、无羁萜、丁香醛、香草酸、5-羟甲基糠醛等。

【现代研究】党参增加红血球及血色素的作用。提高人体非特异性免疫功能。可提高小白鼠巨噬细胞吞噬能力和抗疲劳能力,对于因化疗、放疗引起的白细胞下降,可使其升高。预防实验性心肌缺血和实验性胃溃疡,增强免疫功能和抗炎、镇痛、降低体温等作用。抑制血小板聚集,降低血黏度,抗菌,抑制基因突变。

本品具有诱导癌细胞凋亡、抗肿瘤转移、类生物反应调节剂作用、抗肿瘤多药耐药性、抗肿瘤血管生成等抗癌药理作用。

【临床应用】党参适用于多种肿瘤,常与补中益气汤合四物汤治疗术后恢复期、放疗、化疗等引起的气血亏虚者;可用于治疗肺癌、肝癌、胰腺癌、肠癌、骨肉癌、白血病、淋巴瘤等;治疗白血病,配合黄芪、阿胶、枸杞、女贞子等;治疗消化道出血,常配伍白芨、阿胶、乌贼骨、茜草等;化疗后骨髓抑制、贫血、白细胞减少、血小板减少者,常配伍黄芪、熟地黄、当归、鸡血藤等。

【用法用量】内服:煎汤,9~30g。

【注意事项】

①邪气亢盛、正气不虚之实证慎用。

②不宜与藜芦同用。

灵　芝　(《神农本草经》)

【来源】多孔菌科真菌赤芝[Ganoderma luncidum(Leyss. ex Fr.)Karst.]或紫芝[Ganoderma sinense Zhao. Xu et Zhang]的干燥子实体。

【别名】赤芝、红芝、木灵芝、菌灵芝、万年蕈、灵芝草、木灵芝、菌灵芝。

【性味归经】甘,平。入心、肺、肝、肾经。

【功能主治】补气安神,止咳平喘。用于心神不宁,失眠心悸,肺虚咳喘,虚劳短气,不思饮食。

【化学成分】本品含氨基酸、多肽、蛋白质、真菌溶菌酶(fungal lysozyme)、糖类、麦角甾醇、三萜类、香豆精式、挥发油、硬脂酸、苯甲酸、生物碱、维生素B_2及维生素C、甘露醇、海藻糖(trehalose)、有机锗和微量元素硒等。

【现代研究】本品能破坏癌细胞 DAN 基因,切断肿瘤细胞分裂繁殖的恶性循环;能促进骨髓细胞蛋白质核糖核酸 RNA 和脱氧核糖核酸 DNA 合成;促进白细胞介素-2 的生成;增强机体单核吞噬细胞系统和细胞系统吞噬病毒功能,癌细胞的 Tc 杀手细胞、自然杀手细胞(N.K 细胞)和巨噬细胞的质与量。能激发干扰素、肿瘤坏死因子、白介素等细胞激素的自体生成而达杀灭癌细胞的目的。可明显抑制小鼠移植性肿瘤 S-180 肉瘤、人肺癌(PG)和 Lewis 的生长。可诱导白血病细胞 HL-60 和 U937 细胞风化。

本品具有调节人体免疫功能、诱导肿瘤细胞凋亡、抗肿瘤转移、抑制肿瘤细胞生长、防止癌细胞的再生、抗肿瘤多药耐药等抗癌药理作用。

【临床应用】灵芝是免疫功能调节剂和激活剂,可显著提高机体的免疫功能,用于胃癌、食道癌、肺癌、肝癌、膀胱癌、肾癌、肠癌、前列腺癌和宫颈癌等;配合放疗、化疗,可减轻放疗、化疗的不良反应,起到增效减毒作用。能保护癌症患者体内正常细胞的 DNA 不再氧化、被癌化;灵芝能增强癌症患者体内免疫系统。

【用法用量】内服:煎汤,6~12g,研末服,每次 2~6g,每日二次。

白　术　(《神农本草经》)

【来源】菊科植物白术[Atractylodes macrocephala Koidz.]的干燥根茎。

【别名】术、冬术、浙术、种术、祁术、山蓟、杨抱蓟、山芥、天蓟、山姜、乞力伽、山精、山连、冬白术等。

【性味归经】甘、苦,温。入脾、胃经。

【功能主治】健脾益气,燥湿利尿,止汗,安胎。用于脾虚食少,腹胀泄泻,痰饮眩季,水肿,自汗,胎动不安。

【化学成分】本品含白术内酯 I (atractylenolide I)、白术内酯 II(atractylenolide II)、白术内酯 III (atractylenolideIII)、白术内酯 IV (atractylenolide IV)、双白术内酯(biatractylenolide)、Atractylenolide V、Atractylenolide VI、Atractylenolide VII、苍术酮(atractylone)、3β-乙酰氧基苍术酮(3β-acetoxyatractylon)、脱水苍术内酯、异苍术内酯A (IsoasterolideA)、白术内酰胺(atractylenolactam)、8β -methoxyasterolid、8β 毛thoxya - sterolid、苍术苷 A、10—表苍术苷 A、苍术苷 B、淫羊藿次苷 F2、淫羊藿次苷Dl、紫丁香苷、二氢紫丁香苷、2E-癸烯-4,6-二炔-1,8-二醇-8-0-B-D-呋喃芹糖基-(1-6)-β-D-吡喃葡糖苷和莨菪亭-B-D-吡喃木糖基-(1+6) - f3 -D-吡喃葡

糖;黄酮苷、白术多糖主要是由半乳糖(Gal)、鼠李糖(Rha)、阿拉伯糖(Ara)、露糖(Man);蒲公英萜醇乙酸酯、β-香树脂醇乙酸酯、角鲨烯 3 种三萜类成分、莨菪亭、瑞香素、滨蒿素、奥索内酯 4 种香豆素类化合物和 β-谷甾醇等植物甾醇类化合物及多种氨基酸和微量元素等。

【现代研究】白术中的苍术酮、白术内酯 I 和白术内酯 III 可诱导 HL-60 和 P-388 肿瘤细胞凋亡,发挥细胞毒作用,对脂多糖诱导的肿瘤坏死因子(α-TNF)和 NO 产生的巨噬细胞具有抑制作用,能减少肿瘤细胞的坏死,效果与使用剂量有关;白术甲醇提取物能够诱导人 T 淋巴瘤 Jurkat 细胞、U937 和 HL-60 白血病细胞凋亡;能有效抑制脂质过氧化作用,降低组织脂质过氧化物的含量,避免有害物质对组织细胞结构和功能的破坏;白术多糖能使衰老大鼠大脑皮质 SOD、GSH-Px 活力增强,降低自由基代谢产物的含量,减少 DNA 的损伤;白术能刺激 Th1 型淋巴细胞增殖,产生抗体,调节免疫反应,促进细胞免疫功能;有一定的升高白细胞的作用;白术挥发油有镇静作用。白术内酯 I 可明显抑制卵巢癌细胞增殖,作用随药物浓度的升高和作用时间的延长而增强,白术内酯 I 通过抑制细胞(磷脂酰肌醇 3-激酶)PI3K 与(蛋白激酶 B)AKT 磷酸化降低卵巢癌细胞(周期素依赖性蛋白激酶抑制物)CDK1 的表达以阻碍癌细胞分裂进程。对人肺癌 A549 细胞和人宫颈癌 Hela 细胞,白术挥发油破坏肿瘤细胞 DNA 合成,抑制癌株的增殖;白术内酯能抑制转移性乳腺癌细胞的运动,下调转化生长因子-β 以及癌症相关细胞分化因子水平。

本品具有细胞毒作用、抗肿瘤转移、调节人体免疫功能、抑制癌基因表达、抑制肿瘤血管生成等抗癌药理作用。

【临床应用】白术为补气第一要药,常用于胃癌、食管癌、胰腺癌、肠癌、肝癌等消化道肿瘤,可减轻放疗、化疗引起的消化功能障碍、免疫力下降、骨髓抑制等不良反应,改善肿瘤患者恶病质。胃癌常以炒白术、太子参、茯苓、炙甘草组成的四君子汤为基础方加减,如食欲不振、肚子胀痛或恶心呕吐,去炙甘草,加用法半夏、陈皮、木香、砂仁等;大便稀的患者,可加炒山药、莲子肉、白扁豆等;放疗、化疗引起的白细胞、血小板减少,可配伍黄芪、当归、鸡血藤、阿胶等。

【用法用量】内服:煎汤;6~12g。

【注意事项】本品性偏温燥、热病伤津及阴虚燥渴、气滞胀闷者不宜使用。

熟地黄 （《本草拾遗》）

【来源】玄参科植物地黄[Rehmannia glutinosa liboschu.]的块根,经酒炖法或蒸法加工炮制而成。

【别名】熟地、地黄。

【性味归经】甘,微温。入肝、肾经。

【功能主治】补血滋阴,填精益髓。用于血虚萎黄,心悸怔忡,月经不调,崩漏下血,腰膝痠软,骨蒸潮热,盗汗遗精,内热消渴,眩晕,耳鸣,须发早白。

【化学成分】本品以甙类为主,其中又以环烯醚萜甙类为主。环烯醚萜甙有:益母草甙（leonuride）、桃叶珊瑚甙（aucubin）、梓醇(catalpol)、地共同甙（rehmannioside）A、B、C、D、美利妥双甙(meiittoside)、都桷子甙(melittoside)、都桷予甙(geniposide)、8-表马钱子甙酸(8-epiloganic acid)、艋骨草酸（ajugoslde）、6-O-E-阿魏酰基筋骨草醇(6-O-E-feruloyl ajugol)、6-0-Z-阿魏酰基筋骨草醇(6-O-Z-feruloy6I ajugol)、6-O香草酰基筋骨草醇(6-O-Z-vanilloyl ajugo),糖类:D-葡萄糖 L(D-gcucose)、D-半乳糖（D-gluctose）、D-果糖(D-fructose)、蔗糖(siucrose.)、棉子糖(raffinose)、水苏糖(stachyose)、甘露三糖（amn-nino TCMLlBlose）、毛蕊花糖（verbascose）,含赖氨酸(lysine)、组氨酸（histidine）、精氨酸（argi-nine）、天冬氨酸（sapaic aeid）、谷氨酸(giutarnic acid)、苏氨酸(thrconine)、缘氨酸(serine)、甘氨酸(giuyclne)、丙氨酸(alanine)、缬氨酸(vaiine)、异亮氨酸(isoleucine)、亮氨酸(leucine)、酪氨陵(tyrosine)、苯丙氨酸(phenylafnine)、Y-氨基丁酸(y-aminobotyricacid)、葡萄糖胺(glucosarnine)、D-甙露醇（D-manni-tol）磷酸（phosphoric acid）、β-谷甾醇（β-siterol）、胡萝卜甙(daucosterol)、腺甙(adenoside)及无机元素等。

【现代研究】 熟地黄水提液能够明显刺激 Balb/C 小鼠单核分泌细胞因子 TNF-α,促进内皮细胞增殖作用;熟地黄粗多糖可使胸腺皮质显著增厚,脾小结显著增大,胸腺皮质淋巴细胞数和脾淋巴细胞数显著增加,对免疫系统具有较好改善和刺激作用;熟地黄多糖对血虚模型小鼠白细胞计数、红细胞计数、血红蛋白、血小板有保护作用,对小鼠化学性损伤、放射性损伤均有明显的保护作用,对不同血虚模型小鼠外周血象、骨髓有核细胞下降均有拮抗作用,对小鼠造血干细胞具有促进增殖、分化作用;可显著提高血超氧化物歧化酶(SOD)、过氧化氢酶(CAT)及谷胱甘肽(GSH-PX)

活力,降低血浆、脑匀浆及肝匀浆中过氧化物脂质(LPO)水平。

本品具有调节人体免疫功能、抗肿瘤血管生成等抗肿瘤药理作用。

【临床应用】熟地黄是养血补虚之要药,可用于肺癌、食管癌、胃癌、大肠癌、乳腺癌、卵巢癌、恶性淋巴瘤、白血病等各类肿瘤属肝肾阴虚证者,并可改善化疗后的骨髓抑制;肺癌阴虚内热证,常配伍生地、百合、当归、白芍、麦门冬、玄参、贝母等,可改善患者的咳痰带血、咽喉干痛、手足心热等症状;治疗食管癌,可配伍夏枯草、白芍、木香、白花蛇舌草等;放疗、化疗后引起的骨髓抑制,常与仙鹤草、黄精、女贞子等同用。

【用法用量】内服:煎汤,10~30g,或入丸、散。

【注意事项】

①脾胃虚弱,气滞痰多,腹满胀痛,食少便溏者忌服。

②重用久服宜与陈皮、砂仁同用,防止黏腻碍胃。

山茱萸　(《神农本草经》)

【来源】山茱萸科植物山茱萸[Cornus officinalis Sieb. et Zucc]的干燥成熟果实。

【别名】山萸肉、山芋肉、山于肉、蜀酸枣、肉枣、矢、鼠矢、鸡足、山英肉、实枣儿、枣皮、萸肉等。

【性味归经】酸、涩,微温。入肝、肾经。

【功能主治】补益肝肾,收涩固脱。用于眩晕耳鸣,腰膝酸软,阳痿遗精,遗尿尿频,崩漏带下,大汗虚脱,内热消渴。

【化学成分】本品含棕榈酸(palm itic acid)、桂皮酸苄酯(benzylcinnam ate)、异丁醇(isobutylalcohol)、异戊醇(isoamylal cohol)、反式芳樟醇氧化物(trans-linalool oxide)、榄香素(elemicin)、糠醛(furfural)、甲基丁香油酚(methyleugenol)、异细辛脑(1 soasarone)、13-苯乙醇(8-phe- nylethylal cohol)、熊果酸、2-羟基熊果酸、齐墩果酸、没食子酸、苹果酸、酒石酸、原儿茶酸和3,5-二羟基苯甲酸和维生素A,含有5-羟甲基糖醛、5,5-二甲基糠醛醚和13-谷甾醇、马鞭草苷(verbenalin),足马钱素(loganin)和莫诺苷(morroniside)、獐牙菜苷(sweroside)、7-0-甲基莫诺苷(7-O-methylm orroniside、脱水莫诺苷及双环烯醚萜苷类化合物山茱萸新苷(com uside)、7-0-没食子酰-D-景天庚酮糖、葡萄糖、果糖、蔗糖、水杨梅素D、山茱萸鞣质、苏氨酸、缬氨酸、天门冬氨酸等 17 种氨基酸和钾、钙、镁、硅、磷等 23 种矿物元素和维生素 A、维生素 B、维生素 C 等。

【现代研究】山茱萸水煎剂对小鼠体液免疫和非特异性免疫有一定的增强作用,并能抑制 T 淋巴细胞的活化与淋巴因子的释放;山茱萸多糖能明显提高小鼠腹腔巨噬细胞吞噬百分率和吞噬指数,促进小鼠溶血素的形成与淋巴细胞的转化;总苷成分体外能明显抑制小鼠淋巴细胞转化、LAK 细胞生成,体内能抑制 IL-2 的产生,不同剂量的山茱萸总苷还可抑制 T 淋巴细胞产生 IL-2,体外能杀死腹水癌细胞。

本品具有调节人体免疫功能、细胞毒作用等抗癌药理作用。

【临床应用】山茱萸为平补阴阳的要药,用于治疗肝癌、胃癌、胰腺癌、肾癌、膀胱癌、脑瘤等证属肝肾阴虚者,可改善晚期癌症患者的恶病质,常配伍枸杞、党参、白术、生薏仁、怀山药、半夏、陈皮、女贞子等;与苦参、生地黄、虎杖、射干、薄荷等配伍,可减轻放疗后的口腔黏膜反应,提高患者的生存质量。

【用法用量】内服:10~15g;或如丸散。

【注意事项】小便次数多、量少,小便不畅的湿热证患者慎用。

补骨脂 (《雷公炮炙论》)

【来源】豆科植物补骨脂[soralea corylifolia L.]的干燥成熟果实。

【别名】故芷、骨脂、故子、故脂子、故之子、故之、故纸、怀故子、破故脂等。

【性味归经】辛、苦,温。入肾、脾经。

【功能主治】温肾助阳,纳气平喘,温脾止泻,消风祛斑。用于肾阳不足,阳痿遗精,尿频,腰膝冷痛,肾虚作喘,五更泄泻;外用治白癜风、斑秃。

【化学成分】本品含花椒毒素、补骨脂素(Psoralen)、异补骨脂素、补骨脂定(Psoralidin)、异补骨脂定、补骨脂甲素(Bavachin)、补骨脂乙素(Isobavachalcone)、补骨脂甲素甲醚(Bavachinin)、异补骨脂甲素、新补骨脂异黄酮、补骨脂醛、补骨脂酚(Bakuchiol)、补骨脂内酯(psoralen)、异补骨脂内酯(isopsoralen)、补骨脂色烯查耳酮、巴库查耳酮(bakuchalcone)、异新巴法查耳酮(isoneobavachalcone)等。

【现代研究】补骨脂乙素对动物有明显的扩张冠状血管、兴奋心脏、提高心肌作用,并能对抗乳酸引起的蛙心心力衰竭。补骨脂对因化疗、放疗引起的白细胞下降有升高作用。补骨脂素有选择性抑制和杀伤肿瘤细胞作用,对放疗增敏的作用。补骨脂素选择性杀伤肿瘤乏氧细胞,具有乏氧细胞增敏效应。

本品具有细胞毒作用、诱导癌细胞凋亡、调节人体免疫功能、抗肿瘤转移、抗肿瘤多药耐药等抗癌药理作用。

【临床应用】补骨脂可用于治疗肺癌、骨肉瘤、肾癌、膀胱癌等,尤其是用于肾阳亏虚证患者。治疗肺癌,常与杏仁、苏子、紫菀、款冬等配伍,可改善患者呼吸急促,动则气喘的症状;治疗肺癌骨转,常配伍透骨草、骨碎补、自然铜等,延缓骨转移的速度和减轻骨转移带来的疼痛;治疗肾癌,常配伍生熟地、女贞子、旱莲草、山茱萸、枸杞等。

【用法用量】内服:煎汤,6~10g。

【注意事项】本品性温燥烈、阴虚火旺者慎服。

僵蚕 （《神农本草经》）

【来源】蚕娥科昆虫家蚕[ombyx mori Linnaeus]B 4~5 龄的幼虫感染(或人工接种)白僵菌[Beauveria bassiana（Bals.）Vuillant]而致死的干燥体。

【别名】白僵蚕、僵虫、天虫。

【性味归经】咸、辛,平。入肝、肺、胃经。

【功能主治】息风止痉,祛风止痛,化痰散结。用于肝风夹痰,惊痫抽搐,小儿急惊,破伤风,中风口㖞,风热头痛,目赤咽痛,风疹瘙痒,发颐疔腮。

【化学成分】本品含蛋白质、脂肪、氨基酸以及铁、锌、铜、锰、铬等微量元素。白僵蚕体表的白粉中含草酸铵。

【现代研究】本品对移植性小鼠肉瘤 S-180 的生长有抑制作用。本品具有细胞毒作用、调节人体免疫功能、抗肿瘤血管生成等抗药理作用。

【临床应用】僵蚕用于肝癌、胰腺癌、食道癌、膀胱癌、鼻咽癌、舌癌、脑神经胶质瘤证属痰瘀互阻者,并可用于缓解癌性疼痛和癌性不完全梗阻;治疗肝癌痰瘀互结证,常与浙贝母、夏枯草、连翘、牡蛎等同用;治疗癌性疼痛,常与蜈蚣、地龙、全蝎等同用。

【用法用量】内服:煎汤,5~10g。

【注意事项】

①心虚不宁、血虚生风者慎服。

②僵蚕内服可致过敏反应,出现痤疮样皮疹及过敏性皮疹,停药后均能消失。

墨旱莲 （《新修本草》）

【来源】菊科植物鳢肠［Eclipta prostrata L.］的干燥地上部分。

【别名】金陵草、莲子草、旱莲草、旱莲子、白旱莲、猪牙草、旱莲蓬、猢狲头、莲草、墨斗草、墨烟草、墨菜、白花草、白花蟛蜞菊、墨记菜、野水凤仙、黑墨草、黑头草、古城墨、水旱莲、冰冻草、墨汁草、节节乌、白田乌草、墨草、摘落乌、水葵花。

【性味归经】甘、酸,寒。入肾、肝经。

【功能主治】补益肝肾,凉血止血。用于肝肾不足,头晕目眩,须发早白,吐血,咯血,衄血,便血,血痢,崩漏,外伤出血,痈肿疮毒,皮肤湿痒。

【化学成分】本品含皂甙、烟碱、鞣质、维生素 A、鳢肠素（Ecliptine）、多种噻吩化合物蟛蜞菊内酯（Wedelolac-tone）、去甲基蟛蜞菊内酯（demethylwedelolactone）、去甲基蟛蜞菊内酯-7-葡萄糖甙、菸碱（nicotine）、三噻嗯甲醇（α-terthienylmethanol）、三噻嗯甲醛（α-formyl-α-terthienel）、鞣质、苦味质及异黄酮甙类等。

【现代研究】墨旱莲提取物对四氯化碳引起的豚鼠肝损伤有预防作用。墨旱莲对白喉杆菌、金黄色葡萄球菌、链球菌及大肠杆菌也有一定抑制作用。墨旱莲可抗炎,增强非特异性免疫和细胞免疫功能,促进止血,增加豚鼠离体心脏冠脉流量,并可抗诱变。

本品具有细胞毒作用、防止正常细胞癌变、调节人体免疫功能、抑制癌基因表达等抗癌药理作用。

【临床应用】墨旱莲在临床应用较广泛,对于乳腺癌、宫颈癌、肝癌、肾癌、脑肿瘤、多发性骨髓瘤、骨转移瘤等属于肝肾阴虚者均有较好的疗效。防治放射性肺炎,常与南沙参、北沙参、天冬、麦门冬、枸杞、山茱萸、生地黄等同用。

【用法用量】内服:煎汤,6~12g;或熬膏;或捣汁;或入丸、散。外用:适量,捣敷;或捣绒塞鼻;或研末敷。

【注意事项】脾肾虚寒者忌服,肾气虚寒者禁用。

女贞子 （《神农本草经》）

【来源】木犀科植物女贞［Ligustrum lucidum Ait.］的干燥成熟果实。

【别名】女贞实、冬青子、爆格蚤、冬青子、蜡树、虫树。

【性味归经】甘、苦,凉。入肝、肾经。

【功能主治】补肾滋阴,明目乌发。用于肝肾阴虚,眩晕耳鸣,腰膝痠软,须发早白,目暗不明,内热消渴,骨蒸潮热。

【化学成分】本品含齐墩果酸、熊果酸、芹菜素、槲皮素、甘露醇、葡萄糖、女贞子苷(Nuezhenide)、橄榄苦苷(Oleuropein)、洋橄榄苦甙(Oleuropein)、4-羟基-β-苯乙基-β-D-葡萄糖甙、桦木醇(betulin)、鼠李糖、阿拉伯糖、岩藻糖、脂肪酸、挥发油、微量元素等。

【现代研究】熊果酸抑制人胃癌细胞(HGT),下调 MMP-9 的表达,可使肿瘤细胞出现核染色质浓缩,DNA 核小体断裂成碎块诱发肿瘤细胞凋亡;下调培养的果绳 KC 细胞中 PCNA 和 P-raf;降低小鼠照射后造血器官的损伤;提高免疫力,增加小鼠覆膜吞噬细胞活力。增强肿瘤患者的巨噬细胞、淋巴细胞和迟发超敏反应。

本品调节人体免疫功能、抑制癌基因表达、抗肿瘤血管生成、抗肿瘤转移等抗癌药理作用。

【临床应用】女贞子补阴而不滋腻,是清补肝肾之阴的良药。用于主治胃癌、肝癌、肾癌、膀胱癌、喉癌、肺癌、脑肿瘤等属肝肾阴虚者,可缓解放疗、化疗的不适反应;治疗乳腺癌肝肾阴虚证,常与枸杞、麦门冬、沙参、黄精、熟地、山茱萸等配伍。配合山茱萸、枸杞、党参、白术、山药、半夏、陈皮、熟地,可改善肿瘤患者恶病质状态。

【用法用量】内服:煎汤,9~15g。

【注意事项】脾胃虚寒及阳虚者忌服。

第四节　软坚散结类

软坚散结是治疗痰浊瘀血等结聚而形成结块诸证的治法,属于中医"消结"之一,《素问·脏气法时论》曰:"心欲软,急食咸以软之。"如痰浊凝聚的瘰疬、瘿气,宜消痰,软坚散结;肿瘤形成后,聚结成块,有的坚硬如石,故称之"岩"。对此,《内经》很早就提出了"坚者消之……结者散之"的治法。软坚散结中药在临床上较少单独使用,一般来说,要根据产生肿块的原因来选择配伍的中药。如因热而结者,配伍清热中药,以清热散结;因寒而结者,配伍温阳中药,以温阳散结;因毒致结者,配伍解毒中药,以解毒散结;因痰而结者,配伍化痰中药,以化痰散结;因气滞而结者,配伍理气中药,以理气散结;因瘀而结者,配伍化瘀中药以化瘀散结;因食滞而结者,配伍消滞中药以消导散结。

夏枯草 （《神农本草经》）

【来源】唇形科植物夏枯草[Prunella vulgaris L.]的干燥果穗。

【别名】麦穗夏枯草、铁线夏枯草、麦夏枯、铁线夏枯、夕句、乃东、燕面等。

【性味归经】辛、苦，寒。入肝、胆经。

【功能主治】清肝泻火，明目，散结消肿。用于目赤肿痛，目珠夜痛，头目眩晕，瘰疬，瘿瘤，乳痈，乳癖，乳房胀痛。

【化学成分】本品含夏枯草甙(prunellin)、熊果酸、齐墩果酸、芸香甙、金丝桃甙、茴香酮、飞燕草甙元(delphinidin)和矢车菊甙元(cyanidin)的花色甙、挥发油、报春花素和锦葵花素及芍药素二葡萄糖苷、咖啡酸、没食子酸和多种 β-香树脂醇酯等。

【现代研究】本品水煎浓缩物对宫颈癌细胞 JTC-26 和小鼠肉瘤 S-180 及艾氏腹水癌生长有抑制作用。

本品具有诱导癌细胞凋亡、抗肿瘤多药耐药、抗肿瘤血管生成等抗癌药理作用。

【临床应用】夏枯草用于甲状腺癌、多发性血管瘤、甲状腺囊肿、乳腺癌、肝癌、喉癌等，是治疗甲状腺常用药物之一，尤其适用于甲状腺癌患者出现心烦、发热、舌红、苔黄等，常与香附、海藻、昆布、浙贝母、陈皮、半夏、黄药子等化痰散结中药配伍使用；甲状腺癌患者出现头晕眼花、两眼干涩、心烦、入睡苦难等肝阴不足之证，常与当归、枸杞、旱莲草、女贞子、桑葚等滋阴养肝药配合使用。

【用法用量】内服：煎汤，6~15g，鲜者 50~150g；打汁或研末。外用：捣敷或捣汁含漱。

【注意事项】湿气重、脾胃虚弱的患者或风湿患者慎用。

山慈菇 （《本草拾遗》）

【来源】兰科植物杜鹃兰［Cremastra appendiculata （D.Don）Makino］、独蒜兰［Pleione bulbocodioides(Franch.) Rolfe］或云南独蒜兰［Pleione yunnanensis Rolfe］的干燥假鳞茎。前者习称"毛慈菇"，后二者习称"冰球子"。

【别名】山茨菇、慈姑、山北姑、毛慈姑、泥冰子、算盘工、人头七、太白、冰球子等。

【性味归经】甘、微辛，凉；有小毒。入肝、脾经。

【功能主治】清热解毒，化痰散结。用于痈肿疔毒，瘰疬痰核，蛇虫咬伤，癥瘕痞块。

【化学成分】本品含杜鹃兰素、木脂素类、二氢菲类、二苄醚衍生物、异赫尔酚(I)、胡萝卜苷和 β₂谷甾醇(VI)等。

【现代研究】山慈菇抑制小鼠 Lewis 肺癌、S-180 实体瘤及小鼠肝癌;可抑制血液中癌细胞而减少癌的血行转移;对人结肠癌(HCT28)、肝癌(Be17402)、胃癌(BGC2823)、肺癌(A549)、乳腺癌(MCF27)和卵巢癌(A22780)细胞表现出非选择性中等强度细胞毒活性。

本品具有细胞毒作用、诱导细胞凋亡、抗肿瘤转移、抗肿瘤血管生成等抗癌药理作用。

【临床应用】山慈菇可用于肺癌、食管癌、恶性淋巴癌、乳腺癌、胃癌等,尤其适用于脾虚痰湿证者;治疗肺癌,常与紫菀、款冬花、紫苏子、枇杷叶等配伍;治疗食道癌,常与急性子、制半夏、地鳖虫、石见穿等配合应用;治疗淋巴癌,常与昆布、海藻、夏枯草、象贝等配合使用;山慈菇配伍延胡索、丹参、郁金等,可缓解癌性疼痛。

【用法用量】内服:煎汤,3~9g;外用适量。

【注意事项】本品祛邪的力量较强,正气虚弱,体质较差者慎用。

昆　布　(《吴普本草》)

【来源】海带科植物海带[Laminaria japonica Aresch.]或翅藻科植物昆布[Ecklonia kurome Okam]干燥叶状体。

【别名】纶布、海昆布、裙带菜海带等。

【性味归经】咸、寒。入肝、胃、肾经。

【功能主治】软坚散结,利水消肿。用于瘿瘤,瘰疬,睾丸肿痛,痰饮水肿。

【化学成分】本品含藻胶素(algin)、甘露醇(mannitol)、半乳聚糖(galactan)、海带氨酸(laminine)、海带聚糖(laminarin)、谷氨酸、天冬氨酸、脯氨酸、维生素 B_1、维生素 C、碘、钾等。

【现代研究】海带多糖对荷 Heps 瘤株小鼠具有抑制作用,同时不影响小鼠的正常生长。对 Meth-A 瘤、B-16 黑色素瘤、小鼠肉瘤 S-180 具有一定抑制作用;昆布多糖,硫酸酯能促进细胞凋亡,抑制细胞增殖,增强机体免疫功能,抑制肿瘤组织血管生成,对化疗药物有增敏作用等。

本品具有抗肿瘤转移、调节人体免疫力、抗肿瘤血管生成等抗癌药理作用。

【临床应用】昆布用于甲状腺癌、食道癌、恶性淋巴瘤等。

【用法用量】内服:煎汤,6~12g。

【注意事项】脾胃虚寒蕴湿者忌服。

海　藻　(《神农本草经》)

【来源】马尾藻科植物羊栖菜[Sargassum fusiforme(Harv.) Setch.]或海蒿子[S. pallidum(Turn.) C.Ag.]的干燥藻体。

【别名】海萝、海苔、音单、落首、乌菜、海带龙、马尾藻等。

【性味归经】苦、咸,寒。入脾、肾、胃经。

【功能主治】软坚散结,利水消肿。用于瘿瘤,瘰疬,睾丸肿痛,阴囊水肿。

【化学成分】本品含多糖类、蛋白质、脂质、色素及低分子物质、食物纤维、维生素 B_{12}、维生素 C 及维生素 E、硫胺基酸、牛磺酸、甲硫氨酸、胱氨酸及其衍生物、烟碱酸、钠、钾、铁、钙。

【现代研究】海藻提取物对 B388 白血病细胞、KB 细胞具有细胞毒活性。能抑制血小板凝集,降低血黏度,对抗大鼠心肌坏死和脂质氧化以及抗溃疡。羊栖菜多糖可抗肿瘤;海藻可调节免疫功能和抗辐射等。海藻多糖对小鼠艾氏腹水瘤、腹水型肉瘤具有抑制作用,不仅提高小鼠吞噬指数,增强巨噬细胞功能,可释放 IL-1、TNF、NO 等提高免疫力。

本品具有细胞毒作用、诱导癌细胞凋亡、防止正常细胞癌变、调节人体免疫功能、抗肿瘤血管生成等抗癌药理作用。

【临床应用】海藻用于淋巴癌、食道癌、肝癌、乳腺癌、宫颈癌、鼻咽癌、腮腺癌等。治疗淋巴瘤,与海蛤粉、海带、海螵鞘、昆布、陈皮、青木香配合使用,可以有效改善淋巴瘤患者肿块突起、胸闷、食欲不振、恶心呕吐等症状。

【用法用量】内服:煎汤, 6~12g。

【注意事项】不宜与甘草共用。

牡　蛎　(《神农本草经》)

【来源】牡蛎科动物长牡蛎[Ostrea gigas Thnunb]、大连湾牡[Ostrea talienwhanensis Crosse]或近江牡蛎[Ostrea rivularis Gould]的贝壳。

【别名】牡蛤、蛎蛤、海蛎子、生蚝、左壳等。

【性味归经】咸,微寒。入肝、胆、肾经。

【功能主治】重镇安神,潜阳补阴,软坚散结。用于惊悸怔忡,眩晕耳鸣,瘰疬痰核,癥瘕痞块。

【化学成分】本品含磷酸钙、硫酸钙、镁、钠、锶、铁、铝、硅、钛、锰、钡、铜、锌、钾、磷、铬、镍等多种元素,还含蛋白质,水解液含天冬氨酸(aspartic acid)、甘氨酸(glycine)、谷氨酸(glutamieacid)、牛磺酸(taurine)等 17 种氨基酸、谷胱甘肽(glutathione)、维生素 A、维生素 B_1、维生素 B_2、维生素 D 等。

【现代研究】牡蛎提取物可提高因荷瘤而下降的免疫指标,包括总 T 细胞数,T 辅助细胞百分比,丝裂原诱发的淋巴细胞转化强度和 NK 细胞的杀伤活性。用相同剂量的牡蛎提取物对人结肠癌的裸鼠,增强宿主免疫功能,提高天然杀伤细胞活性而抑制肿瘤生长;能有效抑制对人胃癌 BGC-823 细胞增殖活动。

本品具有细胞毒作用、诱导细胞凋亡、调节人体免疫、抗肿瘤血管生成等抗癌药理作用。

【临床应用】牡蛎用于恶性淋巴瘤、甲状腺癌、肺癌、肝癌、胃癌等。与柴胡、当归、白芍、白术、茯苓、煨姜等配伍,可改善淋巴瘤、烦躁易怒、胸腹胀闷、食欲不振等症状。

【用法用量】内服:煎汤,9~30g,先煎;或入丸、散。外用:适量,研末干撒或调敷

【注意事项】

①不宜多服久服,以免引起便秘和消化不良。

②急慢性皮肤病患者忌服。

③脾胃虚寒,慢性腹泻便溏者不宜多吃。

猫爪草 (《广西中药志》)

【来源】毛茛科植物小毛茛[Ranunculus ternatus Thunb]的干燥块根。

【别名】猫爪儿草、三散草、金花草、鸭脚板等。

【性味归经】甘、辛、苦,微温。入肝、肺经。

【功能主治】软坚散结,解毒消肿。用于瘰疬,肺结核,淋巴结炎,咽喉炎,疟疾,痰核,疔疮肿毒,蛇虫咬伤。

【化学成分】本品含肉豆蔻酸十八醇酯、二十烷酸、豆甾醇、棕榈酸乙酯、肉豆蔻酸、棕榈酸、β-谷甾醇、菜油甾醇、糖类、氨基酸类等。

【现代研究】本品对小鼠 S-180、S-37、EC 有抑制作用。

本品具有细胞毒作用、诱导癌细胞凋亡、类生物反应调剂等抗癌药理作用。

【临床应用】猫爪草用于恶性淋巴瘤、肺癌、鼻咽癌、胃癌、肝癌、肠癌、乳腺癌、

甲状腺癌、白血病等属气滞痰结证者。治疗恶性淋巴瘤,常配伍柴胡、当归、白芍、白术、茯苓、煨生姜、薄荷等。

【用法用量】内服:煎汤,15~30g,或入散剂,外用:适量,熬膏涂;或鲜品捣烂敷。

【注意事项】本品对皮肤有刺激。

急性子 （《救荒本草》）

【来源】凤仙花科植物凤仙花[Impatiens balsaminaL]的干燥成熟种子。

【别名】凤仙花子,染指甲花子、透骨草、凤仙花、指甲花。

【性味归经】微苦、辛,温;有小毒。入肝、肺经。

【功能主治】破血,软坚散结,消积。用于癥瘕痞块,经闭,噎膈,外疡坚肿,骨鲠在喉。

【化学成分】本品含十八碳四烯酸(parinaric acid)、凤仙甾醇(balsaminasterol)、a-菠菜甾醇(a-spinasterol)、β-谷甾醇(β-sitosterol)、β-香树脂醇(β-amyrin)、凤仙萜四醇-A(hosenkol-A)、另含 9-十八碳烯酸-1-甘油酯[(R、Z)-glycerol-1(9-octadecenoate)]、棕榈酸(palmitic acid)、硬脂酸(stearic acid)、油酸(oleic acid)和棕榈酸乙酯(ethyl palmitate)、硬脂酸乙酯(ethyl stearate)、油酸乙酯(ethyl oleate)、类脂(lipids)、蔗糖(sucrose)、车前糖(planteose)、蒽醌甙(anthraquinone glycoside)等。

【现代研究】本品可对人肺癌 A549、人宫颈 Hela 细胞株有抑制作用。对肉瘤-37 有抑制作用。

本品具有细胞毒作用、诱导细胞凋亡、防止正常细胞癌变、抗肿瘤转移、调节人体免疫功能、抑制癌基因表达、抗肿瘤多药耐药、抗肿瘤血管生成等抗癌药理作用。

【临床应用】急性子用于治疗食道癌、胃癌、肝癌、肠癌、肺癌、乳腺癌、卵巢癌、宫颈癌、恶性淋巴瘤等,并可缓解癌性疼痛。急性在临床上主要用于减轻食管癌梗阻的症状。治疗食管癌,常与生地黄、熟地黄、当归、桃仁、红花、炙甘草、升麻等配伍。

【用法用量】内服:煎汤,3~4.5g。外用:适量,研成粉末或熬成膏敷贴。

【注意事项】

①孕妇忌服。

②急性子长期大量使用会耗伤人体正气。

鳖 甲 （《太平圣惠方》）

【来源】鳖科动物鳖［Trionyx sinensis Wiegmann］的背甲。

【别名】鳖甲、炙鳖甲、制鳖甲、酥鳖甲。

【性味归经】咸，微寒。入肝、肾经。

【功能主治】滋阴潜阳，退热除蒸，软坚散结。用于阴虚发热，骨蒸劳热，阴虚阳亢，头晕目眩，虚风内动，经闭，癥瘕，久疟疟母。

【化学成分】本品含骨胶原（collagen）、碳酸钙、中华鳖多糖（trionyx sinesis polysaccharides）、天冬氨酸(aspartic acid)、苏氨酸(threonine)、谷氨酸(glutamic acid)、甘氨酸（glycine）、丙氨酸（alanine）、胱氨酸（cystine）、缬氨酸（valine）、蛋氨酸（methionine）、异亮氨酸(isoleucine)、亮氨酸(leucine)、酪氨酸(tyrosine)、苯丙氨酸（phenylalanine）、赖氨酸（lysine）、组氨酸（histidine）、精氨酸（arginine）、脯氨酸（proline）、丝氨酸(serine)等17种氨基酸，及钙、钠、铝、钾、锰、铜、锌、磷、镁等。

【现代研究】本品对小鼠移植癌MH134具有抑制作用，使肿瘤直径减小，肿瘤重量显著减轻。对接种人肠癌细胞的裸鼠具有抑制作用。

本品具有诱导癌细胞凋亡、防止正常细胞癌变、抗肿瘤转移、调节人体免疫功能、抑制癌基因表达、抗肿瘤多药耐药、抗肿瘤血管生成等抗癌药理作用。

【临床应用】鳖甲用于治疗消化道肿瘤、呼吸道肿瘤、妇科肿瘤、淋巴瘤、急性白血病、脑胶质瘤等恶性肿瘤属肝肾阴虚者，可缓解癌性发热。治疗肝癌，常与生地黄、麦门冬、沙参、枸杞、五味子、山茱萸等配伍；治疗癌性发热，常与青蒿、生地黄、知母、丹皮同用。

【用法用量】内服：先煎，9~24g。

【注意事项】

①孕妇慎服鳖甲。

②脾胃虚寒慎服。

马钱子 （《本草纲目》）

【来源】马钱科植物马钱［Strychnos nu r-vomica L.］的干燥成熟种子。

【别名】番木鳖、苦实把豆儿、火失刻把都、苦实、马前、牛眼、大方八、马钱树、马钱子、马前子、生马钱、制马钱、炙马钱子、制马钱子、砂炙马钱子、油炙马钱子、水炙马钱子。

【性味归经】苦,温,大毒。入肝、脾经。

【功能主治】通络止痛,散结消肿。用于跌打损伤,骨折肿痛,风湿顽痹,麻木瘫痪,痈疽疮毒,咽喉肿痛。

【化学成分】本品含番木鳖碱(Strychnine,士的宁)、伪番木鳖碱(Pseudostrychnine)、马钱子碱(Brucine,即布鲁生)、伪马钱子碱(Pseudobrucine)、番木鳖次碱(Vomi- cine)、奴伐新碱(马钱子新碱,Novacine)、α-可鲁勃林(α-Colubrine)、β-可鲁勃林(β-Colubrine)、土屈新碱(Struxine)等,尚含异番木鳖碱(Isostrychnine)、番木鳖碱氮氧化物(Strychnine N-oxide)、异番木鳖碱氮氧化物(Isostrychnine N-oxide)、异马钱子碱(Iso- brucine)、马钱子碱氮氧化物(Brucine N-oxide)、4-羟基-3-甲氧基番木鳖碱(4-Hydroxy -3-methoxystrychnine)、4-羟基-番木鳖碱(4-Hydroxy-strychnine)、异马钱子碱氮氧化物(Isobrucine N-oxide)、2-羟基-3-甲氧基番木鳖碱(2-Hydroxy-3-methoxystrychnine)、15-羟基番木鳖碱(15-Hydroxystrychnine)、原番木鳖碱(Protostrychnine)等。

【现代研究】马钱子提取液在一定的剂量下对小鼠移植肿瘤 H22 的生长有明显的抑制作用,延长 H22 小鼠的生存期,且对小鼠的免疫器官无明显损害。马钱子碱在人类肝细胞中的细胞毒性,引起编程性细胞死亡,caspose-9 蛋白酶解加工,HEPG2 细胞线粒体膜去极化,起着中枢性调控作用。士的宁对人鼻咽癌细胞株 KB、胃癌细胞株 BGC、人白血病细胞株 HL-60 的生长均有抑制作用,且呈浓度-效应关系。具有细胞毒作用、诱导癌细胞凋亡、抗肿瘤转移等抗癌药理作用。

【临床应用】马钱子可治疗肺癌、乳腺癌、食管癌、膀胱癌、胃癌和宫颈癌各种肿瘤。治疗皮肤癌,配伍蜈蚣、天花粉、细辛、蒲黄、白芷等;马钱子有很好的通经止痛作用,与甘草 1:1 配比,治疗各种癌性疼痛;与山慈菇、蟾酥等配伍,外敷治疗癌性疼痛;与琥珀等制成外用膏剂,可治疗原发性肝癌引起的疼痛。

【用法用量】内服:炮制后入丸、散 0.3~0.6g。外用:适量,研末撒,或浸水、醋磨、煎油涂敷,或熬膏摊贴。

【注意事项】

①孕妇禁用。

②不宜多服久服及生用。

③外用不宜大面积涂敷。

④运动员慎用。

第五节　化痰散瘀类

痰凝郁结是肿瘤的重要病机之一,痰邪停聚于脏腑、经络引起复杂的病理变化,"诸般怪症,皆属于痰"。痰湿是人体津液代谢异常的病理产物,朱丹溪首先提出肿瘤的发生与"痰"有关,称"凡人身上、中、下有块者多是痰""痰挟瘀血,遂成窠囊""痰之为物,随气升降,无处不到"。化痰祛瘀为基本治疗。现代研究显示化痰类中药可提高黏附分子 E-cad 的表达水平,增加肿瘤细胞间的黏附能力,降低肿瘤细胞脱落进入周围组织和血管的概率;同时减弱肿瘤细胞与血管内皮和 ECM 间的异质黏附,降低 CD44 、CD44V6 等黏附分子的表达水平,降低肿瘤向基质侵袭,影响肿瘤细胞的迁移和运动能力,发挥抗肿瘤转移的作用。

半夏　（《神农本草经》）

【来源】天南星科植物半夏[Pinellia ternata（Thunb.）Breit.]的块茎。

【别名】三叶半夏、半月莲、三步跳、地八豆、守田;水玉、羊眼,老黄咀、老和尚扣、野芋头、老鸦头、地星,三步魂、麻芋子、扣子莲、生半夏、土半夏、野半夏,半子、三片叶、三开花、三角草、三兴草、守田、地珠半夏。

【性味归经】辛,温;有毒。入脾、胃、肺经。

【功能主治】燥湿化痰,降逆止呕,消痞散结。用于湿痰寒凝,咳嗽痰多,痰饮眩晕,痰厥头痛,呕吐反胃,胸脘痞闷,梅核气;外治痈肿痰核。

【化学成分】本品含挥发油、左旋麻黄碱（ephedrine）、胆碱（choline）、β-谷甾醇（β-ssitosterol）、胡萝卜甙（daucosterol）、尿黑酸（homogentisic acid）、原儿茶醛（protocatechualdehyde）、姜辣烯酮（shogaol）、黄芩甙（baicaline）、黄芩甙元（baicalein）、姜辣醇（gingerol）、1,2,3,4,6-五-O-没食子酰葡萄糖（1,2,3,4,6-penta-Ogalloylglucose）、12,13-环氧-9-羟基十九碳-7,10-二烯酸 （12,13-epoxy-9-hydroxynonadeca-7,10-dienoic acid） 及衍生物、α-及 β-氨基丁酸 （aminobutyric acid）、天冬氨酸（aspartic acid）、氨基酸和钙、铁、铝、镁、锰、铊、磷及多糖,直链淀粉、半夏蛋白和胰蛋白酶抑制剂。

【现代研究】半夏的稀醇或水浸出液对动物实验性肿瘤和 Hela 细胞具有明显的

抑制作用。

本品具有细胞毒作用、诱导癌细胞凋亡、抗肿瘤转移、调节人体免疫功能、影响癌基因表达等抗癌药理作用。

【临床应用】半夏主要用于胃癌、食道癌等消化道肿瘤,也可用于肺癌、乳腺癌、宫颈癌、甲状腺癌等,可缓解放疗化疗的胃肠反应。半夏与橘红、白术、茯苓配伍,适用于痰湿凝结证胃癌患者;治疗放疗、化疗引起的恶心呕吐,常与生姜、旋覆花、代赭石等配合使用。

【用法用量】内服:煎汤 6~10g;或丸、散。外用:适量,磨汁涂或以酒调敷患处。

【注意事项】

①不宜与川乌、草乌、附子同用。

②生半夏有小毒,对口腔、喉头和消化道黏膜有强烈的刺激性,可导致失声、呕吐等,严重者可致呼吸困难、甚至窒息。

③半夏对胎儿有致畸倾向,孕妇慎用。

绞股蓝 (《千金方》)

【来源】葫芦科植物绞股蓝［Gyrostemma pentaphyllum（Thunb.）Mak.］的全草。

【别名】七叶胆、甘蔓茶、小苦药、五叶参、七叶参、公罗锅底、遍地生根、天堂草、超人参、神仙草、甘茶蔓。

【性味归经】寒,苦。归肺、脾、肾经。

【功能主治】益气健脾,清热解毒,止咳祛痰。用于体虚乏力,虚劳失精,白细胞减少症,高脂血症,病毒性肝炎,慢性胃肠炎,慢性气管炎。

【化学成分】绞股蓝糖甙、甾醇类、黄酮类、丙二酸、维生素 C、天冬氨酸、苏氨酸、丝氨酸、谷氨酸等 17 种氨基酸和铁、锌、铜、锰、镍、叶甜素等。

【现代研究】绞股蓝能保护肾上腺和胸腺及内分泌器官,维持内分泌系统的机能,并且有降血糖和改善糖代谢作用。也有防止正常细胞癌变,促使癌细胞逐渐恢复正常,能增强心脑活力,加大冠状动脉流量,缓和动脉硬化,促使整体循环更加流畅。

本品具有细胞毒作用、诱导癌细胞凋亡、防止正常细胞癌变、调节人体免疫功能、抑制癌基因表达、影响癌细胞代谢周期等抗癌药理作用。

【临床应用】绞股蓝用于胰腺癌、肝癌、胃癌、肾癌、膀胱癌、卵巢癌等。可增强患者的体质,改善癌症患者的恶病质状态,常与炒白术、茯苓等同用。

【用法用量】内服:煎汤,15~30g;研末,每次3~6g;或泡茶。外用:适量,捣烂涂擦。

【注意事项】少数患者服药后,出现恶心呕吐、腹胀腹泻(或便秘)、头晕、眼花、耳鸣等症状。

皂角刺　(《神农本草经》)

【来源】豆科植物皂荚[Gleditsia sinensis Lam.]的干燥棘刺。

【别名】皂荚刺、皂刺、天丁、皂角针、皂针。

【性味归经】辛,温。入肝、肺、胃经。

【功能主治】消肿托毒,排脓,杀虫。用于痈疽肿毒,瘰疬,疮疹顽癣,产后缺乳,胎衣不下,疬风;外治癣麻风。

【化学成分】本品含黄酮甙、皂苷、酚类、氨基酸。黄酮甙:黄颜木素、非瑟素,并含有无色花青素。皂苷: 皂荚皂甙B-G (gleditsiasaaponin B-G)、棕榈酸(palmitic acid)、硬脂酸、油酸、亚甾醇、谷甾醇、二十九碳烷(nonacosane)。

【现代研究】皂角刺热水浸出物对人体子宫颈癌细胞株JTC-26、S-180具有抑制作用,皂角刺醇提物对小鼠的宫颈癌细胞生长有明显抑制作用,突变型P_{53}蛋白表达水平降低,PCNA蛋白表达有抑制作用。对TNF有明显的调节作用。对前列腺癌PC3细胞具有抑制增殖和诱导凋亡的作用。对金黄色葡萄球菌和卡他球菌有抑制作用。

本品具有细胞毒作用、诱导细胞凋亡、抗肿瘤转移、抑制癌基因等抗癌药理作用。

【临床应用】皂角刺是治疗癌症的配伍药之一,用于鼻咽癌、淋巴瘤、乳腺癌、肺癌、食管癌、胃癌、肠癌、前列腺癌、宫颈癌、软腭乳头状癌等多种癌症。

【用法用量】内服:煎汤,3~10g。外用:适量,醋蒸取汁,涂患处。

【注意事项】孕妇忌服。

天南星　(《神农本草经》)

【来源】天南星科植物天南星[Arisaema erubescens(wall.)Schott]、东北天南星[A. amurense Maxim.]或异叶天南星[A. heterophyllum Bl.]的干燥块茎。

【别名】南星、白南星、山苞米、蛇包谷、山棒子等。

【性味归经】苦、辛,温;有毒。入肝、肺、脾经。

【功能主治】燥湿化痰,祛风定惊,消肿散结。用于顽痰咳嗽,风痰眩晕、中风痰痈、口眼歪斜、半身不遂，喉痹，瘰疬，癫痫，惊风，破伤风，痰湿咳嗽。外用痈肿、毒蛇咬伤。

【化学成分】本品含三萜皂苷、β-谷甾醇、本质素、原儿茶酶、苯甲酸、氨基酸及右旋甘露醇等。

【现代研究】天南星水提物体外对 Hela 细胞有抑制作用，对小鼠肉瘤 S-180、HCA 实体瘤、宫颈癌 U14 有一定抑制作用。

本品具有细胞毒作用、有诱导癌细胞凋亡等抗癌药理作用。

【临床应用】天南星用于治疗肺癌、鼻咽癌、食道癌、胃癌、肺癌、鼻咽癌、肝癌、骨肿瘤、宫颈癌及白血病等。对癌性疼痛有较好疗效，常与藤黄、冰片、麝香配合研末，以醋、酒调成糊状外敷疼痛处。

【用法用量】内服：煎汤，3~10g。外用：适量。

【注意事项】阴虚燥痰及孕妇忌用。

第六节　利水渗湿类

中医认为，痰凝湿聚是肿瘤的形成病机之一。利水渗湿药具有通利水道，祛湿逐水的作用。痰凝湿聚除化痰散结外，还常配合健脾利湿药，严重时也可投利水逐饮之品。本类药物久服、多服能伤阴耗液，宜适当掌握。

茯　苓　（《神农本草经》）

【来源】多孔菌科真菌茯苓[Polria cocos（Schw.）]的干燥菌核。

【别名】茯菟、茯灵、茯蓤、伏苓、伏菟、松腴、绛晨伏胎、云苓、茯兔、松薯、松木薯、松苓、不死面。

【性味归经】甘、淡，平。入心、肺、脾、肾经。

【功能主治】利水渗湿，健脾宁心。用于水肿尿少，痰饮眩悸，脾虚食少，便溏泄泻，心神不安，惊悸失眠。

【化学成分】三萜类：茯苓酸（pachymic acid）、16α-羟基齿孔酸（tumulosic acid）、3β-羟基-7.9(11)、24-羊毛甾三烯-21-酸[3β-hydroxylanosta-7.9(11)，24-TCMLIBien-21-oic acid]、茯苓酸甲酯（pachymic acid methyl ester）、16α-羟基齿孔酸甲酯（tumulosic acid methyl ester）、7,9(11)-去氢茯苓酸甲酯[7,9(11)-dehydropachymic acid methyl ester]、3β,16α-二羟基-7,9(11),24(31)-羊毛甾三烯-21-酸甲酯[3β,16α-dihydrox-

ylanosta-7,9(11),24(31)-TCMLIBien-21-oic acid methyl ester]、多孔菌酸 C 甲酯
(polypenic acid C methyl ester)、3-氢化松苓酸(TCMLIBametenloic acid)、齿孔酸(e-
buricoic acid)、去氢齿孔酸(dehy-droeburicoic acid)、茯苓新酸(poricoic acid)A、B、C、
D、DM、AM,β 香树醇乙酸(β-羟基-16α-乙酰氧基-7,9(11),24-羊毛甾三烯-21-酸
[3β-hydroxy-16α-acetylosy-lanosta-7,9（11),24-TCMLIBien-21-oic acid] 及 7,9
(11)去氢茯苓酸[7,9(11)-dehydropachymic acid]。 多糖:茯苓聚糖(pachy-man)、茯
苓次聚(Pachymaran)及高度(1,3)、(1,6)分支的 β-D-葡聚糖 H11(gluan H11)。其
他尚含麦角甾醇(ergo-sterol)、辛酸(caprylic aid)、十一烷酸(undecanoic)、月桂酸
(lauric acid)、十二碳酸酯(dodecenoic acid)、棕榈酸(palmitic acid)、十二碳烯酸酯
(dodecenoate)、辛酸(caprylate)以及树胶、蛋白质等。

【现代研究】茯苓多糖、羧甲基茯苓多糖对小鼠肉瘤 S-180、艾氏腹水瘤 EAC、子
宫颈癌 S14 均有不同程度的抑制作用;茯苓素对小鼠 L1210 细胞的 DNA 合成有抑制
作用;茯苓聚糖对正常及荷瘤小鼠的免疫功能有增强作用,能增强小鼠巨噬细胞吞
噬功能;亦能使环磷酰胺所引起的大鼠白细胞减少回升;通过抑制 DNA 合成抑制艾
氏腹水癌细胞的生长。提高宿主免疫系统功能和直接的细胞作用。

本品具有诱导细胞毒凋亡、调节人体免疫功能、影响癌基因表达等抗癌药理作
用。

【临床应用】茯苓常用于治疗食管癌、胃癌、肝癌、鼻咽癌、舌癌、乳腺癌、膀胱
癌、肺癌、黑色素瘤等属脾虚湿盛、痰饮内停、湿热壅结者。治疗证属脾虚而出现浮肿
或腹水者尤为适用,常配伍白术、苍术、泽泻、附子、干姜等;可缓解放疗化疗引起的
全身乏力、胃口不佳、骨髓抑制等不良反应。

【用法用量】内服:煎汤,10~15g。

【注意事项】阴虚而无湿热,虚寒滑精,气虚下陷者慎服。

猪　苓　(《神农本草经》)

【来源】多孔菌科真菌猪苓[Polyporus umbellatus(Pers.) Fries]的干燥菌核。

【别名】地乌桃、猪茯苓、猪灵芝、猳猪矢、豕橐。

【性味归经】甘、淡,平。入肾、膀胱经。

【功能主治】利水渗湿。用于治小便不利,水肿、泄泻、淋浊、带下。

【化学成分】本品含粗蛋白、粗纤维、可溶性糖分、游离及结合型生物素(Biotin)、

2-羟基-二十四烷酸(2-Hydroxytetracosanoic acid)、麦角甾醇(Ergo-sterol)、生物素、糖类、蛋白质。

【现代研究】猪苓提取物能明显增强小鼠网状内皮系统吞噬能力,能提高荷瘤小鼠及化疗小鼠腹腔巨噬细胞吞噬能力。猪苓多糖能显著增强小鼠 T 细胞对 ConA 的增殖及 B 细胞对细菌脂多糖(LPS)的增殖反应,增强小鼠异型脾细胞诱导的迟发型超敏反应,并明显增强小鼠异型脾细胞激活的 T 细胞(CTL)对靶细胞的杀伤活性。对小鼠全脾细胞有明显的促有丝分裂作用;对荷瘤肝癌 H22 小鼠肝脏糖代谢和肾上腺皮质功能具有抑制作用;对小鼠移植性肿瘤 S-180 有较显著的抑制作用;具有防治小鼠急性放射损伤;对 BBN 膀胱瘤的发生具有较显著的抑制作用,且无明显毒副作用。

本品具有细胞毒作用、诱导细胞凋亡、调节人体免疫功能、抑制癌基因表达等抗癌药理作用。

【临床应用】猪苓可治疗膀胱癌、肝癌、肺癌、胃癌、肾癌、直肠癌、前列腺癌、卵巢癌等,对各种肿瘤伴有积液或水肿者尤为适宜。治疗膀胱癌,配伍蛇莓、滑石、山慈菇、薏苡仁、车前草、蒲公英等;对于晚期膀胱癌,出现肝、肺或者腹腔转移、恶性胸腹腔积液,也可单用;治疗恶性腹水,与茯苓、泽泻、白术、桂枝、大腹皮等同用。

【用法用量】内服:煎汤,6~12g。

【注意事项】

①猪苓行水之力较强,久服必会损伤肾功能,故无水湿者忌服。

②猪苓多糖的主要不良反应是皮肤过敏、血管神经性水肿等。

土茯苓 (《滇南本草》)

【来源】百合科植物光叶菝葜[Smilax glabra Roxb.]的干燥根茎。

【别名】白余粮、冷饭团、仙遗粮、饭团根、土草薢、刺猪苓、山猪粪、草禹余粮、硬饭头、红茯土、山地栗等。

【性味归经】甘、淡,平。入胃、肝经。

【功能主治】解毒,除湿,通利关节。用于梅毒及汞中毒所致的肢体拘挛,筋骨疼痛,湿热淋浊,带下,痈肿,瘰疬,疥癣。

【化学成分】本品含落新妇甙(astilbin),黄杞甙(engeletin),3-O-咖啡酰莽草酸(3-O-caffeoylshikimic acid),莽草酸(shikimic acid),阿魏酸(ferulic acid),β-谷甾醇

（β–sitosterol），葡萄糖（glucose）等。

【现代研究】土茯苓总皂甙对体外培养的 EAC、S-180、H22 细胞具有一定的细胞毒性，对荷瘤小鼠 S-180 具有一定抑制作用。可抑制人类宫颈癌细胞生长的作用，具有细胞毒作用、诱导癌细胞凋亡、抗癌的药理作用。

【临床应用】土茯苓用于膀胱癌、肺癌、食道癌、肾癌、阴茎癌、胃癌、卵巢癌、宫颈癌、肠癌、甲状腺癌、鼻咽癌、骨癌等。治疗膀胱癌，可配伍白花蛇舌草、白英、蛇莓、龙葵等；膀胱癌尿血，严重者，可加三七、仙鹤草、大蓟、小蓟等；尤其多用于下焦湿热之症候。

【用法用量】内服：煎服，15~30g。

【注意事项】

①脾虚泄泻、肝肾阴虚者慎服。

②服时忌茶。

泽　漆　（《神农本草经》）

【来源】大戟科草本植物泽漆［Euphorbiahelioscopia L.］的地上部分。

【别名】漆草、五风草、癣草、灯台草、马虎眼、五点草、乳浆草、泽茎、漆茎、五朵云、猫眼草等。

【性味归经】辛、苦，微寒；有毒。入大肠、小肠、肺经。

【功能主治】利尿消肿，化痰止咳，散结，杀虫止痒。用于水气肿满，痰饮喘咳，疟疾，瘰疬，癣疮，肺结核，颈淋巴结核等。

【化学成分】本品含槲皮素-5,3-二-D-半乳糖甙、泽漆皂甙、三萜、丁酸、泽漆醇、β-二氢岩藻甾醇、葡萄糖、果糖、麦芽糖等。乳汁含间-羟苯基甘氨酸、3,5-二羟基苯甲酸，干乳汁含橡胶烃（聚萜烯）13%、树脂 62%、水溶性物 25%。种子含水分7.74%，脂肪油 32.61%，蛋白质 17.43%，纤维素 33.82%，糖及糖甙 2.18%。鲜叶含泽漆皂甙，为无溶血性的酸性皂甙；干草含有强溶血性的酸性和中性皂甙，另含槲皮素-3,5-二半乳糖甙、β-二氢岩藻甾醇及泽漆醇。乳汁含橡胶物质、树脂、丁酸及苹果酸钙、间羟基苯甘氨酸、3,5-二羟基苯甘氨酸以及 12-去氧巴豆醇等。

【现代研究】本品对 S-180、S-37、L160 细胞有抑制作用，泽漆提取物能抑制小鼠S-180 肉瘤的生长，升高小鼠脾指数及胸腺指数，增强 SOD 的活性，增强机体免疫力，对结核杆菌及金黄色葡萄球菌、绿脓杆菌、伤寒杆菌有抑制作用。

本品具有诱导细胞凋亡、影响癌基因表达等抗癌药理作用。

【临床应用】泽漆常用于肺癌、食道癌、胃癌、恶性淋巴癌、肝癌、鼻咽癌等,可用于治疗癌性胸水、腹水及四肢水肿。治疗中晚期肺癌伴发的胸腔积液,常与半夏、生姜、桂枝、白前、甘草、黄芩、人参等配伍;伴有四肢水肿、坐卧不安,可配伍防己、葶苈子、桑白皮、茯苓、陈皮、百合等;治疗腹腔积液,常与茯苓、大腹皮、生姜片等配伍。

【用法用量】内服:煎汤,5~10g。外用:适量。

【注意事项】

①脾胃虚寒者慎用。

②气血虚者禁用。

马鞭草　(《名医别录》)

【来源】马鞭草科植物马鞭草[Verbena officinalis L.]的全草。

【别名】风颈草、紫顶龙芽、马鞭草铁马鞭、狗牙草、鹤膝风、苦练草、顺拧草、蜻蜓草、退血草、铁马莲、田鸟草、铁扫手、疟马鞭、土荆芥、野荆芥、红藤草等。

【性味归经】苦,凉。入肝、脾经。

【功能主治】活血散瘀,解毒,利水,退黄,截疟。用于癥瘕积聚,痛经闭经,喉痹,水肿、黄疸,疟疾。

【化学成分】本品含马鞭草甙(verbenalin)、5-羟基马鞭草甙、苦杏仁酶、鞣质;戟叶马鞭草甙(hastatoside)、羽扇豆醇(lupelo)、β-谷甾醇(β-sitosterol)、熊果酸(ursolic acid)、桃叶珊瑚甙(aucubin)、蒿黄素(artemetin)。叶中含马鞭草新甙(verbascoside)、腺甙(adenosine)、β-胡萝卜素(β-carotenne)。根和茎中含水苏糖(stachyose)。

【现代研究】本品对人绒癌 JAR/VPl6 耐药细胞裸鼠移植瘤具有抑制裸鼠移植瘤体积的增长,改善荷瘤鼠生存质量并延长裸鼠存活时间的作用;马鞭草提取物明显抑制荷瘤小鼠体内肿瘤的生长,但同时对荷瘤小鼠的体重增长和脾脏有降低作用。马鞭草醇提液(EVO)联合紫杉醇(PTX)能够显著增加 PTX 的抗肿瘤活性;马鞭草醇提取物对小鼠白细胞介素-2 的生物活性具有增强作用。诱导慢性淋巴性白血病细胞凋亡,通过激活凋亡蛋白 Cas-Pase-3 的表达。

本品具有细胞毒作用,诱导癌细胞凋亡、调节人体免疫力等抗癌药理作用。

【临床应用】马鞭草用于肝癌、胆囊癌等。治疗肝癌,配伍茵陈、丹参、炙鳖甲、水蛭、郁金、半边莲、白花蛇舌草等,能使肝区疼痛减轻,症状缓解,食欲增加,肿块缩小;治疗胆囊癌,配伍金钱草、薏苡仁、射干等。

【用法用量】内服:煎汤,5~10g。

【注意事项】孕妇忌服。

薏苡仁 (《神农本草经》)

【来源】禾本科植物薏苡[Coix lacryma-jobi L. var. mayuen (Roman.) Stapf]的干燥成熟种仁。

【别名】薏苡仁、苡仁、苡米、炒苡仁、炒苡米、麸苡仁、米仁、六谷、川谷、菩提子、薏米、米仁、苡仁、沟子米、六谷米。

【性味归经】甘、淡,凉。入脾、胃、肺经。

【功能主治】利水渗湿,健脾止泻,除痹,排脓,解毒散结。用于水肿,脚气,小便不利,脾虚泄泻,湿痹拘挛,肺痈,肠痈,赘疣,癌肿。

【化学成分】本品含薏苡仁酯(coixenolide)、脂肪油,油中含肉豆蔻酸(myristic acid)、芸苔甾醇(campesterol)、棕榈酸、8-十八烯酸、豆甾醇等,尚含氨基酸、蛋白质、糖类。薏苡仁含脂肪油、蛋白质、甾体衍生物、氨基酸及淀粉等。

【现代研究】薏苡仁油对细胞免疫、体液免疫有促进作用;可对小鼠移植性 S-180 肉瘤具有抑制作用,增加小鼠腹腔巨噬细胞吞噬功能,增强 NK 细胞活性。抑制呼吸中枢,使末梢血管扩张;薏苡仁丙酮提取物对宫颈癌 14(U14)及腹水型肝癌(HCA)有明显抑制作用。

本品具有诱导癌细胞凋亡、抗肿瘤转移、调节人体免疫功能、影响癌基因表达、抗肿瘤药物的多药耐药、抗肿瘤血管生成等抗癌药理作用。

【临床应用】薏苡仁在临床上应用广泛,常用于食道癌、胃癌、结直肠癌、肝癌等消化道肿瘤,尤以脾虚湿盛的消化道肿瘤及痰热挟湿的肺癌更为适宜,可改善癌症晚期患者进食量少、极度消瘦、无力、贫血等恶病质状态,减轻癌症晚期出现的胸水、腹水,缓解癌性疼痛等。

【用法用量】内服:煎汤,9~30g。或入丸、散、浸酒、煮粥、作羹。

【注意事项】

①孕妇慎用。

②脾虚无湿,大便燥结慎服。

(王玉洁 戴晓雁 柴艳冬)

第三章
常用抗肿瘤中成药

中医药已成为肿瘤临床治疗中的重要组成部分,肿瘤研究方面也取得了长足的进步和发展,已采用现代分子生物学、分子药理学、基因组学等方法多方位、多靶点、多因素、多环节深入探讨研究中药抗肿瘤的作用机理。

抗肿瘤中药的开发从验方研究到单方研究再到复方研究,从植物中寻找具有独特化学结构及作用机理的抗癌药,如青黛之靛玉红、喜树碱之喜树碱衍生物、莪术之 β-榄香烯、粗榧之高三尖杉酯碱、中国红豆杉之紫杉醇、薏苡仁之薏苡仁油、人参之 Rg3 等大量有效抗癌药。

在中医药理论的指导下,根据不同类型中药的药性,针对不同的肿瘤选择适宜的中药剂型来防治肿瘤,是研究开发抗肿瘤中药制剂的途径。随着中药研究的深入,中药抗肿瘤的作用将会更加显著。

目前,肿瘤患者在术后、放疗化疗后或治疗间歇期多会选择某种中成药,而目前市场上的抗肿瘤中成药也是门类繁多,抗肿瘤中成药应用广泛,为肿瘤患者的治疗起到了一定的保驾护航作用。抗肿瘤中成药具有疗效整体综合性、药物相对安全性、使用简洁方便性的三大特点。

常用抗肿瘤中成药在肿瘤的治疗中的作用体现在以下几个方面施治:①提高肿瘤患者的免疫功能,如贞芪扶正颗粒(胶囊)、康艾注射液、参芪扶正注射液等均可以活化巨噬细胞,促使 B 细胞产生抗体,调节 T 细胞亚群,提高 NK 细胞、LAK 细胞活性,诱 IL-2、INF 杀伤瘤细胞;②减轻放疗、化疗的毒副反应,如参一胶囊、贞芪扶正颗粒(胶囊)、参麦注射液、阿胶升白口服液等;③增效减敏,如安多霖胶囊等;④促进肿瘤患者术后的康复,预防肿瘤的复发与转移,如仙蟾片、复方斑蝥胶囊、复方红豆杉胶囊、参莲胶囊、艾迪注射液、康莱特注射液等;⑤抑制或稳定肿瘤的发展,实现带瘤生存,如消癌平、槐耳颗粒、金龙胶囊、紫龙金、鸦胆子油乳口服液(片、注射剂)、威麦灵等;⑥减轻或改善肿瘤患者临床症状和体征,维护肿瘤患者的生活质量,如平消胶囊、华蟾素片(注射液)、复方苦参素注射液、乌头注射液等。

临床上使用的抗肿瘤中成药基本分为三类:清热解毒类、活血化瘀类、扶正固本类。中国抗肿瘤中成药市场规模从 2010 年的 112.96 亿元增长至 2014 年的 229.78 亿元,近五年复合增长率为 19.42 亿元,增长态势良好,目前已有多种抗肿瘤中成药品种进入医保目录。

常用抗肿瘤中成药有针剂、片剂、胶囊剂、丸剂、口服液、栓剂、膏剂等多种剂型。

抗肿瘤中成药的使用合理与否直接关系到肿瘤治疗的临床疗效。要不断对中药制剂药性、适应证进行深入了解、系统总结研究,并在中医理论指导下辨证使用,以提高临床疗效,更好地发挥中医药防治肿瘤的特色与优势。

消癌平片

【药品名称】

通用名称:消癌平片

汉语拼音:Xiaoaiping Pian

【剂型】片剂。

【主要成分】通关藤。

【性状】本品为薄膜衣片,除去包衣后显棕褐色;气微,味苦。

【功能主治】抗癌,消炎,平喘。用于食道癌、胃癌、肺癌,对大肠癌、宫颈癌、白血病等多种恶性肿瘤,有一定疗效,可配合放疗、化疗及手术后治疗。并用于治疗慢性气管炎和支气管哮喘。

【药理研究】

①本品对人肝癌 Bel-7401 细胞和 $HepG_2$ 细胞有明显的抑制作用,显著降低人肝癌 $HepG_2$ 细胞甲胎蛋白(APF)的分泌。

②本品对小鼠移植的 S-180、胃癌 P338 有明显的抑制作用。

【规格】每粒 0.63g。

【用法用量】口服。每次 4~5 片,每日 3 次。

【不良反应】个别病例使用通关藤制剂后可出现食欲减退、白细胞下降、转氨酶升高,发热、关节疼痛、药物疹等,一般不需要特殊处理。

【药物相互作用】尚无本品与其他药物相互作用的信息。

【禁忌】孕妇忌用。

【注意事项】尚不明确。

【贮藏】密封,置阴凉处。

消癌平注射液

【药品名称】

通用名称:消癌平注射液

汉语拼音:Xiaoaiping Zhusheye

【剂型】注射剂。

【主要成分】通关藤浸膏,辅料为聚山梨酯80。

【性状】本品为棕黄色的澄明液体。

【功能主治】清热解毒,化痰软坚。用于食道癌、胃癌、肺癌,肝癌。并可配合放疗、化疗的辅助治疗。

【药理研究】

①本品对人肝癌 Bel-7401 细胞和 $HepG_2$ 细胞有明显的抑制作用, 显著降低人肝癌 $HepG_2$ 细胞甲胎蛋(APF)的分泌。

②本品对小鼠移植的 S-180、胃癌 P338 有明显的抑制作用。

【规格】每支 20ml。

【用法用量】肌内注射。每次 2~4 ml,每日 1~2 次;或遵医嘱。静脉滴注。用 5% 或 10% 葡萄糖注射液稀释后滴注,每次 20~100 ml,每日 1 次;或遵医嘱。

【不良反应】偶见低热、皮疹、多汗、游走性肌肉关节疼痛、注射局部刺激痛等不适。

【药物相互作用】尚无本品与其他药物相互作用的信息。

【禁忌】尚不明确。

【注意事项】个别患者在用药期间有低热,多汗,游走性肌肉、关节疼痛等不适,一般不需特殊处理。

【贮藏】密封,避光。

鸦胆子油口服乳液

【药品名称】

　　　　通用名称：鸦胆子油口服乳液

　　　　汉语拼音：Yadanziyou Koufu Ruye

【剂型】口服液。

【主要成分】鸦胆子、豆磷脂。

【性状】本品为乳白色均匀乳状液体；味微苦。

【功能主治】抗癌药。用于肺癌、肺癌脑转移、消化道肿瘤及肝癌的辅助治疗。

【药理研究】

①本品为细胞周期非特异性抗癌药，对各期癌细胞均有杀伤和抑制作用。

②本品可明显抑制肿瘤细胞 DNA 的合成。

③本品可直接进入癌细胞，通过影响质膜系统和线粒体，使之变性、坏死。

④本品对人胃癌化疗药物耐药细胞的耐药性有逆转作用，对胃癌细胞株有一定的抑制作用。

⑤本品与化疗药物联合应用时能明显增强对癌细胞的生长抑制率。

⑥本品易透过血脑屏障，对脑肿瘤及脑转移瘤有较好疗效。

【规格】每支 20ml。

【用法用量】口服。每次 20ml，每日 2~3 次，30d 为 1 疗程。

【不良反应】尚不明确。

【药物相互作用】尚无本品与其他药物相互作用的信息。

【禁忌】尚不明确。

【注意事项】本品无明显毒副作用，但少数患者用药后偶有油腻感、恶心、厌食等消化道不适的反应。如有分层应停止使用。

【贮藏】室温下存放，防冻。

鸦胆子油软胶囊

【药品名称】

　　　　通用名称：鸦胆子油软胶囊

汉语拼音：Yadanziyou Ruanjiaonang

【剂型】胶囊剂。

【主要成分】鸦胆子油、豆磷脂。

【性状】本品为黄色的软胶囊,内容物为淡黄色至黄色的混悬液体。气特异,味苦。

【功能主治】抗癌药。用于肺癌、肺癌脑转移、消化道肿瘤及肝癌的辅助治疗。

【药理研究】

①本品为细胞周期非特异性抗癌药,对各期癌细胞均有杀伤和抑制作用。

②本品具有明显抑制肿瘤细胞 DNA 的合成。

③本品可直接进入癌细胞,通过影响质膜系统和线粒体,使之变性、坏死。

④本品对人胃癌化疗药物耐药细胞的耐药性有逆转作用。

⑤本品对胃癌细胞株有一定的抑制作用。

【规格】每粒 0.53g。

【用法用量】口服。每次 4 粒,每日 2~3 次。30d 为 1 个疗程。

【不良反应】本品无明显毒副作用,有少数患者用药后偶有油腻感、恶心、厌食等消化道不适的反应。

【药物相互作用】尚无本品与其他药物相互作用的信息。

【禁忌】尚不明确。

【注意事项】尚不明确。

【贮藏】密封,置阴凉处。

鸦胆子油乳注射液

【药品名称】

通用名称:鸦胆子油乳注射液

汉语拼音:Yadanziyouru Zhusheye

【剂型】注射剂。

【主要成分】精制鸦胆子、豆磷脂、甘油。

【性状】本品为乳白色的均匀乳状液体。

【功能主治】抗癌药。用于肺癌、肺癌脑转移及消化道肿瘤。

【药理研究】

①本品为细胞周期非特异性抗癌药,对各期癌细胞均有杀伤和抑制作用。

②本品可明显抑制肿瘤细胞 DNA 的合成。

③本品可直接进入癌细胞,通过影响质膜系统和线粒体,使之变性、坏死。

④本品对人胃癌化疗药物耐药细胞的耐药性有逆转作用,对胃癌细胞株有一定的抑制作用。

⑤本品与化疗药物联合应用时能明显增强对癌细胞的生长抑制率。

⑥本品易透过血脑屏障,对脑肿瘤及脑转移瘤有较好疗效。

【规格】每支 10ml。

【用法用量】静脉滴注。每次 10~30ml,每日 1 次(本品须加灭菌生理盐水 250ml,稀释后立即使用)。

【不良反应】本品无明显毒副作用,有少数患者用药后有油腻感、恶心、厌食等消化道不适反应。

【药物相互作用】尚无本品与其他药物相互作用的信息。

【禁忌】尚不明确。

【注意事项】本品如有分层,应停止使用。

【贮藏】密闭、避光,置冷暗处(2℃~10℃或不超过 20℃)保存。

参一胶囊

【药品名称】

　　通用名称：参一胶囊

　　汉语拼音：Shenyi Jiaonang

【剂型】胶囊剂。

【主要成分】人参皂苷 Rg3(Ginsenoside Rg3)。

【性状】本品为硬胶囊,内容物为白色粉末;味微苦。

【功能主治】培元固本,补益气血。与化疗配合用药,有助于提高原发性肺癌、肝癌的疗效,可改善肿瘤患者的气虚症状,提高机体免疫功能。

【药理研究】

①本品对多种动物移植性实体瘤具有抑制作用。

②与化疗合并用药,对小鼠 H22 腹水型肝癌有增强疗效的作用。

③能调节免疫功能,防止白细胞下降、脱发等。

④本品尚可抑制肿瘤血管内皮细胞的增殖生长和新生血管的形成。

【规格】每粒含人参皂苷 Rg3 为 10mg。

【用法用量】饭前空腹口服。每次 2 粒,每日 2 次。8 周为 1 疗程。

【不良反应】少数患者服药后可出现口咽干燥、口腔溃疡。如果过量服用可能出现咽痛、头晕、耳鸣、鼻血、胸闷、多梦等。

【药物相互作用】尚无本品与其他药物相互作用的信息。

【禁忌】尚不明确。

【注意事项】

①火热证或阴虚内热证者慎用。

②有出血倾向者忌用。

【贮藏】密闭,置干燥处。

复方斑蝥胶囊

【药品名称】

通用名称:复方斑蝥胶囊

汉语拼音:Fufangbanmao Jiaonang

【剂型】胶囊剂。

【主要成分】斑蝥、人参、黄芪、刺五加、莪术、熊胆粉、三棱、山茱萸、女贞子、甘草、半枝莲。

【性状】本品为胶囊剂,内容物为黄绿色至棕褐色的粉末,味微苦甜。

【功能主治】破血消瘀,攻毒蚀疮。用于原发性肝癌、肺癌、直肠癌、恶性淋巴瘤、妇科恶性肿瘤(卵巢癌、子宫内膜癌、绒毛膜癌)等。

【药理研究】

①本品对小鼠肝癌 H22 有明显的抑制作用;可延长荷瘤小鼠的生存时间,抑制肿瘤的转移,增强小鼠免疫功能,诱导肿瘤细胞凋亡。

②本品能增强机体的非特异性和特异性免疫功能,提高机体的应激能力。

③本品与抗癌药环磷酰胺联合应用,有协同增效作用,可明显提高抑瘤率;可对抗钴 60 照射和环磷酰胺引起的白细胞下降。

【规格】每粒 0.25g。

【用法用量】口服。每次 2 粒,每日 3 次。

【不良反应】尚不明确。

【药物相互作用】如与其他药物同时使用可能会发生药物相互作用。

【禁忌】尚不明确。

【注意事项】糖尿病患者及糖代谢紊乱者慎用。

【贮藏】密封。

康莱特注射液

【药品名称】

通用名称:康莱特注射液

汉语拼音:Kanglaite Zhusheye

【剂型】注射剂。

【主要成分】薏苡仁油、大豆磷脂、甘油。

【性状】本品为水包油型白色乳状液体。

【功能主治】益气养阴,消癥散结。用于不宜手术的气阴两虚、脾虚湿困型原发性非小细胞肺癌及原发性肝癌。配合放疗、化疗有一定的增效作用。对中晚期肿瘤患者具有一定的抗恶病质和止痛作用。

【药理研究】

①本品对小鼠 Lewis 肺癌、B16 黑色素瘤肺转移、大鼠 W256 癌肉瘤、裸鼠移植性人体肝癌 QGY 有一定抑制作用。

②本品合并小剂量环磷酰胺可提高对大鼠移植性瓦克癌肉瘤 W256 的抑制作用;对 5-氟尿嘧啶、环磷酰胺或顺铂引起的小鼠白细胞降低、ALT 升高,以及顺铂引起的小鼠 BUN 升高有抑制作用。

③本品能促进荷瘤小鼠的脾淋巴细胞增殖,提高 NK 细胞的活性,促进巨噬细胞的吞噬功能;对荷瘤和正常小鼠的常压耐缺氧存活时间、游泳时间有一定延长作用。

④本品可抑制醋酸所致小鼠疼痛反应,使扭体次数减少。

【规格】每瓶 100ml,10g。

【用法用量】缓慢静脉滴注。每次 200ml,每日 1 次,21d 为 1 疗程,间隔 3~5d 后可进行下一疗程。联合放疗、化疗时,可酌减剂量。首次使用,滴注速度应缓慢,开始 10min 滴速应为 20 滴/min,20min 后可持续增加,30min 后可控制在 40~60 滴/min。

【不良反应】临床偶见脂过敏现象,如寒战、发热、轻度恶心及肝转氨酶可逆性升高,使用 3~5d 后此症状大多可自然消失而适应。偶见轻度静脉炎。

【药物相互作用】尚无本品与其他药物相互作用的信息。

【禁忌】

①在脂肪代谢严重失调时(急性休克、急性胰腺炎、病理性高脂血症、脂性肾病变等患者)禁用。

②肝功能严重异常者慎用。

③孕妇禁用。

【注意事项】

①如偶有患者出现严重脂过敏现象可对症处理,并酌情停止使用。

②本品不宜加入其他药物混合使用。

③静脉滴注时应防止渗漏血管外而引起刺激疼痛;冬季可用 30℃温水预热,以免除物理性刺激。

④使用本品应采用一次性输液器(带终端滤器)。

⑤如发现本品出现油、水分层(乳析)现象,严禁使用。

⑥如有轻度静脉炎出现,可在注射本品前和后适量(50~100ml)输注 0.9%氯化钠注射液或 5%葡萄糖注射液。

【贮藏】密闭,遮光,置阴凉处(不超过 20℃),防止冻结受热。

华蟾素片

【药品名称】

通用名称:华蟾素片

汉语拼音 Huachansu Pian

【剂型】片剂。

【主要成分】干蟾皮提取物。

【性状】本品为肠溶糖衣片,除去包衣后显黄色;气微香,味苦。

【功能主治】解毒,消肿,止痛。用于中、晚期肿瘤,慢性乙型肝炎等症。

【药理研究】

1.抗肿瘤作用

①本品对小鼠移植性肿瘤 S-180 肉瘤、H22 肝癌具有抑瘤作用, 对 L1210 白血病小鼠有延长生命的倾向;

②体外药物试验表明华蟾素生药 2mg/ml 对三种消化系统肿瘤株（人肝癌 SMMC-7721、人胃癌 MKN45、人结肠癌 LOVO)均有杀伤作用,其机制为直接杀伤肿瘤细胞 DNA,导致肿瘤细胞坏死。

③华蟾素有使 H22 肝癌荷瘤小鼠血浆内 cAMP 含量升高, 并使 cAMP/cGMP 比值恢复正常的作用。

④华蟾素对 S180 肉瘤小鼠单用抑制率为 35.5%, 与 CTX 联合应用后抑制率提高 71%,疗效优于 CTX 单独用药,表明华蟾素与 CTX 联合应用具有协同作用。

⑤华蟾素与 5-Fu、CTX、MTX、VCR 联合应用具有协同作用, 化疗与华蟾素联合应用的疗效比单独用药治疗有所提高,并能减轻放疗辐射与化疗的毒副作用。

2.免疫促进作用:华蟾素对 CTX 所致白细胞减少症有防治作用,能提高小鼠淋巴细胞比率,也可提高小鼠血清中 lgG、lgA、lgM 的含量;华蟾素可增强体液免疫和细胞免疫。

3.抗病毒作用:华蟾素对 2215 细胞及鸭乙肝病毒均有抑制其复制作用。

【规格】每素片重 0.3g。

【用法用量】口服。每次 3~4 片,每日 3~4 次。

【不良反应】尚不明确。

【药物相互作用】如与其他药物同时使用可能会发生药物相互作用。

【禁忌】避免与剧烈兴奋心脏药物配伍。

【注意事项】口服初期偶有腹痛、腹泻等胃肠道刺激反应。如无其他严重情况,不需停药,继续使用,症状会减轻或消失。

【贮藏】密封。

华蟾素注射液

【药品名称】

通用名称：华蟾素注射液

汉语拼音：Huachansu Zhusheye

【剂型】注射液。

【性状】本品为微黄色或淡黄色的澄明液体。

【主要成分】华蟾素。

【功能主治】解毒,消肿,止痛。用于中、晚期肿瘤,慢性乙型肝炎等症。

【药理研究】

①抗肿瘤作用：华蟾素生药 3g/kg 对小鼠移植性肿瘤 S-180 肉瘤、H22 肝癌具有抑瘤作用，对 L1210 白血病小鼠有延长生命的倾向。华蟾素生药 7.5g/kg 对大鼠 W256 的抑制率为 63.7%。体外药物试验表明华蟾素生药 2mg/ml 对三种消化系统肿瘤株（人肝癌 SMMC-7721、人胃癌 MKN45、人结肠癌 LOVO）均有杀伤作用，其机制为直接杀伤肿瘤细胞 DNA，导致肿瘤细胞坏死。从分子水平观察华蟾素有使 H22 肝癌荷瘤小鼠血浆内 cAMP 含量升高，并使 cAMP/cGMP 比值恢复正常的作用。华蟾素对 S-180 肉瘤小鼠单用抑制率为 35.5%，与 CTX 联合应用后抑制率提高到 71%，疗效优于 CTX 单独用药，表明华蟾素与 CTX 联合应用具有协同作用，华蟾素与 5-Fu、CTX、MTX、VCR 联合应用具有协同作用，化疗与华蟾素联合应用的疗效比单独用药治疗有所提高，并能减轻放疗辐射与化疗的毒副作用。

②免疫促进作用：华蟾素对 CTX 所致白细胞减少症有防治作用，能提高小鼠淋巴细胞比率，也可提高小鼠血清中 IgG、IgA、IgM 的含量；华蟾素具有增强体液免疫和细胞免疫的功能。

③抗病毒作用：华蟾素对 2215 细胞及鸭乙肝病毒均有抑制其复制作用。

【规格】每支 5ml。

【用法用量】肌内注射。每次 2~4ml（2/5~4/5 支），每日 2 次；静脉滴注。每日 1 次，每次 10~20ml（2~4 支），用 5% 的葡萄糖注射液 500ml 稀释后缓缓滴注，用药 7d，休息 1~2d，四周为 1 疗程，或遵医嘱。

【不良反应】

①个别病人如用量过大或两次用药间隔不足 6~8h，用药后 30min 左右，可能出现发冷发热现象。

②少数患者长期静滴后有局部刺激感或静脉炎，致使滴速减慢，极个别病人还可能出现荨麻疹、皮炎等。

【药物相互作用】尚无本品与其他药物相互作用的信息。

【禁忌】避免与剧烈兴奋心脏药物配伍。

【注意事项】个别病人出现不良反应时，应停止用药作对症治疗，待反应消失后仍可正常用药。

【贮藏】避光，置阴凉处（不超过 20℃）。

安替可胶囊

【药品名称】

通用名称：安替可胶囊

汉语拼音：Antike Jiaonang

【剂型】胶囊剂。

【主要成分】当归、蟾皮。

【性状】本品为胶囊剂，内容物为灰黄色粉末；气清香、味甘苦、有麻感。

【功能主治】软坚散结，解毒定痛，养血活血。用于食管癌瘀毒证，与放疗合用可增强对食管癌的疗效；用于晚期原发性肝癌瘀毒证，对不宜手术、放化疗者有一定抑制肿瘤增长作用，可改善生存质量；用于中晚期胃癌瘀毒证的化疗辅助治疗配合 5-FU-DDP 方案（5-FU、MMC、DDP），可改善临床症状、生存质量。

【药理研究】经体外与体内动物研究表明，本品对部分肿瘤细胞具有一定的抑制作用。

【规格】每粒 0.22g。

【用法用量】口服。每次 2 粒，每日 3 次，饭后服用。疗程 6 周，或遵医嘱。

【不良反应】少数患者使用后可出现恶心、血象降低。过量、连续久服可致心慌。

【药物相互作用】如与其他药物同时使用可能会发生药物相互作用。

【禁忌】尚不明确。

【注意事项】

①心脏病患者慎用。

②孕妇忌服。

③注意观察血象。

④注意掌握服用剂量。

【贮藏】密封。

威麦宁胶囊

【药品名称】

通用名称：威麦宁胶囊

汉语拼音：Weimaining Jiaonang

【剂型】胶囊剂。

【主要成分】威麦宁。

【性状】本品为胶囊剂,内容物为褐红色粉末;味涩、苦、微酸。

【功能主治】活血化瘀,清热解毒,祛邪扶正。配合放疗、化疗治疗肿瘤有增效、减毒作用;单独使用可用于不适宜放疗、化疗的肺癌患者的治疗。

【药理研究】本品对动物移植性肿瘤有一定抑制作用,对实验性免疫指标有一定增强作用。

【规格】每粒 0.4g。

【用法用量】口服每次 6~8 粒,每日 3 次,或遵医嘱饭后服用。

【不良反应】偶有恶心等消化道症状。

【药物相互作用】尚无本品与其他药物相互作用的信息。

【禁忌】尚不明确。

【注意事项】尚不明确。

【贮藏】遮光、密封,置阴凉处。

紫龙金片

【药品名称】

    通用名称:紫龙金片

    汉语拼音:Zilongjin Pian

【剂型】片剂。

【主要成分】黄芪、当归、白英、龙葵、丹参、半枝莲、蛇莓、郁金。

【性状】本品为薄膜衣片,除去包衣后显棕色至深棕色;气微香,味微苦。

【功能主治】益气养血,清热解毒,理气化瘀。用于气血两虚证原发性肺癌化疗者,症见神疲乏力,少气懒言,头昏眼花,食欲不振,气短自汗,咳嗽,疼痛。

【药理研究】

①本品对小鼠移植性肝癌 Heps、肺癌 Lewis 及 LA795 有一定的抑制作用。

②具有增强小鼠迟发型超敏反应的作用,并能诱导活化人淋巴细胞杀伤肿瘤细胞。

③可提高 T 淋巴细胞的增殖能力,减轻顺铂、环磷酰胺等化疗药物的部分毒性作用。

【规格】每片 0.65g。

【用法用量】口服。每次 4 片,每日 3 次,与化疗同时使用。每 4 周为 1 周期,2 周期为 1 疗程。

【不良反应】尚不明确。

【药物相互作用】尚无本品与其他药物相互作用的信息。

【禁忌】孕妇禁用。

【注意事项】尚不明确。

【贮藏】密封,置阴凉处。

康艾注射液

【药品名称】

      通用名称:康艾注射液

      汉语拼音:Kangai Zhusheye

【剂型】注射剂。

【主要成分】黄芪、人参、苦参素。

【性状】本品为微黄色至淡黄色的澄明液体。

【功能主治】益气扶正,增强机体免疫功能。用于原发性肝癌、肺癌、直肠癌、恶性淋巴瘤、妇科恶性肿瘤;各种原因引起的白细胞低下及减少症。慢性乙型肝炎。

【药理研究】

  ①直接杀死癌细胞(缩小肿块);可切断癌细胞 NDA 分子链的合成,抑制癌细胞生长(控制和稳定病情)。

  ②增强体质、提高化疗疗效。

  ③保护造血系统,减轻化疗药物对肝、肾、神经的损害。

  ④快速升高白细胞。

【规格】每支 10ml。

【用法用量】缓慢静脉注射或滴注。每日1~2 次,每日 40~60ml,用 5%葡萄糖注射液或 0.9%生理盐水 250~500ml 稀释后使用。30d 为 1 疗程,或遵医嘱。

【不良反应】本品偶见皮疹、瘙痒、寒战、发热、恶心、呕吐、胸闷、心悸等,罕见严重过敏反应,表现为过敏性休克等。

【药物相互作用】尚无本品与其他药物相互作用的信息。

【禁忌】禁止和含有藜芦的制剂配合使用。

【注意事项】

①本品可能发生严重过敏反应,表现为过敏性休克等。用药后出现过敏反应或其他严重不良反应须立即停药并及时救治。

②过敏体质的患者,老人、儿童等特殊人群和初次使用本品的患者应谨慎,用药后密切观察。

③临床使用应辨证用药,严格按照说明书规定的功能主治使用。

④严格按照说明书规定用法用量使用,按照药品说明书推荐的剂量及疗程使用。

⑤本品应单独使用,严禁混合配伍。谨慎联合用药。如确需联合使用其他药品时,要充分考虑与本品的间隔时间及药物相互作用等问题。

⑥输液速度:滴速勿快,老人、儿童以 20~40 滴/min 为宜,成年人以 40~60 滴/min 为宜。

⑦用药过程中,应密切观察用药反应,特别是开始 30min,发现异常,立即停药,对患者采用积极救治措施。

【贮藏】密封,避光。

艾迪注射液

【药品名称】

通用名称:艾迪注射液

汉语拼音:Aidi Zhusheye

【剂型】注射剂。

【主要成分】斑蝥、人参、黄芪、刺五加。

【性状】本品为浅棕色的澄明液体。

【功能主治】清热解毒,消瘀散结,用于原发性肝癌、肺癌、直肠癌、恶性淋巴瘤、妇科恶性肿瘤等。

【药理研究】

①本品对小鼠 S-180、H_{22}、EAC 实体瘤有明显的抑制作用。

②本品体外抑瘤实验表明:对癌细胞有直接杀伤和抑制作用。对裸鼠人胃癌细胞 BGC823 具有抑制作用。

③能增强机体的非特异性和特异性免疫功能,提高机体的应激能力。

④本品和抗癌药 5-Fu、CTX 联合应用及与放疗同步治疗有协同增效作用,能使白细胞和血小板保持在正常范围。

【规格】每支 10ml。

【用法用量】静脉滴注。成人每次 50~100ml,加入 0.9%氯化钠注射液或 5~10%葡萄糖注射液 400~450ml,每日 1 次;与放疗、化疗合用时,疗程与放疗、化疗同步;手术前后使用本品 10d 为 1 疗程;介入治疗 10d 为 1 疗程;单独使用 15d 为 1 周期,间隔 3d,2 周期为 1 疗程;晚期恶病质病人,连用 30d 为 1 个疗程,或视病情而定。

【不良反应】首次应用本品,偶有患者出现面红、荨麻疹、发热等反应,极个别患者有心悸、胸闷、恶心等反应。

【药物相互作用】尚无本品与其他药物相互作用的信息。

【禁忌】孕妇及哺乳期妇女禁用。

【注意事项】

①首次用药应在医师指导下,给药速度开始 15 滴/min,30min 后如无不良反应,给药速度控制在 50 滴/min。

②如有不良反应发生应停药并作相应处理。再次应用时,艾迪注射液用量从 20~30ml 开始,加入 0.9%氯化钠注射液或 5%~10%葡萄糖注射液 400~450ml,同时可加入地塞米松注射液 5~10mg。

③因本品含有斑蝥素,外周静脉给药时注射部位静脉有一定刺激,可在静滴本品前后给予 2%利多卡因 5ml 加入 0.9%氯化钠注射液 100ml 静滴。

【贮藏】密封,避光,置阴凉处。

金龙胶囊

【药品名称】

通用名称:金龙胶囊

汉语拼音:Jinglong Jiaonang

【剂型】胶囊剂。

【主要成分】鲜守宫、鲜金钱白花蛇、鲜蕲蛇等。

【性状】本品为胶囊剂,内容物为淡黄色粉末,气微腥。

【功能主治】破瘀散结,解郁通络。用于原发性肝癌血瘀郁结证,症见右胁下积块,胸胁疼痛,神疲乏力,腹胀,纳差等。

【药理研究】本品可明显增强机体及荷瘤动物的免疫功能,对肝癌等肿瘤均有明显抑制癌细胞生长的作用。

【规格】每粒 0.25g。

【用法用量】口服。每次 4 粒,每日 3 次。

【不良反应】未发现对肝肾功能的损害和骨髓抑制等。

【药物相互作用】尚无本品与其他药物相互作用的信息。

【禁忌】妊娠及哺乳期妇女禁用。

【注意事项】服药期间出现过敏者,应及时停药并给予相应的治疗措施。

【贮藏】密封,置阴凉处。

参莲胶囊

【药品名称】

通用名称:参莲胶囊

汉语拼音:Shenlian Jiaonang

【剂型】胶囊剂。

【主要成分】苦参、山豆根、半枝莲、防己、三棱、莪术、丹参、补骨脂、苦杏仁、乌梅、白扁豆。

【性状】本品为胶囊剂,内容物为棕褐色的粉末,气微香,味苦。

【功能主治】清热解毒,活血化瘀,软坚散结。用于气血瘀滞,热毒内阻而致的中晚期肺癌、胃癌。

【药理研究】本品具有抑制动物肿瘤生长的作用和延长载瘤动物生存的时间。

【规格】每粒 0.5g。

【用法用量】口服。每次 6 粒,每日 3 次。

【不良反应】少数患者服药后出现恶心,不影响继续用药。

【药物相互作用】尚无本品与其他药物相互作用的信息。

【禁忌】尚不明确。

【注意事项】尚不明确。

【贮藏】密封。

复方红豆杉胶囊

【药品名称】

通用名称：复方红豆杉胶囊

汉语拼音：Fufang Hongdoushan Jiaonang

【剂型】胶囊剂。

【主要成分】红豆杉、红参、甘草。

【性状】本品为胶囊剂，内容物为浅棕色至棕褐色的颗粒或粉末，气芳香，味苦涩、微甜。

【功能主治】祛邪散结。用于气虚痰瘀所致的中晚期肺癌化疗的辅助治疗。

【药理研究】

①本品可能抑制微管解聚，从而抑制肿瘤生长。

②本品可明显提高机体免疫能力。

③本品可降低药物毒副作用。

【规格】每粒 0.3g。

【用法用量】口服。每次 2 粒，每日三次。21d 为 1 疗程。

【不良反应】①近 10%的患者可出现轻度胃肠道反应，表现为恶心欲吐；②轻度的白细胞降低；③偶见肌肉疼痛。

【药物相互作用】尚无本品与其他药物相互作用的信息。

【禁忌】白细胞低于 2000/μl 时，不宜服用。

【注意事项】尚不明确。

【贮藏】密封。

回生口服液

【药品名称】

通用名称：回生口服液

汉语拼音：Huisheng Koufuye

【剂型】合剂。

【主要成分】益母草、鳖甲、水蛭、虻虫、干漆、桃仁、红花、川芎、延胡索、三棱、乳香、没药等。

【性状】本品为棕褐色液体,特臭,味苦、辛。

【功能主治】消结化瘀。用于原发性肝癌、肺癌。

【规格】每支 10ml。

【用法用量】口服。每次 10ml,每日 3 次;或遵医嘱。

【不良反应】尚不明确。

【药物相互作用】尚无本品与其他药物相互作用的信息。

【禁忌】孕妇禁用。

【注意事项】

①久置有少量沉淀。

②过敏体质者慎服。

【贮藏】密封。

平消胶囊

【药品名称】

通用名称:平消胶囊

汉语拼音:Pingxiao　Jiaonang

【剂型】胶囊剂。

【主要成分】郁金、马钱子粉、仙鹤草、五灵脂、白矾、硝石、干漆、枳壳。

【性状】本品为胶囊剂,内容物为深灰色至黑灰色的颗粒,气微香,味苦、涩。

【功能主治】活血化瘀,止痛散结,清热解毒,扶正祛邪。对肿瘤有一定的缓解症状、缩小瘤体、抑制肿瘤生长、提高人体免疫力、延长患者生命的作用。

【药理研究】

①本品可抑制荷瘤小鼠的肿瘤生长和浸润,延长小鼠的生存期,并与环磷酰胺发挥一定协同抗癌作用。

②本品可明显增强荷瘤小鼠耐高温、耐寒、耐缺氧能力,增强荷瘤小鼠的细胞免疫和体液免疫水平,提高肿瘤坏死因子的活性,并可对抗放化疗引起的骨髓抑制、粒细胞减少及肝脏损伤。

③本品可降低高黏大鼠血液黏度和血浆黏度,改善大鼠肠系膜微循环。

④本品可抑制热刺激和化学刺激引起的疼痛,具有镇痛抗炎作用。

【规格】每粒 0.23g。

【用法用量】口服。每次 4~8 粒,每日 3 次。

【不良反应】少见恶心、药疹,偶见头晕、腹泻,停药后上述症状可自行消失。

【药物相互作用】如与其他药物同时使用可能会发生药物相互作用。

【禁忌】尚不明确。

【注意事项】

①孕妇禁用。

②用药过程中饮食宜清淡,忌食辛辣刺激之品。

③本品不可过量服用,不宜久服。

④运动员慎用。

【贮藏】密闭。

槐耳颗粒

【药品名称】

通用名称:槐耳颗粒

汉语拼音:Huaier Keli

【剂型】颗粒剂。

【主要成分】槐耳菌质。

【性状】本品为棕黄色或棕褐色颗粒,气腥,味甜,微苦。

【功能主治】扶正固本,活血消癥。适用于正气虚弱,瘀血阻滞,原发性肝癌不宜手术和化疗者辅助治疗用药,有改善肝区疼痛、腹胀、乏力等症状的作用。可用于肺癌、胃癌、肠癌和乳腺癌所致的神疲乏力、少气懒言、脘腹疼痛或胀闷、纳谷少馨、大便干结或溏泄或气促、咳嗽、多痰、面色㿠白、胸痛、痰中带血、胸胁不适等,可改善患者生活质量。

【药理研究】本品对小鼠肉瘤 S-180、肝癌 Heps 有一定的抑瘤作用,可促进荷肝癌 Heps 小鼠的迟发型超敏反应,提高其血清溶血素水平、碳粒廓清功能、T 淋巴细胞酯酶染色率。

【规格】每袋 20g。

【用法用量】口服。每次 20g,每日 3 次。一个月为 1 个疗程,或遵医嘱。肺癌、胃癌、肠癌和乳腺癌的辅助治疗六周为一个疗程。

【不良反应】个别患者出现恶心、呕吐。

【药物相互作用】尚无本品与其他药物相互作用的信息。

【禁忌】尚不明确。

【注意事项】尚不明确。

【贮藏】密封,防潮。

益肺清化颗粒

【药品名称】

通用名称：益肺清化颗粒

汉语拼音：Yifei Qinghua Keli

【剂型】颗粒剂。

【主要成分】党参、黄芪、北沙参、麦门冬、仙鹤草、川贝母、白花蛇舌草、败酱草、甘草。

【性状】本为棕黄色的颗粒,味苦,微甜。

【功能主治】益气养阴,清热解毒,化痰止咳。适用于气阴两虚、阴虚内热型晚期肺癌的辅助治疗。症见气短、乏力、咳嗽、咯血、胸痛等,或兼有上述症状的放化疗无效及复发者。

【药理研究】

①本品对移植小鼠 S180 肉瘤有明显的抑制作用,并能明显抑制瘤细胞的增殖,对各期小鼠 Lewis 肺癌均有一定的抑制作用。

②抑制肿瘤患者 TXB2 和 6-铜-PGF1a 表达,减少肿瘤转移。

③对小鼠腹腔巨噬细胞吞噬功能及细胞溶血空斑形成有明显促进作用。提高荷瘤小鼠 IL-2 和 TNF 含量。

【规格】每袋 10g。

【用法用量】口服,每次 2 袋,每日 3 次。两个月为 1 疗程,或遵医嘱。

【不良反应】

①偶见恶心、腹泻,一般不影响继续治疗。

②服药期间饮食宜清淡,忌食辛辣油腻之品。

【药物相互作用】尚无本品与其他药物相互作用的信息。

【禁忌】尚不明确。

【注意事项】尚不明确。

【贮藏】密封,置阴凉处。

西黄丸

【药品名称】

通用名称：西黄丸

汉语拼音：Xihuang Wan

【剂型】丸剂。

【主要成分】牛黄、麝香、乳香、没药。

【性状】本品为褐色的糊丸,气芳香,味微苦。

【功能主治】清热解毒,和营消肿。用于痈疽疔毒,瘰疬,流注,癌肿等。

【药理研究】

①本品对小鼠肉瘤 S-180,Lewis 肺癌血道转移及白血病 P388 淋巴结转移影响,且随着剂量增加,其抗转移疗效呈正向增加。

②改善微循环,可降低高黏高凝大鼠血液黏度,减少血小板的数量,降低其黏附率。可使肠系膜血管扩张,血细胞流速加快,毛细血管开放数增加。

③增强小鼠特异和非特异性的细胞及体液免疫功能,增加 TNF 含量,对抗环磷酰胺的免疫抑制作用。

④对金黄色葡萄球菌、大肠杆菌、猪霍乱弧菌有明显抑制作用。

⑤本品对放、化疗药物有明显增效减毒作用。

【规格】每 20 粒 1g。

【用法用量】口服。每次 1 瓶(3g),每日 2 次。

【不良反应】尚不明确。

【药物相互作用】尚无本品与其他药物相互作用的信息。

【禁忌】孕妇禁服。

【注意事项】运动员慎用。

【贮藏】密闭,防潮。

安康欣胶囊

【药品名称】

通用名称：安康欣胶囊

汉语拼音：Ankangxin Jiaonang

【剂型】胶囊剂。

【主要成分】黄芪、人参、丹参、灵芝、山豆根、鸡血藤、半枝莲、淫羊藿、穿破石、党参、白术、石上柏等。

【性状】本品为胶囊剂，内容物为棕褐色的粉末，气芳香，味苦。

【功能主治】活血化瘀，软坚散结，清热解毒，扶正固本。用于肺癌、胃癌、肝癌等肿瘤的辅助治疗。

【药理研究】

①本品促进抗体(Ab)生成和淋巴增殖，增强体液免疫与细胞免疫功能。

②增加非特异性免疫功能，促进 WBC 和巨噬细胞的吞噬能力。

③显著增加生物膜的流动性，氧自由基的作用，能有效防衰老，减少 LPO 堆积，同时能增强 SOD 的活性，具有抗损伤的作用。

④对艾氏体瘤(EC)、Lewis 的肺癌、黑色素瘤 B_{16} 有显著的抑瘤作用。

⑤增效减毒，抗辐射。有助于放疗、化疗的顺序进行。

⑥对化疗药引起的 WBC 减少有一定保护作用，尤其对 X 线引起的 WBC 减少有显著的保护作用，具有一定的抗辐射作用。

【规格】每粒 0.5g。

【用法用量】口服。每日 3 次，每次 4~6 粒，饭后温开水送服。疗程 30d。

【不良反应】尚不明确。

【药物相互作用】尚无本品与其他药物相互作用的信息。

【禁忌】孕妇忌用。

【注意事项】注意掌握剂量，勿超剂量使用。

【贮藏】置干燥处，密闭，防潮。

肝复乐胶囊

【药品名称】

通用名称：肝复乐胶囊

汉语拼音：Ganfule Jiaonang

【剂型】胶囊剂。

【主要成分】党参、鳖甲、重楼、白术、黄芪、陈皮、土鳖虫、大黄、桃仁、半枝莲、败酱草、茯苓、薏苡仁、郁金、苏木、牡蛎、茵陈、木通、香附、沉香、柴胡。

【性状】本品为胶囊剂，内容物为棕褐色的颗粒或粉末，气香，味苦、微酸。

【功能主治】健脾理气，化瘀软坚，清热解毒。适用于肝郁脾虚为主证的原发性肝癌，证见上腹肿块，胁肋疼痛，神疲乏力，食少纳呆，脘腹胀满，心烦易怒，口苦咽干等。

【药理研究】

①能明显抑制肝癌细胞的生长，显著提高机体免疫能力，提高巨噬细胞的吞噬功能及 E-玫瑰花结形成率，提高 NK 细胞活性。

②诱生干扰素作用，能抑制乙型肝炎病毒的复制。

③能恢复肝脏功能及降低转氨酶，可降低甲胎蛋白（AEP）、阻断肝病患者癌变。

④明显减少肝纤维化和纤维化程度和肝细胞超微结构的改变。

【规格】每粒 0.5g。

【用法用量】口服。每次 6 粒，每日 3 次。Ⅱ期原发性肝癌疗程 2 个月，Ⅲ期原发性肝癌疗程 1 个月，或遵医嘱。

【不良反应】少数患者服药出现腹泻，一般不影响继续治疗，多可自行缓解。

【药物相互作用】尚无本品与其他药物相互作用的信息。

【禁忌】尚不明确。

【注意事项】尚不明确。

【贮藏】密封，置阴凉干燥处。

仙蟾片

【药品名称】

通用名称：仙蟾片

汉语拼音：Xianchan Pian

【剂型】片剂。

【主要成分】马钱子粉、半夏、人参、仙鹤草、补骨脂、郁金、蟾酥、当归。

【性状】本品为薄膜衣片，除去包衣显棕色至棕褐色，气微香，味苦。

【功能主治】化瘀散结，益气止痛。用于食道癌、胃癌、肺癌等癌症。

【药理研究】

①本品可抑制癌细胞生长。

②本品可抑制血管形成。

③本品可增强机体的非特异性免疫反应及特异性免疫反应，有明显增强网关内皮系统吞噬功能、脾脏杀菌能力及升高白细胞的作用。

④本品可缓解癌痛，能有效改善由于肿瘤引起的疼痛，且无成瘾性和耐药性。

【规格】每片 0.25g。

【用法用量】口服。每次 4 片，每日 3 次，或遵医嘱。

【不良反应】尚不明确。

【药物相互作用】尚无本品与其他药物相互作用的信息。

【禁忌】尚不明确。

【注意事项】

①在医生指导下用药，严格控制用药剂量。

②运动员慎用。

【贮藏】密封，防潮。

珍香胶囊

【药品名称】

通用名称：珍香胶囊

汉语拼音：Zhenxiang Jiaonang

【剂型】胶囊剂。

【主要成分】珍珠、人工牛黄、血竭、三七、麝香、冰片、西洋参。

【性状】本品为胶囊剂,内容物为黄棕色粉末,具冰片的特有香气,味微苦、凉。

【功能主治】清热解毒,活血化瘀,消痰散结。对于证属痰瘀凝聚、毒热蕴结的食管癌患者的放疗有协同作用。

【药理研究】

①本品对 Ehrlich 腹水癌荷瘤小鼠有延长存活时间的作用。

②对于移植裸鼠的食管癌和肝癌、胃癌生长均有不同程度的抑制作用,与化疗药物联合应用有一定的增效减毒作用。

【规格】每粒 0.4g。

【用法用量】口服。每次 6 粒,每日 3 次。

【不良反应】少数患者用药后发生恶心、便溏。

【药物相互作用】 如与其他药物同时使用可能会发生药物相互作用。

【禁忌】孕妇忌服。

【注意事项】

①可视病情在饭后 1h 服用,宜温开水或蜜水送服;因吞咽困难者,可去掉胶囊外壳,将胶囊中药物调蜜含服。

②配合放疗期间,注意复查外周血象。

【贮藏】密闭,置阴凉干燥处。

金蒲胶囊

【药品名称】

通用名称:金蒲胶囊

汉语拼音:Jinpu Jiaonang

【剂型】胶囊剂。

【主要成分】人工牛黄、金银花、蜈蚣、穿山甲(烫)、蟾酥、蒲公英、半枝莲、山慈菇、莪术、白花蛇舌草、苦参、龙葵、珍珠、大黄、黄药子、乳香、没药、延胡索、红花、半夏、党参、黄芪、刺五加、砂仁。

【性状】本品为胶囊剂,内容物为棕黄色的粉末,气微,味苦、辛、麻。

【功能主治】清热解毒,消肿止痛,益气化痰。用于晚期胃癌、食管癌患者痰湿瘀阻及气滞血瘀证。

【药理研究】

①本品可预防肿瘤和抑制肿瘤,增强丝裂霉素 C 的抗肿瘤效果。

②本品提高机体非特异性免疫力。

【规格】每粒 0.3g。

【用法用量】口服。每次 3 粒,每日 3 次,或遵医嘱。饭后用温开水送服。42d 为 1 疗程。

【不良反应】尚不明确。

【药物相互作用】尚无本品与其他药物相互作用的信息。

【禁忌】尚不明确。

【注意事项】

①孕妇忌服。

②用药早期偶见恶心,可自行缓解。超量服用时,少数患者可见恶心、纳差。

【贮藏】密封。

枫苓合剂

【药品名称】

　　　　通用名称:枫苓合剂

　　　　汉语拼音:Fenlin Heji

【剂型】合剂。

【主要成分】木鳖子、大风子、穿山甲、大黄、甘草。

【性状】本品为棕褐色液体,气微香,味甜。

【功能主治】攻毒散积、活血行瘀。适用不宜手术、放化疗的晚期瘀毒结滞证胃癌。本品与化疗药合用,对瘀毒结滞证胃癌的化疗、瘀毒结滞证原发性肝癌介入化疗有一定增效作用。有改善临床症状、生存质量的作用。

【药理研究】

①本品对体外培养的人子宫颈癌细胞 Hela、肝癌细胞 7704、胃癌细胞 7901、肺腺癌细胞 Al 的生长具有抑制作用。

②本品对 C26 小鼠移植性结肠癌、小鼠 Lewis 肺癌及人体肝癌异种移植和模型 MKN 及人体肝癌异种移植模型 QFY 均有一定的抑瘤作用,对小鼠移植性 S-180 肉

瘤和 H22 肝癌也具有抑制作用。

③本品还可促进小鼠腹腔巨噬细胞的吞噬功能,增加荷 Lewis 肺癌小鼠机体 NK 细胞活力。

【规格】每瓶 100ml。

【用法用量】口服。中晚期癌症患者,每次 15ml,每日 3 次,病情严重可适当增量。用于配合放化疗治疗,每次 15ml,每日 2 次。用于手术、放化疗结束后半年内,每次 15ml,每日 2 次。用于康复期患者,每次 10ml,每日 2 次。

【不良反应】尚不明确。

【药物相互作用】如与其他药物同时使用可能会发生药物相互作用。

【禁忌】消化道出血者忌用。

【注意事项】

①因本品采用水醇双提工艺,药液中含有微量的酒精(含醇量 6%~8%),如患者对酒精过敏,可在服用前在药剂中加少许温开水或用开水将装在量杯中的药剂烫热,使酒精挥发后服用。

②如天气寒冷,为避免冰冷的药剂对患者胃部产生不良刺激,可将药剂装在量杯中温热后服用。

【贮藏】密封,置阴凉处。

复方鹿仙草颗粒

【药品名称】

通用名称:复方鹿仙草颗粒

汉语拼音:Fufang Luxiancao Keli

【剂型】颗粒剂。

【主要成分】鹿仙草、九香虫(炒)、黄药子、土茯苓、苦参、天花粉。

【性状】本品为黄棕色至棕褐色的颗粒,味苦、甜。

【功能主治】舒肝解郁,活血解毒。用于肝郁气滞、毒瘀互阻所致的原发性肝癌。

【药理研究】

①本品对肉瘤 S-180、肝癌 H_{22}、黑色素瘤 B_{16} 和 Lewis 肺癌细胞生长均有明显的抑制作用。

②本品对裸鼠人肝癌 SMMC-7721、LTNM4 和人肺癌腺癌 LAX-83 的生长均有

明显抑制作用。

③本品提高机体的免疫功能。

【规格】每袋 5g。

【用法用量】口服。每次 5g,每日 3 次。

【不良反应】尚不明确。

【药物相互作用】如与其他药物同时使用可能会发生药物相互作用。

【禁忌】尚不明确。

【注意事项】

①服用本品期间,忌食鹅蛋和豆腐。

②若需配合其他中西药物进行治疗时,两者服用时间需间隔 30min。

③定期复查肝功能。

【贮藏】密封置阴凉干燥处。

食道平散

【药品名称】

通用名称:食道平散

汉语拼音:Shidaopin San

【剂型】散剂。

【主要成分】人参、西洋参、紫硇砂、珍珠、人工牛黄、熊胆粉、全蝎、蜈蚣、三七、薄荷脑、朱砂。

【性状】本品为棕色的粉末,有清凉香气,味咸、辛凉。

【功能主治】益气破瘀,解毒散结。用于中晚期食道癌而致食道狭窄梗阻,吞咽困难,疼痛,噎嗝反涎等。

【药理研究】

①通过抑制癌细胞增殖、增强免疫细胞活性、促进肿瘤细胞逆转分化等环节,诱导 G1 期细胞凋亡,阻止肿瘤细胞进行 DNA 复制,抑制肿瘤的生长。

②提高放疗、化疗的缓解率。

【规格】每瓶 10g。

【用法用量】口服。每次 0.3~0.5g,每日 3~5 次;或遵医嘱。

【不良反应】尚不明确。

【药物相互作用】如与其他药物同时使用可能会发生药物相互作用。

【禁忌】有出血现象及孕妇禁服。

【注意事项】

①食道有溃疡者慎用。

②本品含有马兜铃科植物细辛,宜在医生指导下服用,定期复查肾功能。

③忌食葱蒜、辛辣、生冷、浓茶、海味、凉饭等。

【贮藏】密封。

金复康口服液

【药品名称】

通用名称:金复康口服液

汉语拼音:Jinfukang Koufuye

【剂型】口服液。

【主要成分】黄芪、北沙参、麦门冬、女贞子、山茱萸、绞股蓝、淫羊藿、葫芦巴、石上柏、石见穿、重楼、天冬。

【性状】本品为棕红色至棕褐色液体,味甜、微苦。

【功能主治】益气养阴,清热解毒。用于治疗原发性非小细胞肺癌气阴两虚证不适合手术、放疗、化疗的患者,或与化疗并用,有助于提高化疗效果,改善免疫功能,减轻化疗引起的白细胞下降等副作用。

【药理研究】

①本品对艾氏实体瘤、S-180实体瘤、Lewis肺癌、小鼠黑色素瘤 B_{16} 细胞的肺结节形成有一定的抑制作用。

②本品对小鼠巨噬细胞有吞噬作用,自然杀伤细胞的活性,对脾淋巴细胞的增殖有一定的增强作用。

【规格】每支10ml。

【用法用量】口服。每次30ml,每日3次。30d为1疗程,可连续使用2个疗程,或遵医嘱。

【不良反应】个别患者服药后可出现轻度恶心、呕吐或便秘。

【药物相互作用】如与其他药物同时使用,可能会发生药物相互作用。

【禁忌】尚不明确。

【注意事项】尚不明确。

【贮藏】密闭,置阴凉干燥处。

慈丹胶囊

【药品名称】

通用名称：慈丹胶囊

汉语拼音：Cidan Jiaonang

【剂型】胶囊剂。

【主要成分】莪术、山慈菇、马钱子粉、蜂房、鸦胆子、人工牛黄、僵蚕、丹参、黄芪、当归、冰片。

【性状】本品为胶囊剂,内容物为棕褐色粉末或颗粒,味苦,微辛,具特异香气。

【功能主治】化瘀解毒,消肿散结,益气养血。适用于原发性肝癌瘀毒蕴结证,合并介入化疗,可改善临床症状,提高病灶的缓解率。

【药理研究】

①本品对小鼠肉瘤 S-180、子宫颈癌 U14、Lewis 肺癌及黑色素瘤均有抑制作用。

②本品对人的胃癌 FGC85、肝癌 SMMC7721、白血病 K562 及 HL60 细胞株具有一定的抑制作用。

③本品不抑制荷瘤大鼠的免疫功能。与西药抗癌剂(化疗)联合应用时,亦可改善免疫抑制和白细胞减少症。

【规格】每粒 0.27g。

【用法用量】口服。每次 5 粒,每日 4 次,一个月为 1 个疗程,或遵医嘱。

【不良反应】服药后偶见恶心。

【药物相互作用】尚无本品与其他药物相互作用的信息。

【禁忌】孕妇禁用。

【注意事项】

①运动员慎用。

②本品含马钱子、鸦胆子,不可超量服用。

【贮藏】密闭,置阴凉干燥处。

复方万年青胶囊

【药品名称】

通用名称：复方万年青胶囊。

汉语拼音：Fufangwannianqing Jiaonang

【剂型】 胶囊剂。

【主要成分】虎眼万年青、半枝莲、虎杖、郁金、白花蛇舌草、人参、丹参、黄芪、全蝎、蜈蚣。

【性状】本品为胶囊剂,内容物为深棕色颗粒或粉末,气微,微苦、酸。

【功能主治】解毒化瘀,扶正固本。用于肺癌、肝癌、胃癌化疗合并用药,具有减毒增效的作用。

【药理研究】本品能够调节小鼠免疫功能。

【规格】每粒 0.4g。

【用法用量】口服。每次 3 粒,每日 3 次。

【不良反应】尚不明确。

【药物相互作用】尚无本品与其他药物相互作用的信息。

【禁忌】

①孕妇禁服。

②忌与藜芦同服。

【注意事项】在医生指导下服用。

【贮藏】密封,置阴凉干燥处。

复方木鸡颗粒

【药品名称】

通用名称：复方木鸡颗粒

汉语拼音：Fufang Muji Keli

【剂型】颗粒剂。

【主要成分】化云芝提取物、核桃楸皮、山豆根、菟丝子 。

【性状】本品为褐色的颗粒，味微苦。

【功能主治】具有抑制甲胎蛋白升高的作用。用于肝炎，肝硬化，肝癌。

【药理研究】

①本品对小鼠肉瘤 S-180 有一定的抑制作用。

②提高荷瘤小鼠细胞免疫功能。

③降低四氢化碳所致大鼠血清转氨酶升高。

④本品能提高 T 细胞的免疫活性，提高巨噬细胞的吞噬能力，对机体内环境起着综合性的调节作用。

⑤本品对化疗药物有明显的减毒作用。

【规格】每袋 10g。

【用法用量】口服。每次 10g，每日 3 次。饭后服。

【不良反应】尚不明确。

【药物相互作用】尚无本品与其他药物相互作用的信息。

【禁忌】尚不明确。

【注意事项】尚不明确。

【贮藏】密封，置阴凉干燥处。

复方天仙胶囊

【药品名称】

通用名称：复方天仙胶囊

汉语拼音：Fufangtianxian Jiaonang

【剂型】胶囊剂。

【主要成分】天花粉、威灵仙、白花蛇舌草、人工牛黄、龙葵、胆南星、乳香、没药、人参、黄芪、珍珠、猪苓、蛇蜕、冰片、人工麝香。

【性状】本品为胶囊剂，内容物为棕褐色的粉末，气芳香，有清凉感，味苦、涩。

【功能主治】清热解毒，活血化瘀，散结止痛。对食管癌、胃癌有一定抑制作用；配合化疗、放疗，可提高其疗效。

【药理研究】

①本品对小鼠肉瘤、艾氏腹水瘤具有抑制作用；对体外培养的人癌细胞具有直接杀伤作用，可抑制癌细胞 DNA 合成。

②本品明显增加小鼠巨噬细胞吞噬功能,调动机体非特异性功能,起到抑制肿瘤生长作用。

③本品增加正常小鼠和荷瘤小鼠巨噬细胞 EA 花环形成率,激活正常或荷瘤小鼠腹腔巨噬细胞 Fc 受体;对细胞免疫功能有一定保护和促进作用。

④本品对盐酸–乙酸混合所致小鼠急性黏膜损伤有保护作用,且随着剂量的增加而增加;对利血平所诱发的小鼠胃溃疡有明显保护作用。

【规格】每粒 0.25g。

【用法用量】口服。每次 2~3 粒,每日 3 次。饭后 0.5h 用蜂蜜水或温水送下(吞咽困难可将药粉倒出服用)。1 个月为 1 疗程。停药 3~7d 再继续服用。

【不良反应】尚不明确。

【药物相互作用】尚无本品与其他药物相互作用的信息。

【禁忌】

①孕妇忌服。

②忌凉、硬、腥、辣食物。

【注意事项】

①不宜与洋地黄类药物同用。

②运动员慎用。

【贮藏】密封,置阴凉干燥处。

抗癌平丸

【药品名称】

通用名称:抗癌平丸

汉语拼音:Kangaiping Wan

【剂型】丸剂。

【主要成分】珍珠菜、半枝莲、白花蛇舌草、蛇莓、藤梨根、蟾酥、香茶菜、肿节风、兰香草、石上柏。

【性状】本品为黑褐色的浓缩丸,味苦。

【功能主治】清热解毒,散瘀止痛。用于热毒瘀血壅滞而致的胃癌、食道癌、贲门癌、直肠癌等消化系统肿瘤。

【药理研究】

①诱导消化系统癌细胞发生细胞周期阻滞,抑制肿瘤细胞分裂增殖,促使其分化,阻碍肿瘤生长,使瘤体缩小或消失。

②增加 CD4+/CD8+比值,刺激网状内皮系统增生。增强吞噬细胞活力,提高免疫系统功能。

③通过消化系统癌细胞内信号传导系统,选择性抑制 Na^+、K^+、ATP 酶活性,下调癌基因表达,诱导肿瘤细胞凋亡。

④控制原发灶的转移及转移灶的继续扩散,明显缓解临床症状,提高生存质量。

⑤保护骨髓造血功能,增加白细胞数,降低放疗、化疗及癌性毒素对造血系统的损伤,与化疗、放疗合用有明显的减毒增效的作用。

⑥改善机体代谢,保护心、肝、肾功能。

【规格】每瓶 1g。

【用法用量】口服。每次 0.5~1g,每日 3 次,饭后 30min 服用,或遵医嘱。

【不良反应】

①部分病人偶见荨麻症。

②对心血管系统及肝功能无任何损害。

③对胃有刺激作用,但无明显毒性。

【药物相互作用】如与其他药物同时使用可能会发生药物相互作用。

【禁忌】尚不明确。

【注意事项】

①初服时可由少到多,逐步增加,如胃部有发胀感,可酌情减少。

②服药期间忌食菌类食物。

【贮藏】密封,置阴凉干燥处。

(王玉洁　戴晓雁　柴艳冬)

第四章
抗肿瘤辅助中成药

安多霖胶囊

【药品名称】

通用名称：安多霖胶囊

汉语拼音：Anduolin Jiaonang

【剂型】胶囊剂。

【主要成分】略。

【性状】本品为胶囊剂，内容物为棕黄色或绿褐色粉末，气微腥，味微苦。

【功能主治】益气补血，扶正解毒。主治气血两虚证，适用于放、化疗引起的白细胞下降、免疫功能低下、食欲不振、神疲乏力、头晕气短等。对肿瘤放射治疗中因辐射损伤造成的淋巴细胞微核率增高等有改善作用，可用于辐射损伤。

【药理研究】本品能提高 $Co-\gamma$ 射线辐射后小鼠存活率，增加 $Co-\gamma$ 射线辐射后小鼠 WBC、骨髓有核细胞的数量和胸腺、脾脏、体重重量、拮抗骨髓 DNA 值下降、增加脾结节 CFU-S 数，降低因辐射升高的小鼠骨髓细胞微核率，与放疗联合应用能提高对 S-180 荷瘤小鼠的抑癌率。并能延长小鼠常压耐缺氧时间，延长小鼠游泳时间。

【规格】每粒 0.32g。

【用法用量】口服。每次 4 粒，每日 3 次。

【不良反应】尚不明确。

【药物相互作用】尚无本品与其他药物相互作用的信息。

【禁忌】尚不明确。

【注意事项】尚不明确。

【贮藏】密封，置干燥处。

贞芪扶正颗粒

【药品名称】

通用名称：贞芪扶正颗粒

汉语拼音：Zhenqi Fuzheng Keli

【剂型】颗粒剂。

【主要成分】黄芪、女贞子。

【性状】本品为黄棕色颗粒，味甜（含糖型）或微苦。

【功能主治】有提高人体免疫功能，保护骨髓和肾上腺皮质功能。用于各种疾病引起的虚损；配合手术、放射线、化学治疗，促进正常功能的恢复。

【药理研究】

①提高机体免疫功能。

②升高血细胞，保护骨髓、肾上腺皮质和肝脏功能。

③促进干扰素的产生。

【规格】每袋 15g。

【用法用量】口服。每次 1 袋，每日 2 次。

【不良反应】尚不明确。

【药物相互作用】尚无本品与其他药物相互作用的信息。

【禁忌】尚不明确。

【注意事项】尚不明确。

【贮藏】密封，置阴凉干燥处。

贞芪扶正胶囊

【药品名称】

通用名称：贞芪扶正胶囊

汉语拼音：Zhenqi Fuzheng Jiaonang

【剂型】胶囊剂。

【主要成分】黄芪、女贞子。

【性状】本品为胶囊剂，内容物为深褐色粉末，味酸，微苦。

【功能主治】补气养阴。用于久病虚损，气阴不足。配合手术、放射治疗、化学治疗,促进正常功能的恢复。

【规格】每 6 粒相当于原生药 12.5g。

【用法用量】口服。每次 6 粒,每日 2 次。

【药理研究】

①提高机体免疫功能。

②升高血细胞,保护骨髓、肾上腺皮质和肝脏功能。

③促进干扰素的产生。

【不良反应】尚不明确。

【药物相互作用】如与其他药物同时使用可能会发生药物相互作用。

【禁忌】尚不明确。

【注意事项】本品极易吸潮,用后请立即加盖并拧紧。

【贮藏】密封,防潮。

养正合剂

【药品名称】

通用名称:养正合剂

汉语拼音:Yangzheng Heji

【剂型】合剂。

【主要成分】红参、黄芪、枸杞、女贞子、猪苓、茯苓。

【性状】本品为棕褐色液体,味甜、微苦。

【功能主治】益气健脾,滋养肝肾。用于肿瘤患者化疗后引起的气阴两虚,症见神疲乏力、少气懒言、五心烦热、口干咽燥等症及白细胞减少。

【药理研究】

①本品对小鼠肉瘤 S-180、艾氏腹水癌、肝癌等实体瘤有一定的抑制作用。

②本品化疗所致的白细胞下降和部分细胞免疫指标下降有一定的改善作用。

【规格】每支 10ml。

【用法用量】口服。每次 20ml,每日 3 次。

【不良反应】尚不明确。

【药物相互作用】尚无本品与其他药物相互作用的信息。

【禁忌】尚不明确。

【注意事项】忌食辛辣之品。

【贮藏】密封,置阴凉处保存。

川黄口服液

【药品名称】

通用名称:川黄口服液

汉语拼音:Chuanhuang Koufuye

【剂型】口服液。

【主要成分】丹参、当归、制何首乌、枸杞、党参、黄芪、蕲蛇、川芎、杜仲、蛤蚧、海龙。

【性状】本品为深棕色液体,气特异,味微苦、微涩。

【功能主治】益气养血,滋补肝肾,活血化瘀。能改善气血两虚、肝肾不足所致的神疲乏力、头晕目眩、腰膝痠软等症。对免疫功能低下、放疗化疗后白细胞减少及高脂血症等有辅助治疗作用。

【规格】每支 10ml。

【用法用量】口服。每次 10ml,每日 3 次。

【不良反应】尚不明确。

【药物相互作用】尚无本品与其他药物相互作用的信息。

【禁忌】体内有出血症者忌服。

【注意事项】

①如有少量沉淀,摇匀后服用;

②孕妇慎用。

【贮藏】密封,置阴凉避光处。

血美安胶囊

【药品名称】

通用名称:血美安胶囊

汉语拼音:Xuemeian Jiaonang

【剂型】胶囊剂。

【主要成分】猪蹄甲、地黄、赤芍、牡丹皮。

【性状】本品为胶囊剂,内容物为黄褐色或棕褐色粉末,气香、微腥,味微甜。

【功能主治】清热养阴,凉血活血。用于原发性血小板减少性紫癜血热伤阴挟瘀证,症见皮肤紫癜。齿衄、鼻衄、妇女月经过多、口渴、烦热、盗汗等。亦可用于肿瘤化疗引起的白细胞减少症中医属热毒伤阴血瘀证患者。

【药理研究】

①本品对环磷酰胺及 5-氟尿嘧啶等化学药品所致动物的白细胞、血小板的减少有拮抗作用,并有一定的促进恢复作用。

②本品增强机体的免疫功能。

【规格】每粒 0.27g。

【用法用量】口服。每次 6 粒,每日 3 次,小儿酌减。或遵医嘱。

【不良反应】偶见轻度腹胀、呕吐,大便稀,一般不需停药,可自行缓解。

【药物相互作用】尚无本品与其他药物相互作用的信息。

【禁忌】孕妇忌用。

【注意事项】

①虚寒者慎用。

②服药期间忌辛辣食物。

【贮藏】密封,置阴凉干燥处。

参芪扶正注射液

【药品名称】

  通用名称:参芪扶正注射液

  汉语拼音:Shenqi Fuzheng Zhusheye

【剂型】注射剂。

【主要成分】党参、黄芪。

【性状】本品为黄色的澄明液体。

【功能主治】益气扶正。用于肺脾气虚引起的神疲乏力、少气懒言、自汗眩晕;肺癌、胃癌见上述症候者的辅助治疗。

【药理研究】本品可增强单核巨噬细胞的吞噬功能;与环磷酰胺合用,对小鼠 S-180 肉瘤的生长有一定的抑制作用。

【规格】每瓶 250ml。

【用法用量】静脉滴注。每次 250ml,每日 1 次,疗程 21d;与化疗合用,在化疗前 3d 开始使用,疗程可与化疗同步结束。

【不良反应】

①非气虚证患者用药后可能发生轻度出血。

②少数患者用药后,可能出现低热、口腔炎、嗜睡。

③偶有皮疹、注射部位疼痛、恶寒、寒战、高热、呕吐、胸闷、心慌等。

【药物相互作用】尚无本品与其他药物相互作用的信息。

【禁忌】有内热者忌用,以免助热动血。

【注意事项】

①本品应辨证用于气虚证者。

②有出血倾向者慎用。

③本品不得与化疗药混合使用。

④滴注不宜过快,成年人以每分钟 40~60 滴为宜,年老体虚者以每分钟 40 滴为宜。

⑤静滴初始 30min 内应加强监护,如发现不良反应,应及时停药,处理遵医嘱。

【贮藏】避光,密封保存。

参麦注射液

【药品名称】

通用名称:参麦注射液

汉语拼音:Shenmai Zhusheye

【剂型】注射剂。

【主要成分】红参、麦门冬。

【性状】本品为微黄色至淡棕色的澄明液体。

【功能主治】益气固脱,养阴生津,生脉。用于治疗气阴两虚型之休克、冠心病、病毒性心肌炎、慢性肺心病、粒细胞减少症。能提高肿瘤病人的免疫机能,与化疗药物合用时,有一定的增效作用,并能减少化疗药物所引起的毒副反应。

【药理研究】

①本品可兴奋肾上腺皮质系统及增加网状内皮系统对休克时各种病理性物质

的清除作用,可改善心、肝、脑等重要脏器的供血,改善微循环及抗凝作用。

②本品能强心升压,改善冠脉流量,增加机体耐缺氧能力,减少心肌耗氧量,并有保护、修复心肌细胞及一定的抗心律失常作用。

③对于各种肿瘤患者,配合化疗、放疗有明显的增效减毒作用,能改善肿瘤患者全身健康状况,保护骨髓造血功能。

④本品可提高 NK、LAK 活性及 TH/TS 值等,改善肿瘤患者的细胞免疫功能,提高肿瘤消失缩小率。

【规格】每瓶 50ml。

【用法用量】肌内注射。 每次 2~4ml,每日 1 次。静脉滴注,每次 20~100ml(用 5%葡萄糖注射液 250~500ml 稀释后应用)或遵医嘱。

【不良反应】

①在使用本品期间,如果感到不适,要尽快告诉医师或药师。情况紧急可先停止使用。

②本品可能引起皮疹、瘙痒、斑丘疹、荨麻疹、皮炎等。

全身性反应:发热、寒战等输液反应;多汗、潮红、气促、过敏样反应、过敏性休克等。

呼吸系统:呼吸困难、咳嗽、喷嚏等。

中枢及外周神经系统:头晕、头痛、无力等。

胃肠及消化系统:恶心、呕吐、腹泻、腹痛、便秘、口干等。

心血管系统:心悸、胸闷、血压升高、心动过速等。

骨骼肌肉系统:肌肉骨骼痛等。

其他可能的不良反应:口渴、舌燥、呃逆、胃肠胀气;局部疼痛、静脉炎;药物热等。

【药物相互作用】尚无本品与其他药物相互作用的信息。

【禁忌】

①对本品或其他中药注射液有过敏史患者禁用。

②对参麦注射液及本品所含相关成分有严重不良反应病史者禁用。

③有药物过敏史及过敏体质者禁用。

④孕妇及哺乳期妇女禁用。

⑤新生儿、婴幼儿禁用。

【注意事项】

①给药前应先询问患者是否为过敏体质,是否有药物过敏史,尤其要询问是否有中药注射液过敏史和不良反应史。

②临床使用应辨证用药,严格按照药品说明书规定的功能主治使用,禁止超功能主治、超人群用药。

③严格掌握用法用量及疗程。按照药品说明书推荐剂量、调配要求使用,建议根据患者的适应证、年龄、病情、体征等情况在用法用量范围内采用合适的剂量。

④静脉滴注要缓慢给药,不能超剂量、过快滴注和长期连续给药。应严格控制滴注速度。滴速建议控制在15~20滴/min。静脉滴注时应小心,防止渗漏血管外而引起刺激疼痛;冬季可用30℃温水预热,以免除物理性刺激。

⑤本品应单独使用,严格与其他药品混合在同一容器中配伍使用;谨慎联合使用,如确需联合使用其他药品时,应注意药物的配伍禁忌以及药物的相互作用等问题,保持一定时间的给药间隔。

⑥本品不宜与抗生素类药物混合使用。

⑦本品为中药制剂,保存不当可能影响产品的质量,使用前必须对光检查,发现药液出现混浊、沉淀、变色、漏气或瓶身细微破裂等现象时不能使用。

⑧本品含有皂甙,晃动后产生泡沫为正常现象,并不影响疗效。如经葡萄糖注射液稀释后,出现浑浊则不得使用。

⑨本品含人参,不宜与含藜芦、五灵脂的药物同时使用,不宜与甘油果糖注射液、青霉素类高敏药物合并使用。

⑩用药期间不宜喝茶和吃萝卜,以防影响药效。

⑪用药期间宜进低盐、低脂饮食,宜清淡易消化食品,不要食用辛辣、油腻食物。

⑫多吃水果及富含纤维食物,保持大便通畅。

⑬用药期间,忌烟酒,忌食辛辣油腻之物。

【贮藏】密闭,避光。

复方苦参注射液

【药品名称】

  通用名称:复方苦参注射液

  汉语拼音:Fufang Kushen Zhusheye

【剂型】注射剂。

【主要成分】苦参、白土苓。

【性状】本品为黄棕色至红棕色的澄明液体。

【功能主治】清热利湿,凉血解毒,散结止痛。用于癌肿疼痛、出血。

【药理研究】

①对小鼠 S-180、H_{22} 等实体瘤有明显抑制作用。

②本品可降低血清肿瘤坏死 TNF 和 ALT 水平及小鼠对脂多糖 LPS 致死毒性的敏感性,并可在体外抑制多糖 LPS 诱导的经丙酸杆菌 PA 预刺激的小鼠腹腔巨噬细胞释放 TNF。

③本品抑制肿瘤细胞增殖周期。

④本品对肿瘤细胞与血管内皮细胞的黏附具有明显的抑制作用,并可明显抑制 CD44、CD49 黏附因子的表达,减轻内皮细胞的通透性,减少肿瘤转移的形成。

⑤本品对肺癌和胃癌细胞诱导的血管内皮细胞 VEC 增殖具有抑制作用。

【规格】每支 5ml。

【用法用量】肌肉注射。每次 2~4ml,每日 2 次;或静脉滴注。每次 20ml,用氯化钠注射液 200 ml 稀释后应用,每日 1 次,儿童酌减,全身用药总量 200ml 为 1 疗程,一般可连续使用 2~3 个疗程;或遵医嘱。

【不良反应】偶见恶心、呕吐、发热、寒战、腹胀和胃不适等症状;偶有过敏反应,表现为头颈部皮肤潮红出汗、皮疹、瘙痒等,可能与患者的特异体质有关。局部使用有轻度刺激。

【药物相互作用】尚无本品与其他药物相互作用的信息。

【禁忌】

①孕妇忌用。

②对本品过敏或有严重不良反应病史者禁用。

【注意事项】

①严重心肾功能不全者慎用。

②本品根据病情可以用氯化钠注射液 250~500ml 稀释应用。给药速度开始不宜超过 40 滴/min,30min 后如无不良反应,给药速度可控制在 60 滴/min。

③本品使用前若发现药液混浊、沉淀、安瓿破裂等现象时,请勿使用。

④哺乳期妇女慎用。

⑤本品不宜加入其他药物混合使用。如需与其他药品联合使用时,应注意与本品用药时间的间隔,输液器应单独使用。

⑥使用过程中应密切观察患者的反应。在静滴初 30min 应加强监护,如发现不

良反应,应及时停药,处理遵医嘱。

⑦本品是中药制剂,应按规定条件贮存,使用前应对光检查,若出现浑浊、沉淀、变色或瓶身破损等情况,均不能使用。

⑧常温下保存,忌冷冻及高温。

【贮藏】密封,避光保存。

复方皂矾丸

【药品名称】

通用名称:复方皂矾丸

汉语拼音:Fufang Zaofan Wan

【剂型】丸剂。

【主要成分】皂矾、西洋参、海马、肉桂、大枣(去核)、核桃仁。

【性状】本品为棕黑色至黑褐色的小蜜丸,气特异,味甜、微苦、微涩。

【功能主治】温肾健髓,益气养阴,生血止血。用于再生障碍性贫血,白细胞减少症,血小板减少症,骨髓增生异常综合征及放疗和化疗引起的骨髓损伤、白细胞减少属肾阳不足、气血两虚证者。

【药理研究】

①本品增加骨髓造血细胞,对 GM-CFU 和 CFU-E 的生成有明显的促进作用,从而加速造血细胞的生成、分化、成熟。

②本品提高免疫功能,减少免疫性血细胞破坏。

【规格】每丸 0.2g。

【用法用量】口服。每次 7~9 丸,每日 3 次,饭后即服。

【不良反应】少数病例初服本品有轻微消化道反应,减量服用数日,即可耐受。

【药物相互作用】尚无本品与其他药物相互作用的信息。

【禁忌】尚不明确。

【注意事项】忌茶水。

【贮藏】密封。

乌头注射液

【药品名称】

　　　　通用名称：乌头注射液

　　　　汉语拼音：Wutou Zhusheye

【剂型】注射液。

【主要成分】川乌、草乌。

【性状】本品为淡黄色的澄明液体。

【功能主治】镇静，止痛。用于胃癌、肝癌等晚期癌症的疼痛。

【药理研究】

　　①低浓度的乌头注射液对体外小鼠胸腺细胞自发掺入 3H–TdR 具有明显的刺激作用，对辐射损伤小鼠胸腺细胞自发掺入 3H–TdR 的能力具有明显的保护作用。

　　②本品具有显著的抗炎作用。

【规格】每支 1ml（含乌头原碱 0.62mg）。

【用法用量】肌内注射。每次 1~2ml，每日 1~2 次。

【不良反应】尚不明确。

【药物相互作用】尚无本品与其他药物相互作用的信息。

【禁忌】尚不明确。

【注意事项】本品应在医生指导下用药，严格控制剂量。

【贮藏】密封，遮光。

白花蛇舌草注射液

【药品名称】

　　　　通用名称：白花蛇舌草注射液

　　　　汉语拼音：Baihuasheshecao Zhusheye

【剂型】注射液。

【主要成分】白花蛇舌草。

【性状】本品为棕黄色的澄明液体。

【功能主治】清热解毒，利湿消肿。用于湿热蕴毒所致的呼吸道感染，扁桃体炎，肺炎，胆囊炎，阑尾炎，痈疖脓肿及手术后感染，亦可用于癌症辅助治疗。

【药理研究】

①本品能诱导人肺癌 SPC-A-1 细胞凋亡，可能与上调 P_{53} 蛋白表达以及下调 Bcl-2 和 NF-κB 蛋白表达有关。

②本品低浓度的 HDI（1.56mL/L）对 HL-60、K562 细胞增殖均无明显抑制作用，但当 HDl 浓度提高至 3.12~25mL/L 时，对 HL-60 细胞则出现明显的增殖抑制作用，且随浓度增加,抑制作用增强;而明显抑制 K562 细胞增殖,则浓度提高至 6.25mL/L,且随浓度增加抑制增强。

【规格】每支 2ml。

【用法用量】肌内注射。每次 2~4ml,每日 2 次。

【不良反应】尚不明确。

【药物相互作用】如与其他药物同时使用,可能会发生药物相互作用。

【禁忌】尚不明确。

【注意事项】尚不明确。

【贮藏】密封,遮光,置阴凉处。

芪珍胶囊

【药品名称】

通用名称：芪珍胶囊

汉语拼音：Qizhen Jiaonang

【剂型】胶囊剂。

【主要成分】珍珠、黄芪、三七、大青叶、重楼。

【性状】本品为胶囊剂,内容物为灰褐色的粉末,味微苦。

【功能主治】益气化瘀,清热解毒。用于肺癌、乳腺癌、胃癌等肿瘤患者化疗的辅助治疗。

【药理研究】

①本品明显提高机体免疫功能。

②本品具有减轻化疗不良反应及改善体质的作用。

【规格】每粒 0.3g。

【用法用量】口服。每次 5 粒,每日 3 次。

【不良反应】尚不明确。

【药物相互作用】如与其他药物同时使用可能会发生药物相互作用。

【禁忌】尚不明确。

【注意事项】尚不明确。

【贮藏】密封。

肿节风片

【药品名称】

通用名称：肿节风片

汉语拼音：Zhongjiefeng Pian

【剂型】片剂。

【主要成分】肿节风浸膏。

【性状】本品为糖衣片,除去糖衣后呈现棕色至棕褐色,气香,味苦、微涩。

【功能主治】清热解毒,消肿散结。用于肺炎、阑尾炎、蜂窝组织炎属热毒壅盛症候者,并可用于癌症辅助治疗。

【药理研究】

①肿节风挥发油对 L_{165} 细胞有强烈的细胞毒作用,注入晚期肿瘤体内,可使肿块缩小,并延长试验动物的存活期。

②肿节风对胃黏膜有较强的保护和修复作用,对于糜烂出血之溃疡有明显收敛作用。

③本品具有镇咳、祛痰、平喘的作用。

④肿节风对巨噬细胞系统、T 淋巴细胞和 B 淋巴细胞均有一定的免疫抑制作用。

【规格】每片 0.25g。

【用法用量】口服。每次 3 片,每日 3 次;或遵医嘱。

【不良反应】极个别出现皮肤丘疹、麻疹等反应。

【药物相互作用】如与其他药物同时使用,可能会发生药物相互作用。

【禁忌】尚不明确。

【注意事项】

①应按本品的抗菌谱及抗肿瘤作用选择用药,有过敏者慎用。

②孕妇在医生指导下服用。

【贮藏】密封。

（王玉洁　柴艳冬　戴晓雁）

第五章
医院中药制剂

 医院制剂是医院药品的重要组成部分,在临床治疗中发挥了很大的作用。从1994年的两个中药制剂回康灵片、参芪香颗粒的研发,到1998年成立中药制剂室,以甘肃省肿瘤医院肿瘤专科为特色,发掘、整理、研发甘肃省肿瘤医院名老中医经验方及科研人员的科研成果,集中研发27个中药制剂,形成了甘肃省肿瘤医院中药制剂三大特色。2013年制剂重新注册,保留了19个中药制剂。

 甘肃省肿瘤医院中药制剂分为抗肿瘤系列、抗肿瘤辅助系列、其他三大系列,其中抗肿瘤系列的中药制剂分别是回康灵片、食道康颗粒、参雄抗癌丸。抗肿瘤辅助系列分别是参芪香颗粒、升血颗粒、促愈灵擦剂、红景天颗粒、复方紫河车胶囊等。其他系列包括安乳消痛丸、安乳化瘀丸、安乳胶囊、安乳膏、胆胰健颗粒、妇炎康颗粒等,

回康灵片

【药品名称】

  通用名称:回康灵片

  汉语拼音:Huikangling Pian

【剂型】片剂。

【主要成分】墓头回提取物。

【方解】"癌症"属中医癥瘕、积聚、噎膈、反胃、崩漏、带下等范围,多以正气虚损为根本,癌症的发生,多是在血虚的基础上产生,癌症的进一步迅速发展,耗伤了正气、脏腑气血、阴阳失调,又产生一些病理性因素,如痰结、湿聚、气阻、血瘀等,而墓头回性温、味辛,入心、肝经,具有祛痰、排脓、破瘀滞、消肿、止血、止带之功效,对癌症中晚期出现的癥瘕、出血、胁痛、带下、食欲不振,具有较好的作用。

【性状】本品为糖衣片,素片为棕褐色,味臭。

【功能主治】抑制肿瘤细胞生长,升高白细胞、血小板。用于胃肠等消化道肿瘤,也可用于子宫癌、肝癌、肺癌和紫癜等。

【规格】每片 0.25g。

【用法用量】口服。每日 3 次,每次 5~6 片,或遵医嘱。

【药理研究】

①本品对小鼠移植性肿瘤肝癌、艾氏癌具有一定的抑制作用,可使荷瘤小鼠胸腺和脾脏增重,增强荷瘤小鼠非特异性免疫功能。

②本品对宫颈癌 Heia 细胞有明显的抑制作用。

③本品可增强小鼠非特异性免疫指标巨噬细胞吞噬功能和特异性体液免疫指标溶血素生成功能。

④本品对环磷酰胺及氟尿嘧啶所致的小鼠白细胞、血小板减少具有一定的预防和保护作用。

【不良反应】尚不明确。

【药物相互作用】尚无本品与其他药物相互作用的信息。

【禁忌】尚不明确。

【注意事项】尚不明确。

【贮藏】密闭,避光。

食道康颗粒

【药品名称】

通用名称: 食道康颗粒

汉语拼音: Shidaokang Keli

【剂型】颗粒剂。

【主要成分】黄药子、山豆根、墓头回、白鲜皮、草河车、夏枯草、党参、女贞子、黄芪等。

【方解】祖国医学对类似食管(噎膈)早有记载,认为噎膈是食管中系有形之物,阻遏其间,提出致病因素是气血痰湿,认识到气血痰湿可以在食管中凝聚为有形之物。古代医家治疗噎膈或着眼于胃中虚寒,主张温中;或着眼于肝气郁结,提倡舒肝、理气、解郁;或着眼于血虚而施宜滋养;或着眼于火衰而经行温补;或着眼于病位与病势,宜升者扬之,宜下者通降之等。方中党参、黄芪、女贞子具有扶正祛邪之效,其余诸药皆具清热解毒之功,黄药子为方中君药,消痰食,软坚散结,配伍山豆根、夏枯草排毒蕴结,清肝火,散郁结,墓头回、草河车散结消肿,祛瘀止痛,诸药协同,具扶正祛邪、清热解毒、益气活血、化痰散结、消肿止痛之功效。

【性状】本品为棕色至褐棕色的颗粒,味极苦。

【功能主治】清热解毒,益气活血,化瘀散结,消肿止痛。用于食道癌、胃癌、肠癌、甲状腺肿瘤等。

【药理研究】

①本品对小鼠移植性 S-180 肉瘤有一定的抑制作用。但对小鼠移植性肿瘤 H_{22} 无明显抑制作用。提示本品抗肿瘤作用具有选择性。

②本品可提高荷瘤小鼠 S-180 的网状内皮系统吞噬功能,促进溶血素抗体生成,可使荷瘤小鼠胸腺和脾脏增重,具有加强免疫功能的作用。

【临床研究】本品治疗中、晚期食道癌的临床疗效研究显示:

①明显改善中、晚期食道癌梗阻的临床症状,60%患者梗阻的症状减轻,改善进食的状况。

②可使 20%的中、晚期食道癌患者的食道狭窄长度缩短、管腔扩张。

③配合化疗,可提高中、晚期食道癌患者的 WBC、HB、BUN,提高患者的生活质量。

【规格】每袋 10g。

【用法用量】口服。每次 10g,每日 3 次。

【不良反应】尚不明确。

【药物相互作用】尚无本品与其他药物相互作用的信息。

【禁忌】尚不明确。

【注意事项】本品为含糖剂,糖尿病人慎用。

【贮藏】密封,阴凉干燥处保存。

参雄抗癌丸

【药品名称】

    通用名称 参雄抗癌丸

    汉语拼音 Shenxiong Kangai Wan

【剂型】丸剂。

【主要成分】丹参、雄黄、全蝎、蜈蚣、炙马钱子、鸡内金等。

【方解】现代医学"肿瘤"归属于祖国医学"癥瘕"之范畴。多属"寒温不调,饮食不化,与脏气相搏结所生",其病机多以气血瘀滞于内,积久正衰而成。治以活血化瘀,软坚散结之法,以散其有瘀之积块。其病机正与上方相合。雄黄为毒性药,但有解毒疗癥的作用,是治疗痈疽疮疡的要药;马钱子也为毒性药,也有疗癥解毒之功,可通络,祛风湿,消结肿,止疼痛;全蝎、蜈蚣为虫类药,善走窜,通络搜络,消肿毒、瘰疬是其专长。丹参一味,自古有"一物丹参,功用四物"之论,因其专入血分,有祛瘀生新之功,以制全蝎、蜈蚣、马钱子通行太过易伤阴血之误,佐以鸡内金助中焦消食之功,以化生有源,以上方药共具活血通络、软坚散结之功。

【性状】本品为棕黄色水蜜丸,味极苦。

【功能主治】清热解毒,活血化瘀,软坚散结,消肿止痛。用于胃癌、肝癌、食道癌、乳腺癌、膀胱癌、恶性淋巴瘤等。

【规格】60 粒。

【用法用量】口服。每次 5 粒,每日 3 次,饭后温水送服。

【药理研究】本品对荷瘤小鼠移植性 S-180 、H_{22} 有抑制作用。

【不良反应】尚不明确。

【药物相互作用】尚无本品与其他药物相互作用的信息。

【禁忌】尚不明确。

【注意事项】尚不明确。

【贮藏】密闭,阴凉处。

参芪香颗粒

【药品名称】

    通用名称:参芪香颗粒

    汉语拼音:Shenqixiang Keli

【剂型】颗粒剂。

【主要成分】黄芪、党参、香菇、茯苓等。

【方解】现代研究资料证明,肿瘤患者的免疫力受到抑制,因此,提高和加强肿瘤患者的免疫反应性,可在一定程度上提高手术、化疗或放疗的效果。本方重用黄芪,益气固表扶正,堪为君药;党参甘温益气,与黄芪同用,其补中益气更彰,故为臣药;脾胃气虚则运化失司,气机不易通畅,佐以香菇、茯苓,行气健脾以助运化。以上诸药配合具有扶正培本、补中益气、消癥除积之功效。

【性状】本品为棕黄色颗粒,味甜,微苦。

【功能主治】扶正培本,补中益气,消癥除积。可用于肿瘤的预防和治疗以及术后身体恢复,保护肿瘤患者的免疫功能。

【药理研究】

①本品在小鼠体内外均有不同程度的抑瘤作用。

②本品可增加小鼠胸腺重量,对脾脏重量无明显影响,可以提高正常小鼠及糖皮质激素处理小鼠的碳廓清率。拮抗 CY 对小鼠腹腔巨噬细胞介导的细胞毒活性及小鼠腹腔巨噬细胞介导抗体依赖的细胞毒活性的抑制作用。

③促进被环磷酰胺抑制的小鼠的溶血素抗体生成及 IL-2 的分泌,拮抗环磷酰胺对小鼠脾细胞 NK 细胞活性的抑制作用,提高小鼠的细胞免疫功能。

【规格】每袋 10g。

【用法用量】口服。每次 1~2 袋,每日 2 次。

【不良反应】尚不明确。

【药物相互作用】尚无本品与其他药物相互作用的信息。

【禁忌】尚不明确。

【注意事项】本品为含糖制剂,糖尿病人慎用。

【贮藏】阴凉干燥处。

升血颗粒

【药品名称】

通用名称:升血颗粒

汉语拼音:ShengXue Keli

【剂型】颗粒剂。

【主要成分】太子参、党参、北沙参、人参须、生地、山药、山萸肉、黄芪、当归、肉桂、补骨脂、地骨皮、鸡血藤、麦门冬、五味子、桂枝、白芍、浮小麦、甘草等。

【方解】本方以裴正学教授"兰州方"为基础,根据中医气血同源、阴阳互根、先天与后天互补之原理,以太子参、党参、北沙参、人参须、生地、山药、山萸肉为君,其中太子参、党参、北沙参、人参须重在健脾，以补后天之本；生地、山药、山茱肉重在滋肾，以补先天之本，以黄芪、当归益气补血，肉桂、补骨脂温补肾阳，地骨皮、鸡血藤、麦门冬、五味子养血滋阴为臣，强化扶正固本作用，再佐以桂枝、白芍以调和营卫，提高机体免疫功能，浮小麦安神定志，调理植物神经，又以甘草调和诸药为使，因此升血颗粒是集扶正固本、健脾补肾、滋阴助阳、益气养血为一身，充分发挥了中医的整体观和辩证观。

【性状】本品为黄棕色或棕红色，味微甜。

【功能主治】升高白细胞、血小板和纠正贫血的作用，增强人体免疫力，调节植物神经系统的功能。适用于改善血虚、贫血等症；用于白血病；配合治疗恶性肿瘤，有增效减毒的作用。

【规格】每袋 15g。

【用法用量】口服。每日 3 次，每次 1 袋，温水冲服。

【药理研究】

①本品对小鼠辐射损伤造成的血象下降有较好的升血作用。

②本品可升高荷瘤小鼠的胸腺指数、脾脏指数。

③本品可明显提高荷瘤小鼠巨噬细胞的吞噬功能，而且活化的巨噬细胞分泌多种细胞因子，直接或间接杀伤肿瘤细胞。

④本品可明显升高荷瘤小鼠机体内 IL-1、IFN-r、NO、IL-2 等细胞因子的活性，提示本品可以通过细胞因子调节机体的免疫功能，具有抗肿瘤作用。

⑤本品可明显增强荷瘤小鼠迟发型超敏反应。

⑥本品可促进 ConA 刺激脾淋巴细胞的增殖能力。

⑦本品可提高肿瘤细胞的凋亡率，具有促进或诱导肿瘤细胞发生凋亡的作用；

⑧本品显著抑制突变型 P_{53} 及提高 Caspase-3 的蛋白表达，诱导肿瘤细胞的凋亡。

⑨本品可促进 NF-κB 表达，影响基因转录功能，阻断了肿瘤细胞 Gl 期向 S 期的进程，使得 Gl 期肿瘤细胞大量堆积，S 期肿瘤细胞 DNA 合成和复制受到抑制和阻断，S 期比率下降，细胞增生能力下降，抑制了肿瘤的生长增殖。

【临床研究】本品配合化疗治疗癌症 100 例疗效研究显示：

①可明显降低化疗的毒副作用，有保护白细胞、红细胞、血红蛋白的作用。

②具有调节机体紊乱的免疫功能，提高 CD_4、降低 CD_8 的数量和活性。

【不良反应】尚不明确

【药物相互作用】尚无本品与其他药物相互作用的信息。

【禁忌】尚不明确。

【注意事项】本品为含糖制剂,糖尿病人慎用。

【贮藏】密闭,置阴凉处。

复方红景天颗粒

【药品名称】

　　通用名称：复方红景天颗粒

　　汉语拼音：FuFang　Hongjintian　Keli

【剂型】颗粒剂。

【主要成分】红景天、何首乌、黄精、甘草等。

【方解】方中君药为红景天,其主要成分为红景天贰,具有润肺、补肾、扶正固本、理气养血、健脑益智和滋补强身的功效;首乌和黄精为臣药,首乌的主要成分为大黄酚,作用是补肝肾,益精血,黄精中含三种多糖,补脾益肺,益气养阴。甘草性平味甘,和中缓气,润肺,解毒,作为使药,调和诸药。

【性状】本品为棕色颗粒,味甜。

【功能主治】扶正固本,理气活血,滋补强身。用于预防治疗大脑缺氧和疲劳引起的头晕、心悸、失眠、乏力等症;也可用于治疗因免疫力低下引起的各种疾病,辅助放疗、化疗。

【药理研究】

①本品可明显增加小鼠胸腺和脾脏重量,具有免疫功能增强作用。

②本品对小鼠腹腔巨噬细胞(M)吞噬鸡红细胞(CRBC)能力的影响显示,可明显增加小鼠腹腔中的吞噬功能,与免疫增强剂 LMS 的作用近似,具有提高机体防御能力的作用。

③本品对受免疫抑制剂 CY 抑制的 DTH 均有增强作用,本品的扶正固本作用与其增强 T 细胞免疫功能有关。

④本品对小鼠溶血素抗体生成的影响显示,可使受抑制的小鼠溶血素抗体生成有明显的提高。

⑤本品明显提高小鼠脾脏 NKC 活性,本品具有重要的抗肿瘤及免疫调节作用。

⑥本品可明显降低 Ad 所致高黏滞血瘀大鼠的全血黏度和血清黏度。

【临床研究】本品辅助化疗治疗 83 例疗效观察显示：

①具有增效减毒的作用,使恶心呕吐不良反应减轻。

②提高免疫力。

【规格】每袋 10g。

【用法用量】口服。每次 1 袋,每日 3 次,

【不良反应】尚不明确。

【药物相互作用】尚无本品与其他药物相互作用的信息。

【禁忌】尚不明确。

【注意事项】本品为含糖制剂,糖尿病人慎用。

【贮藏】密闭,置阴凉处。

促愈灵擦剂

【药品名称】

通用名称：促愈灵擦剂

汉语拼音：Cuyuling Caji

【主要成分】沙棘油、紫草、冰片等。

【方解】放射治疗目前仍是恶性肿瘤的主要治疗手段之一,治疗效果与照射剂量、分割方法直接相关。放射线是一种火邪、毒邪、热毒,属中医学的热毒之邪,机体短期内接受大剂量的放射线照射后,热能化火,蕴结为毒,火毒耗津伤液,致使津伤血瘀,而渐成虚实错杂之证,由于毒热过盛,表邪过猛,在表皮受损之后,会迅速出现经络、脏腑病变,多表现为皮肤变色、溃疡等。本品根据中医药理论科学组方,合理配伍,其中沙棘性温,味酸,微辛,入肝、心包经和胃经,现代研究表明：具有抗辐射、抗菌消炎、促进组织再生的功效；紫草性寒,味甘、咸,归心、肝经,具有凉血、活血、解毒透疹的功效。现代研究表明：紫草具有促进外周血液循环,促进毒物排泄、抗菌和抗EB 病毒的作用；冰片味辛苦,微寒,归心、脾、肺经,有开窍醒神,消炎止痛的功效。现代研究表明：冰片具有抗菌和抗病毒的作用,对动物体渗出和组织肿胀等炎症过程有抑制作用,对金黄色葡萄球菌等多种细菌具有抗菌作用,诸药配伍,具有清热解毒、消炎生肌、收敛止痛的协同作用。

【剂型】擦剂。

【性状】本品为紫红色透明液,味清凉。

【功能主治】清热解毒,消炎生肌,收敛止痛。治疗射线损伤、水火烫伤、口腔溃疡、宫颈炎和宫颈糜烂等。

【药理研究】

①本品对豚鼠皮肤无明显的红斑和水肿反应,未见全身中毒症状。

②本品可治疗家兔烧伤、烫伤、创伤,可使家兔烧伤、烫伤及创伤面无感染,愈合面光滑平整,愈合时间较短。

③本品可治疗家兔皮肤辐射损伤,可使家兔的损伤面无感染,结痂快,愈合面光滑平整,无疤痕。

【临床研究】

①本品配合肿瘤放疗的临床疗效研究显示:40 例皮肤放射反应治疗组患者在第三、五、七天的有效率分别为 85%、92.5%、97.5%,较对照组京万红有显著性的差异($P<0.05$);60 例口腔黏膜反应的患者第三、五、七天的有效率分别为 83.3%、88.3%、96.7%,较对照组复方硼砂漱口液有显著性的差异($P<0.05$),促愈灵擦剂治疗放疗患者的皮肤、黏膜放射反应具有显著的疗效,使用简便,无刺激。

②β-近距离辐射联合促愈灵擦剂治疗皮肤瘢痕的临床疗效评价显示:治疗组采用 β-近距离辐照联合促愈灵擦剂治疗,在皮肤修复重塑期涂抹促愈灵擦剂治疗,至完全恢复。对照组单用 β-近距离辐照,瘢痕消除之后如无感染,倾向皮肤自然修复,如有感染则给予常规消毒处理。治疗组和对照组的所有经 ^{32}P 核素 β-近距离局部照射治疗后均未出现全身反应,血常规检查与治疗前相比较无一例出现异常。治疗组配合本品表面涂抹,每天 2~3 次,一般 30d 左右形成干性皮炎,继续涂抹本品,40~50d 基本痊愈,而对照组痊愈时间平均 60~90d。治疗组病变局部皮肤在脱痂后出现程度不同的色素沉着,4~7 月内均自然消退,未见患者局限性皮肤发白即所谓皮肤色素脱失。对照组病变损伤部位修复期延长,均出现色素随时间延长出现程度不等的脱色现象。本品治疗电离束所致的辐射损伤,可缩短损伤部位的修复再生期,并无脱色现象。

【规格】每瓶 10ml。

【用法用量】外用。每日 3~4 次,每次 1~2ml 涂于患处,或放疗前涂于照射区;口服。每日 2~3 次,每次 2~6ml,缓慢下咽。

【不良反应】尚不明确。

【禁忌】尚不明确。

【注意事项】尚不明确。

【贮藏】密闭,阴凉处。

复方紫河车胶囊

【药品名称】

　　通用名称：复方紫河车胶囊

　　汉语拼音：Fufang Ziheche Jiaonang

【剂型】胶囊剂。

【主要成分】紫河车、天花粉、红景天、党参等。

【性状】本品为胶囊剂,内容物为褐色至黑褐色,味腥。

【方解】《本草经疏》："人胞乃补阴阳两虚之药,有反正还原之功。"古今很多医家都认为,紫河车对一切虚损之症"用之极为得宜"。各种癌症病人及放疗、化疗或手术后,呈现出体质极度虚弱状态时,均宜使用,能收到扶正抗癌的效果。完整胎盘的有效活性成分十分丰富,经科学研究确定的有：胎盘球蛋白、干扰素、巨球蛋白（又称抑制因子）等纯天然的活性物质12大类60余种,它是人体最安全、最有效的健康与美容之佳品。近代研究证实,紫河车中的丙种胎盘球蛋白具有增强机体的免疫功能作用,所含干扰素及多糖均有抗癌效果,方中紫河车为君药,红景天、党参为臣药,辅助君药起到增强药效的作用,天花粉为佐药,有清热生津、消肿排脓的作用。诸药协同用于治疗身体虚弱、先天不足、气血两亏、产后体虚、自汗、盗汗等。

【功能主治】温肾补精,益气养血。用于身体虚弱、自汗盗汗、产后体虚、先天不足、气血两亏。

【药理研究】

①本品可使幼鼠胸腺和脾脏增重,具有增强免疫功能的作用。

②本品可提高小鼠吞噬CRBC能力,可引起腹腔M中聚集并吞噬。具有提高机体非特异性免疫功能,有提高机体防御能力的作用。

③本品可使受抑制的小鼠溶血素水平有明显的提高。

【规格】每粒0.5 g。

【用法用量】口服。每次5粒,每日2~3次。

【不良反应】尚不明确。

【药物相互作用】尚无本品与其他药物相互作用的信息。

【禁忌】尚不明确。

【注意事项】忌食生冷、刺激性食物。

【贮藏】密闭,阴凉处。

安乳消痛丸

【药品名称】

通用名称：安乳消痛丸

汉语拼音：Anruxiaotong Wan

【剂型】丸剂。

【主要成分】柴胡、当归、仙茅、白芍、淫羊藿、巴戟天、川芎、菟丝子、蒲公英等。

【性状】本品为黑褐色大蜜丸,味甜、涩。

【方解】祖国医学认为"乳癖""乳岩"证(乳腺增生病)的发病与肝肾冲任等经络有密切关系,常因肝肾亏虚、肾气不足、冲任失调为病之本,肝郁气滞痰瘀交阻于乳络为病之标,属本虚标实之证。方中柴胡为君,调达肝气,疏肝解郁,调经止痛;当归养血、活血,川芎《本草汇言》："芎穷,上行头目,下调经水,中开郁结,血中气药,常为当归所使,非第治血有功,而治气亦神验也……味辛性阳,气善走窜而无阴凝黏滞之态……"共同调理气血为臣药;佐以仙茅、巴戟天、淫羊藿、菟丝子以温补肾阳,推动肾气的运行;蒲公英味甘、苦、寒,《新修本草》言其"主妇人乳痈肿",为治疗乳痈的良药。总览全方在调理气血,疏肝解郁的同时重在助阳,阳气盛则气血行,气血通畅,通则不痛。

【功能主治】温经和阳,祛风散寒。主治冲任不调的乳痈症和乳腺增生症。

【药理研究】

①本品可使乳腺增生大鼠血清激素 P 水平提高,血清 E2 水平降低,并具有剂量依赖性,随着本品剂量的增加,其 P 水平升高和 E2 水平降低的程度逐步增强。表明本品的治疗作用与改善机体的激素水平有关。

②本品可降低乳腺增生大鼠第 2、3 对乳房的质量,具有剂量依赖性,随着本品剂量的增加,降低程度增强。

③本品可使乳腺增生大鼠乳腺腺泡数目减少,部分腺泡出现萎缩,导管扩张程度减轻。

【规格】每丸 9g。

【用法用量】口服。每次 2 丸,每日 2 次。30d 为 1 疗程。

【不良反应】尚不明确。

【药物相互作用】尚无本品与其他药物相互作用的信息。

【禁忌】尚不明确。

【注意事项】忌食辛辣刺激食物。

【贮藏】密闭,置阴凉处。

安乳化瘀丸

【药品名称】

通用名称:安乳化瘀丸

汉语拼音:Anruhuayu Wan

【剂型】丸剂。

【主要成分】柴胡、当归、丹参、赤芍、橘叶、橘核、昆布、海藻、制香附等。

【性状】本品为黑褐色大蜜丸,味甜。

【方解】祖国医学认为"乳癖""乳岩"证(乳腺增生病)的发病与肝肾冲任等经络有密切关系,常因肝肾亏虚、肾气不足、冲任失调为病之本,肝郁气滞痰瘀交阻于乳络为病之标,属本虚标实之证。方中柴胡为君,调达肝气,疏肝解郁,调经止痛。当归、丹参、赤芍养血、活血,调理气血为臣药;佐以橘核、昆布、海藻共奏化痰、软坚、散结之功效,香附《本草纲目》言其为"乃气病之总司,女科之主帅也"。醋制可加强该药疏肝解郁、调理气血止痛的效果。总览全方以调理气血,疏肝解郁为主,气行则血行,气血通畅,痛则不通,通则不痛。

【功能主治】活血化瘀,软坚散结。主治肝郁痰凝型乳痛症和乳腺增生症。

【药理研究】

①本品可使乳腺增生家兔 ER 的水平显著降低,PR、PCNA 的水平提高,安乳化瘀丸的治疗作用与改善机体的激素水平有关。

②本品可使乳腺增生大鼠血清激素 P 水平提高,血清 E2 水平降低。

③本品对乳腺增生家兔乳腺直径缩小、乳头的高度降低。

【规格】每丸 9g。

【用法用量】口服。每次 2 丸,每日 2 次。30d 为 1 疗程。

【不良反应】尚不明确。

【药物相互作用】尚无本品与其他药物相互作用的信息。

【禁忌】尚不明确。

【注意事项】忌食辛辣刺激食物。

【贮藏】密闭,置阴凉处。

安乳胶囊

【药品名称】

通用名称: 安乳胶囊

汉语拼音: Anru Jiaonang

【剂型】胶囊剂。

【主要成分】柴胡、当归、丹参、赤芍、橘叶、橘核、昆布、海藻、制香附、蒲公英、淫羊藿、王不留行、地龙、全蝎、姜半夏、五灵脂、乳香、没药等。

【性状】本品为胶囊剂,内容物为棕褐色粉末,味极苦。

【方解】祖国医学认为"乳癖""乳岩"证(乳腺增生病)的发病与肝肾冲任等经络有密切关系,常因肝肾亏虚、肾气不足、冲任失调为病之本,肝郁气滞痰瘀交阻于乳络为病之标,属本虚标实之证。方中柴胡为君,调达肝气,疏肝解郁,调经止痛;当归、丹参、赤芍养血、活血,调理气血为臣药;佐以橘核、昆布、海藻、淫羊藿、王不留行,共奏化痰、软坚、散结之功效,香附、乳香、没药,调理气血止痛。

【功能主治】活血化瘀,软坚散结。主治乳癖症、乳痈症。

【药理研究】

①本品可使乳腺增生家兔 ER 的水平显著降低,PR、PCNA 的水平提高。

②本品可使乳腺增生家兔血清性激素血清 E_2 水平降低,P 水平升高,PRL 水平提高,表明本品的治疗作用与改善机体的激素水平有关。

③本品对乳腺增生家兔血液流具有一定的影响,可使全血黏度、血沉压积、纤维蛋白原、血沉方程 K 值降低。

【规格】每粒 0.5g。

【用法用量】口服。每次 5 粒,每日 3 次。

【不良反应】尚不明确。

【药物相互作用】尚无本品与其他药物相互作用的信息。

【禁忌】尚不明确。

【注意事项】忌食辛辣刺激食物。

【贮藏】密闭，置阴凉处。

安乳膏

【药品名称】

通用名称：安乳膏

汉语拼音：Anru Gao

【剂型】膏剂。

【主要成分】牛蒡子、风信子、川芎、附片、桂枝、大黄、当归、肉桂、草乌、地龙、僵蚕、赤芍、白芷、白蔹、乳香、没药、续断、荆芥、防风、木香、陈皮、五灵脂等。

【性状】本品为黑色膏药。

【方解】祖国医学认为"乳癖""乳岩"证（乳腺增生病）的发病与肝肾冲任等经络有密切关系，还认为"乳癖"属阴、属寒，机体受寒，阳气被遏，寒凝痰结于乳络而成形。素体阳虚受寒，可加重该病。内外同治可巩固疗效，缩短疗程。方中温经和阳、祛风散寒药附片、风信子、桂枝、肉桂、草乌、防风、荆芥等与调气活血、化痰通络药风信子、川芎、当归、大黄、地龙、僵蚕、赤芍、白芷、白蔹、乳香、没药、续断、木香、陈皮、五灵脂配伍，起到固表和阳、温经活络、活血化瘀的作用。总览全方，重在温经活络，活血化瘀。

【功能主治】温经和阳，祛风散寒，调气和血，化痰通络。适用于肝郁痰凝型乳癖症。

【药理研究】

①本品对大鼠皮肤无明显的红斑和水肿反应，未见全身中毒症状。

②本品显著减少醋酸所致小鼠的扭体次数，具有一定的镇痛作用。

③本品可改善乳腺增生大鼠乳房部血液循环，促进局部代谢产物清除。

【临床研究】本品治疗乳腺增生的临床疗效显示：

①本品联合安乳化瘀丸、安乳消痛丸治疗乳腺增生，可使患者的肿块缩小、消失。

②本品可缓解乳腺增生患者胀痛，总有效率达92%。

【规格】2贴/盒。

【用法用量】外用。每次1贴，2~3d一次。

【不良反应】尚不明确。

【药物相互作用】尚无本品与其他药物相互作用的信息。

【禁忌】尚不明确。

【注意事项】忌食辛辣刺激食物。

【贮藏】密闭,阴凉处。

清肺止咳胶囊

【药品名称】

通用名称：清肺止咳胶囊

汉语拼音：Qingfeizhike Jiaonang

【剂型】胶囊剂。

【主要成分】鱼腥草、炙百合、五味子、瓜蒌片、炙枇杷叶、浙贝母、炙紫菀、北沙参、连翘、杏仁、桔梗、天冬、麦门冬、茯苓、竹叶、橘红等。

【性状】本品为胶囊剂,内容物为棕褐色的粉末,味微苦。

【方解】处方以鱼腥草为君药,微辛,性寒,归肺经,寒能泄降,以清肺泄热见长,善消痈排脓,为治"肺痈"之要药,与桔梗合用则利咽排脓,现代研究表明:鱼腥草可提高机体免疫力,具有抗菌、抗病毒的作用。使以炙百合、天冬、麦门冬和五味子主要润肺阴、清肺热,生津泻热,可使干痰得以润而易于咳出,天冬、麦门冬以其甘苦清肺经,而五味子以其酸温而收敛肺气,再加浙贝母、瓜蒌、杏仁、桔梗、茯苓、橘红更增强本方的渗湿化痰之力,更兼紫菀、连翘以助鱼腥草清肺经之热,北沙参、竹叶等药以养阴而清燥热,以上诸药相合共奏清热宣肺,润肺生津,祛痰止咳之功效。

【功能主治】清热宣肺,止咳祛痰。主治慢性支气管炎、肺气肿引起的咳嗽、咳痰等症。

【药理研究】

①本品对浓氨水诱导的小鼠咳嗽,有明显的镇咳作用,能使小鼠的咳嗽次数明显减少,同时使小鼠咳嗽的潜伏期明显延长。

②本品可增加大鼠痰液的分泌量,具有明显的祛痰作用。

【临床研究】清肺止咳胶囊治疗呼吸道感染 47 例疗效观察,总有效率为 86%。

【规格】每粒 0.5g。

【用法用量】口服。每日 3 次,每次 4 粒。

【不良反应】尚不明确。

【药物相互作用】尚无本品与其他药物相互作用的信息。

【禁忌】尚不明确。

【注意事项】尚不明确。

【贮藏】阴凉,避光。

胆胰健颗粒

【药品名称】

通用名称：胆胰健颗粒

汉语拼音：Danyijian Keli

【剂型】颗粒剂。

【主要成分】柴胡、枳实、白芍、甘草、川芎、香附、蒲公英、丹参、木香、草豆蔻、大黄、黄连、黄芩、败酱草、元胡、川楝子、制乳香、制没药、川椒、干姜等。

【性状】本品为黄色至褐黄色颗粒,味甜、苦、微麻。

【方解】慢性胰腺炎为胰实质的慢性炎症,伴有广泛和局部纤维化,腺泡萎缩,引起不同程度的胰腺内外分泌功能障碍。其病程较长,具有持续性、进行性和不可逆性的特点。中医学认为,本病症见胁痛、腹痛,病机主要为肝气郁结,肝木克土;肝郁日久引起气滞血瘀、肝郁化火、肝胆湿热等证;肝木克土可致脾胃升降失司,脾运不健等。本方以柴胡、大黄、黄芩、甘草为主,整个方剂具有舒肝利胆、行气健脾、消肿止痛、活血化瘀等功效。方中几味主药均被现代医学研究证实其功效,如柴胡,可以改善肝、胆、胰等脏器的血液循环,可消炎、解毒;大黄可促进胰腺细胞修复,抑制厌氧杆菌和内毒素吸收,解除微循环障碍等作用;甘草可促进胰泌细胞中碳酸氢液分泌的作用,统观全方,舒肝利胆、祛湿化热、行气健脾、消肿止痛。

【功能主治】扩张胆管、胰管,通利胆汁、胰液,溶石排石,消炎止痛。适用于急慢性胆囊炎、胆石症、急慢性胰腺炎、胰囊肿;对肝病引起的肝、胆疼痛也有显著的疗效。

【药理研究】

①本品对小鼠慢性胰腺炎有抑制和治疗作用。

②本品可解除微循环障碍,具有消炎、解毒、抗变态反应。

【规格】每袋10g。

【用法用量】口服。每次 1 袋,每日 3 次,温水冲服。

【不良反应】尚不明确。

【药物相互作用】尚无本品与其他药物相互作用的信息。

【禁忌】尚不明确。

【注意事项】

①本品为含糖制剂,糖尿病人慎用。

②忌烟、酒及辛辣、生冷、油腻食物。

③脾胃虚寒者慎用。

【贮藏】阴凉干燥处。

妇炎康颗粒

【药品名称】

通用名称:妇炎康颗粒

汉语拼音:Fuyankang Keli

【剂型】颗粒剂。

【主要成分】白鲜皮、桂枝、白芍、丹皮、桃仁、茯苓、地肤子、金银花、连翘、蒲公英、败酱草、生龙骨、牡蛎、茵陈、乌贼骨等。

【性状】本品为混悬性颗粒,色棕黄,味甜、苦。

【方解】妇科炎症在祖国医学中多属于"带下"病症范畴,一般多由湿热下注,脾肾亏虚,气滞血瘀所致。该类病初期以邪实为主,主要为湿热下注;日久气机阻滞,导致气滞血瘀,而随着病情转变,阳气渐虚,出现腰膝痠冷、白带增多。此类病既有正虚的一方面(即机体免疫功能及组织黏膜屏障功能下降),又有邪实的一面(局部致病菌繁殖)。即正虚邪盛,本虚标实。治疗应以清热祛湿、活血止痛为主。方中白鲜皮清热燥湿,泻火解毒,祛风止痒,配伍用丹皮、桂枝、白芍、桃仁等温经散寒,活血祛瘀,养血调经,加之蒲公英、茵陈、地肤子、连翘、金银花清热利湿,解毒散结,另用龙骨、牡蛎、乌贼骨以益气固冲,止血止带。诸药配伍具清热解毒、活血止痛、调经止带、杀虫止痒之功效。

【功能主治】清热解毒,活血止痛,调经止带,杀虫止痒。主治妇女附件炎,宫颈炎,滴虫性、霉菌性阴道炎,月经不调,痛经等症。

【药理研究】

①本品明显抑制感染子宫肿胀率,降低大鼠血清 TNF-α,MDA 水平,升高 T-SOD, IL-2 水平。

②本品对三联菌苗所致的大鼠实验性发热有显著的降低作用。

③本品对大肠杆菌、金黄色葡萄球菌、甲型溶血性链球菌、克雷柏杆菌有一定的抗菌作用。

④本品对二甲苯所致的小鼠耳壳肿胀度和棉球所致大鼠肉芽肿均具有明显抑制作用,并可明显提高小鼠痛阈及减少醋酸所致小鼠扭体反应次数。

【临床研究】本品治疗慢性盆腔炎的临床疗效显示:

①可改善慢性盆腔炎临床症状,使腹痛、宫体压痛减轻,白带减少,外阴发痒减轻,炎性包块缩小。

②可降低慢性盆腔炎远期复发率。

【规格】每袋 10g。

【用法用量】口服。每次 1 袋,每日 3 次,温水冲服。

【不良反应】尚不明确。

【药物相互作用】尚无本品与其他药物相互作用的信息。

【禁忌】尚不明确。

【注意事项】本品为含糖制剂,糖尿病人慎用。

复方板蓝根颗粒

【药品名称】

  通用名称:复方板蓝根颗粒

  汉语拼音:Fufang Banlangen Keli

【剂型】颗粒剂。

【主要成分】板蓝根、大青叶。

【性状】本品为棕色或棕褐色颗粒,味苦,甜,寒。

【方解】在传统医学领域,历代医家根据临床所见咽喉肿痛,痄腮及喉痹症状,疾病转化,病发原因等的总结及研究,提出以上症候是由外盛邪气,郁而化热所致热毒壅盛、热入血分引起的。板蓝根、大青叶为十字花科菘兰的不同药用部分,大青叶的药用部分为干燥叶,板蓝根药用部分为根。二药性寒凉、味苦,具有清热解毒、凉血利咽、消肿的功效,被广泛应用于热毒壅盛、咽喉肿痛等症。《本草纲目》中指出"板蓝根主热毒血痢、黄疸、喉痹、丹毒"。指出"治瘟疫热毒发斑,发热风疹,痈疡肿痛,除烦渴……凡以热兼毒者,皆宜蓝叶捣汁用之"。现代医学通过体外实验证明,板蓝根、大青叶煎剂的抗菌范围广,对金黄色葡萄球菌、甲型链球菌、流感杆菌、白喉杆菌等均有一定抑制作用,同时可抗炎、抗病毒、解热,为临床治疗感染性疾病的常用中药。

【功能主治】清热解毒,凉血利咽,消肿。用于治疗热毒壅盛,咽喉肿痛,腮腺炎见上述症候者。

【药理研究】

①本品对啤酒酵母引起的大鼠发热具有解热作用。

②本品对小鼠二甲苯性耳廓肿胀和大鼠角叉菜足爪肿胀有一定的抑制作用。

【临床研究】本品对扁桃体炎、腮腺炎具有良好的抗炎、抗病毒作用,总有效率为95.5%。

【规格】每袋 10g。

【用法用量】口服。每次 1 袋,每日 3 次,温水冲服。

【不良反应】尚不明确。

【药物相互作用】如与其他药物同时使用可能会发生药物相互作用。

【禁忌】尚不明确。

【注意事项】

①本品为含糖制剂,糖尿病人慎用。

②忌烟、酒及辛辣、生冷、油腻食物。

③风寒感冒者不适用,其表现为恶寒重,发热轻,无汗,头痛,鼻塞,流清涕,喉痒咳嗽。

④不宜在服药期间同时服用滋补性中药。

【贮藏】密封,阴凉干燥处。

跌打损伤膏

【药品名称】

通用名称: 跌打损伤膏

汉语拼音: Diedasunshang Gao

【剂型】软膏剂。

【主要成分】骨碎补、黄柏、焦地榆、儿茶、红花、赤芍、大黄、乌药、木香、天南星、香附、桃仁、栀子、冰片、蜂蜡等。

【性状】本品为棕褐色稠膏,有清凉气味。

【方解】祖国传统医学理论认为:痛则不通,通则不痛。临床骨伤科病例中出现的瘀血、扭伤、关节疼痛等症状,从传统医学角度出发,属于经脉瘀阻血运不畅而致。根据"标本兼治"的原则,本方采用"治标"以活血化瘀,"治本"以强筋骨补肝肾,从而达到舒筋活血、散瘀止痛的功效。本方以骨碎补、焦地榆为君药,骨碎补具有活血化瘀、补肾强骨之功,地榆炒焦用于凉血止血,两药相合,行血脉,续筋骨,疗伤止痛,补肾强骨;方中以乌药、天南星为臣药。现代药理学研究表明,乌药、天南星外涂使局部血管扩张,血液循环加速,缓和肌肉痉挛疼痛,对于急、慢性扭伤外用效果显著;佐以红花、黄柏、大黄、木香、香附、桃仁诸药,活血化瘀,行气止痛;采用麻油、蜂蜡作为基质,利用冰片的特殊性质增强药物透皮吸收,迅速达到治疗效果。

【功能主治】舒筋活血,散瘀止痛。用于急慢性挫伤、扭伤、关节痛、神经痛、跌打损伤等。

【药理研究】

①本品对家兔皮肤无刺激作用,未发现明显的红斑和水肿反应,未见全身中毒症状。

②本品对蛋清致大鼠足趾肿胀,有明显抑制作用,对棉球致肉芽组织增生有明显抑制作用,并有显著的镇痛作用。

【临床研究】本品治疗 65 例急性扭挫伤患者总有效率为 97.4%,减轻肢体肿胀、疼痛。

【规格】每盒 20g。

【用法用量】外用。敷于患处。

【不良反应】尚不明确。

【药物相互作用】尚无本品与其他药物相互作用的信息。

【禁忌】尚不明确。

【注意事项】尚不明确。

【贮藏】密闭,阴凉处。

【包装】20g/盒。

回生胶囊

【药品名称】

通用名称：回生胶囊。

汉语拼音：Huisheng Jiaonang。

【剂型】胶囊剂。

【主要成分】天蓝苜蓿、墓头回、龙葵、虎杖、半枝莲、白花蛇舌草、夏枯草、山豆根、赤芍、仙鹤草、白茅根、炙鳖甲、青黛、紫河车等。

【性状】本品为硬胶囊剂，内容物为深蓝色的粉末；气微，味微苦。

【方解】方中天蓝苜蓿清热利湿、凉血止血，墓头回清热燥湿、止血祛瘀，龙葵清热解毒、活血消肿，紫河车补肾益精、益气养血，四药合用，共为君药；半枝莲、白花蛇舌草、虎杖、山豆根、青黛清热败毒，赤芍凉血活血，为臣药；夏枯草、炙鳖甲化痰软坚散结共为使药；仙鹤草、白茅根凉血止血为佐药。全方共奏清热败毒、活血化瘀、化痰散结之效，且祛邪不伤正，扶正不碍邪，止血而不留瘀。

【功能主治】清热解毒，活血化瘀，化痰散结。用治：①慢性白血病，骨髓增生异常综合征、恶性淋巴瘤、多发性骨髓瘤及恶性组织细胞病；②胃癌、食道癌、肺癌等非造血系统恶性肿瘤；③预防和治疗因放疗、化疗引起的白细胞减少、血小板减少、造血功能障碍、免疫功能低下等。

【药理研究】

①本品可抑制 H_{22} 肝癌细胞和 L_{615} 淋巴细胞白血病细胞的生长。

②本品可减少 S-180 荷瘤小鼠因 TX 或放疗减少白细胞和红细胞数有抑制作用。

③本品可提高小鼠吞噬细胞的吞噬功能，增强机体非特异性免疫功能；促进小鼠特异性抗体的产生和分泌，增强小鼠的特异性体液免疫功能；促进小鼠脾脏淋巴细胞增殖反应，增强小鼠的特异性细胞免疫功能。

④本品与化疗药物或放疗药物联合应用有增效和减毒作用，同时能增强机体的免疫功能。

【临床研究】回生胶囊对 257 例急性髓系白血病（AML）临床观察显示：

①本品联合化疗治疗 AML，完全缓解（CR）率达到 77.43%，总有效率 87.94%，且

对不同类型的 AML 均可取得明显的治疗效果，对急性早幼粒细胞白血病（M₃）的 CR 率明显高于 M₁、M₂、M₄ 及 M₆。

②本品可单独应用治疗 AML，具有诱导缓解作用，并可起到明显的维持缓解和巩固疗效作用，未发现明显的副作用。

③本品联合化疗方案可作为 AML 的诱导治疗，对初治者及复治者均可取得明显的治疗效果，但对初治者 CR 率明显高于复治者；作为巩固治疗，可起到明显的维持缓解及巩固疗效的作用。对成人的 CR 率明显高于儿童，且对成人的总有效率远高于儿童及老年人。配合联合化疗，可明显减低化疗药物的毒副作用，明显改善预后，提高生存质量。

【规格】每粒 0.45g。

【用法用量】口服。每次 3 粒，每日 2~3 次，小儿酌减；1 疗程 30d。

【不良反应】尚不明确。

【药物相互作用】尚无本品与其他药物相互作用的信息。

【禁忌】孕妇禁用。

【注意事项】

①虚寒、消化道出血者慎用。

②服药期间忌烟、酒及辛辣刺激之品。

【贮藏】密封，置阴凉干燥处。

生血丸

【药品名称】

通用名称：生血丸

汉语拼音：Shengxue Wan

【剂型】丸剂。

【主要成分】党参、当归、黄芪、紫河车、补骨脂、鸡血藤、山茱萸、熟地黄、淫羊藿、巴戟天、枸杞、白芍、川芎、阿胶等。

【性状】本品为棕色的大蜜丸，气微香，味甜、微苦。

【方解】方中黄芪、党参健脾益气；当归补血和血，并助黄芪益气生血；熟地、山茱萸、枸杞滋补肝肾，养阴补血；淫羊藿、巴戟天、补骨脂、紫河车温肾壮阳，益精填髓；阿胶养阴补血，兼以止血；白芍养血柔肝，川芎养血行气、鸡血藤补血化瘀，三者合而为用使补而不滞。全方共奏健脾益气、滋阴补血、益肾填髓之效,而无壅塞之弊。

【功能主治】健脾益气,滋阴补血,益肾填髓。用于溶血性贫血,再生障碍性贫血,营养不良性贫血等。

【药理研究】

①本品能明显改善模型小鼠外观体征,增加小鼠体重。

②本品对苯肼所致小鼠溶血性贫血具有治疗作用,可提高模型小鼠外周血 RBC 数量、HGB 含量和 HCT。

【临床研究】

①本品可治疗自身免疫性溶血性贫血,治疗完全缓解率达 63.5%,总有效率 87.8%,与激素治疗的完全缓解率及部分缓解率、总有效率相比,无显著差异。对溶血性贫血有明显治疗作用,且无激素治疗后副作用,且可减少激素之阴虚火旺、肥胖等副作用。本品与激素联合可提高自身免疫性溶血性贫血治疗效果,治疗完全缓解率 81.6%,总有效率 92.5%。

②本品可改善自身免疫性溶血性贫血失眠健忘、食后腹胀、失眠头晕、脾大、贫血改善等临床症状。

③本品可明显改善自身免疫性溶血性贫血的血红蛋白(HB)、红细胞计数(RBC)、总胆红素、网织红细胞计数等。

【规格】每丸 9g。

【用法用量】口服。每次 2 丸,每日 2 次,小儿酌减;1 疗程 30d。

【不良反应】尚不明确。

【药物相互作用】尚无本品与其他药物相互作用的信息。

【禁忌】尚不明确。

【注意事项】

①糖尿病患者慎用。

②服药期间忌烟、酒及辛辣刺激之品。

【贮藏】密封,置阴凉干燥处。

摄血丸

【药品名称】

　　通用名称：摄血丸

　　汉语拼音：Shenxue Wan

【剂型】 丸剂。

【主要成分】 血见愁、墓头回、黄芩炭、白茅根、赤芍、牡丹皮、生地、仙鹤草、黄芪、当归、党参、茯苓、白术、肉苁蓉、鸡血藤等。

【性状】 本品为棕色的大蜜丸，气微香，味甜、微苦。

【方解】 方中血见愁其味苦，性寒，具有凉血止血、活血祛瘀之功效；墓头回性微寒、凉，味苦、涩，具有清热燥湿、止血、止带、祛瘀截疟之功效；黄芩味苦性寒，清热泻火，解毒凉血；炒炭后味苦微涩，性微寒，以清热止血之力胜；白茅根甘寒，凉血止血，清热利尿；赤芍味苦微寒，清热凉血，祛瘀止痛；牡丹皮味苦、辛，性微寒，清热凉血，活血散瘀；生地苦、寒，清热凉血，养阴生津。上述诸药，皆为清热泻火、凉血止血之品，兼有化瘀之能，且有养阴之效，再配以味苦涩、性平不偏、收敛止血的仙鹤草，能有效治疗因血热妄行及阴虚火旺引起的各种出血。方中黄芪味苦微温，补气升阳，益卫固表；当归甘、辛、温，补血，活血；党参甘、淡、平，补中益气，生津养血；茯苓甘、淡、平，利水渗湿，健脾安神；白术甘、苦、温，补气健脾，燥湿利水。上述诸药，味甘性微温，合而用之，共奏补气养血、健脾摄血之功，能有效治疗因脾虚不摄引发的各类出血。明代赵献可云："有形之血不能速生，无形之气所当急固。"大凡血证，由于"有形之血来源于无形之气"，故补气应在补血之先，健脾当在补肾之上。合以甘、咸、温的肉苁蓉以补肾助阳，补阳不燥，药力和缓，一则兼顾先天，二则阳中求阴。再合以行血补血见长的鸡血藤，既能增强补血祛瘀之能，又能提升血小板。以上15味中药相互配伍用，不仅具有清热凉血、益气摄血之功，而且能够滋阴降火，兼能活血化瘀。全方寒温并用，攻补兼施，标本兼顾，气血并治，祛邪不伤正，扶正不碍邪，性寒不伤胃，味甘不滋腻，止血不留瘀，故对以热、虚、瘀为主要病机的ITP，通过清热凉血、益气摄血而达宁络消斑之功效。

【功能主治】 清热凉血，益气摄血，宁络消斑。用于治疗急、慢性免疫性血小板减少性紫癜，各种继发性血小板减少症、过敏性紫癜等。

【临床研究】 本品对急、慢性型ITP均有很好的治疗效果：

①本品对急性型 ITP 临床疗效观察结果显示，显效率为 66.67%，总有效率为 87.88%；血小板由（34.56±24.51）×10⁹/L 上升至（84.85±43.97）×10⁹/L；有效病例起效时间平均（3.70±2.26）周。本品联合激素治疗急性型 ITP，显效率为 76.92%，总有效率为 97.44%；血小板由（36.64±28.02）×10⁹/L 上升至（112.85±33.98）×10⁹/L；有效病例起效时间平均（2.33±2.12）周。

②本品治疗慢性型 ITP 临床疗效观察结果显示，显效率为 45.86%，总有效率为 92.31%；治疗后血小板由（36.56±18.30）×10⁹/L 上升至（66.44±34.75）×10⁹/L；有效病例起效时间平均（6.04±3.60）周。联合激素治疗慢性型 ITP 临床疗效观察结果显示，显效率为 48.28%，总有效率为 93.11%；治疗后血小板由（40.03±27.04）×10⁹/L 上升至（68.38±38.00）×10⁹/L；有效病例起效时间平均（5.81±4.49）周。

③本品不仅具有明显升血小板，缓解出血，改善乏力、头痛、头晕、纳食不佳等症状，而且能够抑制激素的不良反应。

【规格】每丸 9g。

【用法用量】口服。可单独使用，或配糖皮质激素使用；每次 2 丸，每日 2 次，小儿酌减；1 疗程 30d。

【不良反应】尚不明确。

【药物相互作用】尚无本品与其他药物相互作用的信息。

【禁忌】尚不明确。

【注意事项】

①糖尿病患者慎用。

②服药期间忌烟、酒及辛辣刺激之品。

【贮藏】密封，置阴凉干燥处

（王玉洁　戴晓雁　柴艳冬）

药物索引

慈丹胶囊

促愈灵擦剂

赤芍

D

丹参

当归

党参

地龙

胆胰健颗粒

跌打损伤膏

E

莪术

F

茯苓

枫苓合剂

妇炎康颗粒

复方斑蝥胶囊

复方板蓝根颗粒

复方红豆杉胶囊

复方红景天颗粒

复方苦参注射液

复方鹿仙草颗粒

复方木鸡颗粒

复方天仙胶囊

复方万年青胶囊

复方皂矾丸

复方紫河车胶囊

G

肝复乐胶囊

H

海藻

华蟾素片

华蟾素注射液

槐耳颗粒

回康灵片

回生胶囊

回生口服液

黄芪

J

金复康口服液

金龙胶囊

金蒲胶囊

急性子

僵蚕

绞股蓝

K

康艾注射液

康莱特注射液

抗癌平丸

昆布

L

灵芝

龙葵

M

马齿苋

马鞭草

马钱子

猫抓草

没药

墨旱莲

蘑头回

牡蛎

N

女贞子

P

平消胶囊

蒲公英

Q

芪珍胶囊

清肺止咳胶囊

青黛

全蝎

S

参莲胶囊

参麦注射液

参芪扶正注射液

参芪香颗粒

参雄抗癌丸

山茱萸

摄血丸

升血颗粒

生血丸

食道康颗粒

食道平散

三棱

三七

山慈菇

山豆根

蛇莓

射干

熟地黄

水蛭

T

天南星

土茯苓

W

威麦宁胶囊

乌头注射液

王不留行

蜈蚣

X

西黄丸

仙蟾片

消癌平片

消癌平注射液

血美安

夏枯草

仙鹤草

Y

鸦胆子油口服乳液

鸦胆子油乳注射液

鸦胆子油软胶囊

养正合剂

益肺清化颗粒

薏苡仁

鱼腥草

Z

贞芪扶正颗粒

珍香胶囊

肿节风片

紫龙金片

皂角刺

泽漆

肿节风

重楼

猪苓

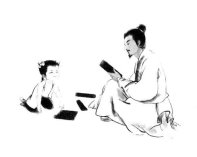

第十六篇

浆细胞性乳腺炎的中西医结合诊疗方案

第一章
浆细胞性乳腺炎中西医结合诊治

浆细胞性乳腺炎（plasma cell mastitis，PCM）又称管周性乳腺炎、乳腺导管扩张症，简称浆乳，是一种由于乳管阻塞、扩张，导管壁炎症、纤维化，管壁周围脂肪组织内浆细胞浸润而引起的非细菌性炎症，可以引起乳房肿物，亦可出现皮肤粘连、乳头回缩、局部水肿以及腋窝淋巴结肿大等征象的一组非哺乳期化学炎症病变。好发于30~40岁非哺乳期妇女，其发病率仅占乳房良性疾病的4%~5%，而临床误诊率却高达60%~90%，常与乳腺癌相混淆，导致不必要的乳房根治术。

祖国医学中虽无"浆乳"的病名，但根据其临床特征，可归属于中医"乳痈"的范畴；又因其化脓溃破后脓中夹有粉渣样物质排出，故亦可归属于中医"粉刺性乳痈"范畴。随着现代医学诊断技术的不断发展、检测手段的日臻完善，以及中医和中西医工作者的不断探索，对该病的认识不断深入，治疗方法日益成熟，从单纯的内治、外治发展到多种方法综合治疗，使临床疗效进一步提高。鉴于此，我们在学习总结夏小军主任医师经验的基础上，结合临床实践，将中西医对该病的病因病机认识、治疗经验及体会总结如下。

第一节 病因病理

一、西医病因病理

现代医学对于本病具体病因未有明确定论，其发生可能为乳头发育异常、上皮过度角化或化纤内衣纤维造成乳管阻塞和分泌物潴留，导管扩张、乳管炎和慢性肉芽肿性乳腺炎，乃至继发脓肿和瘘是本病不同程度的病变过程。乳头发育不良、先天乳头畸形、哺乳障碍、乳房外伤、炎症、内分泌失调及乳腺退行性变等导致局部导管排泄不畅、分泌物瘀滞及阻塞而致局部导管扩张,管腔内中性脂肪刺激管壁使纤维组织增生,进而破坏管壁进入间质引起无菌性炎症反应。本病后期可继发细菌感染,尤其是厌氧菌感染,Bundred 已从乳头溢液和乳晕下脓肿中分离出厌氧菌。

本病符合自身免疫性疾病的特点,临床常呈慢性发作,多发于女性,激素治疗有效,与化学炎症反应有关,病情难愈易复发。国内外也均有报道:认为浆细胞性乳腺炎实质是一种自身免疫性疾病。其他如吸烟、卵巢功能减退等因素也都被证实为引起本病发生或复发的重要原因。

二、中医病因病机

在中医古代文献中对本病的记载多见于"乳痛""乳癖"相关的论述中。上海中医药大学顾伯华教授于 1958 年在国内首次报道,根据其临床表现命名为"慢性复发性乳腺瘘管伴有乳头内缩"。20 世纪 80 年代,顾伯华、陆德铭等首次将本病收录在顾伯华主编《实用中医外科学》,命名为"粉刺性乳痈"。诸多医家认为本病主要由于先天肾精不足,致乳房发育不良,乳头凹陷或畸形,致乳络不通,乳管排泄不畅,加之七情内伤、情志不遂导致肝气郁结,肝郁气滞。肝的疏泄功能失常,则脾的运化、升清,和胃的受纳、腐熟、降浊功能受阻,形成肝脾不和或肝胃不和,影响津液的输布而致水液停滞,产生痰、湿、饮等病理产物致营血不从,气血瘀滞,痰气互结,结聚成块,乳络不通,结者不散,郁久化热,蒸酿肉腐而成脓肿,溃后成瘘,亦有因气郁化火,迫血妄行,而现"乳衄"。故大多医家认为浆细胞性乳腺炎的发生、发展与肝脾胃密切相关,肝经郁热是该病症的主要的发病机理。

第二节　临床表现

一、症状表现

浆细胞性乳腺炎是一种乳腺非细菌性炎症。其临床表现多种多样,常以乳腺肿块、乳头溢液、乳头内陷、乳痛、乳腺脓肿、乳瘘等为主要表现,具体如下。

1.多发于 30~40 岁的非哺乳期女性。

2.急性期可有红、肿、热、痛,但白细胞计数多不高,分类正常。

3.乳房肿块常为首发症状,多位于乳晕深部,急性期肿块较大,亚急性期及慢性期会逐渐缩小,形成硬结。

4.部分以乳头溢液为首发症状,甚至为唯一症状,乳头溢液为淡黄色、浆液性或脓性,血性者较少。

5.同侧腋淋巴结肿大,在早期即可出现,质地较软,压痛明显,随病程缓解可逐渐缩小或消退。

6.由于乳腺导管纤维增生和炎症反应,导管缩短而致乳头回缩,有的局部皮肤呈"橘皮样"变。

7.病程后期肿块软化而成脓肿,破溃后流出的脓液常伴有粉渣样物或类脂质物,久治不愈者可形成瘘管。

二、疾病分期

根据浆液性乳腺炎不同时期的临床表现,一般分为 3 个阶段,其具体如下:

(一)溢液期

为本病早期表现,在某些病例中为唯一体征。多为间歇性、自发性,性状多样,数量有多有少,输乳孔多有白色脂质样分泌物,多带有臭味,通常不能引起患者重视。

(二)肿块期

往往起病急,进展快,患者常因乳房局部疼痛不适,发现肿块而就医。肿块多位于乳晕部,或向某一象限延伸。急性期肿块较大,形状不规则,质地硬韧,表面呈结节样,边界欠清,常与皮肤粘连,但无胸壁固定,可出现红肿热痛,范围扩大,乳房部皮肤可水肿。早期患侧腋窝淋巴结肿大、压痛,随病程进展可渐退,一般无畏寒、发热等。亚急性期主要为局部肿块或硬结,红肿消退。慢性期肿块可持续缩小成硬结,但不消退。肿块期往往易被误诊为乳腺癌而行乳房根治术。

(三)瘘管期

疾病后期肿块软化而成脓块,破溃后流出脓液常伴有粉刺样或脂质样物质,久治不愈可形成通向输乳孔的瘘管,以致创口久不收敛或反复溃破,逐渐形成局部疤痕,乳头更加凹陷,反复红肿溃破,常形成复杂性瘘管。

第三节　实验室及其他检查

一、红外线

该项检查仅可显示乳晕区有不规则中、深灰色阴影,多呈磨玻璃样密度,乳腺小梁增粗,边缘模糊。虽有报道,红外线扫描有助于本病的诊断,但在具体诊断上意义不大。

二、乳腺彩超

浆液性乳腺炎在超声表现为病灶位于乳晕后或乳晕周围，肿块内部呈不规则、无包膜、或囊性病灶壁厚、透声差等特征。导管呈囊状，尤其是串珠样扩张。

三、乳腺钼靶摄片

病灶常位于乳腺中央区及乳晕附近，乳晕皮肤可增厚，其肿块密度增高影内夹杂条状透亮影，严重者可呈蜂窝状、囊状透亮影，边缘光滑，考虑为扩张的导管腔内含有脂肪物质所致，有时可见"跟、尖"一样粗的周围假"毛刺征"，以及粗颗粒圆形钙化。

四、纤维乳管内视镜

在乳管镜下表现为乳窦角部大导管明显扩张，周边易出血，管壁粗糙，弹性差或纤维化，管腔内大量炎症细胞降解产物表现为白色絮状或纤维网状结构，显微镜下可见浆细胞浸润。

五、断层螺旋 CT 检查

早期炎性肿块表现为乳晕区皮肤增厚，主乳管区软组织影增宽，后期病变周围有类圆形小结节，且结节间有桥样连接，此为浆细胞性乳腺炎的特有征象。

六、乳房穿刺细胞学检查

细胞学检查较为方便、快速，可见坏死物和较多的浆细胞、淋巴细胞及细胞残核。常用来排除乳腺癌。

七、病理检查

术前 CNB 及术中快速冰冻病理检查是诊断此病、鉴别乳腺癌的可靠依据。本病早期病理表现为导管上皮不规则增生，导管扩张，管腔扩大，管腔内有大量上皮细胞碎屑及含脂质的分泌物积聚，导管周围组织纤维化，并伴有淋巴细胞浸润。后期病变可见导管壁增厚、纤维化，导管周围出现小灶性脂肪坏死，周围可有大量组织细胞、中性粒细胞、淋巴细胞及浆细胞浸润，尤以浆细胞显著。

八、泌乳素检测

泌乳素不仅可以通过内分泌机制影响免疫系统的功能，而且还作为一种由免疫系统所产生、释放的细胞因子，以旁分泌和自分泌方式调节淋巴细胞的反应。本病病理镜下可见扩张导管周围大量浆细胞和淋巴细胞浸润，而浆细胞与淋巴细胞作为炎细胞主要的作用是参与免疫。许多免疫细胞亦可以产生泌乳素样物质，并且作为一种调节性的前炎性因子，通过与免疫细胞表面的泌乳素受体（PRL-R）结合，实现对机体免疫应答的调节。

我们检测浆细胞性乳腺炎患者血中激素水平,发现 PRL 水平显著增高,可随术后病灶的清除降至正常,少数患者 T 水平增高,E、P 分泌紊乱,而激素水平的变化又影响乳腺增生,刺激乳腺腺泡发育,促进乳汁的生成和分泌,进一步加重本病。临床上,我们采用溴隐亭降低血清中 PRL 水平,有助于治疗浆细胞性乳腺炎,表明体内 PRL 水平的变化与浆细胞性乳腺炎的发生有着密切的关系。

第四节　诊断及鉴别诊断

一、诊断

(一)西医诊断

1.诊断标准

参照雷秋模主编的《实用乳腺病学》(第一版)乳腺导管扩张症(也称浆细胞性乳腺炎)诊断标准。

(1)非哺乳期,乳腺有肿块或硬结者,伴或不伴溃疡,伴或不伴发热。

(2)发病以一侧乳晕部较为多见,常伴有乳头内缩史,在凹陷的乳头内可有带臭味的渣样物质分泌,少数患者伴有乳头溢液。

(3)乳晕旁有肿块疼痛,皮色微红,溃后脓液带有臭味,久不收口,形成乳瘘,化脓时有发热疼痛。

(4)反复发作,可致疤痕形成,在乳晕部出现僵硬肿块,且与皮肤粘连。

(5)超声影像示:实性包块型(实性病灶边缘不规则,无包膜);脓肿形成型(脓肿病灶壁厚,透声差,病灶多位于乳晕区及乳头深面,内部血流信号不丰富);导管扩张型(乳腺导管局限性扩张,导管周围腺体呈偏低回声)。

(6)穿刺组织或手术活切组织病理示:中性粒细胞、淋巴细胞、浆细胞浸润,由坏死或异物、类上皮细胞、巨噬细胞等组成的假结核样肉芽肿(异物肉芽肿)。

2.分期

根据乳腺导管内窥镜下乳腺导管病变特点将浆液性乳腺炎分为 4 型,具体分型如下:

Ⅰ型:乳腺导管扩张,毛细血管丰富,管腔内有白色絮状物,并可见纤维网状结构。

Ⅱ型:乳腺导管扩张,毛细血管丰富,管腔内有白色絮状物,病变组织位于乳窦角部。

Ⅲ型:乳腺导管管壁粗糙,弹性稍差,病变组织主要位于乳窦角部。

Ⅳ型:乳腺导管管壁粗糙,弹性差,可见出血点,病变组织主要位于末梢乳腺导管。

(二)中医诊断

1.中医诊断标准

参照北京中医药大学李曰庆主编的《中医外科学》(第九版)粉刺性乳痈的中医症候诊断标准:

(1)乳头凹陷,乳晕部结块,暗红或皮色不变,伴或不伴疼痛,伴或不伴发热、头痛,大便干结,尿黄;舌质红或稍红、暗红,舌苔黄腻或淡黄,脉弦数或滑数。

(2)脓肿自溃或切开后久不收口,脓水淋漓,形成乳瘘,时愈时发,局部有僵硬肿块;舌质淡红或红,舌苔薄黄,脉弦。

2.中医阴阳辨证标准

参照北京中医药大学李曰庆主编《中医外科学》(第九版)中医外科疾病辨证-阴阳辨证:

(1)阴证:慢性发作,局部皮肤紫暗或皮色不变,皮温不热或凉,肿势平塌下陷,根盘散漫,疼痛和缓、隐痛、不痛或瘘麻,溃后脓质稀薄,肉芽苍白或紫暗,多无全身症状或伴全身虚寒症状,舌淡苔少脉不足。

(2)阳证:急性起病,局部皮肤红赤,焮热,肿势突起,根盘收束,疼痛剧烈、拒按,溃后脓液稠厚,肉芽红活润泽,多伴全身发热,口渴,大便干,小便短赤,舌红苔黄脉有余。

二、鉴别诊断

(一)西医鉴别诊断

浆液性乳腺炎需与下列疾病进行鉴别:

1.肉芽肿性乳腺炎:肉芽肿性乳腺炎(granulomatous lobular mastitis,GLM)和浆细胞性乳腺炎(plasma cell mastitis,PCM)具有相似临床症状,且细菌学检查结果常呈阴性,较难鉴别,术前误诊率可高达89%,故临床诊断仍依靠病理学检查结果。浆细胞性乳腺炎主要病因为乳头畸形导管阻塞,发病机制类似皮脂腺囊肿,可发生于各个年龄段女性,炎症反应主要以乳晕为中心,与乳晕后大导管关系密切,可形成窦道或瘘管,其病理学表现以较大导管周围炎伴浆细胞浸润为特征。而肉芽肿性乳腺炎被认为是乳汁超敏反应,好发于有乳汁瘀积病史的经产妇,该病患者乳头及导管常正常,其病理学特点为病变部位与乳腺周围导管及小叶有关,以小叶为主呈多灶性分布,小叶末梢导管或腺泡大部分消失,小叶内可见嗜中性粒细胞、淋巴细胞、上皮样巨噬细胞及巨细胞等多种炎性细胞浸润,常可见微脓肿。

2.浸润性乳腺癌:由于浆细胞性乳腺炎冰冻病理学切片示病灶内单核细胞、浆细胞成片出现,排列紧密,且被纤维条索分隔,呈索状排列,与乳腺癌病理学表现相似,故易混淆。

3.乳腺结核:浆细胞性乳腺炎可出现多核巨细胞和上皮样细胞,形成结核性肉芽肿,但无干酪样坏死形成,亦未查见抗酸杆菌。

4.乳腺纤维囊肿病:乳腺纤维囊肿病属于乳腺增生症,浆细胞性乳腺炎病变虽可累及小叶间导管,但常无上皮增生、大汗腺化生及小叶增生等病理学改变。

（二）中医鉴别诊断

参照北京中医药李曰庆主编的《中医外科学》（第九版）,浆细胞性乳腺炎（粉刺性乳痈）应与以下几种疾病相鉴别:

1.乳岩:乳岩相当于现代医学的"乳腺癌"。粉刺性乳痈在急性炎症期易与炎性乳腺癌相混淆。炎性乳腺癌多见于妇女妊娠期及哺乳期。乳房迅速增大、发热,皮肤呈红色或紫红色,弥漫性肿大,无明显肿块,同侧腋窝淋巴结明显肿大,质硬固定,病变进展迅速,预后不良,甚至于发病数周后死亡。

2.乳晕部疖:粉刺性乳痈在急性期局部有红肿热痛的炎症反应,易误诊为乳晕部一般疖,根据素有乳头凹陷、反复发作的炎症以及切开排脓时脓液中夹有粉渣样或油脂样物等特点,与乳房部疖发病部位浅、脓出即愈、溃口不与乳窍相通等易于鉴别。

3.乳腺导管内乳头状瘤:乳腺导管内乳头状瘤有乳头溢液,呈血性或淡黄色液体,可于乳晕部触及绿豆大圆形肿块,易与粉刺性乳痈相混淆。但无乳头凹陷畸形,乳孔无粉渣样物排出,肿块不会化脓。

4.乳房部瘘管:多为急性乳腺炎、乳房蜂窝组织炎或乳房结核溃后形成,病变多发生在乳房部,瘘管与乳房多不相通,无乳头凹陷畸形。

第五节　治　疗

一、中西医结合治疗思路

（一）中西医结合分阶段治疗

浆细胞性乳腺炎的中西医结合思路是在西医规范治疗的大体框架内,充分发挥中医辨证论治和整体治疗的优势，进行浆细胞性乳腺炎的中西医结合个体化治疗，以提高疗效。主要有以下四个方面：

1. 对于初期红肿热痛明显但无法取到脓培养结果的患者，不建议手术治疗，应先按无菌性炎症处理，在外用姜石散、金黄散及玉露散等的同时，可服用清热解毒消肿止痛类中药，待红肿消退后方可行手术治疗。此阶段多为肝郁化火证，可采用疏肝清热法，以疏通乳络，促进炎性物吸收，促使肿块消散。可选用丹栀逍遥散加减，方中牡丹皮清血中之伏火；栀子善清肝热，泻火除烦，导热下行；柴胡疏肝解郁，使肝郁得以条达；当归养血和血；白芍养血敛阴，柔肝缓急；木郁则土衰，肝病易传脾，茯苓、白术、甘草健脾益气，既实土以御木乘，又使营血生化有源；薄荷少许，疏散郁遏之气，透达肝经郁热。

2. 此病至中期脓肿已经形成，此时正气较盛，邪正交争，以实证为主。应先取脓培养，根据培养结果选择或调整抗生素治疗；同时，可继续用中药疏肝清胃，以加强透脓排毒之效。多选用栝蒌牛蒡汤加减，方中栝蒌、牛蒡子清热散结；柴胡、青皮条达肝气，疏肝解郁；天花粉清热生津、消肿排脓；皂角刺托毒排脓、活血消痈；金银花、黄芩、栀子清热解毒；连翘为"疮家圣药"，泻火解毒，消痈散结。疏肝清热法配合外治箍围法可使炎症范围缩小、肿块局限，为手术一期缝合创造有利条件；也可使脓肿自行破溃或直接行脓肿切开引流术后敞开换药，保持创面清洁待切口自行愈合；亦可采取局部或者穴位放血拔罐的传统中医外治法，以疏通经脉，调气理血，促邪外出。

3. 此病至后期多半伴有多个瘘管，窦道已形成。由于病程较长反复破溃，患者的精神压力较大，建议患者行乳腺皮下腺体切除+假体植入术，术后多辨为肝郁血瘀化火证，故采用疏肝清热，活血散结法。常用逍遥蒌贝散加减，方中柴胡疏肝解郁；当归、白芍活血化瘀，养血柔肝；茯苓、白术益气健脾；栝蒌、浙贝母、半夏、胆南星散结化痰；生牡蛎、山慈菇软坚散结。疾病后期则正虚邪恋，总属于"阴证"的范畴，治疗上应配合扶正祛邪的中药，可适当加入健脾益气药，促进愈合。同时可选用传统中医外科特色治疗方法，如点刺放血拔罐法、箍围法、药线引流法、挂线法等。

4. 临床上还可见到肿块持续数月或数年，全身症状不明显。肿块常向某一象限伸展，质硬，形状不规则，边界欠清，与患处漫肿无头、皮色不变相吻合，温阳散结能使肿块局限或消减。多用阳和汤加减，方中熟地黄温补营血，填精补髓；肉桂温阳散寒，温通血脉；麻黄辛温达表，宣通毛窍，开肌腠，散寒凝；白芥子可达皮里膜外，温化寒痰，通络散结；鹿角胶温肾阳，益精血，与熟地黄合用，温阳补血；甘草解毒调药。

（二）中医对浆细胞乳腺炎的认识

1.病因病机

浆细胞性乳腺炎的发病，主要有先天与后天两方面的因素。先天方面，既有先天禀赋不足，又有先天禀赋畸形，皆致乳房发育不良，乳头凹陷或畸形。后天方面，则分虚实二端。属实者，多见于情志不遂，七情内伤而致的肝郁气滞；或饮食不当，恣食肥甘或辛辣刺激之品，湿邪凝滞，痰浊内生。属虚者，多见于肾阴亏虚，虚火上炎；或治疗失当，气血两虚。而机体正气不足，复感外来邪毒，致使疾病急性发作者，又当属虚实夹杂。以上诸因，既可致疾病向寒向热两方面转化，亦有始终没有明显寒热表现者。肝郁气滞，郁久化火；或木郁土壅，肝胃郁热，湿热内生；或痰湿凝聚，化热化火；或肝肾阴虚，虚火上炎；或机体正气不足，邪毒外袭，入里化热，皆致气血逆乱，乳络失畅，而发乳痈。疾病日久，气血两虚，阳气不足；或治疗失当，过用苦寒泄火之剂，伤及阳气，均致阴寒凝滞，亦可发为乳痈，且致疾病无愈期。

本病发展过程中，痰、瘀、脓是病理产物，反过来又会作为病因，加重病情或致使疾病复发。由于女子乳房属足阳明胃经，乳头属足厥阴肝经，故其病位在乳腺，与肝、胃两脏密切相关，且久病及肾。疾病性质在疾病早期多以实为主，后期多见虚实夹杂，单纯虚证临床并不多见。

（1）先天禀赋异常，乳头发育异常：先天禀赋不足或异常，致使成年之后乳房发育不良，乳头凹陷或畸形，乳管排泄不畅，乳络不通，痈肿乃成。

（2）长期情志郁结，肝脏疏泄失常：长期情志抑郁，或突然的精神刺激，致肝失疏泄，气机郁结，血行失常，气滞血瘀，阻塞乳络，乃发乳痈。

（3）恣食肥甘厚味，湿邪自内而生：饮食不节，恣食肥甘厚味，或嗜食辛辣炙煿之品，损伤脾胃，脾胃运化失职，湿邪内生，聚久成痰，与气血相搏，痰凝气滞，痰瘀互结，聚而成块，乳络不畅，成痈成脓。

（4）久病失治误治，气血阴阳亏虚：久病不愈，耗气伤津，气血皆虚，气虚则运血无力而致血瘀，阻塞乳络；或过用寒凉之剂，损伤阳气，阴寒内生，寒痰凝滞，阻于乳络；或病邪久羁，伤及肝肾，阴津耗伤，以致阴虚火旺，虚火上炎，上扰乳络，络行不畅；或机体正气不足，气血阴阳俱虚，招致邪毒外侵，壅阻乳络，皆可酝酿为痈，久而成脓。

2.治疗原则

浆细胞性乳腺炎应强调及早处理，治疗当以祛邪为主，以通为要，以消为贵，以补为辅。将该病分为溢液期、肿块期、脓肿期、溃脓期、收口期，分期进行辨证施治。溢液期多因肝郁气滞,痰湿蕴结,治宜疏肝通络,化痰散结;肿块期多属寒痰凝滞,瘀血内结,治宜温阳化痰,活血散结;脓肿期多缘热壅血瘀,毒瘀交阻,治宜凉血解毒,化瘀消痈;溃脓期多为痰瘀互结,血败肉腐,治宜化痰行瘀,排脓透毒;收口期则多见正气已虚,病邪留恋,治宜扶正托毒,生肌收口。

二、西医治疗

浆细胞性乳腺炎的治疗应根据不同的临床表现和临床分期选择最佳的治疗方法。

(一)非手术治疗

1.乳管镜冲洗

主要用于表现为乳头溢液的乳腺导管扩张症,部分浆细胞性乳腺炎镜下仅表现为乳管炎,经乳管镜冲洗部分可治愈。乳管镜冲洗的操作方法如下:患侧乳头碘伏消毒后给予酒精脱碘,然后清洁乳头表面分泌物,利多卡因棉球湿敷乳头;用5~6号扩张器扩张乳管,注入0.5ml的1.0%利多卡因局部浸润麻醉,再用7~9号扩张器继续扩张乳管,缓慢插入乳管镜,注入0.5%甲硝唑溶液及稀释的地塞米松溶液。或庆大霉素及生理盐水溶液扩张并冲洗乳管,轻揉、挤压出部分冲洗液,若冲洗液呈油脂状则反复冲洗至冲洗液清亮,乳头处涂红霉素软膏,禁浴24h。根据病情制订冲洗治疗的间隔时间,平均每周1次,平均治疗次数为6~8次。

2.药物治疗

浆细胞性乳腺炎急性炎症期多认为混合有细菌感染,给予广谱抗生素及甲硝唑控制炎症。陈晶等给予口服地塞米松1.5mg/次,3次/d,甲硝唑0.4mg/次,2次/d,1周后停用甲硝唑,地塞米松逐渐减量,可以控制炎症,缩小肿块。于海静等基于非结核分枝杆菌可致窦道迁延不愈,对27例病理确诊的窦道型导管周围乳腺炎患者选择异烟肼(0.3g/d)、利福平(0.45g/d)和乙胺丁醇(0.75g/d)或吡嗪酰胺(0.75g/d)行三联抗分枝杆菌药物治疗,治疗9~12个月;27例患者在治疗1~3个月后窦道闭合,16例单纯药物治疗完全治愈,11例经药物治疗,病灶缩小后行手术治疗,随访3~24个月无复发。三联抗分枝杆菌药物治疗长期不愈的窦道型导管周围乳腺炎治疗效果好。汪红才基于自身免疫疾病学说对11例窦道形成,分泌物较多及脓肿形成的浆细胞性乳腺炎患者给予他莫昔芬10mg口服,2次/d,经1个月治疗,6例治愈,5例渗出物明显减少后联合手术治疗。他莫昔芬可阻断雌激素对乳腺组织的刺激作用,减少渗出。

（二）手术治疗

对于浆细胞性乳腺炎最为彻底有效的方法仍以手术切除治疗为主，能够起到根治的目的，临床上根据不同的表现选择合适的手术方法，手术治疗的原则是完整地切除病灶及其周围的病变组织，特别是清除乳晕下大乳管内的病灶，否则引起疾病的复发。浆细胞性乳腺炎的手术时机和手术方式需根据患者临床表现、肿块大小、位置、是否有急性炎症表现、是否有窦道形成等进行选择。

单纯表现为乳头溢液，无明显包块形成，经乳管镜冲洗无效者可经乳管开口注入亚甲蓝定位，楔形切除乳腺组织及蓝染乳管。若为多个乳管溢液可行乳晕下乳管切除术。

以乳房肿块为主要表现者，以手术治疗为主，根据肿块的位置，选择手术方式。若肿块位于乳晕区，可选择环乳晕切口，切除病变区域及扩张导管。合并乳头内陷者可联合乳头畸形矫正，乳头内面基底部做荷包缝合，使乳头向上凸起，表面覆盖纱布结扎悬吊乳头。若肿块距乳晕远，可行肿物或乳腺区段切除术。

脓肿型浆细胞性乳腺炎，炎症较重者可先行抗感染等非手术方法控制炎症，炎症局限后，可切除肿块和周围的炎症组织，一期缝合。有脓肿形成者，应先用注射器反复抽吸脓液，再用甲硝唑注射液冲洗，待炎症控制、肿块缩小后再二期手术切除病变的乳管和乳腺组织。不建议行脓肿切开引流，切开可能形成迁延不愈的窦道。

瘘管型浆细胞性乳腺炎，即形成慢性瘘管或窦道者，应通过抗感染及激素治疗使瘘管外口愈合或使炎症得到控制后再行瘘管或窦道及其周围炎性组织完整切除。常选择以窦道为中心的月牙形切口，手术区域应消灭死腔，减少感染。

对于病变范围大或皮肤受累严重的患者手术时可使用皮瓣转移技术。皮肤完整者可行乳腺皮下腺体切除术。病变较大、多发窦道、乳房严重变形或年龄较大者可考虑行单纯乳房切除术。

三、中医治疗

（一）中医内治

1.溢液期

（1）肝郁气滞

【主症】乳头溢液，似水样，或粉刺样，或脓血样，多数病人可见乳头凹陷畸形，乳房皮色不变或微红，乳晕部可触及小结块，质软，攻窜胀痛，症状随喜怒消长，伴平素情志抑郁，性格急躁，嗳气，胸脘痞闷，善太息，胁肋胀痛，月经不调，经前乳房、少腹作胀，舌淡，苔薄，脉弦。

【证机概要】肝气郁结,气滞血瘀,乳络不通。

【治法】疏肝解郁,理气散结。

【方药】四逆散(《伤寒论》)合消瘰丸(《疡医大全》)加减。

柴胡15g、白芍15g、当归15g、枳壳10g、浙贝母10g、生牡蛎15g(先煎)、玄参15g、夏枯草15g、白僵蚕10g、莪术10g、川芎10g、郁金15g、荔枝核10g、橘核10g、甘草6g。

【方药分析】方中柴胡疏肝解郁,使肝郁得以条达;白芍养血敛阴,柔肝缓急;当归养血和血;枳壳理气宽中;浙贝母、生牡蛎、白僵蚕化痰散结;夏枯草、玄参解毒散结;莪术、川芎、郁金活血散瘀;荔枝核、橘核行气散结;甘草调药和中。

【加减】若气滞较重,胸胁胀痛甚者,加栝蒌、延胡索、川楝子理气止痛;若脘腹胀满甚者,加陈皮、香附、厚朴、山楂理气导滞消胀;若少腹作胀者,加小茴香、乌药疏肝理气;若肝郁化热,横逆犯胃,出现心烦易怒,胃脘胀痛,嘈杂吞酸,口干口苦,舌红苔黄,脉弦数者,乃肝胃郁热证,可配合丹栀逍遥散加减以疏肝清热,理气和胃;若心烦口渴者,加黄芩、竹茹、芦根泄热生津止渴;若郁热损伤乳络,迫血妄行,溢液夹血水者,加茜草、丹皮、赤芍凉血止血;若妇女月经不调,经前乳胀加重,少腹刺痛,舌有瘀斑,加丹参、益母草、王不留行、桃仁、红花活血调经;若病情反复久延,脾气亦伤,胃痛而胀,饮食不佳,神疲乏力者,加党参、茯苓、白术、山药、香附、砂仁疏肝健脾,理气和胃。

(2)痰湿蕴结

【主症】乳头溢液淋漓,似白色脂质,或豆腐渣样,乳头皲裂,乳房皮色不变或微红,乳晕部皮肤清亮,微肿坠胀,时有隐痛,伴形体肥胖,面部油腻粉刺,口黏不渴,脘闷不舒,食欲不振,腹胀泛恶,身体困重,倦怠懒言,大便稀溏,泻下不爽,舌苔白腻或黄腻,脉濡缓或濡数。

【证机概要】脾虚生痰,上渍乳房,阻塞乳络。

【治法】燥湿理脾,化痰通络。

【方药】二陈汤(《太平惠民和剂局方》)合消瘰丸(《疡医大全》)加减。

半夏12g、陈皮12g、茯苓10g、昆布12g、海藻12g、胆南星12g、白僵蚕10g、浙贝母10g、生牡蛎15g(先煎)、玄参15g、夏枯草15g、郁金15g、川芎10g、山楂15g。

【方药分析】方中半夏燥湿化痰,降逆和胃,是治痰湿之主药;痰湿既成,阻滞气机,陈皮可理气行滞,燥湿化痰,乃"治痰先治气,气顺则痰消"之意;茯苓渗湿健脾,以杜生痰之源;昆布、海藻咸寒软坚;胆南星、白僵蚕化痰散结;浙贝母、生牡蛎、玄参软坚散结;夏枯草清热软坚;郁金、川芎、山楂活血散结;陈皮与山楂相合,又可理气和胃。

【加减】若溢液排泄不畅,乳房胀痛者,加路路通、王不留行通经活络;若胸满,胸闷者,加薤白、栝蒌化痰通络,理气宽胸;若脘痞,嗳气,苔腻者,加香附、砂仁、苍术、厚朴理气除湿;若食滞腹胀者,加麦芽、六神曲、鸡内金消食导滞;若口黏者,加藿香、佩兰、白豆蔻芳香化湿;若纳差,便溏者,加党参、薏苡仁、白扁豆、诃子健脾止泻;若痰湿郁久化热,心烦不寐欲呕者,加竹茹、栀子清热除烦止呕。

2.肿块期

(1)寒痰凝滞

【主症】乳晕部结块较硬,范围局限,界限欠清,活动度较差,乳房皮色正常,皮温不高,略有压痛,自觉疼痛不甚,遇冷加重,得温痛减,伴形寒,手足不温,周身倦怠,面色青晦,口中不渴或渴喜热饮,胸闷不舒,大便稀薄,小便清长,舌质淡,苔白或白腻,脉沉滑。

【证机概要】素体阳虚,寒凝痰滞,积久成块。

【治法】温阳化痰,散结通络。

【方药】阳和汤(《外科证治全生集》)合消瘰丸(《疡医大全》)加减。

熟地黄 12g、肉桂 10g、麻黄 6g、白芥子 12g、鹿角胶 12g(烊化)、玄参 15g、生牡蛎 15g(先煎)、浙贝母 12g、白僵蚕 10g、夏枯草 15g、石见穿 15g、川芎 10g、郁金 15g、莪术 10g、陈皮 10g、甘草 6g。

【方药分析】方中熟地黄温补营血,填精补髓;肉桂温阳散寒,温通血脉;麻黄辛温达表,宣通毛窍,开肌腠,散寒凝;白芥子可达皮里膜外,温化寒痰,通络散结;鹿角胶温肾阳,益精血,与熟地黄合用,温阳补血;玄参、生牡蛎、浙贝母、白僵蚕化痰软坚;夏枯草、石见穿清热散结;川芎、郁金、莪术活血化瘀;陈皮、甘草和中护胃。

【加减】若胸胁胀痛者,加栝蒌、延胡索、川楝子理气止痛;若脘腹痞满者,加枳壳、厚朴行气消痞;若神疲乏力,纳差者,加黄芪、党参、茯苓、白术健脾益胃;若少腹冷痛者,加乌药、小茴香温经散寒;若寒象明显,手足不温者,加附子、干姜温阳散寒;若关节痠痛重者,加羌活、独活祛风散寒。

(2)瘀血内结

【主症】乳晕部肿块坚硬,呈结节样,表面高低不平,推之不动,乳房皮色微红,不热或微热,局部疼痛,呈刺痛或钝痛,痛有定处,痛处拒按,入夜尤甚,伴面黯消瘦,漱水不欲咽,胸胁、少腹刺痛,唇甲青紫,舌质紫黯,或有瘀点、瘀斑,苔薄白,脉弦紧或涩。

【证机概要】气滞痰阻,瘀闭乳络,结聚成块。

【治法】活血化瘀,软坚散结。

【方药】桃红四物汤(《医宗金鉴》)合消瘰丸(《疡医大全》)加减。

桃仁 12g、红花 12g、当归 15g、川芎 10g、地龙 10g、赤芍 10g、玄参 15g、生牡蛎 15g(先煎)、浙贝母 12g、郁金 15g、延胡索 10g、川楝子 10g、栝蒌 12g、白僵蚕 10g、陈皮 10g、甘草 6g。

【方药分析】方中桃仁、红花力主活血化瘀通络;当归主入血分,力能补血,又补中有行;川芎辛温走窜,擅能活血行气,祛瘀止痛;地龙、赤芍活血通络;玄参、生牡蛎、浙贝母化痰软坚;郁金、延胡索、川楝子活血行气止痛;栝蒌、白僵蚕化痰散结;陈皮、甘草和中护胃。

【加减】若局部积块肿痛,唇甲紫绀者,加丹参、牛膝、三棱、莪术破瘀散结;若胁肋下有癥块坚硬者,加穿山甲、皂角刺以破癥消坚;若气滞较重者,加柴胡、枳壳、香附行气化瘀;若兼气虚者,加黄芪、党参、茯苓、白术健脾益气;若瘀血不去,新血不生,血虚明显者,加熟地黄、何首乌、鸡血藤养血活血;若痰瘀互结,胸满闷痛,苔浊腻者,加薤白、半夏宽胸理气化痰;若兼寒象者,加干姜、肉桂以散寒化瘀;若瘀久化热,头痛,呕恶,口干苦者,加丹皮、生地黄、栀子清热凉血。

3. 脓肿期

(1)热毒炽盛

【主症】乳房肿势弥漫高突,肿块按之中软应指,有波动感,皮肤焮红灼热,疼痛剧烈,伴有患侧腋下淋巴结肿大、压痛,面红耳赤,壮热头痛,心烦口苦,咽干唇燥,胸闷呕恶,胁肋灼痛,大便干结,小便短赤,舌质红绛,苔黄或黄腻,脉洪数或弦数。

【证机概要】蕴热成毒,热毒交蒸,肉腐成脓。

【治法】清热凉血,解毒消痈。

【方药】五味消毒饮(《医宗金鉴》)加味。

金银花 20g、蒲公英 15g、紫花地丁 15g、野菊花 15g、败酱草 15g、金荞麦 15g、夏枯草 15g、石见穿 12g、穿山甲 10g(先煎)、皂角刺 15g、白僵蚕 10g、陈皮 10g、丹参 15g、甘草 6g。

【方药分析】方中金银花,既清热解毒,又消散痈疮,为治痈之要药;蒲公英长于清热解毒,兼能消痈散结,《本草正义》言其"治一切疔疮痈疡红肿热痛诸证";紫花地丁清热解毒,凉血消痈;野菊花专于治"痈肿疔疮,瘰疬眼瘜"(《本草纲目》);败酱草、金荞麦清热解毒排脓；夏枯草、石见穿清热软坚；穿山甲、皂角刺溃坚排脓；白僵蚕化痰散结；陈皮、丹参理气活血；甘草调药和中。

【加减】若热壅络瘀，胸痛甚者，加郁金、赤芍化瘀通络；若热毒较重，加连翘、蚤休、半边莲清热解毒；若壮热，口渴者，加生石膏、知母、天花粉清热生津；若气津两伤者，加人参、北沙参、麦门冬益气生津；若咽痛者，加牛蒡子、射干、山豆根清热利咽；若热毒炽盛，循经上下流窜，出现下肢红斑结节，四肢关节疼痛，加紫草、茜草、赤芍、丹皮凉血散瘀，加徐长卿、金雀根等清肺益脾，祛风止痛；若大便秘结，腑气不通者，加大黄、芒硝泄热通腑；若小便赤涩，口舌生疮者，加黄芩、黄连、车前子、竹叶、木通清热利尿。

（2）痰瘀互结

【主症】乳房肿块柔软，大小不一，肿势散漫，触之光滑有结节感，皮肤绷紧，紫黯微红，局部闷胀不适，重按疼痛剧烈，面色晦滞欠华，头晕目眩，心烦不寐，身热不甚，口苦咽痛，胸闷痰多，胁下牵痛，脘腹痞满，纳呆呕恶，神疲乏力，便干溲赤，舌质黯，有瘀点苔浊腻，脉弦或涩。

【证机概要】痰瘀互结，痹阻乳络，酝酿成脓。

【治法】化痰行瘀，消痈散结。

【方药】消瘰丸(《疡医大全》)加味。

玄参 15g、浙贝母 12g、生牡蛎 15g（先煎）、金荞麦 20g、夏枯草 15g、郁金 15g、川芎 12g、莪术 10g、白僵蚕 10g、栝蒌 12g、薤白 12g、穿山甲 10g（先煎）、皂角刺 15g、陈皮 10g、甘草 6g。

【方药分析】方中玄参清热解毒，凉血散结；生牡蛎咸寒软坚散结；浙贝母清热化痰软坚；金荞麦、夏枯草解毒散结；郁金、川芎、莪术行气活血止痛；白僵蚕化痰散结；栝蒌、薤白理气化痰行瘀；穿山甲、皂角刺溃坚排脓；陈皮、甘草理气和胃解毒。

【加减】若神疲乏力者，加黄芪、当归补气养血；若疼痛明显者，加延胡索、川楝子活血止痛；若皮肤瘀点瘀斑明显者，加紫草、茜草凉血散瘀；若身热甚者，加生石膏、知母以滋阴清热；若心烦不寐者，加酸枣仁、栀子除烦安神；若口苦呕逆者，加黄芩、龙胆草清热泻火；若咽喉肿痛者，加牛蒡子、射干、山豆根解毒利咽；若食滞腹胀者，加山楂、鸡内金消食导滞；若溲赤便结者，加大黄、芒硝、车前子、木通泄热通腑。

4.溃脓期

湿毒浸淫：

【主症】乳房脓肿成熟，破溃出脓，疮口脓水淋漓，脓液色白稀薄，或色黄稠厚，夹杂血水,或粉刺样物,或油脂样物,带有异味,周围皮肤潮湿浸渍,局部红热,肿痛减轻,若脓出较畅则身热渐退,脓出不畅,则身热不退,伴见精神萎靡,潮热颧红,口干少津,烦渴喜饮,胃纳不香,便干溲赤,舌质红,苔黄腻,脉滑数。

【证机概要】营血内败,脓毒外泄,湿泛肌肤。

【治法】清热利湿,透脓排毒。

【方药】二妙散(《丹溪心法》)加味。

黄柏15g、苍术15g、薏苡仁20g、金荞麦20g、败酱草15g、穿山甲10g(先煎)、皂角刺15g、路路通15g、茯苓10g、白术10g、白僵蚕10g、郁金15g、川芎10g、栝蒌12g、泽兰10g、陈皮10g、甘草6g。

【方药分析】方中黄柏寒凉苦燥,擅清湿热;苍术辛苦而温,其性燥烈,一则健脾助运以治生湿之本,一则芳化苦燥以除湿渍之标;薏苡仁渗湿健脾;金荞麦、败酱草解毒排脓;穿山甲、皂角刺、路路通活血化瘀,溃坚排脓;茯苓、白术利湿和胃健脾;白僵蚕化痰散结;郁金、川芎行气活血;栝蒌清热化痰;泽兰活血利尿消肿;陈皮、甘草护胃和中。

【加减】若络伤血溢者,加丹皮、茜草、白茅根凉血止血;若湿盛肌肤,糜烂瘙痒者,加苦参、土茯苓、地肤子、白鲜皮清热燥湿止痒;若湿热较甚者,加茵陈、龙胆草、栀子利湿清热;若热毒偏重者,加金银花、蒲公英、紫花地丁、虎杖清热解毒;若津伤明显,口干,舌质红者,加北沙参、麦门冬、天花粉养阴生津;若气虚不能托脓外出,气短,自汗者,加黄芪、党参益气托脓排毒;若心悸失眠者,加酸枣仁、夜交藤宁心安神;若心中懊恼,加黄连、竹茹清热除烦;若胁痛者,加延胡索、川楝子理气止痛;若口苦,口黏者,加藿香、佩兰、草果芳香化湿;若呕恶厌食者,加半夏、六神曲、山楂、鸡内金降逆开胃;若大便秘结不通者,加大黄泄热通腑;若小便淋漓涩痛者,加车前子、木通、滑石利尿通淋。

5. 收口期

正虚毒恋:

【主症】乳房脓肿溃开后,创面久不收口,反复溃脓,形成乳瘘,局部红肿热痛消退,瘘口渗流稀薄脓水,无异味,创面肉芽色淡,周围残留结节或僵块,皮肤增厚粘连,伴见面色少华或淡白,神疲乏力,食少纳差,或头晕,心悸,失眠,或低热汗出,腰膝痠软,口干不渴,或肢冷,倦怠嗜卧,舌质淡白,脉细弱,或舌红,少苔,脉细数。

【证机概要】正气大虚,余毒留恋,瘘口不愈。

【治法】益气养血,扶正托毒。

【方药】八珍汤(《正体类要》)加减。

黄芪 30g、党参 15g、当归 15g、白芍 10g、茯苓 12g、白术 12g、川芎 10g、熟地黄 15g、金荞麦 15g、夏枯草 15g、炙鳖甲 12g(先煎)、栝蒌 12g、郁金 15g、玄参 15g、白僵蚕 10g、炙甘草 10g。

【方药分析】方中黄芪、党参补气生血;当归补血和血;白芍养血敛阴;茯苓、白术益气健脾;川芎活血行气,补而不滞;熟地黄补血滋阴;金荞麦、夏枯草清余毒,散瘀结;炙鳖甲滋阴清热;栝蒌清热化痰;郁金活血化瘀;玄参滋阴软坚;白僵蚕化痰散结;炙甘草益气和中。

【加减】若汗出多者,加浮小麦、生龙骨、生牡蛎敛汗固涩;若气阴两伤,口干乏力者,加太子参、山药、麦门冬、玉竹益气养阴;若头晕心悸,虚烦不寐者,加酸枣仁、夜交藤养血安神;若阴虚潮热者,加青蒿、地骨皮清虚热;若肝肾阴虚,头晕目眩,腰膝酸软者,加黄精、女贞子、墨旱莲、山茱萸滋补肝肾;若汗出肢冷,畏寒神怯者,加肉桂、干姜、桂枝温阳通脉;若余毒偏盛,发热恶寒,头痛者,加金银花、连翘、板蓝根、大青叶清热解毒。

(二)中成药治疗

中成药治疗主要以甘肃省肿瘤医院安乳丸系列制剂为主,包括安乳化瘀丸及安乳消痛丸。该制剂是由甘肃省肿瘤医院和甘肃省医学科学研究院,参阅《普济本事方》等典籍,挖掘民间验方的基础上研制而成的治疗乳腺疾病的纯中药制剂。

1.安乳化瘀丸

【组成】柴胡、当归、丹参、赤芍、橘叶、橘核、昆布、海藻、制香附。

【功效】理气化瘀,化痰散结。

【适应证】适用于浆细胞性乳腺炎各期,尤其是以乳房肿块为主症,形如梅李或成结节条索状,触之不痛或微痛,可配合中药汤剂加强疗效或替代中药汤剂单独使用来改善临床症状。

【用法】口服,每次 2 丸,每日两次,30d 为 1 疗程。

2.安乳消痛丸

【组成】柴胡、当归、白芍、仙茅、淫羊藿、巴戟天、川芎、菟丝子、蒲公英。

【功效】调摄冲任,理气止痛。

【适应证】适用于浆细胞性乳腺炎各期,尤其是以乳房肿或胀痛为主,伴经期紊乱,经行则痛,神疲倦怠,胸闷乏力,腰酸带下,少腹冷坠等症状,可配合中药汤剂加强疗效。

【用法】口服,每次2丸,每日两次,30d为1疗程。

(三)中医外治

1.箍围法:用于肿块急性炎症期。常用外敷药物为金黄散、玉露散等,外敷范围大于病变范围。具有箍集围聚、收束疮毒的作用,可促进肿块消散,对急性期有可使疮形缩小,趋于局限。

2.切开排脓法:适用于成脓期。把脓肿切开,可使脓液排出,从而达到疮疡毒随脓泄、肿消痛止、缓解病情、减轻痛苦的目的。

3.引流法:用于脓肿切开后配合使用。常用药线或油纱条引流,药线用桑皮纸剪成一定规则,搓成粗细长短不一的纸线,沾取提脓祛腐药物插入溃疡疮孔中,助脓毒外排。引流使脓毒畅出,防止毒邪内蓄扩散,促进脱腐生新敛疮。

4.挂线法:适用于瘘管期瘘管较深者。以银丝球头探针探查后,将橡皮筋先引进瘘管,拉紧橡皮筋线两端,以丝线固定,收紧橡皮筋,产生逐渐切割瘘管的作用。该法较单纯切除术可减少对乳房外形的破坏。

5.局部或穴位点刺放血拔罐法:适用于中期脓肿形成或后期伴多个瘘管,窦道形成。采取针具将局部或穴位刺破放血后拔罐的传统中医外治疗法,以疏通经脉、调气理血、促邪外出。

6.垫棉法:适用于深层瘘管、空腔,创腔内肉色鲜嫩,脓液已净时采用。用棉花或纱布折叠成块以衬垫疮部,促使管腔愈合。运用此法时还可外加绷带加压绑扎。

7.手术切除法:适用于肿块期、成脓期及瘘管期。适宜时机:①未溃期:炎性包块经中药内服治疗,皮肤红肿基本消退,肿块范围缩小。②瘘管形成:炎症基本消退或炎症得到控制,预计病灶范围最小、瘘管外口最小时手术。手术关键:切除乳头下输乳管,并完整切除病灶,切缘达正常组织,不应有晦暗的病变组织残留,同时尽可能多地保留乳腺腺体组织,避免乳房外形损伤过多,若手术范围大,可术后创面敞开换药,先祛除创面脓腐,待脓腐渐除,改用生肌膏药,使创面肉芽组织从基底部长起,勿使"桥"形愈合。

8.乳头整形法:适用于先天乳头凹陷者。术中以探针自瘘管处向乳头方向探入,沿探针切开皮肤及乳头,切除导管及瘘管,提起乳头,松解及切断引起凹陷的肌纤维,逐层缝合乳头,使乳头突出。

(四)临证体会

1.谨察病机　痰瘀为要

浆细胞性乳腺炎发病,多因先天禀赋异常或后天调养失宜,导致脏腑功能失常,痰瘀形成,阻塞乳络,化火酿毒,壅聚成痈。疾病早期多以实证为主,后期则多见虚实夹杂证。其病机关键在于痰、瘀二端。痰之起因,一为脾虚蕴湿成痰,二为火热煎津化痰;瘀之来源,一为气机阻滞致瘀,二为寒凝痰滞成瘀。痰、瘀交织互见,互为因果,且贯穿于疾病始终,正如《丹溪心法》所云:"痰挟瘀血,遂成窠囊。"而痰、瘀化热又是成痈酿脓的病理基础,亦如《妇人大全良方》所曰:"夫妇人乳痈者,由乳肿结聚,皮薄以泽,是成痈也。足阳明之经脉则血涩不通,其血又归之,气积不散,故结聚成痈。"此外,痰、瘀作为病理因素,同时又是病理产物,可致疾病迁延日久,缠绵难愈,影响其转归预后。由此可见,痰、瘀是浆细胞性乳腺炎病机之要害,临证审察病机时须当以痰、瘀为要,在此病理基础上,明辨邪正之盛衰,标本之虚实,寒热之错杂,进行辨病辨证治疗,方可有的放矢。

2.病情多变　分清主次

由于浆细胞性乳腺炎病因各异,病机复杂,病程较长,故病情变化亦冗杂多变。一般而言,其病情变化符合溢液期→肿块期→脓肿期→溃脓期→收口期的转化规律,每期症型又各有侧重,其症候亦随辨证分型不同而各异。溢液期多表现为肝郁气滞,或痰湿蕴结证,同时伴有郁热化瘀之象;肿块期痰邪与瘀血交阻,多表现为寒痰凝滞,或瘀血内结证,郁久则易出现化热成毒之势;脓肿期多表现为热象明显的热毒炽盛证,或寒热不显的痰瘀互结证;溃脓期脓毒外泄,夹湿夹毒,多表现为湿毒浸淫证;收口期正气已虚,余毒难清,多表现为正虚邪恋证。各期典型症状不一,且型与型之间无明确的界限,各型之间既可互相交叉重叠,又可互相转化。因此,临证时必须灵活掌握浆细胞性乳腺炎的症候特征及症型演变规律,抓住主要矛盾,分清邪正消长,灵活施治。

3.灵活遣药　防患未然

由于乳房溢液、肿块、流脓为浆细胞性乳腺炎的主要症状,痰与瘀为其主要病理机制,且疾病溃脓期及久病体虚者极易感受外邪,故化痰行瘀,软坚散结,佐以清热解毒之法可贯穿于疾病治疗的始末。临证多用玄参、浙贝母、生牡蛎、夏枯草、郁金、白僵蚕六味药,其中玄参甘、苦、微寒,滋阴凉血,解毒散结;浙贝母苦、寒,清热化痰,解毒散结;生牡蛎咸、微寒,清热化痰,软坚散结;夏枯草辛、苦、寒,清热解毒,散结消肿;郁金辛、苦、寒,行气化瘀,凉血解毒;白僵蚕咸、辛、平,解毒化痰,软坚散结,此六药合用,可奏化痰行瘀、软坚散结、清热解毒之效,尤其适用于本病未成脓期,及时应用,确能缩短病程,提高疗效,正如《疡科纲要》所云:"治痈之要,未成者必其消,治之于早,虽有大证而可以消于无形。"而脓成之后,脓液是否顺畅排出又是治疗成败的关键,故除化痰行瘀,软坚散结之外,又当着重注意透脓排毒,祛邪外出。临证多用穿山甲、皂角刺两味药,其中穿山甲咸,微寒,活血消肿,排脓透毒;皂角刺辛温,消肿托毒,溃坚排脓,二药相伍,凡痈疽肿毒,未成能消,已成能溃,实为疡科之经典用药。脓出之后,正气大虚,邪毒留恋,虚实兼见,此时尤当注意,一味补虚则助邪为患,一味攻邪则正气更伤,亦如《疡科纲要》所云:"外疡既溃,脓毒既泄,其势已衰,用药之法为清其余毒、化其余肿而已。其尤要者,则扶持胃气,清养胃阴,使纳谷旺而正气自充。虽有大疡,生新甚速。"故应在扶正的基础上,佐以清热解毒,以攻补兼施,标本同治。浆细胞性乳腺炎遣方用药时,必须根据机体气血阴阳变化和邪正消长,灵活化裁,方能奏效良捷。

4.理气和中　顾护胃气

《景岳全书》云:"凡欲察病者,必须先察胃气,凡欲治病者,必须常顾胃气,胃气无损,诸可无虑。"本病虽以邪实为主,祛邪是关键,而胃气强壮与否,直接影响治疗效果,凡治病必须服药,"诸药入口,必先入胃而后行及诸经",以调理阴阳寒热之偏。故胃气强壮,治疗易愈,胃气衰败,药亦难效,亦如《医宗必读》所云:"胃气一败,百药难施。"如若察胃不真,用药不慎,必损胃气,胃气虚弱,则增加治病难度。况且,该病在用药上医者多选用辛散行气或苦寒泄火之品,此类药多易损伤脾胃,加之该病进展缓慢,若过用、久用更有伤中之虞。故临证用药时,化痰行瘀须防辛燥伤阴,清热泄火谨防苦寒败胃,补益气血切勿滋腻滞胃。因此,治疗诸方中当配伍陈皮、山楂、甘草等药理气和中,顾护胃气,从而助正打邪,治病防变。

第六节　疗效评价

一、西医疗效评价标准

参照《乳管镜下乳管内病变图谱》中制定乳腺炎性疾病的西医疗效评价标准:

(一)治愈

肿块消失,无其他临床症状;乳管镜下无明显毛细血管扩张、出血,白色絮状物、淡黄色结晶体、管腔内白色丝状或纤维网结构消失。

(二)有效

红、肿、热、痛消失或肿块缩小,乳管镜下毛细血管扩张、出血减少,白色絮状物、淡黄色结晶体、管腔内白色丝状或纤维网结构明显减少。

（三）无效

肿块无明显变化，或肿块增大、化脓、形成瘘管；乳管镜下毛细血管扩张、出血、白色絮状物、淡黄色结晶体、管腔内白色丝状或纤维网结构无明显变化。

二、中医症候评价标准

参照《中医病症诊断疗效标准》以及《中药新药临床研究指导原则》，制定浆细胞性乳腺炎的中医症状体征积分表，各症状、体征性质程度分别以 0、2、4、6 代表各等级分值，具体见表 16-1-1。

中医症候评价采用尼莫地平法。计算公式：治疗有效率=（治愈人数+有效人数）/总的病例数×100%。

表 16-1-1　浆细胞性乳腺炎的中医症状体征积分表

症状		无 （0）	轻度 （主症 2 分，次症 1 分）	中度 （主症 4 分，次症 2 分）	重度 （主症 6 分，次症 3 分）
主要症状	乳房肿块	无体征	仅超声检查可发现（轻）	介于轻、重之间	触诊即见（重）
	乳房疼痛	无症状	自觉轻微疼痛，用力触摸时疼痛	介于轻、重之间	疼痛明显，轻微触摸即疼痛
	溢液	无体征	偶有淡黄色溢液	介于轻、重之间	经常发生，呈血性溢液
	肿块大小	无体征	肿块<2cm×2cm	介于轻、重之间	肿块≥5cm×5cm
次要症状	局部皮肤	无症状	局部皮肤黯红	介于轻、重之间	局部皮肤猩红
	腋窝淋巴结	无症状	同侧腋窝淋巴结肿大	介于轻、重之间	双侧腋窝淋巴结肿大
	失眠、焦虑	无症状	偶尔	经常	影响正常生活
	情绪抑郁或急躁	无症状	偶有，但调节尚可	介于轻、重之间	情绪抑郁或急躁易怒
	发热	无症状	轻度，尚可忍受	介于轻、重之间	面色潮红，小便短赤

第七节　预防调护

中医理论认为："女子乳头属肝,乳房属胃。男子乳头属肝,乳房属肾。"肝主疏泄,与情志活动密切相关,肝失疏泄,气机不调,便可引起情志异常变化。肝主疏泄,不仅可以调畅气机,协助脾胃之气升降,还可以调节乳汁分泌,肝郁失疏,乳络失畅,肝郁脾虚,脾失健运,湿浊内蕴,阻于乳络,久聚成块。因此浆细胞性乳腺炎病位在乳房,与肝胃二经关系密切。故有针对性地进行心理疏导或干预,保持积极健康的心理状态使免疫功能处于最佳状态,有助于逆转浆细胞性乳腺炎的疾病进程。

一、合理饮食　劳逸适度

饮食以清淡,富于营养,易消化为主要原则,尽量避免进食辛辣、发散以及生冷制品。戒烟限酒,适度休息,劳逸结合,病情、体力允许状况下,可配合八段锦、太极拳、广播操等健身锻炼,综合治疗,有利健康。

二、情绪安抚　舒缓心态

浆液性乳腺炎具体病因较为复杂,至今仍未有明确定论,因此本病的康复及预后也与多种因素有关,而心理因素则扮演着极为重要的角色。女子乳头属肝,乳房属胃,七情内伤肝郁气滞,营血不从,乳络失疏,气血瘀滞,结聚成块,或肝郁脾虚,湿浊内蕴,阻于乳络,痰瘀交阻,久结成块。一旦确诊该病,由于病情轻重缓急不同,患者的情感反应、心理耐受程度不同,会出现或多或少的焦虑、抑郁、恐慌等负面情绪,针对性地进行情绪安抚,保持积极健康的心理状态使免疫功能处于最佳状态,有助于疾病恢复。

三、沟通宣教　鼓励信任

对于焦虑恐惧、悲观抑郁的患者,首先建立良好的医患关系,让其了解自身病情,通过积极暗示,鼓励支持性语言得到患者信任,满足其心理需求;同时有针对性地进行治疗、预后等方面的宣教工作,提高患者对浆细胞性乳腺炎的认识,缓解其焦虑恐惧、悲观抑郁等负面情绪。

四、定期检查　防重于治

有高危因素的女性应养成"日常自检+定期体检"的良好习惯,可以有效预防浆细胞性乳腺炎的发病。日常自检主要包括观察双乳房外形、轮廓有无异常,有无分泌物,按压乳房是否有肿块。当自检发现有疼痛感、肿块、溢液等症状时。及时到医院就诊,寻求专业帮助,防患于未然。

(姜晓燕)

第二章
浆细胞性乳腺炎常见问题答疑

我们在临床接诊浆细胞性乳腺炎患者时,大家总会有各种各样的困惑,为此,我们通过归纳,总结出了患者普遍关注的 20 个问题,既为大家答疑释惑,也可作为宣传教育,现论述如下:

一、浆乳是什么病?

浆细胞性乳腺炎,它是一种慢性化脓性疾病,一般由非细菌性感染引起,多在非哺乳期或者非妊娠期发病,一般常有乳头发育不良、先天畸形、乳头凹陷或者伴乳腺导管阻塞等发病基础,加上哺乳期喂奶方式不当、小孩踢撞、精神压力大,致内分泌失调等因素导致乳腺导管内类脂质分泌物及其分解产物不能很好地排泄出去,积聚于里,久而久之成脓,从而发生炎症,脓液从乳头溢出、乳房红肿热痛或者形成肿块、脓肿。它的正规学名叫"导管扩张症",通俗称为"浆乳",多发生于乳晕下,90% 始发于乳晕周边 2cm 的中心区范围内,因为此处乳腺导管最为集中。又因为化脓溃破后脓中夹有粉渣样物质排出,中医又称之为"粉刺性乳痈"。

二、哪些人容易得浆乳? 为什么呢?

浆乳多发于 30~40 岁的非哺乳期女性,集中发病于 33 岁左右生过小孩的妇女,尤其哺乳后 3~4 年为高发期,近年来有年轻化趋势,未婚未育患者也逐年增多,最小的患者有在 6 岁以下的。

浆乳的确切病因不明,但是通过大量病史的调查,已经发现了一些发病因素,总结起来有 4 点直接病因及 5 点易感因素,直接病因:①多种原因引起的哺乳障碍,例如乳房发育不良、乳头内陷、乳管畸形、哺乳期得了乳腺炎、有奶不喂、憋奶急回、哺乳时间少于 6 个月等;②外界细菌感染,尤其是外伤或手术(乳晕区域)等操作累及乳管后引起的感染;③免疫性疾病(关联病种尚不明确),有资料表明:本病可合并出现结节性红斑甚至同时伴发关节炎;④乳管退行性变化,导致排空障碍。易感因素:

①吸烟、束胸等不良生活习惯损伤乳腺导管；②体重指数 BMI 高于正常范围，使患该病的可能性较高；③药源性的诱发，如胃复安、抗抑郁症精神病药、毓婷、米非司酮、达因 35 等避孕药、促排卵药等，导致内分泌紊乱，雌、孕激素、泌乳素水平严重异常；④情绪异常突发波动，如吵架生大气后发病，或连续疲劳等，免疫功能下降，也就是通常说的抵抗力不够；⑤饮食诱发，饮食中激素污染最为严重，如：人工喂养的螃蟹、黄鳝、龙虾等海鲜，日积月累，危险潜伏，伺机待发。

三、浆乳有什么危害？

浆乳对人体的危害有以下几种：①引发恶性肿瘤病变：浆乳是一种比较复杂的乳腺炎症，因其炎症周围组织里有大量浆细胞浸润而成，有恶变为乳腺恶性肿瘤的可能；②患者痛苦：病灶多在乳晕附近，局部红肿，疼痛，过几天可以自行消退，当劳累、感冒等抵抗力低下时再次发作，但一次比一次重，肿块逐渐变大、红肿，严重影响患者的生活质量；③久治难愈：易误诊为小脓肿，医生会用抗菌素打针、输液，然后切开引流，这样就形成了瘘管，难以愈合，有时脓肿自行破溃，处理不当同样长久不愈；④影响外形：病灶可多处发生，形成多个瘘管，甚至彼此相通，乳房千疮百孔，严重破坏乳房外形，甚至带有恶臭等异味，影响女性形象。

四、浆乳多发于哪一侧乳房？

首先，哪个乳房有哺乳障碍，乳汁就容易瘀积，继发导管扩张，就会得浆乳。哺乳障碍的原因有很多，例如一侧奶少、不通、发炎等。其次，据相关统计显示，浆乳发病倾向于左侧多，右侧少，因为一般人属于右力，习惯性使用右手，左侧习惯性喂的少，抱小孩吃奶也是如此，用右乳先喂奶，或喂的时间较长，左乳相对较少，左乳瘀奶的机会就多于右乳。但是一旦一侧发病，因乳腺导管两侧同时扩张，12% 的另一侧也会发病，所以浆乳是存在双侧倾向性的。

五、做什么检查可以及早诊断出浆乳？

诊断浆乳的检查有许多种，如：乳腺彩超、乳腺钼靶摄片、纤维乳管内视镜、断层螺旋 CT 检查、乳房粗针穿刺检查、病理检查、泌乳素检测，但早期诊断的最好检查方法是彩超定位下粗针穿刺活检术。彩超是乳腺最普遍、最实用、最安全的检查方法，适用于乳房所有的良恶性疾病。在健康体检中，是筛查乳腺癌的首选手段，还可以用于术前定位下引导穿刺活检或微创手术。所以一些小型医院可以没有数字钼靶，但必备彩超仪器和专门的医生。一般医院的彩超检查是彩超医生单独完成，但如果检查诊断明确的浆乳，就需要彩超医生与手术者共同观察，根据典型的窦道和散在多发的低无回声病灶，即可诊断浆乳。手术者标记出肿块的范围、病灶的位置、窦道的走向,尤其那些远离核心肿块的孤立散在的病灶,以便手术台上有目标地寻找那些潜伏的病灶。

六、中医药治疗浆乳效果怎么样?

对于浆乳最为彻底有效的方法仍以手术切除治疗为主, 能够起到根治的目的, 但是中医药治疗浆乳力量也不容小觑。毕竟乳房是性器官,手术后疤痕和乳房外形的变化对患者生活质量影响较大。在浆乳早期未溃破时,乳头溢液、红肿热痛、或肿块静止时,经中药内服治疗可使皮肤红肿基本消退,肿块范围缩小,甚至可取得临床症状完全消失的效果。在脓肿形成、肿块溃破期,可用中医内治配合中医外治方法,如箍围法、引流法、拖线法、冲洗法、垫棉法、针刺放血拔罐等,使肿块红肿范围缩小,为病人手术达到I期缝合创造条件,还能够减轻乳房炎症反应,加快组织修复,在一定程度上缩短疗程、减少复发,更好地保护乳房外形。但缺点是患者换药疼痛较大,中药治疗周期长,费用高,漫长痛苦的治疗过程常给患者带来无谓的心理负担。

七、浆乳最佳治疗方法是什么?

随着浆乳患者的增多、诊断条件的先进、诊断标准的成熟,早发现、早诊断不难做到,关键在于早期的治疗如何能一步到位、达到根治的目的。治疗上,西医多认为手术治疗疗效可靠,由于浆乳腺往往易造成乳房炎症,损害范围较大,不得不行乳房单纯切除术,但手术需切断乳腺导管,可能会影响哺乳,局部切除又极易复发,导致患者屡次手术,严重破坏了乳房外观,造成很大的身心损害。中医治疗虽然对乳房外形损伤小、不易复发,但过程缓慢,急性加重期又容易贻误病情。由此可见,单纯西医和中医治疗效果均不佳。因此,中西医结合治疗是我们倡导的理念。其中手术切除配合中药内服外敷针灸治疗等是治疗浆乳的主要手段, 从整个疾病发展的过程来看,肿块期的手术治疗对于缩短疗程、提高疗效是关键,但损伤相对较大,对早期的肿块可通过中医药疏肝理气、活血软坚,使其消失或控制其发展;对急性期的红肿可通过清热和营得以消退,使之局限而不破溃,为一次性手术治疗成功创造条件,在提高疗效的同时又减少了损伤。中药外敷及局部针刺放血等传统中医外治法对发病初期和手术后患者的祛腐生新和消散,促进创面愈合效果比较显著。因而对浆乳的治疗要在手术治疗的基础上结合中医特色治疗,治愈率高、复发率低,还可保持乳房美观,符合现代人们对于提高生活质量的要求。

八、何时是浆乳最佳的手术时机?

浆乳手术的成功与否很大程度上取决于手术时机的正确把握,我们历来主张浆乳一经确诊,应当及早手术。什么时间叫早? 那就是只有肿块,还没有皮肤红肿和化脓破溃的时候。但这个早期阶段时间长短不等，有人只有一周，有人却可一年。当然是肿块越小越好，最好不超过一个象限，这个时期手术效果最好，乳房外形基本可以不受影响。一旦有大片皮肤红肿，处于急性脓肿期，即应先做小切口引流，切口大小以可容纳食指深入抠开脓腔和窦道为度，大约1.5cm长。切口位置与方向要考虑以后手术时能够切除这个刀口。置管或不置管均可，油纱条填塞3d后取出，以后不必再塞入纱条，任其自然引流。经过1~2周急性炎症消退后即可手术，也可采取波动点明显的部位抽吸脓液后用庆大霉素或甲硝唑等抗生素反复抽吸冲洗，待脓腔闭合后即可手术，如果外院做过引流或肿块切除复发的病例，只要皮肤没有严重的红肿，不必等待伤口愈合即可手术。

九、手术后乳房伤口疤痕大吗？

乳腺术后疤痕的大小与切口的位置、方向、大小有关，与你是否是疤痕体质有关。一般来说，伤口缝得好，皮肤各层对得齐，不外翻，不内卷，张力小，瘢痕就小。如果术后瘢痕突起、发红、与日俱增，可能就是瘢痕体质。疤痕体质最容易体现的部位就是前胸。其他部位不长瘢痕不等于你不是疤痕体质。已经明显的疤痕，可以用巴克药膏涂抹，氢化可的松封闭，或用米醋蜈蚣制成的黑拔棒膏外涂。伤口张力大，疤痕就大，所以术后应戴合适的乳罩，防止乳房的下垂和摆动，减少对伤口的牵拉。

十、浆乳术后乳房局部会凹陷吗？

手术需要切除所有的脓腔、窦道、暗红的坏死组织，不能残留一点点，免得死灰复燃，这就会造成局部的组织缺损，无论怎么转移填充，都有可能弥补不了缺陷，术后还要求压沙袋，让皮肤紧贴，这就必然导致局部凹陷。但是不必担心，人体生殖器官有着神奇的自我修复力，乳房是生殖器官的一部分，同样有着非同一般的自我修复力。术后局部凹陷的患者，多在半年内恢复，最短一个月，1~2年后来复查的病人，都看不出凹陷，只有一个刀疤，如果不是瘢痕体质，刀疤也会越来越不明显。

十一、乳房浅表伤口暴露好还是捂着好？

浆乳手术后，伤口会有积液、渗出、皮缘坏死、局部裂开等小问题，完全愈合好需要一定时间，一般是1~3周。这种浅表的伤口是盖上厚厚的纱布严严实实地捂着好呢？还是通风透气好？我的回答是"暴露好"。我常让病人到阳台上晒晒太阳，在家中可以不戴乳罩或不穿上衣，因为浅表的小伤口采用暴露疗法，伤口会愈合更快。但病人心理上会担心"伤口怕受风"，糊涂的人还会担心"破伤风"，实乃无稽之谈，风马牛不相及。殊不知，阳光是最好的杀菌剂，浅表伤口会在阳光下迅速愈合。

十二、浆乳术后多长时间才能生二胎？乳房还能不能哺乳？

手术后病人复发多在 3~5 个月内，半年以后复发的很少。我开始定为术后一年以上，才算治愈，才可以生第二胎，但是对侧乳房发病却可在 4 年以后，短于半年肯定不行。至于能不能哺乳，我的回答是手术治疗后"不能"，而选择中药保守治疗的"能"。原因是手术后的乳头仅仅是个样品，与下面的导管已经"失联"了，浆乳肿块多数是始发于乳房周边，呈"向心性发展"，即无论肿块始发于任何部位，都很快向乳晕下发展，并通过乳晕达到对称部位，我们称为"对角线发展"。手术时，乳晕下必然需要清理，乳头下的大导管都是要切断的，断端还需电凝，防止漏出奶油样液体，然后做荷包缝合，确保乳头完美突出，有时还要顺便修正分裂的乳头，使之更加美观。乳晕下腺体即使正常，为了移动腺体脂肪瓣充填缺损的空虚部分，也要游离乳晕和乳头。所以浆乳术后，乳头是徒有外形，保留有灵敏的感觉就已相当不错了，但失去了喂奶功能。都用健侧哺乳或人工喂养了，没有一例发生乳腺炎、憋奶等问题，所以可以放心生二胎，就是不能喂奶。而选择中药保守治疗的患者是可以给孩子喂奶的。

十三、浆乳术后还有什么麻烦事？

一是术后出血或血肿：手术台上的出血可以及时缝扎或电凝，术后的创面会有少量渗血，只能靠压迫止血，所以要打绷带、压沙袋。术后血肿常在拆开绷带时发现，从伤口挤出来就行了，处理方法雷同积液，同时送脓培养检查。

二是积液：分近期积液和远期积液两种情况。为了防止近期积液，需要绷带绑 1~2 周，局部组织缺损的位置需要压沙袋，这是浆乳术后最常见的问题，需要及时发现和处理。一般积液是从伤口挤出来，而不另做手术，这就会带来伤口局部裂开小口的现象。另有远期积液，术后已经出院回家，经过 2~3 个月，伤口周围或乳房的某一处，发现局部软化，皮下似有液体，或深部出现一个肿块，不疼痛，不红肿，彩超没有血流信号，这可能就是远期积液，是因为被切断的导管渗出乳汁或奶油样物质积聚而成，如果表面可以摸到，局麻尖刀刺一小孔，放出液体就可以。深部的大量积液可以在彩超引导下穿刺抽吸。

三是伤口裂开：当伤口内部积液，黄水或血水从伤口的一部分流出时，这部分伤口就愈合不好，就会有裂开的现象。等积液流完，伤口会自然愈合，不用任何处理。如果缝合时，皮肤合得不好，也会有小的裂开，这种愈合不佳，过几天就会自然修复。

四是皮缘坏死，结黑痂：伤口虽小，但拉来拉去，会影响皮肤血运，就有可能出现皮缘坏死。术前红肿的皮肤如果面积较大，切除的皮肤太多就会影响外形，这时的切口距离红皮的边缘就很近，这部分皮肤可能已经有了炎症，只是没有红肿罢了，缝合后就容易有坏死,伤口就长不好。伤口表面可能结黑痂,数日后可自行脱落,或早点揭掉即可。

五是冒线头:当皮下组织较多时,皮肤和皮下组织可分两层缝合,有时皮肤皮下全层兜底缝合。如果拆线时,没有把整根线抽出来,剪断的线头遗留在里面,以后就会冒线头。分两层缝合时,如果皮下缝合线外露,不能完全被包埋,接触了空气,导致局部感染形成小脓肿,就会出现排异反应,少许脓液下面能看见发黑的线头,线头会随着脓液一并排出,或用棉签一裹,线头就会带出来了,局部的小脓肿也就好了。

六是小红皮:浆乳最容易累及真皮层,受累的皮肤会红肿甚至破溃发黑,即我们常说的烂皮。皮肤一旦红肿,就必须切掉,如果切的不干净,只要残留一点点,术后就会出现小红皮或引起局部复发。小红皮通常面积 $1cm^2$,反复红肿甚至破溃流水,彩超检查会发现仅是局部皮肤肥厚,与深部腺体脂肪无关,周围没有或很少流血,说明仅仅是皮肤局部的问题,只要在局麻下做一个很小的梭形口,切掉小红皮即可。

七是流黄油,脂肪液化:脂肪是最脆弱的组织,乳房里却有很多,尤其那些肥胖的人。手术操作,挤压移位,很容易缺血坏死,也就是脂肪液化,从固态变成液态,黄色油状,积存多了就会从伤口流出来。也就是说,一旦流出的是黄油或黄水,那就是脂肪液化,赶紧压沙袋,黄油流完了就好了。

八是局部肿硬:任何手术的部位,术后局部均会肿硬,一般都需要 3 个月的恢复期。浆乳手术范围较大,术后肿硬是正常的现象,乳房边缘发硬可能就是脂肪被切断的断端,压几天沙袋就会下去。

九是术后疼痛:任何手术或外伤后,都会遗留疼痛,尤其是天气变化的时候,乳腺当然也不例外。浆乳手术范围很大,不仅仅是切除能摸到的肿块,窦道伸展得很远,需要切除的腺体脂肪很多,这样的手术肯定会带来一段时期的不适感或阵发性刺痛。另外术后原有的或新得的增生症,也会时不时地疼痛。所以术后疼痛不必惊慌,只要没有肿块、不红不肿就没事。有持续而定点的疼痛就需复查。

十是胸腹壁静脉炎:乳腺的任何手术,不论大小,术后均可诱发胸腹壁血栓性静脉炎。其表现就是乳房下面一细长条状发硬、疼痛,摸上去就像一只筷子,支在那里活动不便。一般 4 周后自然消失,也可加做徒手淋巴引流法。

十四、浆乳术后会复发吗?为什么?

这是一个沉重而又不能回避的话题,浆乳病因不明,国外报道手术复发率(16%~50%,平均38%),居高不下已成公认的世界难题。尽管手术台上确实找不到任何病灶了,剩下的明明都是正常的腺体与脂肪,术后第二天就会出现局部肿块,红肿疼

痛,我们称之为"闪电般复发"。慢一点的是出院后1~3个月复发,再来手术。究其原因,有以下三点:

一是浆乳发病的广泛性与多中心性(多灶性):浆乳发病,面积很大,多中心发作,而且经常死灰复燃,相互融合或窦道相通,形成大片的组织坏死。因此常在一夜之间全乳肿大,或小肿块突然变大。肿块很快向乳晕下发展(向心性),到对应的部位即所谓"对角线发展",或伪足样延伸。有的病灶潜伏到很远的部位,术中看不到或找不到病灶,但是没看见不等于没有残留病灶,即所谓"没切干净",那就必然复发,理论上是如此,但真正做到"切干净"谈何容易。不同的手术者,不同的手术方式,病灶切除"干净"的程度,有着天壤之别,复发率的数据必然差异甚大。

二是发病的时间长短,窦道蔓延,有先有后:乳房有15~20个腺叶,就像15~20棵大树。每个腺叶有无数腺小叶,就像树叶。腺小叶有20~30个腺泡,就是生产乳汁的小作坊。你可数得清一棵大树有多少树叶?树叶发黄或腐烂,会是仅仅一根树枝或是一片树叶吗?那一定会成片成群。就像一颗葡萄藤上结出的葡萄成熟的快慢都不一样。而且有先有后,时间参差不齐,这就类似浆乳的发病过程。浆乳的脓液虽然是无菌,但侵袭性很强,流到哪里哪里就会发病。目前我们还不知道是什么成分在起作用,只知道pH值8.2~8.4,地道式蔓延,液体流动,就像小河流水,必然弯弯曲曲,有快有慢,所以肿块会此起彼伏,最后泛滥全乳。因此,只切除一个肿块或引流一处,更大的麻烦还会接踵而至。

三是接种与播散性(一种临床恶性倾向):众所周知,癌细胞有播散、接种的特性,乳癌手术中的各种操作可能把癌细胞带到皮下,尽管经过冲洗,仍有可能在皮下脂肪内残留癌细胞,这就是乳癌局部复发的原因。还有一些病,像腹壁硬纤维瘤、乳腺的叶状肿瘤。病理上是良性,不是癌也不是肉瘤,但手术切除后极易复发,就叫临床恶性倾向,浆乳即使做了乳房单纯切除术或皮下腺体全切,也挡不住复发。除了手术的技术原因之外,某些顽固复发病例,就可能有这种恶性倾向,一点点极小的病灶,脓汁渗液的附着,或某些未知物质,可能肉眼看不见,残留下来以后也会像种子一样生长,在局部形成一个孤立的小病灶,外观很像毛囊炎或粉瘤感染,有的局部反复破溃出脓,而整个乳房柔软且无硬块,手术切口愈合良好,这很像手术后癌细胞的局部接种或播散。

十五、浆乳术后复发了怎么办?

就目前的手术技术和检测水平,浆乳手术后复发实在难免。但是只要改进术式,复发率是可以降低的,即使复发也不可怕,只要及早再次手术,或中药内服、外治结合治疗,多数是可以很快治愈的。只有1%频繁地复发,是很麻烦的,大约经过半年的折腾,最终也会治愈。所以我认为,要勇敢地面对复发,正确地理解复发,复发也不可怕,绝不能因为有复发就拒绝及早治疗,错过治疗最佳时机。

十六、浆乳术后多久可以洗澡?

一般来说,手术后的伤口愈合出院了,就可以洗澡了。但一般人害怕伤口裂开、进水,出院一个多月也不敢洗,浆乳的伤口愈合慢,但只要完全愈合了,没有伤口,就可以洗澡。如果带着小而浅表的伤口出院,则等伤口愈合3d后再洗。最好是淋浴,不要盆塘浸泡。因为热水长时间浸泡,愈合的瘢痕会发软、发红,显得娇嫩,容易裂小口,导致细菌侵入。另外就是伤口刚刚愈合,还不一定很结实,不要使劲搓洗,轻轻冲洗即可。

十七、浆乳病人的饮食要注意什么?

饮食宜忌,这是一个非常复杂的问题。就医学来说,中西医之间差异很大,西医手术后医嘱就包括术后饮食,必须写明禁食、流食、半流食等等,胃肠手术后禁忌牛奶,因牛奶、奶粉会引起腹胀、腹泻,其他具体的饮食禁忌描述的不多。相反中医却很讲究忌口,不同病种,或同一病种病的不同时期,禁忌是不一样的,而且个体差异甚大。乳腺的炎症,一般的概念是禁忌发物,所谓发物包括的内容就太多了,所有的辛、辣、腥、膻都认为是发物,有人吃后第二天就发病了,所以不得不列入饮食黑名单。其他的如烟、酒是绝对要禁忌的。油腻、肥膏厚味之品也要尽量减少,中医讲浆乳发病是与痰湿密切相关的,此类食物最能滋生痰湿。总的来说,饮食应以清淡为主,营养均衡,不能贪图一时口舌之欲,而影响疾病预后。

十八、浆乳可以戴乳罩吗?

乳罩最基本的功能应当是保护和托举乳房,但时代赋予了乳罩特定内涵,遮掩与展示,美丽与性感,隐讳与强化的绝妙统一,早已超出一般服饰的概念。从生理与健康的角度看,健是第一,美是第二。乳罩是保护乳房的第一道防线,可以缓冲外力,所以乳罩的基本功能是保护。合适的乳罩应当具备稳定、举托、防止下垂,避免走路或运动时的过大震颤和摆动,还可以适当地弥补或纠正体形缺陷。乳腺手术后,乳房更需要保护和衬托,就更应该戴。不仅保护乳房,而且外表的健美能很快地消除术后的心理阴影,增加了自信,会比以前更好。只不过要根据需要选择更合适的尺码,或衬垫一些辅料,例如无菌纱布等,以减少伤口的摩擦,还需要纠正两侧的不对称。但是任何事物都有两面性,乳罩保护衬托的同时,必然束缚压迫乳房,不利于内部血液淋巴循环,尤其长期佩戴过紧过小的乳罩,乳罩就变成了紧箍咒,不仅可能引发头晕、胸闷、颈椎病等不良反应,还有增加乳癌的危险性。所以在一天当中,配戴乳罩时间不宜超过 12h,夜里睡眠应当去掉乳罩,在家休闲也可以不戴,给乳房一个自由空间。

十九、浆乳术后多长时间复查?

浆乳术后复发多在 3~5 个月内,所以术后 3 月至半年之内应该回来复查至少一次。3 年以后还有对侧发病的,所以术后一年至少复查一次。

二十、为什么吃激素的病人不能立即手术?

多数学者认为乳腺肉芽肿 GLM 属于自身免疫性炎症,治疗极为棘手,所以有些人想试用皮质激素,这是很自然的推理。天公作美,多数人很有效,而且起效极快,但是好景不长。

国外文献确有用皮质激素治愈的报道,但随访时间不够长,不能算是彻底治愈,还需要观察和大宗病例的统计数据。我们发现,皮质激素是双刃剑,短期 2~3d 之内可以减少出血,超过一周就会增加出血,长期使用激素一个月以上就可以导致肾上腺皮质功能低下,如果立即停药就会有生命危险,所以需要逐渐减量,不能骤停,这已经是一个公认的医学常识。应用皮质激素导致出血倾向、骨质疏松、股骨头坏死等等难以承受的副作用,非典时期已经得到了大量的实例验证。所以一旦发现激素治疗肉芽肿 GLM 效果不好时,就应及时减量至停药,没必要也不应该坚持服药一个月以上。凡是用过激素无效又想来手术的病人,必须停药,原则是吃多久停多久,至少停药一个月,让自己的肾上腺皮质功能恢复到正常状态,才能减少术中出血,降低手术风险。

（姜晓燕）

参考文献

［1］ Asoglu O,Ozmen V,Karanlik H,et al.Feasibility of surgical management in patients with granulomatous mastitis[J]. Breast,2005,11(2):108- 114.

［2］ 顾斐,邹强.非哺乳期乳腺炎 120 例诊治分析[J].中国临床医学,2008,15(2):275.

［3］ 陈红风,唐汉钧,陆德铭.中医药治疗浆细胞性乳腺炎四十五年回顾[J].上海中医药大学学报,2004,18(1):59-61.

［4］ Asoglu O,Ozmen V,Karanlik H,et al.Feasibility of surgical management in patients with granulomatous mastitis[J]. Breast,2005,11(2):108- 114.

［5］ Dixon JM,Anderson TJ,et al.Mammary ductal ectasia[J]. Brj Surg,1983,70(10):601-603.

［6］ 程晓明,黄琴,曾峰,等.浆细胞性乳腺炎患者 25 例临床分析[J].第三军医大学学报,2006,28(19):2011.

［7］ 万华,吴雪卿.浆细胞性乳腺炎的中西医结合治疗[J].外科理论与实践,2008,13(2):112.

［8］ 顾伯华.采用掛线疗法治愈慢性复发性乳腺漏管伴有乳头内缩 12 例病例报告[J].上海中医药,1958,19(9):18.

［9］ 顾伯华.实用中医外科学[M].上海:上海科学技术出版社,1985:135.

［10］ 顾乃强.实用中医乳房病学[M].上海:上海科学技术出版社,1993:175.

［11］ 卞卫和,任晓梅.浆细胞性乳腺炎病机探讨[J].南京中医药大学学报(自然科学版),2001,17(4):212.

［12］ 方秀兰.泄肝清胃法为主治疗浆细胞性乳腺炎 35 例[J].中医药,2001,17(21):36.

［13］ 许娟,吴剑.中西医结合治疗浆细胞性乳腺炎 38 例观察[J].实用中医药,2004,20(9):503.

[14] 顾乃强.实用中医乳房病学[M].上海:上海科学技术出版社,1993:175.

[15] 贾宝全,李玉民.浆细胞性乳腺炎 14 例分析[J].甘肃医药,1989,8(1):53.

[16] 张淑群,纪宗正,薛兴欢,等.浆细胞性乳腺炎的诊断和治疗(附 124 例临床分析)[J].临床外科,2007,6(15):378-380.

[17] 张云,徐红.浆细胞性乳腺炎的研究进展[J].武警医学院学报,2010,6(19):506-508.

[18] 吴林生,朱世亮,陈爱英,等.浆细胞性乳腺炎的超声诊断与探讨[J].中国超声诊断,2002,3(9):720-722.

[19] 罗志琴. 浆细胞性乳腺炎钼靶 X 线诊断 [J] 放射学实践,2006,4(21):356-357.

[20] 王方,李玉敏.钼靶摄影对浆细胞性乳腺炎的诊断价值[J].肿瘤研究与临床,2006,3(18):193-194.

[21] 蒋宏传,王克有,李杰.乳管镜下浆细胞性乳管炎的分型及临床研究[J].中华外科,2004,3(42):163-165.

[22] 王嵩,马海峰,王歹富,等.浆细胞性乳腺炎的多层螺旋 CT 诊断[J].中西医结合学报,2005,3(3):199-202.

[23] 耿翠芝,吴祥德.浆液性乳腺炎的诊断与治疗[J].中华乳腺病(电子版),2008,1(2):20-23.

[24] 徐鲲,刘小丰,杨德同,等.浆细胞乳腺炎的外科治疗[J].现代肿瘤医学,2012,12(20):2524-2526.

[25] 张琨.性激素水平与乳腺导管扩张症的相关性分析[D].山东大学,2014.

[26] 雷秋模.实用乳腺病学[M].北京:人民军医出版社,2012,217.

[27] 李曰庆.中医外科学[M].北京:中国中医药出版社,2008,109.

[28] 梁晓峰,石大洋,李启春.PCM 14 例临床病理分析[J].黔南民族医专学报,2005,18(2):87.

[29] 池华茂,彭金娟,杨卉,等.纤维乳管镜在乳腺导管炎性疾病中的应用[J].中华乳腺病(电子版),2013,7(3):221-222.

[30] 涂巍,赵曼,于作夫,等.纤维乳管镜在乳管炎及乳管扩张症中的诊断及治疗价值[J].中华乳腺病(电子版),2008,2(3):356-358.

[31] Kamali S,Bender O,Kamali GH,et al.Diagnostic and therapeutic value of ductoscopy in nipple disch arge and intraductal proliferations compared with standard

methods[J].Breast Cancer,2014,21(2):154-161.

[32] Browning J,Bigrigg A,Taylor I.Symptomatic and incidental mammary duct ectasia[J].J R Soc Med,1986,79(12):7l5-716.

[33] 刘蕾,倪毅,刘伟.乳管镜冲洗治疗急性期及亚急性期浆细胞性乳腺炎30例效果观察[J].中国当代医药,2011,18(3):180.

[34] 王颀.应重视非哺乳期乳腺炎的诊治和研究[J/CD]中华乳腺病(电子版),2013,7(3):154-156.

[35] 陈晶,邓运典.浆细胞性乳腺炎治疗方案选择相关问题探讨[J].医学信息(上旬刊),2011,24(1):475-476.

[36] 于海静,王颀,杨剑敏,等.抗分枝杆菌药物治疗窦道型导管周围乳腺炎[J].中华外科,20 12,50(11):971-974.

[37] 汪红才.三苯氧胺在浆细胞性乳腺炎治疗中的应用[J].吉林医学,2012,33(1):127.

[38] 徐鲲,刘小丰,杨德同,等.浆细胞性乳腺炎的外科治疗[J].现代肿瘤医学,2012,20(12):2524-2526.

[39] 黄汉源.浆细胞性乳腺炎外科治疗进展:整形外科技术的应用[J].中华乳腺病(电子版),2013,7(3):52-54.

[40] 何春兰,夏炳兰.环乳晕切口在浆细胞性乳腺炎手术中的临床应用研究[J].中国美容医学,2014,23(10):784-787.

[41] 高雅军,马祥君,汪洁,等.非手术治疗脓肿、窦道及瘘管型浆细胞性乳腺炎[J].中华乳腺病(电子版),2013,7(5):379-380.

[42] 康宁,张健,孙霞.手术治疗浆细胞性乳腺炎78例分析[J].中国误诊学,2011,1l(29):7183.

[43] 陈晶,邓运典.浆细胞性乳腺炎治疗方案选择相关问题探讨[J].医学信息(上旬刊),2011,24(1):475-476.

[44] 黄汉源.浆细胞性乳腺炎外科治疗进展:整形外科技术的应用[J].中华乳腺病(电子版),2013,7(3):52-54.

[45] 蒋宏传.乳管镜下乳管内病变图谱[M].香港:香港医药出版社,2003:20.

[46] 国家中医药管理局,中医病证诊断疗效标准[M].南京:南京大学出版社,2000:569.

[47] 郑筱萸.中药新药临床研究指导原则(试行)[M].北京:中国医药科技出版社,2002:24.

常用方剂

二　画

[1]　二陈汤(《太平惠民和剂局方》)
　　　半夏　陈皮　茯苓　炙甘草

[2]　二妙散(《丹溪心法》)
　　　黄柏　苍术

[3]　八珍汤(《正体类要》)
　　　人参　白术　茯苓　当归　川芎　白芍　熟地黄　炙甘草

四　画

[4]　丹栀逍遥散(《内科摘要》)
　　　当归　白芍　茯苓　白术　柴胡　牡丹皮　栀子　炙甘草

[5]　五味消毒饮(《医宗金鉴》)
　　　金银花　野菊花　蒲公英　紫花地丁　紫背天葵

五　画

[6]　四逆散(《伤寒论》)
　　　甘草　枳实　柴胡　白芍

六 画

[7] 阳和汤(《外科证治全生集》)

熟地黄　麻黄　鹿角胶　白芥子　肉桂　甘草　炮姜炭

十 画

[8] 栝蒌牛蒡汤(《医宗金鉴》)

栝蒌　牛蒡子　天花粉　黄芩　栀子　连翘　皂角刺　金银花　甘草
陈皮　青皮　柴胡

[9] 逍遥蒌贝散(《中医外科学》)

柴胡　当归　白芍　茯苓　白术　栝蒌　浙贝母　半夏　胆南星　生牡蛎
山慈菇

[10] 消瘰丸(《疡医大全》)

玄参　浙贝母　生牡蛎

[11] 桃红四物汤(《医宗金鉴》)

桃仁　红花　当归　川芎　白芍　熟地黄

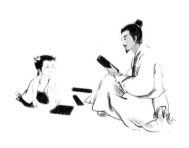

第十七篇

亚急性甲状腺炎的中
西医结合诊疗方案

第一章
亚急性甲状腺炎的中西医诊断

　　亚急性甲状腺炎（subacute thyroiditis）简称亚甲炎，是临床常见的一种甲状腺疾病。本病为炎症性自限性疾病，预后大多良好，但多数患者在病程发展中，疼痛难忍，严重影响生活质量。该病常发于上呼吸道感染之后，可因季节或病毒流行而有人群发病的特点，又因其初期症状不典型，常被误诊漏诊，误诊率达 12%~48%。近年来本病越发多见，在甲状腺疾病中占 5%。据报道，本病发生率 4.9 人/（10 万人·年），男女发病比例为 1:4.3，30~50 岁女性为发病高峰。目前西医主要以糖皮质激素治疗亚甲炎，但副反应多，复发率高，并且影响甲状腺功能的恢复。本病属中医"瘿瘤""瘿痈""瘿肿"等范畴，具体治疗上需结合亚甲炎临床表现辨证论治。近代临床研究表明：中西医结合在治疗亚甲炎方面的优势越来越明显。

　　该诊疗方案参考大量医学文献和亚甲炎的最新诊疗指南而制定，具有以下特点：①西医部分内容参考亚甲炎最新指南和权威期刊文献，体现本诊疗方案内容的新颖性、科学性和指导性。②中医部分内容参照夏小军教授临床诊治经验和相关医学文献而编写，确保了本诊疗方案的有效性、实用性和可操作性。

第一节　病因病理

一、西医病因病理

（一）病毒感染

　　西医对本病的病因病机尚未完全明了，目前认为其发病多由病毒感染，或病毒感染后变态反应引发。研究表明：多种病毒如柯萨奇病毒、腮腺炎病毒、流感病毒、腺病毒感染与本病有关，患者血液中常可检出这些病毒的抗体。而甲状腺组织切片中很少找到病毒包涵体或培养出病毒,因此甲状腺本身的病变可能不是病毒直接侵袭所致。该病也可发生于非病毒感染(Q热或疟疾等)之后。

（二）遗传因素

本病患者可能有病毒易感性基因。有与人白细胞抗原（HLA）相关的报道。疾病活动期,患者血清中可检测到多种甲状腺自身抗体,可能继发于甲状腺滤泡破坏后的抗原释放,为非特异性表现,因此,亚甲炎不是一种自身免疫性疾病。

（三）免疫因素

免疫组化研究表明,在肉芽肿形成期,单核/巨噬细胞进入滤泡腔,产生血管内皮细胞生长因子（VEGF）、碱性成纤维细胞生长因子（bFGF）、血小板衍生生长因子（PDGF）、转化生长因子-β（TGF-β）和上皮细胞生长因子（EGF）,激发肉芽肿形成;而在恢复期,EGF 增加而 TGF-β 减少,有助于滤泡形成,VEGF、bFGF 升高有助于血管形成。总之,这些生长因子在修复过程中起关键作用,通过这些生长因子调节甲状腺滤泡及血管生成,促进甲状腺组织恢复正常。免疫组化研究表明,细胞凋亡亦参与本病的发生。Bax 蛋白的表达促进甲状腺滤泡细胞的增殖,引起亚急性甲状腺炎。

二、中医病因病机

（一）病因

1.外感邪毒

本病常发于上呼吸道感染之后,外感六淫和疫毒侵袭是本病发生的主要诱因。《素问·骨空论》云:"风者,百病之始也。"外感邪毒以风邪为载体,侵袭人体。或夹杂凝结、收引之寒邪,使气血津液凝结,经脉阻滞于颈部,不通则痛;或夹杂燔灼、趋上之暑热之邪,伤津耗气,炼液成痰聚于颈部,则发为颈痛、咽红、咽痛、汗出、头痛、咳嗽等;亦或夹杂重浊、黏滞之湿邪,湿邪困脾,阻碍气机,脾失健运,聚湿生痰,随风而上,侵袭颈部出现颈肿、颈痛、咽干、咽痛。

2.七情内伤

隋代巢元方《诸病源候论·瘿候》云:"瘿者由忧恚气结所生。"其明确指出情志失调是该病发病的主要原因之一。人的情志由肝所主,肝为藏血之脏,与气血运行密切相关,且足厥阴肝经夹喉两侧而上行,故长期抑郁、恼怒等不良情绪刺激肝脏,肝气失于调达,气机不畅,津液输布失司,郁而化火,炼液而为痰,随足厥阴肝经行于喉之两侧,不通则痛,遂发为该病。

3.痰瘀交阻

明代陈实功《外科正宗·瘿瘤论第二十三》云:"夫人生瘿瘤之症……乃至五脏瘀

血、浊气、痰滞而成。"可见痰浊、瘀血等病理产物也是其关键病因之一。痰浊、瘀血同是脏腑功能失调的病理产物,又是该病发生的病理因素,且两者常相互影响。痰浊可以导致血瘀,痰浊在体内生成后,易于阻碍气机,气机不利则血行受阻,久则瘀血内生;瘀血形成之后,又阻碍了气的正常运行,影响了水湿的正常运行、输布和排泄,导致痰浊、血瘀交互为患。痰浊瘀血沿足厥阴肝经交阻于颈部咽喉,痰瘀互结,致使经脉阻滞不通,而发为本病。

4.正气不足

亚甲炎的发病以女性为多见,因女性有经、带、胎、产、乳等生理特点,且与肝经气血密切相关。素体虚弱,正气不足,如遇有外感六淫、疫毒侵袭,或情志内伤、饮食失调及水土失宜等致病因素,常导致气郁痰结、气滞血瘀、肝郁化火等病理改变,而易患瘿病。此外,素体阴虚,阴不制阳,内热而生,痰气郁滞,助热化火,炼液成痰;或体态丰腴,嗜食肥甘厚味,脾失健运,聚湿成痰亦是该病发生的主要原因之一。

(二)病机

从人体经脉循行路线来看,足厥阴肝经循咽喉之后,而上咽喉,甲状腺位于肝经循行之处,故肝脏的生理功能异常是亚甲炎发病的重要病机。肝失疏泄,气机不畅,肝气郁结,影响脾胃的运化,则聚湿生痰,痰随气升,痰气交阻于颈部,而发为此病。女子以肝为先天,以血为本,经水为血所化,肝为藏血之脏,司血海,主疏泄,具有储藏血液和调节血流的作用,且女子的经、产、乳均来源于血,所以女子通常状态总表现为"有足于气,不足于血",一旦调护失宜,或七情内伤、饮食不当,则极易出现肝气不舒,气机不畅,继而出现气滞津停,聚湿成痰,痰瘀互结等症候,故此病以女性患者为多见。

第二节　临床表现

一、主要症状

多数患者发病前数周可能有上呼吸道感染的征象,部分患者的起病较急剧,而无明显前驱表现。患者的甲状腺部位剧烈疼痛及触痛,有时因吞咽痛被误认为是咽炎。疼痛始于甲状腺的某一极,然后迅速向腺体的其余部位延伸,疼痛可放射至下颌及耳部。甲状腺正常大小,或腺体肿大至正常的 2~3 倍,质地稍硬,偶尔病变受限于甲状腺的某一叶。疲劳、食欲缺乏、肌痛、关节痛是常见的伴随症状,有轻到中度发热。在病程的不同阶段,可能出现甲状腺毒症或甲状腺功能减退的表现,最终甲状腺功能恢复正常,只有极少数患者发生永久性的甲状腺功能减退。

二、体征

在疾病发展过程中体征缺乏特异性。①甲状腺肿大:10%~60%有甲状腺肿大。②淋巴结肿大:约1/3病例可伴淋巴结肿大,一般程度很轻,无触痛,以颌下和颈部为常见。

第三节　实验室及其他检查

一、实验室检查

白细胞正常或适度升高,血沉明显增快,可高达100mm/h,甲状腺功能在不同阶段,有特征性的变化。①甲状腺毒症阶段:T3、T4水平升高,TSH被抑制,T4/T3高于Graves病或其他功能自主性甲状腺疾病,血清甲状腺球蛋白(TG)水平明显增高,并与甲状腺破坏程度相一致,摄碘率降低;②甲状腺功能减退阶段:T4(有时伴T3)降低、TSH升高,摄碘率逐渐恢复;③甲状腺功能恢复阶段:各项指标趋于正常。甲状腺相关抗体(抗甲状腺过氧化物酶抗体、抗甲状腺球蛋白抗体、抗TSH受体抗体)阴性或呈低滴度。甲状腺摄^{131}I试验,^{131}I摄取率减低(24h<2%),即本病特征性的血清甲状腺激素水平升高和甲状腺摄碘能力下降的分离现象。

二、超声检查

超声声像图表现为甲状腺可以两叶弥漫性、轻度或中度肿大,内部回声不均匀,可见与炎性病灶相对应的低回声或无回声区,无包膜,CDFI显示低回声或无回声病灶区内血流信号减少或略增多。甲状腺上、下动脉峰值流速在正常范围内(<40cm/s)。如果诊断困难,可以做细针穿刺细胞学检查(FNAC)来确诊。组织切片上可见组织退化和纤维组织增生。甲状腺滤泡周围和滤泡上皮间均有淋巴细胞、浆细胞浸润,浸润细胞均在基底膜内,且与甲状腺滤泡上皮密切接触,上皮细胞出现退变。典型的病理改变为腺体内组织细胞浸润呈肉芽肿型及出现异形巨细胞,甚至有假结核结节,伴轻度至中度纤维化。

第四节　诊断与鉴别诊断

一、西医诊断

诊断依据：①甲状腺肿大、疼痛、触痛、质硬；②伴有上呼吸道感染症状及体征，即发热、乏力、食欲不振；③血沉增快；④甲状腺吸破率降低；⑤一过性甲亢症状；⑥甲状腺抗体：TGAb、TMAb 或 TPOAb 阴性或低滴度；甲状腺穿刺或活检有多核巨细胞或肉芽肿改变。符合其中 4 条即可诊断。参照《亚急性甲状腺炎诊断与治疗中国专家共识(2014 年版)》。

二、中医辨证

中医辨证符合主症，舌脉即辨证成立，以下各症型按照夏小军主任医师临床诊治经验编写，具体如下。

（一）外感邪毒

【主症】症见发热或高热不退，微恶风寒，咽干而痛，吞咽困难，颈前肿痛，转侧不利，口渴喜冷饮，咳嗽，痰黏而少，头痛，周身痠楚，倦怠乏力，舌红、苔薄黄，脉浮数。

（二）肝气郁结

【主症】甲状腺轻度肿大，胀痛不适，间断疼痛或伴咽梗如炙，情绪易激动，或郁郁寡欢，胸闷不适，女子乳房作胀或胀痛或有积块，月经不调，症状随喜怒消长，伴平素情志抑郁，性格急躁，嗳气，胸脘痞闷，善太息，胁肋胀痛，舌质淡，苔薄，脉弦。

（三）肝郁化火

【主症】症见颈前肿痛，结块较硬，咽喉干痛，咳嗽痰少，心悸心烦，失眠多梦，头目眩晕，双手细颤，遇恼怒而诸症加重，大便或干，舌红少苔或苔薄黄，脉弦数。

（四）痰湿凝聚

【主症】颈前部轻度肿胀，无疼痛或疼痛不明显，偶有喉间梗塞感，体态丰腴，痰多，舌质淡或胖大，边有齿痕，苔白腻，脉弦滑。

（五）瘀血阻滞

【主症】颈部肿块坚硬，咽干咽痛，咽部有异物感，压痛明显，唇甲青紫，舌质暗，有瘀斑，舌苔薄白，脉弦或细涩。

（六）痰瘀互结

【主症】颈前肿块较大，按之较硬或有结节，疼痛更剧，胸闷，纳差，舌质暗或紫，舌边有瘀斑瘀点,舌下络脉明显,舌苔白腻或黄腻,脉弦涩。

三、鉴别诊断

(一)西医鉴别诊断

1.桥本氏甲状腺炎

甲状腺呈无痛性弥漫性肿大,少数患者有疼痛或触痛,但疼痛多不剧烈;不到5%患者可出现短暂性的甲状腺毒症表现及摄碘率降低,活动期血沉可轻度异常;但通常无全身症状,也不发热,病程较长,可达数年或数十年;TgAb、TPOAb 呈阳性。

2.急性化脓性甲状腺炎

全身显著的炎症反应,局部波动感,甲状腺局部或邻近组织常表现红、肿、热、痛;白细胞显著升高,核左移;而且甲状腺功能和摄碘率正常;TgAb、TPOAb 呈阴性。

3.甲状腺癌

当亚甲炎甲状腺核素扫描表现为"冷结节"时,应和甲状腺癌鉴别。甲状腺癌多为单个不规则结节,质硬而无压痛,常与周围组织粘连。亚甲炎血沉快,并且糖皮质激素治疗有效,常可自行缓解;必要时可行甲状腺针吸活检。

4.结节性甲状腺肿出血

突然性出血,可伴甲状腺疼痛,无全身症状,血沉升高也不明显,行甲状腺超声可确诊。

5.无痛性甲状腺炎

轻至中度的甲状腺肿大,部分患者可无甲状腺肿,但此病无全身症状,也无甲状腺疼痛,血沉升高不显著,必要时可甲状腺穿刺细胞学检查。

(二)中医鉴别诊断

中医认为本病当与瘰疬相鉴别。唐代王焘《外台秘要》云:"其瘿病喜当颈下,当中央不偏两边也。"瘿病的肿块多在颈部正前方,而瘰疬的病变部位多在颈项的两侧或颌下,肿块一般较小。"瘰疬者,其状累然,而历贯上下也,小者为瘰,大者为疬,于颈腋之间;以其形态累累如珠,历历可数而名之。"常发于颈项及耳的前后,病变可限于一侧,也可两侧同时发生,可延及胸锁乳突肌前后和腋下等处。本病的发生与热、毒、痰有关。肝郁化火蕴毒,气郁湿滞而为痰,热毒与痰核互结于颈部肝胆经脉所循之处,而成为瘰疬。

(单金姝)

第二章
亚急性甲状腺炎的中西医治疗及预防

亚急性甲状腺炎是甲状腺一种自发缓解性的炎症状态,早期临床上典型表现为甲状腺触痛、疼痛并向咽、耳部放射、不同程度发热,摄碘率受抑制等。西医目前主要以肾上腺糖皮质激素治疗为主,但停药后多易复发。祖国医学根据其发病特点和临床表现,将其归属为"瘿痛""结喉痈""瘿瘤""瘿肿"的范畴。中医药在治疗本病时有独特优势,可明显缓解临床症状和缩短病程,无不良反应,且复发率低。

第一节 治 疗

一、中西医结合思路与方法

依据亚甲炎病情特点,选择精准的中西医结合点,采用适宜的中西医结合综合疗法,以改善全身症状,提高治愈率,降低复发率,从而提高生活质量。

(一)中医分阶段辨证与现代医学分期治疗相结合

中医对亚甲炎的病因病机认识不外乎外感及内伤两个方面。外感六淫,疫毒侵袭:外感风热火毒之邪是瘿痛发病的主要外因。宋代·陈无择《三因极一病症方论》云:"此乃外因寒、热、风、湿所成也。"肖万泽《内分泌代谢中西医诊断与治疗》认为:"亚甲炎为感受风热、温热毒邪,或其他毒邪入里化热,加之情志不畅,气郁化火,蕴结于颈前而成。"情志内伤是瘿痛发病的主要内因,由于长期愤郁恼怒,或忧思郁虑导致气机郁滞、情志郁结,加之外热邪毒,灼伤津液为痰,痰阻气机,气滞血行不畅,最终导致气滞、血瘀、痰凝,瘿络瘀滞,日久成瘤。明代李梴《医学入门》认为其发病"原因忧患所致。"瘿痛病位在颈前结喉处,为肝经之脉所循之处。情志久郁不舒,加之素体气虚,卫表不固,热毒之邪乘虚入侵,气滞血瘀阻于颈部,而成结块疼痛。中医药在治疗亚甲炎疾病上从整体出发,辨病与辨证相结合、整体与局部相结合,标本兼治,不仅能较快改善症状,还可减少西药用量,加之毒副作用小、复发率低等优势,因此,中医药在治疗亚甲炎方面将发挥积极作用,且易为患者所接受。

(二)中医辨证论治与现代医学实验室指标相结合

1.疾病初期

鉴于亚甲炎由实转虚,虚实夹杂,以虚为本,以实为标的病机特点,故在治疗上,疾病初期外感风热,兼肝胆蕴热,治以疏风散热,疏肝利胆,止痛散结。常用方剂有银翘散、逍遥散、消瘰丸加减;肝郁化火者,用丹栀逍遥散,常用药物有金银花、连翘、野菊花、柴胡、黄芩、栀子、川楝子、浙贝母、夏枯草、板蓝根、蒲公英、牛蒡子、延胡索、紫花地丁等。除上述主要治法用药外,还应该根据亚甲炎病兼夹症状,常配伍理气、化痰、活血祛瘀等不同药物,如香附、郁金、青皮、丹参行气;三棱、莪术、鬼箭羽、急性子、王不留行等活血化瘀;制乳香、没药、黄药子、猫爪草、夏枯草消瘰散结。清热化痰常用药物有黄芩、山栀、龙胆草、夏枯草、浙贝母、瓜蒌、胆南星、半夏、天竺黄等。甲状腺疼痛者,常加赤芍、川楝子、蚤休、忍冬藤、紫花天葵、板蓝根、蒲公英以清热解毒,消肿止痛;局部压痛明显者,加防风、白僵蚕、王不留行、鬼箭羽以疏风清热,消肿止痛;甲状腺肿大明显及质硬者,常加猫爪草、夏枯草、白僵蚕、三棱、莪术、桃仁以软坚散结、活血行瘀;伴结节者,常用制乳没、急性子、王不留行、夏枯草、郁金以化痰行瘀,消肿散结;甲状腺肿大,结节较为顽固难治者,加桃仁、鬼箭羽、穿山甲、斑蝥、白苏子、生牡蛎以行血逐瘀,消瘰散结;若发热伴心悸者,加赤芍、丹皮、栀子以清热凉血,镇静安神;口干、口苦者,加天花粉、葛根、沙参、麦门冬以养阴生津;月经不调者,加香附、益母草、丹参、红花、赤芍以行气活血,养血调气。当风热之邪得以清除,表证渐消后,应及时清除内蕴之痰,常用方剂为蒿芩清胆汤等,可在方中加入柴胡、浙贝母、海藻、昆布、丹参、赤芍以清热化痰,行瘀散结。痰热明显者,加瓜蒌皮、山慈菇、海浮石以清化痰热。

2.疾病中期

个别病人病程较长,反复不愈,损及气血伤阳,为气血阳气虚衰阶段。治当以温阳益气,活血化痰散结,常用方剂有阳和汤等,加用较大剂量活血、化痰药。常用药物有熟地、当归、肉桂、炙麻黄、白芥子、炮姜、鹿角胶、黄芪、赤芍、桃仁、郁金、猫爪草、夏枯草、橘叶、生甘草。

3.疾病恢复期

多属肝郁日久伤脾,不能为脾疏泄,运化水湿无力,致使痰郁交阻,为肝郁脾虚阶段。治宜疏肝健脾,化痰活血。常用方剂有柴胡疏肝散、四君子汤、二陈汤合方。常用药物有柴胡、川楝子、郁金、香附、木香等疏肝理气药;以及党参、白术、茯苓、黄芪、炙甘草等益气健脾药;陈皮、法半夏、瓜蒌皮、桃仁、红花、赤芍、丹参等化痰活血药。由此可见,辨证论治的基础上,结合现代医学某些实验室微观指标,以指导组方遣药,可进一步提高临床疗效。

二、西医治疗

一般来说,症状较轻的患者可选择观察,不一定积极治疗,嘱患者注意休息,避免劳累及过度用嗓。甲状腺疼痛较重者或全身症状较重、伴甲状腺明显肿大、压痛明显者,可使用对症止痛,或肾上腺糖皮质激素对其进行治疗。亚甲炎的早期治疗目的主要是缓解疼痛及减轻炎性反应。

(一)症状轻者

可用阿司匹林(1~3 g/d,分次口服)、非甾体消炎镇痛剂(如吲哚美辛 75~150mg/d,分次口服)。

(二)糖皮质激素治疗

颈部及咽喉部疼痛剧烈、体温持续显著升高应用阿司匹林或其他非甾体类抗炎药物治疗后效果不满意者,可使用糖皮质激素,一般应用后,起效较快,甲状腺肿大疼痛可较快消失(24~48 h),但是存在不可避免的甲状腺功能异常。初始泼尼松 20~40mg/d,维持 1~2 周,根据症状、体征及血沉的变化缓慢减少剂量,总疗程 6~8 周左右。过快减量、过早停药可能使病情反复。有专家认为,以甲状腺摄 ^{131}I 率恢复正常作为糖皮质激素停药指征的较以血沉降至正常作为停用指征的复发率低。

(三)对糖皮质激素反应不敏感的治疗

部分患者对糖皮质激素治疗的反应不敏感,需考虑以下处理:①加用甲状腺激素制剂,或非甾体类抗炎药;②反复发作者,宜增加糖皮质激素原有剂量;③超声检查,必要时行 FNAC,除外其他甲状腺疾病如甲状腺癌或脓肿等;④排除 α-干扰素所致甲状腺炎。⑤甲状腺毒症明显者,可以使用 β-肾上腺素能受体阻滞剂。

本病无甲状腺激素过量生成,故不使用抗甲状腺药物治疗。甲状腺激素用于甲状腺机能减退症明显、持续时间久者;由于 TSH 降低不利于甲状腺细胞恢复,故宜短期、小量使用,而大量应用甲状腺激素可能过度抑制 TSH;5%~10%的病人可发生永久性甲状腺机能减退症,需给予终生替代治疗。

三、中医治疗

（一）辨证论治

1.外感邪毒

【治法】疏风清热,消肿止痛。

【方药】银翘散(《温病条辨》)或桑菊饮(《温病条辨》)加减。常用中药:金银花、连翘、桑叶、菊花、桔梗、黄芩、板蓝根、牛蒡子、山豆根、大青叶、鲜芦根、生甘草。

【方药分析】疾病初期,邪毒侵袭肺系门户,则见咽喉部肿胀疼痛。方中金银花、连翘气味芳香,既能疏散表邪,清热解毒,又可以辟秽化浊;桑叶、菊花药性轻灵,以疏散上焦风热;黄芩、板蓝根、大青叶味苦性寒,以清解火毒;鲜芦根清热生津;牛蒡子、山豆根为清利咽喉之要药,配以甘草、桔梗以清利咽喉。诸药相伍,使邪毒得解,肿痛得消,以达表里同治的目的。

【加减】局部疼痛者加射干、蒲公英、胖大海以清热利咽;口干明显者,加天花粉、沙参、麦门冬、五味子以养阴生津;咳嗽痰多者,加贝母、前胡以化痰止咳;热毒壅阻于咽喉,咽部红肿疼痛者,可加玄参、牛膝以清热解毒,引火下行而利咽。

【临证体会】本证多发生于发病初期,极易误诊漏诊,故临证要注意中西医结合互补长短,治疗初期可配合西药抗病毒治疗,以中医治疗为主,必要时给予非甾体类消炎镇痛药物,对症支持治疗。

2.肝气郁结

【治法】疏肝解郁,散结消肿。

【方药】柴胡疏肝散(《医学统旨》)合消瘰丸(《医学心悟》)加减。常用中药:柴胡、香附、枳壳、陈皮、川芎、当归、白芍、半夏、玄参、浙贝母、生牡蛎、甘草等。

【方药分析】肝喜条达而恶抑郁,方中柴胡、香附入肝胆经疏肝解郁,以调畅气机;白芍敛阴养血柔肝,防柴胡、香附升散之品耗伤阴血;川芎、当归活血养血,既能防肝郁气滞而血瘀,又能合白芍以养血,防柴胡、香附之升散;枳壳、陈皮以行气散结,配以半夏、玄参、浙贝母、生牡蛎以化痰散结;以甘草调和诸药,共奏疏肝解郁,行气活血,化痰散结之效。

【加减】肝郁气滞明显,胁肋部疼痛时,加元胡、川楝子、白芷、郁金等以行气止痛;若心烦口苦,肝气犯胃,肝胃不和,呕吐酸水者加乌贼骨、煅瓦楞子等以降逆和胃治酸;气郁化热者加栀子、黄连以疏肝和胃;兼有痰气郁结者,加紫苏梗、茯苓、厚朴以行气化痰。

【临证体会】临证时应注意询问精神、心理、社会及家庭情况。具体治疗时,注意患者甲状腺功能的检查,确认是否有甲状腺功能低下,以中西医结合治疗为主,中药疏肝解郁联合西药治疗,同时配合心理治疗,注重精神疏导、心理减压。如精神症状较重,可适当选用抗抑郁药物配合治疗。

3.肝郁化火

【治法】疏肝解郁,清肝泻火。

【方药】丹栀逍遥散(《内科摘要》)加减。常用中药:柴胡、薄荷、当归、白芍、白术、茯苓、丹皮、栀子、甘草等。

【方药分析】本方证多因肝郁气滞,气不行则为火,火热上扰而发病。方中以柴胡疏肝解郁,调达肝气;当归、白芍以养血和血,养阴柔肝,且能防柴胡劫肝阴,使血充肝柔;白术、茯苓、甘草健脾益气,既能实土以防木侮,又能使气足而血充;薄荷、丹皮、栀子可疏散肝郁,透达肝经郁热,清血中之伏火。

【辨证加减】热势较甚,口苦,大便秘结者,可加龙胆草、大黄以通腑泄热;肝火犯胃而见胁肋疼痛,口苦,嘈杂吞酸呕吐者,加黄连、吴茱萸、元胡、川楝子等以清肝泻火,降逆止呕;肝火上炎,咽痛明显,头痛目赤者加菊花、射干、刺蒺藜等以清热平肝;热盛伤阴,而见舌红少苔,脉细数者加生地、麦门冬、山药以滋阴清火。

【临证体会】临证时要注意结合患者精神状态,性格特点,心理因素全面考虑,治疗时同样要注重甲状腺功能的检查,确认是否同时具有甲状腺功能的亢进,另外要注意对患者的心理疏导,以中西结合治疗为主,中药以疏肝泻火,必要情况下可联合西医激素治疗,待病情稳定时再减少激素用量。

4.痰湿凝聚

【治法】燥湿健脾,化痰散结。

【方药】二陈汤(《太平惠民和剂局方》)合消瘰丸(《医学心悟》)加减。常用中药:半夏、陈皮、茯苓、昆布、浙贝母、生牡蛎(先煎)、玄参、海藻、胆南星、白僵蚕、夏枯草等。

【方药分析】本方证因脾失健运,湿聚成痰,痰随气阻于咽喉而发病。方中半夏辛温性燥,善燥湿化痰,为治疗痰湿要药,配以陈皮、川芎理气行滞,使气顺而痰消;茯苓健脾利湿,助陈皮、半夏化痰之力;浙贝母、生牡蛎、玄参合用能育阴潜阳,软坚消痰;胆南星、白僵蚕、海藻增半夏化痰之力,夏枯草助浙贝、牡蛎等软坚散结之功。诸药合用,共奏燥湿化痰,理气散结之效。

【加减】湿邪较重者,可加薏苡仁、赤小豆、车前子、苍术等健脾利湿;若痰湿化热,症见心烦少寐,纳少便秘,舌红苔黄,脉滑数者,可酌加竹茹、黄芩、黄连、瓜蒌等以除烦化痰;兼有脾虚较重者,可加白术、党参、砂仁等以健脾行气化湿。

【临证体会】此证与病人体质有关,患者多体态肥胖,嗜食肥甘厚味,故诊治该症型患者以中医治疗为主,并嘱其清淡饮食,合理营养,增强体育锻炼,改善不良生活习惯。

5.瘀血阻滞

【治法】活血化瘀,消肿散结。

【方药】桃红四物汤(《医宗金鉴》)加减。常用中药:桃仁、红花、熟地、当归、川芎、白芍、鸡血藤、三棱、莪术、蒲黄、五灵脂。

【方药分析】本方证因血行不畅,经脉阻滞不通,瘀血阻于咽喉,不通则痛而发为本病。方中桃仁、红花力主活血化瘀,三棱、莪术破血行血助桃仁、红花化瘀活血之力;熟地、当归、白芍、鸡血藤养血活血,能活血而不伤血,补血而不滞血;蒲黄、五灵脂以活血祛瘀,消肿散结止痛,标本同治。

【加减】瘀阻较重者,可加穿山甲以增强其破结消癥之力;疼痛较重者,可加元胡、川楝子、白芷等以加强活血行气止疼之功;瘀久化热者,可加牡丹皮、栀子以化瘀清热。

【临证体会】本证病因多与气滞血瘀相关,颈部肿块坚硬,疼痛明显,临证时应注意患者疼痛特点,与其他症型鉴别诊断。具体治疗时,以中西医结合治疗为主,如疼痛症状明显,可与联合非甾体抗炎药同时应用。

6.痰瘀互结

【治法】化痰行瘀,消肿散结。

【方药】半夏厚朴汤(《金匮要略》)合柴胡疏肝散(《医学统旨》)加减。常用中药:半夏、厚朴、茯苓、苏梗、生姜、柴胡、香附、陈皮、川芎、当归、枳壳、白芍、鸡血藤、桃仁、红花、甘草等。

【方药分析】本方证多因痰瘀互结为患,既是病理产物,又是致病因素,因痰瘀互结于咽喉而发病。方中半夏辛温性燥入肺胃经,能化痰散结,降逆和胃;厚朴下气除满,可助半夏降逆化痰;茯苓健脾利湿,健脾以杜生痰之源,利湿以助化痰之力;鸡血藤、当归、白芍、川芎、桃仁、红花等可补血活血;柴胡、香附、陈皮、枳壳等能行气疏肝,既能行气以助化痰,又能行气活血。诸药同用,能达化痰行瘀,标本同治之功。

【加减】兼有气机不畅较重者,可加香附、枳壳以理气开郁;郁久化热而见烦热、舌质红、脉数者,可加夏枯草、玄参、丹皮、栀子以清热解毒,消肿散结;结块较硬者,可加穿山甲、三棱、莪术以活血软坚;患者手指颤抖者,可加天麻、钩藤、石决明以平肝熄风。

【临证体会】本证多由痰湿证发展而来,一般病程较长,需长时间服药方可取效,故在治疗时要与患者准确交代病情,增强患者对治疗的信心。此型虚实夹杂,多与精神、心理、社会及其他因素相关。治疗时,以中医药治疗为主,同时配合心理治疗,必要时加用西医激素治疗。

(二)中成药治疗

外感证初期可予以复方银菊合剂(甘肃省医疗机构调剂使用专科制剂)漱口,清热解毒,滋阴降火,祛腐生肌。每次 10ml,含漱,每日 6 次。适用于咽疼的治疗。

(三)中医适宜技术

1.针刺:治法,疏通经络,消肿止痛。取任脉、足阳明、手阳明经穴,以患侧穴为主,针用泻法。每日 1 次,每次留针 20~30min,10 次 1 疗程。取廉泉、天突、扶突、水突、缺盆。随证选穴:疼痛者可在癌肿四周取穴,以加强通络止痛、软坚散结的作用;纳差、胸脘、痞闷加足三里、内关。

2.耳针:取甲状腺、神门、皮质下、内分泌穴。治法:针刺双侧耳穴,用中等度刺激,每次留针 10~20min,隔日一次,10 次为 1 疗程。或用王不留行籽贴耳穴,每次贴单侧耳穴,3d 更换 1 次,7 次为 1 疗程。

(四)主要并发症的防治

1.噎膈

(1)胃气不降

【治法】降逆化痰,益气和胃。

【方药】旋覆代赭汤(《伤寒论》)。

(2)脾胃不和

【治法】益气健脾,和胃降逆。

【方药】香砂六君子汤(《古今名医方论》)。

2.便秘

(1)肠胃积热

【治法】清热润肠。

【方药】麻子仁丸(《伤寒论》)。

(2)气机郁滞

【治法】顺气导滞。

【方药】六磨饮子(《世医得效方》)。

(3)脾肺气虚

【治法】补气润肠。

【方药】补中益气汤(《脾胃论》)。

3.发热

(1)气虚发热

【治法】补中益气,甘温除热。

【方药】补中益气汤(《脾胃论》)。

(2)肝经郁热

【治法】疏肝清热。

【方药】小柴胡汤(《伤寒论》)。

第二节　疗效评价

一、西医疗效判定标准

（一）评价标准

【治愈】甲状腺完全恢复正常,全部症状、体征均消失,相关的理化检验及检查恢复正常。

【显效】甲状腺疼痛消失,甲状腺肿减轻 1 度以上,相关的理化检查基本正常。

【有效】甲状腺疼痛明显减轻,甲状腺肿减轻 1 度,相关的理化检查指标有所改善。

【无效】症状、体征、相关的理化检查均无明显改善。

（二）实验室检查指标及 B 超检查结果

1.一般性检查:白细胞正常或偏低、血沉增快。

2. 激素检测:TT3、FT3、TT4、FT4 血清水平升高;TSH 血清水平降低, 少数患者 TSH 水平正常。

3.甲状腺摄:^{131}I 功能测定:摄碘率明显降低,3h<5%;或 24h<15%;峰值后移（正常值:3h<5%~25%;24h 20%~45%）。TT4、TT3、FT3、FT4 测值升高,同时摄碘率降低,对本病的早期有重要诊断意义。

（三）甲状腺 B 超检查

超声检查是诊断亚急性甲状腺炎并监测其治疗用药的重要方法, 同时结合病史、实验室检查及声像图表现和血流特点,可大大提高亚急性甲状腺炎的诊断率,减少误诊。本病急性期超声显示甲状腺呈弥漫或局限性低回声区,甲状腺内部回声不均匀,彩色多普勒超声显示受累甲状腺组织血流减少。缓解期可见低回声区开始减小。恢复期低回声区基本消失或呈现高回声光点,血流轻度增加。

二、中医症候评价标准

(一)评价标准

【临床痊愈】中医临床症状、体征消失或基本消失,症候积分减少≥95%。

【显效】中医临床症状、体征明显改善,症候积分减少≥70%。

【有效】中医临床症状、体征均有好转,症候积分减少≥30%。

【无效】中医临床症状、体征均无明显改善,甚或加重,症候积分减少≤30%。

(二)亚甲炎病症候评分

症候积分减少量的计算公式为:[(治疗前积分−治疗后积分)÷治疗前积分]×100%。见表17-2-1。

表17-2-1 亚甲炎病症候评分表

症状		分级记分			
		无(0)	轻度 (主症2分,次症1分)	中度 (主症4分,次症2分)	重度 (主症6分,次症3分)
主要症状	疼痛	无体征	疼痛可忍	疼痛能忍	疼痛难忍
	乏力	无症状	精神不振,可坚持日常生活	精神疲乏,勉强坚持日常生活	精神极度疲乏,卧床
	关节痛	无体征	触诊时有压痛(轻)	介于轻、重之间	自觉疼痛(重)
	甲状腺肿大	无体征	仅超声检查可发现(轻)	介于轻、重之间	触诊即见(重)
	咽疼	无症状	触诊时有压痛(轻)	介于轻、重之间	自觉疼痛(重)
次要症状	心悸气短	无症状	偶尔发生	经常发生	反复发生,不易缓解
	头晕	无症状	偶尔发生	经常发生	整日发生,不易缓解
	潮热盗汗	无症状	偶有感觉	可以忍受	不能忍受
	发热	无症状	偶尔发生	经常发生	整日发生,不易缓解
	食少	无症状	食欲差,饭量减少1/3~2/3	无食欲,饭量减少2/3以上	厌食,食量甚少,或不食
	便溏	无症状	日1次	日2~3次	日3次以上

第三节　预防调护

一、心理干预

亚甲炎作为内分泌系统的一种常见病,其康复及预后与多种因素有关,而心理因素则扮演着极为重要的角色。一旦确诊为亚甲炎,由于疾病分期程度不一,以及患者情感反应、心理耐受度、文化层次等不同,会出现或多或少的恐慌、焦虑、抑郁等负面情绪。针对性地进行心理疏导或干预,保持积极健康的心理状态,使免疫功能处于最佳状态,有助于逆转亚甲炎进程。

(一)沟通宣教

对焦虑恐惧、悲观失望的患者,首先与其建立良好的医患、护患关系,让其了解自身病情,通过积极暗示、鼓励支持性语言取得患者的信任,满足其心理需求;同时,有针对性地进行疾病的治疗、预后等方面的宣教,提高患者对本病的认知,缓解其焦虑恐惧、悲观失望的情绪。

(二)支持鼓励

针对患者,应提前了解患者的性格、习惯、爱好及家庭环境等一般情况,对其心理特点进行初步的评估,并主动与患者和家属进行交流,让患者做好充足的心理准备,消除患者对病情产生的恐惧、担忧和不安心理。同时,要求家属了解病情,理解患者,做到不埋怨、不刺激,使患者感受到家庭、社会的温暖,树立战胜疾病的信心;给患者介绍许多治愈的患者的实例,教育以激励患者,使其能够积极配合治疗,克服治疗所带来的暂时性痛苦。

(三)自我调理

针对部分因疲劳、乏力、生气所致行为改变的患者,通过心理教育帮助其认知重建和改变,使其能借助行为治疗、自我帮助和自我护理等方式加以纠正。

二、调护

(一)舒畅情志　增强信心

本病患者应保持情绪舒畅,乐观豁达,正确对待疾病,坚持战胜疾病的信心和决心、恒心,避免不良精神刺激。

（二）注意饮食　劳逸结合

饮食以清淡、富营养、易消化为原则,注意勿损胃气;适当休息,劳逸结合,病情、体力允许时,可配合太极拳、八段锦、散步、广播操等体育锻炼,综合治疗,有利康复。

（单金姝）

参考文献

[1]鲁建红.中西医结合治疗亚急性甲状腺炎 50 例临床观察[J].中国医药指南,2011,31(9)：180－181.

[2]苟静,靳瑾,阿布力克木·吐尔地.血清 T_3/T_4 值对 Graves 病甲亢与亚甲炎引起的甲状腺毒症的分析[J].新疆医科大学学报,2010,33(10):1229-1231.

[3] 亚急性甲状腺炎诊断与治疗中国专家共识（2014 年版)[J]. 中华内分泌代谢,2014,5(11):1042-1047.

[4]郑筱萸.中药新药临床研究指导原则[M].北京:中国医药科技出版社,2002:230-233.

[5]刘守海,连粉红,夏小军.夏小军从毒、郁、痰、瘀辨治亚急性甲状腺炎经验[J].中国中医基础医学,024(3):409-410.

常用方剂

二　画

[1]　二陈汤(《太平惠民和剂局方》)
　　半夏　陈皮　茯苓　甘草
[2]　小柴胡汤(《伤寒论》)
　　柴胡　黄芩　人参　清半夏　炙甘草　生姜　大枣

四　画

[3]　六磨饮子(《世医得效方》)
　　槟榔　沉香　木香　乌药　大黄　枳壳
[4]　丹栀逍遥散(《内科摘要》)
　　牡丹皮　山栀子　白术　香附　薄荷　当归　柴胡　甘草　白芍

五　画

[5]　半夏厚朴汤(《金匮要略》)
　　半夏　厚朴　茯苓　生姜　苏叶

七　画

[6]　补中益气汤(《内外伤辨惑论》)
　　黄芪　人参　白术　炙甘草　当归　陈皮　升麻　柴胡　生姜　大枣

九　画

[7]　香砂六君子汤(《古今名医方论》)

人参　白术　茯苓　半夏　陈皮　木香　砂仁　炙甘草

十　画

[8]　桑菊饮(《温病条辨》)

桑叶　菊花　桔梗　连翘　杏仁　甘草　薄荷　芦根　知母　石膏

[9]　柴胡舒肝散(《重订通俗伤寒论》)

陈皮　柴胡　川芎　香附　枳壳　芍药　甘草

[10]　桃红四物汤(《医宗金鉴》)

桃仁　红花　当归　川芎　生地　白芍

[11]　消瘰丸(《医学心悟》)

玄参　贝母　牡蛎

十一画

[12]　银翘散(《温病条辨》)

金银花　连翘　生姜　制半夏　炙甘草　大枣　党参

[13]　旋覆代赭汤(《伤寒论》)

旋覆花　代赭石　生姜　制半夏　炙甘草　大枣　党参

[14]　麻子仁丸(《伤寒论》)

麻子仁　芍药　枳实　大黄　厚朴　杏仁

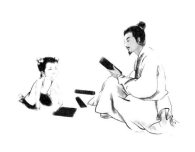

第十八篇

大肠息肉的中西医结合诊疗方案

第一章
大肠息肉的中西医诊断

大肠息肉（colorectal polyps）是指从大肠黏膜表面突起到肠腔的隆起状赘生物。尤其是大肠腺瘤性息肉（colorectal adenoma，CRA）被认为是结直肠癌（colorectal cancer，CRC）的癌前病变。大肠息肉是临床上的常见病，大肠息肉可单发亦可多发，以直肠及乙状结肠多见，也可见于降结肠、横结肠、升结肠。其临床表现没有特异性，部分患者可有腹泻、腹痛、便秘、便血，大便中可含有脓液，或伴有里急后重感，近年来发病率及癌变率越来越高。研究表明，随着年龄增长，发生大肠息肉的风险不断增加，50岁以上人群发病率最高，男性发病率大于女性。该病也与其他多种因素相关，如饮食、吸烟、家族史等。据研究表明，大肠息肉是大肠癌的癌前疾病，其癌变率较高，约为1.4%~9.4%。在中国，大肠息肉的癌变率为1.4%~20.4%。

祖国医学对大肠息肉病名未有明确记载，至今对此亦未有统一认识。有学者依据大肠息肉的临床表现，认为此病可归属于中医"肠癖""肠覃""泄泻""便血""积聚""肠瘤"等病症范畴。《灵枢·水胀》篇记载："肠覃何如？岐伯曰：寒气客于肠外，与卫气相搏，气不得荣，因有所系，癖而内著，恶气乃起，息肉内生，其始生也，大如鸡卵，稍以益大，至其成如杯子之状，久者离岁，按之则坚，推之则移，月事以时下，此其候也。"对于文中的"肠覃"一词的认识，《证治准绳·杂病》云："夫肠者大肠也，覃者延也。大肠以传导为事，乃肺之腑也。肺主卫，卫为气，得热则泄，得冷则凝。今寒客于大肠，故卫气不荣，有所系止而结瘕在内贴着，其延久不已，是名肠覃也。"

第一节　病因病理

一、西医病因病理

1.感染：炎性息肉与肠道慢性炎症有关，腺瘤性息肉的发生可能与病毒感染有关。

2.年龄：结直肠息肉的发病率随年龄增大而增高。

3.胚胎异常：幼年性息肉病多为错构瘤，可能与胚胎发育异常有关。

4.生活习惯：纤维饮食与结直肠息肉有关；吸烟与腺瘤性息肉有密切关系。

5.遗传：某些息肉病的发生与遗传有关，如家族性非息肉病大肠癌（HNPCC）；家族性腺瘤性息肉病（FAP）等。

二、中医病因病机

诸多医家对大肠息肉的中医病因病机有着不同的观点，如高家信认为脾虚是本病发病的关键，而湿热、寒湿、湿浊、痰浊及由此引起的瘀浊、瘀血则是本病的中医学病因。魏品康认为痰是体内病理产物的概括，同时痰也是肿瘤的致病因素及病理产物，因为无论是良性的结肠息肉还是恶性的结肠癌，术后均有复发现象，这支持了痰是结肠息肉的重要致病因素及病理产物的观点。范世平等认为结肠息肉的发生，与患者先天禀赋不足，正气内虚，感受外邪，饮食不节或七情不和，损伤脾胃等因素有关。何公达认为结肠息肉多因忧思恼怒，导致肝郁气滞，脾失健运，升降失司，湿热邪毒内侵，致痰湿内生所致。韩玲发现湿热因素是决定结肠息肉复发的最主要因素。杨汉辉等从统计学方面证实在结肠息肉的病变过程中"瘀滞"是重要病机。

第二节　临床表现

一、主要症状

结直肠息肉的主要临床表现有：①慢性失血史：血与粪不混合，呈鲜红或暗红色，有时便条上出现压迹；②可有里急后重感，排便次数增多；③有时低位长蒂息肉可于排便时脱出肛门外。

二、体征

肛诊可触及低位息肉。

第三节　实验室及其他检查

一、内窥镜及影像学检查

1.钡剂灌肠可显示单个或多个充盈缺损。

2.纤维结肠镜检查可窥见病变的形状、大小、范围,并可做活组织检查。

二、病理学检查

大肠息肉的组织学分类目前尚未统一,可将大肠息肉分为腺瘤性息肉与非腺瘤性息肉两大类,腺瘤性息肉包括:管状腺瘤、绒毛状腺瘤、管状绒毛混合腺瘤具有易癌变倾向,家族性结肠息肉病等属于此类;非腺瘤性息肉包括错构瘤性息肉、炎性息肉、增生性息肉等,一般无癌变倾向但也有癌变的报道。幼年性息肉、Pentz-Jeghers综合征(又称黑斑息肉综合征)等属错构瘤性息肉。也可使用 Morson 法把大肠息肉分成 4 类:肿瘤性(腺瘤性)、错构瘤性(幼年性)、炎性和增生(化生性)。大肠息肉特别是腺瘤性息肉,均为异型增生,分轻、中、重 3 型。

第四节　诊断与鉴别诊断

一、西医诊断

1.位置较高的小息肉一般无症状,如息肉发炎,表面糜烂,大便时往往有鲜血及黏液随粪便排出。直肠低位带蒂息肉,大便时可脱出肛门外,小的能自行还纳,大的便后需用手还纳。常伴有排便不畅、下坠感等。多发性息肉以黏液血便、腹泻为主要症状。

2.肛门指诊对低位直肠息肉有重要诊断价值,可触及大小不等的肿物,质柔软,活动度大,有长蒂时常有肿物出没不定的情况。

3.直肠与结肠镜检并取活组织行病理检查可帮助明确诊断。

二、鉴别诊断

本病应与肛裂、溃疡性结肠炎、痔疮、血液病、痢疾等相鉴别。

三、中医症候诊断

参考《中医内科学》脾系相关内容和中华中医药学会脾胃病分会主编的《中医消化病诊疗指南》相关文献,制定出对大肠息肉中医分型的诊断标准。

1.大肠湿热

【主症】①大便次数增多,泻下较臭,或脓血、或如水注等;②有里急后重、肛门灼热等;③苔黄厚或黄腻或黄燥。

【次症】①腹痛拒按,胀满不适;②烦渴引饮或不欲饮;③大便秘结或溏滞不爽;④潮热汗出;⑤小便短赤;⑥头身困重;⑦脉滑数。

【症候确定】主症 2 项 + 次症 3 项以上。

【病机】肺经移热于大肠,热盛则伤于肠中血脉,而便血色鲜,肛门灼热,大便下迫乃肠道实热之象。热挟湿浊为患则肠壁糜烂而下浊。

2.脾胃虚弱

【主症】①腹胀纳少,食后胀甚;②大便溏薄;③神疲乏力,气短懒言;④舌淡,苔薄白。

【次症】①腹痛绵绵,时作时止,喜温喜按;②形寒肢冷;③面色无华;④胃纳不佳;⑤大便溏泻;⑥舌胖;⑦脉沉细。

【症候确定】主症 2 项 + 次症 3 项以上。

【病机】先天亏损则正气不足,气为血之帅,气虚则血不行,瘀结于肠络而生肿物,气血亏虚则见倦怠懒言、舌淡苔白、脉细弱。

3.肝郁气滞

【主症】①情志抑郁;②胸胁或少腹胀痛、窜痛、痛无定处或痛引少腹,或痛窜两胁,时作时止,得嗳气矢气则舒,遇忧郁恼怒则剧;③病情轻重与情志变化密切相关。

【次症】①嗳气频作;②善太息;③妇女可见乳房胀痛,月经不调;④脉弦。

【症候确定】主症 2 项 + 次症 2 项以上。

【病机】肝失疏泄则情志抑郁;肝郁气滞则胸胁或少腹胀痛、窜痛、痛无定处或痛引少腹,或痛窜两胁,时作时止,得嗳气矢气则舒,遇忧郁恼怒则剧。

4.血瘀内停

【主症】①腹痛较剧,痛如针刺,固定不移;②唇舌青紫,或有瘀点瘀斑;③脉细涩或结代。

【次症】①面色黧黑;②唇甲青紫;③皮下紫斑;④肌肤甲错;⑤甚则腹部有包块,

经久不愈。

【症候确定】主症 2 项 + 次症 2 项以上。

【病机】病久则腑气阻滞，气血凝结，脉络阻塞而见腹痛较剧，痛如针刺，固定不移。

5.寒邪内阻

【主症】①畏寒，喜温；②形寒肢冷，手足不温；③舌质淡，苔白腻。

【次症】①腹痛拘急，得温痛减，遇寒痛甚；②小便清长；③大便清稀或便秘；④脉沉紧。

【症候确定】主症 2 项 +次症 2 项以上。

【病机】脾肾阳虚，运化无权，则见腹胀喜暖，肢冷无力，大便清冷。舌淡苔白，脉沉无力乃阳虚寒盛之象。

（鲁维德）

第二章
大肠息肉的中西医治疗与防护

现代医学目前对于药物预防大肠息肉尚没有很好的办法,目前主要治疗手段有纤维结肠镜下电灼切除、手术切除、套扎疗法、注射疗法、微波治疗等。中医认为结直肠息肉属虚实夹杂,以本虚标实为主,早期常见实证兼脾虚湿热阻滞,中期以虚实交错出现,晚期多虚中挟实。本病虚多实少,辨证论治有较好的疗效。中医治疗手段丰富,还有如保留灌肠法、结扎法、灸法、穴位埋线法等。研究认为大肠癌多起源于腺瘤,因此积极治疗和预防腺瘤性大肠息肉对预防大肠癌有重要意义。

第一节 治 疗

一、中西医结合思路与方法

对本病临床研究主要应重视腺瘤与癌前病变问题。近年统计表明,结、直肠腺瘤癌变率为 10%~20%,息肉癌变率约为 60%,通过对大肠息肉与息肉病的发生学、组织学、病理学研究表明,早期诊断,早期治疗和观察追访,是防止大肠息肉恶变的重要手段。结肠内发现息肉即应摘除,对于腺瘤在某肠段多发,可选择该肠段局部切除,以防恶变。腺瘤越大癌变率越高,不典型增生越重癌变率越高,因此应早期摘除。息肉及腺瘤早期可采用中药内服,配合保留灌肠方法治疗,可起到控制发展的作用。如将中药硬化剂消痔灵用于息肉基底部注射,可使其脱落或缩小。该药对预防和控制癌变可起到一定作用。

二、西医治疗

(一)对症治疗

对于腹泻病人,可给予缓泻药物,口服复方苯乙哌啶、易蒙停等,还可用甲硝唑等保留灌肠。腹痛者,予以解痉镇痛药物治疗,肌注阿托品或口服普鲁苯辛等药物治疗。便血者可用止血药物,如止血定、维生素 K、安络血、立止血等。

(二)外科治疗

1.纤维结肠镜下电灼切除

肠镜直视下电灼切除息肉已成为当今息肉外科治疗的常用手段,对于有蒂息肉或较小的广基息肉,可在纤维结肠镜下用圈套器从息肉根蒂部电灼切除。但治疗过程中须格外小心,以免引起肠穿孔等严重并发症。

2.手术切除

直肠息肉可于肛镜下自根蒂部手术摘除,注意息肉根蒂部须干净彻底切除,否则可致术后复发,通常是切除后将息肉根蒂部结扎,任其自行坏死脱落。手术切除是直肠息肉经常采用的治疗手段。

3.套扎疗法

近年来亦有采用套扎器在肛镜、乙状结肠镜或纤维结肠镜下套扎住息肉基蒂部,任其自行缺血坏死脱落,达到治愈目的。但要注意套扎蒂部脱落时有时会伴随出血,须复查以防止并发症出现。

4.注射疗法

注射法是采用硬化剂或坏死剂注射于息肉基底部阻断其血液循环使其坏死脱落。常用药物有 5%鱼肝油酸钠或 6%~8%明矾注射液,亦有用 95%无水酒精注射治疗的。

5.微波治疗

微波治疗是利用微波热效应将息肉烧灼切除,近年来微波治疗趋于普遍,通常是采用特殊微波治疗仪在结肠内窥镜直视下行烧灼切除术,操作中须小心谨慎,以免烧灼过度而致肠穿孔等严重并发症。

三、中医治疗

(一)辨证论治

结直肠息肉属虚实夹杂,以本虚标实为主。辨证首当明辨虚实、标本之主次。早期常见实证兼脾虚湿热阻滞,中期以虚实交错出现,晚期多虚中挟实,本病虚多实少。

1.大肠湿热

【治法】清热利湿,理气止血。

【方药】黄连解毒汤加味。

黄连 10g、黄芩 10g、黄柏 10g、栀子 8g、茯苓 12g、地榆炭 10g、大小蓟各 10g、枳壳 8g、乌梅 30g、半枝莲 20g、白花蛇舌草 20g。

【方解】方中黄连、黄芩、黄柏、栀子清热燥湿;地榆炭、大小蓟清热止血;枳壳理气宽肠;乌梅、半枝莲、白花蛇舌草清热解毒、散结。

【加减】若便秘加炒决明、肉苁蓉、火麻仁。

2.脾胃虚弱

【治法】补益脾胃。

【方药】参苓白术散加减。

白扁豆 15g、白术 15g、茯苓 12g、甘草 6g、桔梗 10g、莲子 10g、人参 10g、砂仁 6g、山药 10g、薏苡仁 30g、乌梅 30g、半枝莲 20g、白花蛇舌草 20g。

【方解】方用参苓白术散益气健脾,乌梅、半枝莲、白花蛇舌草清热解毒、散结。

【加减】出血量多者加阿胶、鸡血藤、赤石脂、血余炭等。中焦虚寒者加高良姜、制香附、制黄芪、炒枳实。

3.肝郁气滞

【治法】疏肝理气。

【方药】逍遥散加味。

当归 15g、白芍 15g、柴胡 12g、茯苓 12g、白术 15g、甘草 6g 生姜 6g、薄荷 10g、半枝莲 20g、白花蛇舌草 20g。

【方解】方用逍遥散疏肝理气、健脾和血,牡丹皮、栀子、牡蛎清热散结;半枝莲、白花蛇舌草清热解毒、散结。

【加减】胸胁胀痛甚者加青皮、郁金;口干苦加牡丹皮、栀子、牡蛎。

4.血瘀内停

【治法】活血化瘀,软坚散结。

【方药】少腹逐瘀汤加味。

小茴香(炒)6g、干姜(炒)6g、延胡索 10g、没药(研)6g、当归 10g、川芎 6g、官桂 3g 赤芍 6g、蒲黄 9g、五灵脂(炒)6g、乌梅 30g、半枝莲 20g、白花蛇舌草 20g。

【方解】病久入络,用没药、当归、川芎、赤芍、蒲黄、五灵脂(炒)活血化瘀;小茴香(炒)、干姜(炒)、官桂温通下焦;半枝莲、白花蛇舌草清热解毒、散结。

【加减】腹胀、肛门下坠加枳实、木香。

5.寒邪内阻

【治法】温中散寒,理气利湿。

【方药】附子理中丸合金匮肾气丸加减。

熟地 15g、生地 15g、山药 10g、泽泻 8g、茯苓 12g、桂枝 8g、制附片 6g、山茱萸 10g、木香 10g、干姜 6g、炒白术 20g。

【方解】病久伤及阳气,脾肾亏虚,用附子理中丸温中健脾;金匮肾气丸温壮元阳。

【加减】腹痛者加白芍 15g,甘草 8g。

(二)中医适宜技术

1.灌肠法:中药保留灌肠能使药物直接作用于肠道病变部位,采用保留灌肠法。

(1)乌梅、五倍子、五味子、牡蛎、夏枯草、海浮石、紫草各 15g,煎水 100～150ml 保留灌肠,每日 1 次。

(2)青黛、白芷、白芍、白术、白头翁、黄柏、薏苡仁水煎浓汁 50ml 保留灌肠,每日 1 次。

(3)云南白药:能散瘀止血,适用于肠道出血较重、大便带血者,每日 2~3 次,每次 2~3 粒。

(4)锡类散:能清热解毒,取适量药粉与生理盐水混合后灌肠。

2.结扎法:是中医治疗直肠息肉的常用方法,局部麻醉后在窥镜下钳夹息肉蒂部,用粗丝线进行结扎,使其缺血坏死脱落,达到治愈目的。

3.灸法:选取中脘、神阙、气海、关元等穴,采用雷火灸法,14d 为一个疗程,中间停歇 3d,连续两个疗程。

4.穴位埋线法:肺俞、脾俞、肾俞、天枢、关元、足三里、丰隆、大肠俞、上巨虚。每周埋线 1 次,4 次为 1 个疗程。

第二节　疗效评价

一、西医疗效判定标准

1.症状评价:腹痛、腹胀、便脓血等主要症状是否好转。

2.结肠镜检查评价:息肉数目是否减少或消失。

二、中医症候评价标准

(一)中医症状积分

根据患者腹痛、腹胀、便脓血、神疲、纳差、畏冷、面色、舌质、舌苔、脉象等症状。

根据积分法判定疗效,分 3 个等级,无症状为 1 分,症状较轻为 2 分,症状较重为 3 分。见表 18-2-1。

表 18-2-1　中医症状评分标准

中医症候	1 分	2 分	3 分
腹痛	无	偶尔	经常
腹胀	无	可忍受	难忍受
便脓血	无	较少	较多
神疲	无	精神差	精神萎靡
纳差	无	食少	食极少
畏冷	无	轻	重
面色	红润	萎黄	晦暗
舌质	红	淡红无泽	晦暗干枯
舌苔	薄白	白腻或少苔	无苔
脉象	有力	偏弱	按之不清

(二)症状积分疗效评价

根据积分法判定中医症候疗效,计算公式为:疗效指数(n)=(治疗前积分−治疗后积分)/治疗前积分×100%。见表 18-2-2。

表 18-2-2　中医症候疗效判定标准

疗效分级	痊愈	显效	有效	无效
疗效指数	$n \geqslant 90\%$	$70\% \leqslant n \geqslant 90\%$	$30\% \leqslant n \geqslant 70\%$	$n \leqslant 30\%$

第三节　预防调护

一、大肠息肉组织分型与大肠癌的关系

大肠息肉(colorectal Polyps)是指高出于黏膜、突向肠腔的赘生物,无论有蒂无蒂统称为大肠息肉。大肠息肉的组织学分类目前尚未统一,可将大肠息肉分为腺瘤性息肉与非腺瘤性息肉两大类,腺瘤性息肉包括:管状腺瘤、绒毛状腺瘤、管状绒毛混合腺瘤具有易癌变倾向,家族性结肠息肉病等属于此类;非腺瘤性息肉包括错构瘤性息肉、炎性息肉、增生性息肉等,一般无癌变倾向但也有癌变的报道。幼年性息肉、Pentz-Jeghers 综合征(又称黑斑息肉综合征)等属错构瘤性息肉。也可使用 Morson 法

把大肠息肉分成 4 类:肿瘤性(腺瘤性)、错构瘤性(幼年性)、炎性和增生(化生性)。大肠息肉特别是腺瘤性息肉,均为异型增生,分轻、中、重 3 型,已被公认为大肠癌的癌前病变,其病变率与息肉的大小不典型,增生程度及绒毛成分含量有关,息肉越大,绒毛成分越多,癌变越多,国外学者研究认为大肠癌多起源于腺瘤,腺瘤发展为早期大肠癌的过程大致为: 增生性腺瘤--管状腺瘤--绒毛状腺瘤--早期癌--浸润癌,美国结直肠癌研究小组报告从腺瘤发展到大肠癌平均需要 10 年,因此积极治疗和预防腺瘤性大肠息肉对预防大肠癌有重要意义。

二、现代医学对大肠息肉的治疗及预防

现代医学目前对于药物预防大肠息肉尚没有好的办法,对于结肠镜检查发现大肠息肉的治疗原则是尽可能内镜下切除,内镜难以切除干净或基底较宽容易增加肠穿孔危险的大息肉首先考虑手术,内镜下治疗息肉的方法有:高频电凝、电切法、套扎、激光、射频、微波及氢等离子体凝固术等方法。内镜下摘除息肉既方便又快捷,在临床上得到广泛应用,但同时也伴有出血、灼伤、穿孔等危险因素。据相关资料报道:内镜下息肉切除术后 1h 到切除术后 3 周内均有息肉残端的出血现象。

三、大肠息肉的复发与随访

研究表明:内镜下息肉摘除后很容易复发,通常把发生在原息肉部位的组织病理类型与原发息肉相同者定为复发,将发生在其他部位的息肉称为再发。国外研究报道:大肠息肉术后 1、3、5 年的复发率分别为 10.9%、38.2%、52.6%,国内报道:大肠息肉内镜下摘除原部位复发率达 80%,有专家认为即使完整切除腺瘤,仍然有较高的复发率,大多数息肉在内镜切除术后 4 年内复发,有的甚至报道 2 年内复发,每次复发后有再次复发的危险性。

(鲁维德)

参考文献

［1］王英.探讨血脂异常与大肠息肉的关系及病因病机［J］.辽宁中医药大学学报,2013,15(4):152.

［2］杜小娟.1578 例大肠息肉的病理类型与癌变因素探讨［J］.河北医学,2012,18(10):1357.

［3］朱兰惠.1497 例大肠息肉的临床特征分析［J］.广东医学院学报,2011,29(5):518

［4］宋雯.肠息肉发生发展与诊治研究新进展［J］.胃肠病学和肝病学,2012,21(9):876.

［5］AtkinWS,MorsnoBC,Cuziek J.long-term risk of colorectal cancer in china［J］J Engl J Med,1992,362:658-662.

［6］稼日国剑·常见消化系疾病诊疗手册［M］.2007,1:123-124.

［7］田洪裕.肠镜诊治大肠息肉 452 例临床分析［J］.浙江预防医学,2001,14(2):68.

［8］Zhang YL,Zhang ZS,WU BP.et al.Early diagnosis for cololorectal cancer in China［J］.World Gastroenterol,2002,8(1):21-25.

［9］高家信.大肠息肉的中医临床研究概况［J］现代中西医结合,2001,10(2):117-118.

［10］修丽娟. 魏品康教授从痰论治多发性肠息肉 ［J］. 中国中西医结合消化,2008,16(6):387-388.

［11］范世平,马晓霖,饶振芳.中药保留灌肠防治多发性腺瘤性结肠息肉内镜治疗后再复发 ［J］.北京中医药大学学报,2003,26(3):74-75.

［12］何公达.息肉平汤加减治疗消化道息肉 25 例［J］.江苏中医,1996,17(3):16.

［13］韩玲.86 例大肠息肉患者复发性和中医证候分布规律［J］.宜春学院学报,

2011,33(4):107-108.

[14]杨汉辉,苏若瑟,杨澎,等.中医舌诊对结肠疾病的诊断意义[J].中华中医药学刊,2008,26(3):486-487.

[15]田德禄.中医内科学[M].北京:人民卫生出版社,2002.

[16]李乾构,周学文,单兆伟.中医消化病诊疗指南[M].北京:中国中医药出版社,2006.

[17]杨冬华,陈湜湖.消化道肿瘤[M]北京:人民出版社,2005:10.

[18]Jass JR. Colorectal cancer:a multipathway disease [J]. Crit Rev Oncog, 2006,12(34):273-278.

[19] Winawer S, Fleteher R, Rex D, et al. Colorectal cancer screening and surveillance: clinical guidelines and rationale-Update based on new evidence [J]. Gastroenterologp,2003,124（2）:s44-s60.

[20]KIM,DH. Analysis of delayed post polypectomy bleeding in a colorectal clinic [J].J Korean Soc Coloproetol ,2011,27(1):13-16.

[21]董米连,戴岳绝,王先福,等.大肠癌合并的大肠息肉临床病理特点[J].中国中西医结合外科,2010,16(1):59-60.

[22]高良枝.大肠息肉的临床和病理特点及息肉恶变因素分析[J].中国现代医药,2009,11(S):118-119.

[23]崔西玉,黄燕霞,罗笑雁.2706例大肠息肉内镜治疗及随访[J].中华内镜消化,2000,22(2):124.

常用方剂

三　画

[1]　少腹逐瘀汤(《医林改错》)

小茴香　干姜　延胡索　没药　当归　川芎　官桂　赤芍　蒲黄　五灵脂(炒)

七　画

[2]　附子理中汤(《三因极—病证方论》)

大附子　人参　干姜(炮)　甘草(炙)　白术各等分

八　画

[3]　金匮肾气丸(《小儿药证直诀》)

地黄　茯苓　山药　山茱萸(酒炙)　牡丹皮　泽泻　桂枝　牛膝(去头)　车前子(盐炙)　附子(炙)

[4]　参苓白术散(《和剂局方》)

白扁豆　白术　茯苓　甘草　桔梗　莲子　人参　砂仁　山药　薏苡仁

十　画

[5]　逍遥散(《太平惠民和剂局方》)

甘草　当归　茯苓　芍药　白术　柴胡　生姜　薄荷

十一画

[6]　黄连解毒汤(《奇效良方》)

黄连　黄柏　黄芩　大栀子

后　记

　　《中西医结合肿瘤特色医疗》收集整理了甘肃省肿瘤医院数十年来经临床实践验证，具有突出临床疗效的恶性肿瘤防治方法，因其内容丰富、特色明显，因而统称为"特色医疗"。该书融理论创新与临床实践为一炉，充分体现了中医、中西医结合肿瘤防治的科学性与实用性，可为临床医师提供广阔的治疗思路。

　　夏小军教授是中国知名中西医结合血液、肿瘤防治领域专家，在中医药防治恶性肿瘤及血液病方面具有较深的造诣，该书正是在他的倡导下编撰。在编写过程中，他又多次组织召开编委会议，从编写体例到内容提出了大量指导性意见，并结合自己30年临床经验亲自编写了书中"肿瘤的综合康复""血液病的食疗"等内容，并提供大量验方、足疗、食疗等宝贵经验。《甘肃医药》编辑部主任王玉洁主任药师完成了"中医药治疗肿瘤"的编写；血液科段赟副主任医师完成了"肿瘤医院治未病手册"的编写；放疗科魏世鸿主任医师及中西医结合科冯永笑主治医师，分别完成了"肿瘤化疗不良反应的中西医结合治疗""肿瘤放疗不良反应的中西医结合治疗"的编写；营养膳食科副科长雷旭东完成了"肿瘤的食疗药膳""肿瘤的中药足疗""肿瘤的中医外治法""肿瘤的膏方治疗"的编写；消化肿瘤内一科李雪松副主任医师，完成了"肿瘤康复与四季养生"的编写；健康促进科科长迟婷副主任完成了"肿瘤患者的心理及社会干预"及"康复韵律保健操"的编写；中西医结合科鲁维德副主任医师、针灸门诊张熙副主任医师、单金姝主治医师分别完成了"大肠息肉的中西医结合诊疗方案""肿瘤的针灸治疗""肿瘤防治单方验方集""亚急性甲状腺炎的中西医结合诊疗方案"的编写；乳腺二科姜晓燕医师完成了"浆细胞性乳腺炎的中西医结合诊疗方案"的编写。

　　衷心感谢团队每一位成员在繁忙的工作之余，不辞劳苦，撰写书稿；也感谢每一位编者对医学事业的敬业精神及无私奉献。同时，对甘肃省肿瘤医院中西医结合科、医务部、中医管理科、护理部及临床相关兄弟科室在本书的编撰过程中给予的帮助，表示真诚的谢意。

　　本书涵盖内容较多，工作量大，加之多人撰写，格式难免统一，虽经数番校订，仍不免有瑕疵纰漏、挂一漏万之处，尚祈读者与专家斧正。

编　者

2018 年 4 月